**Das kardiologische
Gutachten**

Vorwort

Die moderne Kardiologie hat in den vergangenen Jahrzehnten eine rasante Entwicklung durchgemacht, deren schneller Ablauf nicht unbedingt prognostiziert werden konnte. Perkutane transluminale Angioplastie der Herzkranzgefäße (PTCA), Bypass- und Klappenchirurgie sowie die orthotope Herztransplantation sind als Routineverfahren zur Behandlung herzkranker Patienten längst etabliert. Vor allem die therapeutischen Möglichkeiten der interventionellen Kardiologie haben es ermöglicht, daß viele Menschen mit chronischen Herzerkrankungen wieder in ihren Beruf zurückkehren konnten.

Gleichzeitig ist in den letzten Jahrzehnten das Sozialrecht weiter ausgebaut worden, so daß für den kardiologisch tätigen Arzt neben die Erweiterung seiner kurativen Aufgaben notwendigerweise auch die Zunahme gutachterlicher Verpflichtungen getreten ist. Die Anzahl von Arbeitnehmern mit chronischen Herzerkrankungen, die mit Hilfe moderner kardiologischer Behandlungsverfahren wieder in den Arbeitsprozeß eingegliedert werden konnten, ist bedeutend. Bis zur Wiedereingliederung müssen jedoch die kardialen Reserven möglichst quantitativ bestimmt und bewertet werden – eine Aufgabe, der sich heute auch der kardiologisch tätige begutachtende Arzt stellen muß.

Das Buch möchte hier Hilfe geben. Die Autoren haben versucht, der Notwendigkeit nach möglichst exakter Bewertung der körperlichen und physischen Einschränkung und Quantifizierung der myokardialen Reserven vor dem Hintergrund einer zwanzigjährigen Erfahrung in der Begutachtung kardiologischer Arbeitnehmer nachzukommen.

Trotz des hohen Differenzierungsgrades bei der Bemessung der Einschränkungen eines Kranken war es das Ziel der Autoren, dem individuellen Gutachter einen ausreichenden Bewertungsrahmen zu lassen. Daher weisen die Tabellen für den jeweiligen Krankheitszustand stets eine mehr oder weniger breite Marge auf.

Schließlich möchte das Buch für junge Ärztinnen und Ärzte eine didaktische Hilfe sein. Im heutigen Medizinstudium kommen gutachterliche Themen so selten zur Sprache, daß es sinnvoll erscheint, den medizinischen Nachwuchs auch in Form einer solchen Monographie zu sensibilisieren.

Das Konzept des Buches entstand aus vielen Diskussionen in der Abteilung für Kardiologie und Angiologie an der Medizinischen Universitätsklinik und Poliklinik „Bergmannsheil" Bochum. Alle ärztlichen Mitarbeiter der Abteilung haben als Autoren an der Entstehung des Buches mitgewirkt.

Ganz besonderer Dank gilt Frau Matysiak für ihre vorzügliche Arbeit bei der Abfassung und kontinuierlichen Überarbeitung des Manuskriptes. Ihr Engagement hat es ermöglicht, daß alle Arbeiten termingerecht beendet werden konnten.

Unser Dank gilt auch dem Thieme Verlag, der uns außerordentlich unterstützt hat und unseren Wünschen entgegengekommen ist.

Bochum, Herbst 1998   Jürgen Barmeyer

Autoren

Prof. Dr. med. Jürgen Barmeyer
Abteilung für Kardiologie und Angiologie
Medizinische Universitätsklinik und Poliklinik
„Bergmannsheil" Bochum

Dr. med. Waldemar Bojara
Abteilung für Kardiologie und Angiologie
Medizinische Universitätsklinik und Poliklinik
„Bergmannsheil" Bochum

Dr. med. Nicola Bruns
Abteilung für Kardiologie und Angiologie
Medizinische Universitätsklinik und Poliklinik
„Bergmannsheil" Bochum

Dr. med. Stefan von Dryander
Abteilung für Kardiologie und Angiologie
Medizinische Universitätsklinik und Poliklinik
„Bergmannsheil" Bochum

Dr. med. Alfried Germing
Abteilung für Kardiologie und Angiologie
Medizinische Universitätsklinik und Poliklinik
„Bergmannsheil" Bochum

Dr. med. Peter Grewe
Abteilung für Kardiologie und Angiologie
Medizinische Universitätsklinik und Poliklinik
„Bergmannsheil" Bochum

Priv.-Doz. Dr. med. Detlev Jäger
Abteilung für Kardiologie und Angiologie
Medizinische Universitätsklinik und Poliklinik
„Bergmannsheil" Bochum

Prof. Dr. med. Paul L. Janssen
Abteilung für Psychotherapie und
Psychosomatik,
Westfälisches Zentrum für Psychiatrie, Psycho-
therapie und Psychosomatik Dortmund

Dr. med. Thomas Lawo
Abteilung für Kardiologie und Angiologie
Medizinische Universitätsklinik und Poliklinik
„Bergmannsheil" Bochum

Priv.-Doz. Dr. med. Bernd Lemke
Abteilung für Kardiologie und Angiologie
Medizinische Universitätsklinik und Poliklinik
„Bergmannsheil" Bochum

Prof. Dr. med. Abderrahman Machraoui
Abteilung für Kardiologie und Angiologie
Medizinische Universitätsklinik und Poliklinik
„Bergmannsheil" Bochum

Katharina Martin
Abteilung für Psychotherapie und
Psychosomatik,
Westfälisches Zentrum für Psychiatrie,
Psychotherapie und Psychosomatik Dortmund

Christa Matysiak
Abteilung für Kardiologie und Angiologie
Medizinische Universitätsklinik und Poliklinik
„Bergmannsheil" Bochum

Inhaltsverzeichnis

Allgemeiner Teil

Spezieller Teil

Koronare Herzerkrankung 34

Jürgen Barmeyer

Erworbene und angeborene Herzfehler 71

Kardiomyopathien 141

Entzündliche Herzerkrankungen 166

Hypertonie (systemisch, pulmonal) 190

Erregungsbildungs-, Erregungsleitungsstörungen 205

Traumatische Herzschädigung 246

Zustand nach Organtransplantation 254

Psychovegetativ bedingte Herz-Kreislauf-Störungen 260
Jürgen Barmeyer

Sachverzeichnis 273

Abkürzungen

MdE	Minderung der Erwerbsfähigkeit
GdB	Grad der Behinderung
SV (80 – 100 ml)	Schlagvolumen
Q (5 – 6 l/min)	Herzminutenvolumen
HF	Herzfrequenz
AVDO$_2$ (4 – 12 Vol%)	arteriovenöse O$_2$-Differenz
PCP	Pulmonal capillary pressure
HV (600 – 800 ml)	Herzvolumen
HV/kg (9 – 12,8 ml)	Herzvolumen/kg
EDVI (70 – 80 ml/m^2)	enddiastolischer Volumenindex
ESVI (25 – 30 ml/m^2)	endsystolischer Volumenindex
SVI (60 ml/m^2)	Schlagvolumenindex
CI ($<$ 2,5 l/min/m^2)	Cardiac Index
LEVD (mm)	linksventrikulärer endsystolischer Durchmesser
EF (60 – 80%)	Ejektionsfraktion
TS (ml)	totales Schlagvolumen
ES (ml)	effektives Schlagvolumen (TS – RV)
RV (ml, %)	Regurgitationsvolumen
KÖF	Klappenöffnungsfläche

Allgemeiner Teil

1. Einleitung

Unter Arbeit versteht man die planmäßige, mehr oder weniger regelmäßige Betätigung der physischen, geistig-intellektuellen und emotionalen Kräfte mit dem Ziel, längerdauernde materielle oder geistige Erträge zu schaffen. Arbeit ist somit die Grundlage allen Wirtschaftens und dient damit im Unterschied zum Spiel zuallererst dem Lebensunterhalt. Allerdings ist eine strenge Trennung zwischen Arbeit und Spiel häufig nicht möglich. Der Beruf des Schauspielers zeigt das beispielhaft.

In der Antike bedeutete körperliche Arbeit fast ausnahmslos Sklavenarbeit. Ihr wurde kein besonderer sittlicher Wert beigemessen. Nur geistige Bildung und Beschäftigung mit öffentlichen Angelegenheiten vermittelten Ansehen. Erst das Mittelalter unter dem Einfluß des Christentums machte jede Art von Arbeit zu einem Gegenstand der Ethik. Nach den Ordensregeln des Benedikt von Nursia wurde Arbeiten zu einem ganz wesentlichen Teil einer sittlichen Lebensführung, zu einem Mittel der Selbsterziehung und zu einem Dienst an der göttlichen Weltordnung. Diese ethische Besetzung der Arbeit wurde in der Neuzeit trotz zunehmender Säkularisierung übernommen und fand Eingang in die Grundordnungen vieler moderner Staaten. Arbeit wird heute in der gesamten neuzeitlichen Ethik als ein wertvoller Dienst an der Gemeinschaft und als Voraussetzung für ein sinnerfülltes Leben angesehen. Das Recht auf Arbeit ist somit zu einem unveräußerlichen Recht jedes Menschen geworden.

Bei einer überwiegenden Anzahl von Menschen beansprucht die Arbeit einen großen Teil ihrer Lebenszeit und Lebenskraft. Arbeit bedeutet somit **physische, geistig-intellektuelle, emotionale oder vegetative Belastung** der unterschiedlichsten Intensität und Dauer. Zwar tragen bei der heutigen enormen Vielfalt arbeitsteiliger Beschäftigungsarten viele Berufe die Charakteristika überwiegend einseitiger Belastungen, es muß jedoch davon ausgegangen werden, daß auch in diesen Berufen die Belastungen nie als gänzlich einseitig, z. B. als rein physisch oder rein intellektuell-geistig, zu bewerten sind, sondern als Belastungen komplexer Art, die die unterschiedlichsten Kräfte des Erwerbstätigen fordern.

Die Entwicklung in der Industriegesellschaft ist durch die Tendenz gekennzeichnet, körperliche Arbeit mehr und mehr abzubauen und durch Maschinen ausführen zu lassen, wie es beim Lastentragen schon seit längerem geschieht. Aber auch differenziertere Handarbeit wird heute zunehmend von Industrierobotern und anderen elektronisch gesteuerten Maschinen ausgeführt. Diese Rationalisierung und Automation hat als Ziel die Erhöhung der Effizienz und Produktivität von Arbeit. Das Tempo der Produktionsprozesse beschleunigt sich. Die zunehmende Verkürzung der Arbeitszeit bewirkt eine höhere Arbeitsintensität.

Als Folgen dieser Entwicklung ergeben sich für den Arbeitnehmer einerseits eine durchaus erwünschte Verminderung körperlicher Anforderungen, andererseits jedoch **höhere geistig-intellektuelle** und **ungünstige nervös-emotionale Belastungen.**

Krankheiten stellen die Fähigkeit des Arbeitnehmers in Frage, den Belastungen des jeweiligen Berufes gewachsen zu sein, ohne Schaden zu erleiden. Zur Vermeidung oder Verminderung der sich daraus ergebenden Risiken für den arbeitenden Menschen wurde vorwiegend in diesem Jahrhundert in unserem Staat ein beispielhaftes Netz sozialer Sicherungen geschaffen, das mit der gesetzlichen Krankenversicherung, der Unfallversicherung, der Kriegsopferversorgung, der Arbeitslosenversicherung und der Rentenversicherung für die vielfältigen Gefahren des Lebens Vorsorge trifft. Neben den klassischen Aufgaben, Krankheiten zu erkennen, zu verhindern und zu behandeln, ist dem Arzt mit der Entwicklung der gesetzlichen Sozialversicherungen ein neues Aufgabengebiet zugewachsen, nämlich das der Begutachtung von Krankheiten und von Krankheitsfolgen. Diese Aufgabe beinhaltet sowohl die Feststellung von Erkrankungen und deren Auswirkungen sowie auch ihre Quantifizierung mit dem Ziel, das Maß der Behinderung festzustellen und den Versicherungsträgern gegenüber sachverständig zu vertreten. Die Notwendigkeit der Klärung von Ursachen- und Zusammenhangsfragen ergibt sich dabei ebenso häufig wie die alleinige Feststellung von Gesundheitsstörungen. Die Begutachtung hat dabei nach dem jeweiligen augenblicklichen Erkenntnisstand der Wissenschaft zu erfolgen. In den letzten Jahrzehnten ist sie somit entsprechend dem enormen Zuwachs an medizinischem Wissen differenzierter und möglicherweise für den zu begutachtenden Arbeitnehmer auch gerechter geworden.

Aber nicht nur bei den Erkrankungen selbst, ihren Ursachen und Folgen sind unsere Kenntnisse kontinuierlich gewachsen. Die letzten Jahrzehnte haben eine fast dramatisch anmutende Verbreitung neuerer Behandlungsmöglichkeiten eröffnet, von denen besonders kardiologische und angiologische Patienten profitiert haben. So können z.B. in der Kardiologie Beeinträchtigungen, die durch angeborene Herzfehler, erworbene Klappenerkrankungen oder stenosierende Koronarsklerose hervorgerufen werden, mittels **herzchirurgischer** oder **angioplastischer** Eingriffe vollständig oder partiell beseitigt werden. Der Gutachter muß dieser Entwicklung folgen und die Ergebnisse derartiger Therapien in das Konzept seiner Beurteilung miteinbeziehen.

Das vorliegende Buch, das sich mit der Arbeitsfähigkeit bei Herzerkrankungen und deren Folgen befaßt, ist mit dem Ziel entstanden, dieser Notwendigkeit einer differenzierten Begutachtung kardial Kranker nach dem neuesten Erkenntnisstand Rechnung zu tragen. Im Zentrum der kardiologischen Begutachtung muß zunächst einmal die möglichst exakte Quantifizierung des myokardialen Funktionszustandes sowie der noch vorhandenen myokardialen Reserven stehen. Die Frage nach der **kardialen Funktion** wird daher bei der Beurteilung der verschiedenen Herzerkrankungen stets das zentrale Anliegen sein. Die Klärung dieser Frage setzt voraus, daß dem Gutachter das gesamte Instrumentarium kardiologischer Diagnostik zur Verfügung steht, einschließlich invasiver Methoden – auch wenn letztere nicht immer zur Anwendung kommen müssen.

Ein ebenfalls sehr wichtiger Aspekt kardiologischer Begutachtung ist die Frage nach **Progredienz** und **Prognose** der zugrundeliegenden Erkrankung. Hier hat die Forschung mittlerweile durch exakte Verlaufsbeobachtungen bei einer ganzen Reihe kardialer Krankheitsbilder wichtige Informationen erarbeitet, wenn auch die Individualität gleicher Erkrankungen im Einzelnen enorme Unterschiede im natürlichen Verlauf bedingen kann. Der möglicherweise ungünstige Einfluß des Berufes auf die Prognose muß vom Gutachter gleichermaßen ins Kalkül gezogen werden wie der potentiell günstige Einfluß der Behandlung.

Auf eine detaillierte Beschreibung der Grundlagen der sozialen Sicherung, wie sie sich in der Sozialversicherung in Deutschland in einer etwa hundertjährigen Entwicklung allmählich ergeben hat, wird im Folgenden bewußt verzichtet. Es wird auf die ausführliche Darstellung ihrer Prinzipien in den Büchern von H.H. Marx/H. Klepzig: „Basiswissen medizinische Begutachtung", Thieme Verlag, Stuttgart, und E. Fritze: „Die ärztliche Begutachtung", Steinkopff-Verlag, Darmstadt, verwiesen.

2. Die Sozialversicherung in ihrer Bedeutung für die kardiologische Begutachtung

Jürgen Barmeyer

Gutachterliche Verfahren in der Kardiologie, bei denen Fragen der Arbeitsbelastung eines Versicherten und seine Gefährdungen durch Arbeitsprozesse im Zentrum der Beurteilung stehen, fallen in den Bereich der gesetzlichen Unfallversicherung und der Rentenversicherung. Zur Komplettierung werden in den Kapiteln, die sich mit den verschiedenen Herzerkrankungen beschäftigen, jeweils auch solche versicherungsmedizinischen Aspekte abgehandelt, die sich aus dem sozialen Entschädigungsrecht und dem Schwerbehindertengesetz von 1974 ergeben.

Die gesetzliche Unfallversicherung

Als Haftpflichtversicherung der Arbeitgeber deckt die gesetzliche Unfallversicherung Schäden durch Berufskrankheiten und Unfälle (Arbeitsunfälle, Wegeunfälle) ab, unabhängig davon, ob Fremdverschulden oder eigene Fahrlässigkeit der Krankheit oder dem Unfall zugrundeliegen. Voraussetzung für die Leistungsgewährung ist allein der eindeutige Zusammenhang zwischen der Krankheit, dem Unfall und dem Arbeitsprozeß.

In der kardiologischen Begutachtung spielen Berufskrankheiten keine Rolle, sieht man von sehr seltenen Ereignissen, wie z.B. der Akquirierung einer Chagas-Myokarditis im Rahmen eines beruflichen Engagements in verseuchten Gebieten ab, deren Entwicklung kausal eindeutig mit dem Arbeitsvorgang in Beziehung steht.

Anders stellt sich jedoch die Situation bei Unfällen dar, die direkte oder indirekte Einwirkungen auf das Herz haben. **Herztraumata** oder **Stromunfälle** z.B. können das Herz direkt schädigen, so daß deren Folgen Ansprüche aus der gesetzlichen Unfallversicherung nach sich ziehen. Aber auch indirekte Unfallfolgen, z.B. die Entstehung eines **akuten Herzinfarktes** im Rahmen einer weit über das übliche Maß hinausgehenden Arbeitsbelastung (z.B. während einer Schrecksituation), bei der die Entstehung des Infarktes als Gelegenheitsursache gutachterlich ausgeschlossen wird, bewirken Leistungen aus der Unfallversicherung.

Der Grad der zurückgebliebenen beruflichen Beeinträchtigung führt zur Unfallrente als wichtigster Leistung der Unfallversicherung. Sie wird als Vollrente oder Minderung der Erwerbsfähigkeit (MdE) gewährt und in ihrer Höhe vom Arzt gutachterlich festgelegt. Die Höhe der MdE wird in durch den Faktor 10 teilbaren Prozenten angegeben und dann zu einem Dauerzustand, wenn die Beeinträchtigung mindestens 13 Wochen anhält. Während des stationären Aufenthaltes beträgt die MdE in aller Regel 100%.

Die gesetzliche Rentenversicherung

Sie gewährt Renten auf Grund von Berufs- und Erwerbsunfähigkeit. Zu ihren Leistungen gehören weiterhin das Altersruhegeld, Renten an Hinterbliebene verstorbener Versicherter, die Verbesserung der Gesundheit der Versicherten, alle Rehabilitationsmaßnahmen, sowie Beitragsleistungen zur Krankenversicherung der Rentner.

In der kardiologischen Begutachtung ist in erster Linie die Feststellung einer eventuellen **Berufs- oder Erwerbsunfähigkeit** von Bedeutung. Berufsunfähigkeit liegt dann vor, wenn die Erwerbsfähigkeit des Versicherten infolge Verlustes körperlicher und/oder geistiger Kräfte auf weniger als die Hälfte derjenigen eines gesunden Versicherten herabgesunken ist. Ein Versicherter, dessen Arbeitsfähigkeit im oben beschriebenen Maße beeinträchtigt ist, erhält Berufsunfähigkeitsrente.

Erwerbsunfähigkeit liegt dann vor, wenn die Arbeitsfähigkeit eines Versicherten durch körperliche oder geistige Gebrechen so weit gemindert ist, daß er keiner geregelten Tätigkeit mehr nachgehen kann (in der Regel weniger als 2 Stunden täglich). In diesem Fall erhält der Versicherte Erwerbsunfähigkeitsrente.

Soziales Entschädigungsrecht, Schwerbehindertengesetz

Wer im Dienst an der Gemeinschaft des deutschen Volkes einen Gesundheitsschaden erleidet, hat ein Anrecht auf Entschädigung. Im Todesfall entstehen Ansprüche für die unmittelbaren Hinterbliebenen. Die Entschädigung wird allen Kriegsopfern, Opfern von Gewalttaten, Angehörigen der Bundeswehr und des Zivildienstes gewährt, sowie den Betroffenen für Schädigungen, die durch gesetzlich vorgeschriebene oder empfohlene Impfungen entstanden sind. Eine Gesundheitsstörung wird dann als entschädigungspflichtig anerkannt, wenn ein Kausalzusammenhang zwischen dem sozialen Dienst und der Erkrankung nach dem jeweiligen Stand der Wissenschaft wahrscheinlich ist. Voraussetzung für die Anerkennung der Entschädigungspflicht durch die Versorgungsverwaltung (Landesversorgungsämter, Versorgungsämter, orthopädische Versorgungsstellen) sind Schädigungen, die als nicht unerheblich gelten (dauernde nachhaltige Beeinträchtigungen der geistigen und/oder körperlichen Leistungsfähigkeit).

Außerdem können vorbestehende erworbene Leiden im Sinne einer „richtungsgebenden Verschlimmerung" bei nationalsozialistischer Verfolgung als Verfolgungsschaden unter der Voraussetzung anerkannt werden, daß der Schaden innerhalb von 8 Monaten nach der Verfolgung aufgetreten ist. Dieser enge zeitliche Zusammenhang läßt vermuten, daß eine kausale Beziehung zwischen Schädigung und Verfolgungsmaßnahme besteht. Der Grad der Schädigung wird als Minderung der Erwerbsfähigkeit (MdE) bezogen auf das allgemeine Erwerbsleben in Prozentsätzen angegeben, die durch den Faktor 10 teilbar sind.

1974 wurde der Personenkreis, für den Ansprüche nach dem sozialen Entschädigungsrecht entstehen, durch die Verabschiedung des Schwerbehindertengesetzes erweitert. Alle Schwerbehinderten haben seitdem Ansprüche auf finanzielle Hilfen zur Sicherung eines entsprechenden Arbeitsplatzes. Die Beeinträchtigung wird nach den Richtlinien für die Berechnung der MdE als Grad der Behinderung (GdB) gemessen. Anerkennung als Schwerbehinderter wird von den Versorgungsverwaltungen demjenigen gewährt, dessen GdB mindestens 50 % beträgt. Den Schwerbehinderten steht eine Vielzahl von Vergünstigungen zu, von denen die Beschäftigungspflicht, der Kündigungsschutz, zusätzlicher Urlaub und steuerliche Hilfen die wichtigsten sind.

Die folgende Tab. 2.1 (nach H.H. Rauschelbach „Anhaltspunkte für die ärztliche Gutachtertätigkeit im sozialen Entschädigungsrecht und nach dem Schwerbehindertengesetz", Köllen-Verlag, Bonn 1983) gibt in etwas gekürzter Form die Bemessenswerte des GdB bei kardiologischen Erkrankungen wieder. Sie haben Gültigkeit ausschließlich im Entschädigungsrecht, nicht jedoch in der gesetzlichen Unfall- oder Rentenversicherung.

Nach Herzeingriffen und Schrittmacherimplantationen ist der GdB überwiegend von der verbliebenen Leistungsbeeinträchtigung abhängig. Bei Herzklappenprothesen ist der GdB nicht unter 30 v.H. zu bewerten. Gleiches gilt in der Regel nach Herzwandaneurysmaresektion und koronarchirurgischen Eingriffen.

Tabelle 2.1   Soziales Entschädigungsrecht bei Herzschäden (Herzklappenfehler, koronare Herzerkrankung, Kardiomyopathien u. a.)

	MdE/GdB
1. **ohne** wesentliche Leistungsbeeinträchtigung (keine Dyspnoe, keine Angina pectoris) bei stärkerer körperlicher Belastung (z. B. 7 – 8 km/h Gehen, schwere körperliche Arbeit), keine Einschränkung der Ergometersollbelastung	0 – 10 v. H.
2. **mit** Leistungsbeeinträchtigung bei mittelschwerer Belastung (z. B. 5 – 6 km/h Gehen, mittelschwere körperliche Belastung), Beschwerden und Auftreten pathologischer Befunde bei 75 Watt (wenigstens 3 min)	20 – 40 v. H.
3. **mit** Leistungsbeeinträchtigung bei leichter Belastung (3 – 4 km/h) Gehen, Treppensteigen (1 Treppe), leichte körperliche Arbeit, Beschwerden und Auftreten pathologischer Befunde bei 50 Watt (mindestens 3 min);	50 – 70 v. H.
bei zeitweise schwerer Herzinsuffizienz	80 v. H.
4. **mit** Leistungsbeeinträchtigung in Ruhe (Ruheherzinsuffizienz); Wattzahlen alterskorrigiert	90 – 100 v. H.
5. Fremdkörper im Herzmuskel oder Herzbeutel	
– reaktionslos eingeheilt	0 v. H.
– mit Beeinträchtigung der Herzleistung	s. 1. – 4.
6. Rhythmusstörungen	
– ohne hämodynamische Auswirkungen, auch bei geringen subjektiven Erscheinungen	0 – 10 v. H.
– mit leichteren hämodynamischen Auswirkungen (geringe Belastungsherzinsuffizienz), bei Vorhofflimmern, gehäuften supraventrikulären Extrasystolen, gelegentlich paroxysmalen Tachykardien	20 – 40 v. H.
– mit schweren hämodynamischen Auswirkungen (Belastungsinsuffizienz) bei ausgeprägter Tachykardie oder Bradykardie (z. B. bei totalem AV-Block), gehäuften paroxysmalen Tachykardien	50 – 80 v. H.
– sogenannte maligne Rhythmusstörungen; Adams-Stokes-Anfälle und deren Äquivalente (z. B. bei totalem AV-Block, anfallsweisem Kammerflimmern oder -flattern), ungünstige Formen der ventrikulären Arrhythmien (z. B. salvenförmig auftretende oder als R auf T auftretende Extrasystolen), ungünstige Formen der faszikulären Blockierungen	50 – 80 v. H.

Nach einem Herzinfarkt ist die GdB-Bewertung vor allem von der verbliebenen Leistungsbeeinträchtigung abhängig. Nach dem Herzinfarkt ist für ein Jahr eine Heilungsbewahrung abzuwarten. Während dieser Zeit ist auch bei relativ geringer Leistungsbeeinträchtigung ein GdB um mindestens 50 v.H. anzunehmen. Eine darüber hinausgehende Leistungsbeeinträchtigung durch das Grundleiden ist gegebenenfalls zusätzlich zu berücksichtigen.

3. Arbeitsphysiologische Grundprinzipien

Jürgen Barmeyer

Jede Art von Arbeit bewirkt einen erhöhten Energieverbrauch, der fast ausschließlich **aerob** und nur bei Extrembelastungen kurzfristig **anaerob** durch Metabolisierung in erster Linie von Glykogen und Glukose erfolgt. Die Fähigkeit des Organismus zu erhöhter O_2-Aufnahme durch die Lunge und erhöhtem O_2-Transport mit Hilfe der Pumpleistung des Herzens sind somit Grundvoraussetzungen jeglicher Arbeit. Dabei ist im gesunden Organismus die Anpassung an den O_2-Bedarf bei unterschiedlichen Bedingungen durch die Fähigkeit des kardiopulmonalen Systems, Sauerstoff zu liefern, perfekt geregelt. Zwischen der maximalen Belastbarkeit der Skelettmuskulatur und des kardiopulmonalen Systems besteht beim Gesunden eine breite Marge in dem Sinne, daß die quergestreifte Muskulatur bei extremen Belastungen sehr viel früher als das kardiopulmonale System ermüdet. Alter und Krankheit reduzieren diese funktionellen kardiopulmonalen Reserven. Bei Herz- und Lungenerkrankungen kann diese funktionelle Reserve gänzlich verlorengehen.

Herzfrequenz

Die maximale Herzfrequenz nimmt mit steigendem Alter alle 10 Jahre etwa um 10 – 15 Schläge $\times$ min^{-1} ab, so daß sich in verschiedenen Altersperioden folgende Maximalfrequenzen ergeben:

- ➤ 20 Jahre $200 \times min^{-1}$
- ➤ 30 Jahre $185 \times min^{-1}$
- ➤ 40 Jahre $170 \times min^{-1}$
- ➤ 50 Jahre $150 \times min^{-1}$
- ➤ 60 Jahre $140 \times min^{-1}$
- ➤ 70 Jahre $125 \times min^{-1}$

Unterschiedliche Umweltbedingungen, emotional-nervöser Zustand sowie unterschiedliche Belastungsarten modulieren bei gleicher Belastung die Herzfrequenz zum Teil erheblich. Hitze, gesteigerte nervöse Spannung sowie reine Armbelastung oder isometrische Belastung bewirken bei vergleichbarer Leistung mit gleicher O_2-Aufnahme höhere Herzfrequenzen als Arbeit in kühler Umgebung, in emotional entspannter Stimmungslage, mit überwiegender Beinbelastung oder mit dynamischen Muskelkontraktionen. Da die Herzfrequenz ein wichtiger Regulationsfaktor des myokardialen O_2-Verbrauches ist, dem vor allem bei der koronaren Herzerkrankung große Bedeutung zukommt, ist die Kenntnis des physikalischen Milieus sowie die berufliche Belastungsart für eine individuelle Belastungsanalyse des jeweiligen Arbeitsplatzes für den Gutachter unerläßlich.

Blutdruck

Der Blutdruck steigt auch beim Normotoniker mit zunehmendem Alter, bedingt durch den Elastizitätsverlust der größeren Arterien, leicht an. Armbelastung und isometrische Belastung führen bei gleicher Leistung zu signifikant höheren Blutdruckwerten. Da eine Zunahme der Nachlast die systolische Wandspannung des linken Ventrikels (zweiter Regulationsfaktor des myokardialen O_2-Verbrauchs) steigert, haben Armarbeit und isometrische Arbeit auf das Herz einen ungünstigeren energetischen Effekt als Beinarbeit oder dynamische Arbeit.

Schlagvolumen, Herzminutenvolumen

In Ruhe beträgt das Herzminutenvolumen $4-6$ l $\times$ min^{-1}. Unter maximaler Belastung kann es auf 30 l $\times$ min^{-1}, also auf das 6-fache erhöht werden. Das Schlagvolumen kann von einem Ruhewert von ca. 100 ml (66% des max. Schlagvolumens, ca. 13% des Herzvolumens) auf 150 ml bei Höchstbelastungen ansteigen. Der Anteil des Blutbedarfs der gesamten Skelettmuskulatur am Herzminutenvolumen beträgt in Ruhe nur 15%. Er kann sich unter maximaler Beanspruchung der Muskulatur auf 80% erhöhen.

O$_2$-Extraktion

Die O$_2$-Extraktion liegt in Ruhe bei $40-50$ ml O$_2 \times$ l$^{-1} \times$ min^{-1}. Das entspricht einer totalen O$_2$-Extraktion in 0,2 -0,3 l $\times$ min^{-1}. Bei maximaler Belastung kann ein gesunder Untrainierter eine Sauerstoffextraktion von 3,5 l $\times$ min^{-1}, somit etwa das 12fache erreichen. Voraussetzung hierfür ist allerdings eine normale Ventilation. Bis zur Pubertät besteht in der maximalen O$_2$-Aufnahme zwischen männlichen und weiblichen Individuen kein entscheidender Unterschied. Die maximale aerobe Kapazität wird bei beiden Geschlechtern mit 20 Jahren erreicht, danach tritt ein allmählicher Abfall ein, so daß ein Mann mit 65 Jahren etwa 70% der maximalen O$_2$-Aufnahme eines 25jährigen besitzt. Frauen erreichen bei vergleichbarem Alter etwa 75% der maximalen Sauerstoffaufnahme des Mannes (Astrand u. Rodahl 1977).

Dauer der Belastung

Entspricht die O$_2$-Aufnahme dem O$_2$-Bedarf, stellt sich ein stabiler Zustand (Steady-State) ein. Herzfrequenz, Blutdruck, Herzminutenvolumen und Ventilation erreichen nach etwa $2-3$ Minuten ein konstantes Niveau. Der Energieverbrauch erfolgt ausschließlich aerob. Industriebelastungen sind jedoch vorwiegend von intermittierendem Charakter, so daß Steady-State-Bedingungen die Ausnahme bilden.

Industriebelastungen, über einen vollen Arbeitstag verteilt, sollten beim Gesunden durchschnittlich nicht mehr als 30% der maximalen O$_2$-Aufnahme erfordern, da sonst überproportionale Ermüdung einsetzt, die für die Freizeit nicht genügend Belastbarkeit übrigläßt. Die totale O$_2$-Extraktion darf somit bei längerer körperlicher Industriebelastung 1 l $\times$ min^{-1} nicht übersteigen. Das entspricht bei einer in Steady-State erreichten maximalen Ergometerleistung von 200 Watt einer tolerablen Dauerbelastung von $50-75$ Watt für diesen spezifischen Arbeitnehmer. Bei Herzerkrankungen mit Beeinträchtigung der myokardialen Pumpleistung ist die maximale O$_2$-Aufnahmefähigkeit eingeschränkt, so daß die durchschnittliche siebenstündige Industriebelastung, die noch nicht zur Ermüdung führt, abhängig von den noch vorhandenen myokardialen Reserven mehr oder weniger unterhalb des oben genannten Wertes liegen muß.

Beziehung zwischen O$_2$-Aufnahme, Herzminutenvolumen und Leistung

Zwischen O$_2$-Aufnahme und Herzminutenvolumen besteht eine direkte Beziehung, die jedoch auch beim Gesunden nicht einer völlig linearen Funktion entspricht. Abb. 3.**1** zeigt, daß ein Anstieg der O$_2$-Aufnahme von einem Anstieg des Herzminutenvolumens begleitet wird.

In Abb. 3.**2** wird nachgewiesen, daß auch zwischen O$_2$-Verbrauch und Leistung (Watt) eine positive, jedoch ebenfalls nicht ganz lineare Korrelation besteht.

Aus der Interrelation zwischen der O$_2$-Aufnahme einerseits sowie dem Herzminutenvolumen und der Leistung andererseits ergibt sich natürlicherweise auch eine positive Beziehung zwischen Leistung und Herzminutenvolumen (Abb. 3.**2**).

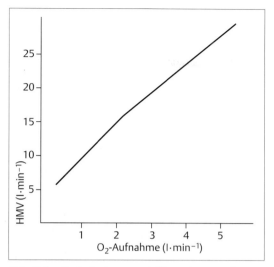

Abb. 3.1   O$_2$-Aufnahme und Herzminutenvolumen (nach: Astrand et al. 1964)

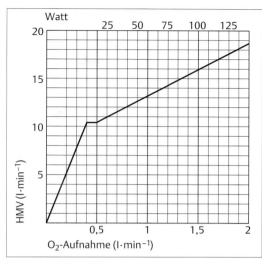

Abb. 3.2   O$_2$-Aufnahme und Leistung (Watt)

Besteht eine eingeschränkte Pumpfunktion des Herzens, klafft die Beziehung zwischen dem Herzminutenvolumen und der Leistung häufig mehr und mehr auseinander. Die relative Parallelität des Anstiegs beider Größen geht mehr und mehr verloren. Nicht selten liegt das Herzminutenvolumen auf einem niedrigeren Niveau als nach der erreichten Leistungsstufe anzunehmen ist. Die Muskulatur vermag sich das infolge der gestörten kardialen Transportfunktion eingetretene O$_2$-Defizit kurzfristig über eine frühzeitige, verstärkte O$_2$-Ausschöpfung in der Peripherie zu verschaffen. Die absolute Höhe der z.B. an einem Fahrradergometer geleisteten Belastung täuscht somit eine in Wirklichkeit nicht vorhandene günstigere Pumpfunktion vor. Die ergometrische Untersuchung von kardialen Pa-

tienten läßt somit keine sichere Beurteilung der wahren myokardialen Reserven zu. Ein typisches Beispiel ist in Tab. 3.1 dargestellt.

Tabelle 3.1   56jähriger Patient mit Zustand nach Vorder- und Hinterwandinfarkt ohne Angina pectoris. Gute ergometrische Belastbarkeit (100 Watt). Schon bei 50 Watt inadäquater Herzminutenvolumenanstieg als Folge einer auf niedriger Belastungsstufe einsetzenden Belastungsherzinsuffizienz (hämodynamisches Stadium 3)

WATT	AVDO$_2$ (Vol %)	$\dot{Q}$ (1 · min^{-1})	HF (min^{-1})	PCP (mmHg)
Ruhe	5,1	6,3	62	12
50	11,9	7,5	94	28
100	15,3	9,7	120	38

Quantifizierung der Arbeit

Die zentrale Aufgabe in der kardiologischen Begutachtung besteht in der exakten Abklärung des myokardialen Funktionszustandes und der myokardialen Funktionsreserven. Man bedient sich dabei bestimmter Belastungsmethoden, auf die in den folgenden Kapiteln noch näher eingegangen wird. Die Testergebnisse müssen mit den während der beruflichen Tätigkeit anfallenden Belastungen verglichen werden. Nur so ist feststellbar, ob das Herz den Anforderungen der jeweiligen Arbeitsbelastung gewachsen ist. Belastungstests haben somit den Sinn, berufliche Belastungen zu simulieren. Damit überhaupt Vergleiche von simulierter Belastung und Arbeitsbelastung durchgeführt werden können, müssen berufliche Belastungen möglichst exakt quantifiziert werden.

In der Regel wird die am Fahrradergometer gemessene Leistung zum Vergleich mit der beruflichen Belastung herangezogen. Dabei ist jedoch zu beachten, daß ein Vergleich nur dann statthaft ist, wenn bei der ergometrischen Belastung etwa gleiche Muskelgruppen beansprucht werden wie bei der jeweiligen beruflichen Belastung. Nur unter diesen Bedingungen wird bei vergleichbarer Belastungshöhe das Herzminutenvolumen bei beiden Belastungsarten etwa den gleichen Wert erreichen.

Reine Armarbeit führt bei identischer Leistung zu einem um etwa 3 Liter höheren Herzminutenvolumen. Der O_2-Verbrauch liegt bei überwiegender Armarbeit im Vergleich zur Beinarbeit bei vergleichbarer Leistung um etwa $0,6 l \times min^{-1}$ höher. Reine Armarbeit bewirkt somit eine Sauerstoffextraktion und eine Herzminutenvolumenerhöhung, die – ausgedrückt in ergometrischer Belastung – einem um etwa 50 Watt höheren Leistungsbereich entspricht. Rein **isometrische Arbeit** erfordert bei gleicher Leistung gegenüber rein isotonischer Belastung eine zusätzliche Erhöhung des Herzminutenvolumens um etwa $2-3 l$, entsprechend einer gleichfalls $0,6 l \times min^{-1}$ betragenden O_2-Extraktion. Es wird daraus ersichtlich, welche Bedeutung der richtigen Beurteilung der spezifischen Arbeitsplatzsituation des Arbeitnehmers für eine möglichst gerechte Begutachtung zukommt.

Abb. 3.**3** gibt einen vergleichenden Überblick von unterschiedlichen Arten von Arbeitsbelastungen und äquivalenten ergometrischen Belastungen (modifiziert nach Astrand u. Rodahl 1977).

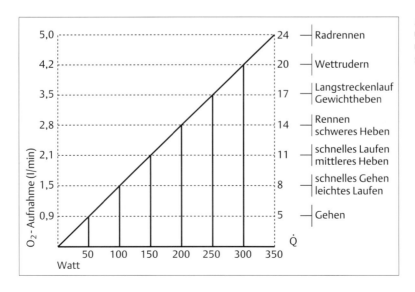

Abb. 3.**3** O_2-Verbrauch und Wattäquivalent bei unterschiedlichen Belastungsintensitäten

4. Formen der Arbeitsbelastung und ihre Wirkung auf das Kreislaufsystem

Jürgen Barmeyer

Allgemeines

Bei der Frage nach der Arbeitsfähigkeit eines Arbeitnehmers mit einer Herzerkrankung muß vom Gutachter zunächst eine sorgfältige Analyse der spezifischen Belastungssituation am Arbeitsplatz des zu Begutachtenden durchgeführt werden. Die berufliche Belastung des Arbeitnehmers in der modernen Industrie entwickelt sich aufgrund der sich komplizierenden Technologie zu einem zunehmend komplexeren Gemisch unterschiedlicher Belastungsformen, wobei sich körperliche Belastungen vermindern, geistig-intellektuelle, emotionale und vegetative Anforderungen jedoch relativ und absolut zunehmen. Diese Tendenz wird sich auch in Zukunft fortsetzen. Zunächst ist zu klären, welcher Art der Arbeitsbelastung der größte Anteil an der beruflichen Gesamtbelastung des zu Begutachtenden zukommt.

Folgende Formen sind zu unterscheiden:

➤ körperliche Belastung
➤ geistig-intellektuelle Belastung
➤ emotional-seelische Belastung
➤ vegetative Belastung
➤ spezifische Gefährdungen

Jede Belastungsart hat unterschiedliche Auswirkungen auf Herz und Kreislauf, wobei eine Quantifizierung der jeweiligen Belastungsform mit Ausnahme körperlicher Belastung sehr schwierig, zum Teil überhaupt nicht möglich ist. Hier spielt die Erfahrung des Gutachters in der individuellen Bewertung eine besondere Rolle.

Körperliche Belastung

Isometrische und isotonische Belastung

Körperliche Belastung wird durch die Existenz unserer Muskulatur ermöglicht. Grundsätzlich lassen sich zwei Formen von Muskelkontraktionen unterscheiden:

➤ Sind beide Muskelenden fixiert und erfolgt keine Bewegung in benachbarten Gelenken, spricht man von isometrischer Kontraktion (isometrische Muskelarbeit).
➤ Verändert der Muskel seine Länge, ist die Kontraktion dynamisch oder isotonisch (dynamische oder isotonische Muskelarbeit).

Entsprechend physikalischer Gesetzmäßigkeiten wird bei rein **isometrischer** Belastung keine mechanische Arbeit geleistet. Dafür ist die äußere Energieproduktion, die in Form von Hitze abgegeben wird, sehr hoch. Damit ein Hitzestau verhindert wird, muß der regionale Blutfluß regulativ erhöht werden, und zwar über das für die isometrische Muskelkontraktion notwendige Energiemaß hinaus. Isometrische Muskelarbeit erfordert somit einen besonders hohen Anteil am Herzminutenvolumen, und das um so mehr, je größer die in die Kontraktionen einbezogene Muskelmasse ist. Da isometrische Muskelarbeit in aller Regel nur kurze Zeit durchgehalten werden kann, ohne daß Muskelermüdung eintritt, sind die Pumpbelastungen für das Herz zwar nur kurz, aber von hoher Intensität.

Rein **dynamische** Muskelarbeit bedeutet dagegen eine für die Pumpfunktion des Herzens vergleichsweise rationellere Belastung, da die mechanische Effizienz (das Verhältnis zwischen äußerer Arbeit und äußerer Energieproduktion) bei dynamischer Arbeit höher und somit die äußere Hitzeproduktion erheblich niedriger liegt.

Rhythmik und Dauer der Belastung

Industriebelastungen entsprechen in der Regel intermittierenden körperlichen Belastungen mit mehr oder weniger langen Erholungsphasen, deren Rhythmik Einfluß auf die Höhe der Pumpleistung des Herzens hat. Prolongierte Belastungen, z. B. Arbeiten mit mehr als einstündiger höherer Belastung, kommen dagegen in der Industrie selten vor.

Technik der Bewegung, muskulärer Trainingszustand

Eine gute Technik beim Bewegungsablauf sowie ein guter muskulärer Trainingszustand bewirken einen niedrigeren O_2-Verbrauch und damit auch eine für den Energieverbrauch rationellere Arbeitsweise des Herzens. Diese von der Sportphysiologie erarbeiteten Grundgesetzlichkeiten gelten auch in vollem Umfang in der Arbeitsphysiologie.

Armbelastung, Beinbelastung

Der Einfluß von überwiegender Arm- oder Beinarbeit auf O_2-Verbrauch und Pumpfunktion des Herzens wurde im Abschnitt „Isometrische und isotonische Belastung" ausführlich beschrieben.

Berufliche Umweltfaktoren

Bestimmte Umweltfaktoren, z. B. Arbeiten in großer Hitze, in kaltem Milieu oder in größerer Höhe können den Energieverbrauch des Organismus und damit die Pumpfunktion des Herzens erheblich beeinflussen. Hitze und Höhe steigern, kühle Arbeitsumgebung senkt das Herzminutenvolumen bei identischer Belastung.

▧ Geistig-intellektuelle Belastung

Geistig-intellektuelle Belastung beinhaltet eine komplexe Mischung unterschiedlichster Beanspruchungen, die sich nicht quantifizieren lassen. Als somatische Reaktion auf derartige Beanspruchungen kann es zur Ausschüttung von Streßhormonen, vorwiegend von Katecholaminen, kommen mit entsprechenden Kreislauffol-

gen wie Anstieg von Herzfrequenz und Blutdruck, Erhöhung der myokardialen Kontraktilität und des Schlagvolumens. Die **Streßreaktionen** des Einzelindividuums und damit der myokardiale O_2-Bedarf werden um so ausgeprägter sein, je geringer die Fähigkeit zur Bewältigung derartiger Beanspruchungen ausgeprägt ist. Die Bewältigung typischer geistig-intellektueller Anforderungen, die in vielen Berufen in der Notwendigkeit zu analytischem und abstraktem Denken, in der Fähigkeit zu Kreativität und Konzentration sowie in rascher Auffassung, Ausdauer und Energie bestehen, wird in erster Linie abhängen von individuellen genetischen Faktoren, auch wenn ein erhebliches Maß geistig-intellektueller Entwicklung der Erziehung zugänglich und durch Übung trainierbar ist.

Da eine Quantifizierung geistig-intellektueller Arbeitsbelastungen nicht möglich ist, kommt der kardiologische Gutachter ohne ein hohes Maß an Sensibilität für die spezifische geistig-intellektuelle Struktur des Herzkranken nicht aus, will er zu einer gerechten Beurteilung kommen. Er muß in der Lage sein, chronische Überforderungen geistig-intellektueller Art zu erkennen und in ihrem Einfluß auf Herz und Kreislauf richtig zu bewerten.

▧ Emotional-seelische Belastung

In vielen Berufen gehören emotional-seelische Belastungen zu den alltäglichen beruflichen Belastungsformen. Besonders in Berufen mit intensivem Personenverkehr kommt fundamentalen emotionalen Verhaltensreaktionen des Menschen, wie chronischer Ärger, aber auch Mitleiden, nicht selten der Hauptanteil beruflicher Beanspruchung zu. Die adäquate Bewältigung derartiger Belastungen ist wiederum abhängig von der „Rollensituation" des Einzelnen. Besteht eine gute „Paßform" (Halhuber und Halhuber) des Menschen an seine berufliche Umwelt, ist mit krankheitsauslösenden oder krankheitsverschlimmernden Einflüssen kaum zu rechnen. Die somatischen Effekte auf das Herz werden ebenfalls vorwiegend durch den Sympathikus vermittelt. Besonders ungünstig kann sich bei Herzerkrankungen die häufig sehr lange Dauer inadäquat verarbeiteter emotional-seelischer Belastungen auswirken, die sich nicht wie körperliche Belastungen willentlich abstellen lassen, sondern noch weit in die Erholungsphase nach der Arbeit hineinwirken können.

Wie stark der Einfluß emotionaler Belastungen auf ein krankes Herz zu sein vermag, zeigt das Phänomen des emotional ausgelösten Angina pectoris-Anfalls bei stenosierender Koronarsklerose oder die akute Dekompensation einer bisher kompensierten Herzinsuffizienz. Es kann auch kein Zweifel mehr daran bestehen, daß extreme Angst oder Furcht, ausgelöst zum Beispiel durch lebensbedrohliche Situationen bei Berufsunfällen, Herzinfarkte oder akute Herztodesfälle auzulösen vermögen. Derartige Kausalbeziehungen werden in der Begutachtung heute allgemein anerkannt.

Aber auch für emotional-psychische Belastungen gibt es heute noch keine objektiven Quantifizierungsmaßstäbe. Psychologische Testverfahren entsprechen zur Zeit noch nicht exakten naturwissenschaftlichen Anforderungen, so daß der Erfahrung des Gutachters der höhere Beurteilungswert zugemessen werden muß.

◼ Vegetative Belastung

Unter vegetativer Belastung sind Belastungsformen zu verstehen, die zu einer chronischen inadäquaten Überreizung des autonomen Nervensystems mit vielfältigen Reizerscheinungen führen können. Für den Herzkranken sind vor allem länger anhaltende sympathikusvermittelte **Herzfrequenz- und Blutdruckanstiege**, überschießende **Kontraktilitätssteigerungen** sowie meist **tachykarde oder extrasystolische Rhythmusstörungen** von Bedeutung. Alle derartigen vegetativen Stimuli erhöhen gleichermaßen den myokardialen Energieverbrauch, so daß bei erkranktem Herzmuskel chronische Beeinträchtigungen der Pumpfunktion auftreten können. Vegetative Reize werden durch vielfältige Arbeitsplatzsituationen ausgelöst. Das chronische Mißverhältnis zwischen Spannung und Entspannung stellt im allgemeinen den gemeinsamen Nenner aller vegetativen Überlastungen dar.

Schichtdienst kann zu empfindlichen Störungen der natürlichen zirkadianen Rhythmik des Vegetativums führen. Herzfrequenz, O_2-Aufnahme, rektale Temperatur, Kaliumspiegel und Katecholaminausscheidung sind während der Nacht erniedrigt und steigen am späten Nachmittag auf ihr Maximum an. Schichtarbeit verändert diesen Rhythmus in unnatürlicher Weise und kann auf diese Art nach arbeitsmedizinischer Erfahrung vegetative Reizerscheinungen auslösen. Akkordarbeit und chronischer Zeitdruck, in der modernen Industriegesellschaft typische berufliche Belastungsphänomene, wirken sich gleichermaßen erregend auf das autonome Nervensystem aus, wie auch Monotonie und Einseitigkeit der Arbeit. Chronische Überforderungen der Sinne, wie sie in vielen Industriebetrieben durch Lärm oder optische Reize (z.B. am Bildschirm) unvermeidlich sind, müssen ebenfalls als Ursachen von Störungen des vegetativen Nervensystems angesehen werden. In vielen Berufen mit überwiegend sitzender Tätigkeit fehlt zudem der vegetativ dämpfende Effekt körperlicher Belastung. Insgesamt muß davon ausgegangen werden, daß mit steigendem Arbeitstempo die vegetativen Belastungen des Arbeitnehmers auch in Zukunft zunehmen werden.

◼ Gefährdungen durch spezifische Arbeitsplatzsituationen

Herzkranke sind durch Besonderheiten ihrer Arbeitsplatzsituation gelegentlich spezifischen Gefährdungen ausgesetzt, die die Weiterbeschäftigung in bestimmten Berufen trotz guter Pumpfunktion des Herzens unmöglich machen können.

Die Neigung zu Rhythmusstörungen, die vorübergehend die Hirndurchblutung beeinträchtigen und somit Schwindel oder sogar Bewußtlosigkeit auslösen können, verbietet die Beschäftigung in Berufen mit einer hohen Verantwortung für das Leben anderer. Hier sind vor allem Kraftfahrer, Busfahrer, Lokomotivführer oder Piloten betroffen. Aber auch die mögliche Gefährdung des eigenen Lebens oder die Gefahr eventueller Verletzungen können die Berufsunfähigkeit eines Arbeitnehmers verursachen. Arbeiten auf Leitern oder Gerüsten, desgleichen an bestimmten Maschinen sind ungeeignet für Arbeitnehmer mit bestimmten Rhythmusstörungen. In der Regel handelt es sich um tachykarde oder ernsthafte extrasystolische Formen, da gravierende bradykarde Rhythmusstörungen durch Schrittmachertherapie vor derartigen Gefahren zu schützen vermögen.

Bestimmte Berufe, die den Umgang mit elektrischen Geräten erfordern, können für Träger älterer Schrittmacher gewisse Probleme aufwerfen, da diese Generatoren durch elektrische Magnetfelder inhibiert werden können. Bei neueren Generatoren besteht diese Gefahr kaum noch. Besonderen Gefährdungen sind auch solche Patienten ausgesetzt, bei denen wegen eines prothetischen Herzklappenersatzes eine permanente Antikoagulantien-Behandlung erforderlich ist. Vor allem das höhere Risiko ernst-

hafter Blutungen verbietet den Einsatz dieses Personenkreises an solchen gefährdeten Plätzen, an denen auf Leitern, Gerüsten oder in der Hochbaumontage gearbeitet werden muß.

▣ Berufsgruppen und Arbeitsbelastung

In der folgenden Tab. 4.**1** wird die Form und Intensität der Arbeitsbelastung spezifischer Berufe angegeben. Die Quantifizierung beruflicher Beanspruchung kann infolge der großen Unterschiedlichkeit der Arbeitsplatzsituation naturgemäß nur sehr grob erfolgen. Dennoch kann sie dem Gutachter als grundsätzliche Orientierungshilfe durchaus dienlich sein. Die Klassifizierung der Berufe erfolgte nach der Aufstellung des Statistischen Bundesamtes aus dem Jahre 1975.

Tabelle 4.**1**   Berufsgruppen und ihre berufsspezifischen Belastungen

	überwiegende Belastungsart	Belastungsäquivalent	kardiale Belastung
1. Ackerbau			
Landwirt	körperl.	100 – 150 Watt	gelegentl. schwer
Winzer	körperl.	100 – 150 Watt	gelegentl. schwer
Gärtner	körperl.	100 – 150 Watt	gelegentl. schwer
Waldarbeiter	körperl.	150 Watt	schwer
2. Steinarbeiter			
Steinmetz	körperl.	100 – 150 Watt	gelegentl. schwer
Keramiker	körperl.	50 – 100 Watt	mittelschwer
Glasarbeiter	körperl.	50 – 100 Watt	mittelschwer
Bergmann	körperl.	150 Watt	schwer
3. Bauberufe			
Maurer	körperl.	50 – 100 Watt	mittelschwer
Betonarbeiter	körperl.	50 – 100 Watt	mittelschwer
Zimmerer	körperl.	50 – 100 Watt	mittelschwer
Dachdecker	körperl.	50 – 100 Watt	mittelschwer
Stukkateur	körperl./veg.	100 – 150 Watt	gelegentl. schwer
Gipser	körperl./veg.	100 – 150 Watt	gelegentl. schwer
Isolierer	körperl.	50 – 100 Watt	mittelschwer
Fliesenleger	körperl.	50 – 100 Watt	mittelschwer
Ofenbauer	körperl.	50 – 100 Watt	mittelschwer
Raumausstatter	körperl.	50 – 100 Watt	mittelschwer
Maler	körperl.	50 – 100 Watt	mittelschwer

Tabelle 4.1   Fortsetzung

	überwiegende Belastungsart	Belastungsäquivalent	kardiale Belastung
4. Metallerzeuger			
Gießer	körperl./veg.	150 Watt	schwer
Former	körperl./veg.	150 Watt	schwer
Gußputzer	körperl./veg.	150 Watt	schwer
Dreher	körperl./veg.	100 – 150 Watt	gelegentl. schwer
Fräser	körperl./veg.	100 – 150 Watt	gelegentl. schwer
Naßschleifer	körperl./veg.	100 – 150 Watt	gelegentl. schwer
Schnellstahlhärter	körperl./veg.	50 – 100 Watt	mittelschwer
Schweißer	körperl./veg.	50 – 100 Watt	mittelschwer
5. Schmiede			
Schmied	körperl.	bis 200 Watt	schwerst
Kesselschmied	körperl.	100 – 150 Watt	gelegentl. schwer
Installateur	körperl.	50 – 100 Watt	mittelschwer
Schlosser	körperl.	50 – 150 Watt	leicht bis schwer
Mechaniker	körperl./veg.	50 – 100 Watt	mittelschwer
KFZ-Mechaniker	körperl.	50 – 100 Watt	mittelschwer
Werkzeugmacher	körperl.	50 – 100 Watt	mittelschwer
6. Elektriker			
Starkstromelektriker	körperl.	50 – 100 Watt	mittelschwer
Fernmeldemonteur	körperl.	50 – 100 Watt	mittelschwer
Elektromonteur	körperl.	50 – 100 Watt	mittelschwer
7. Chemiearbeiter			
Chemiearbeiter	körperl.	50 – 100 Watt	mittelschwer
8. Holzaufbereiter			
Sägewerker	körperl./veg.	50 – 100 Watt	mittelschwer
Bau- und Möbeltischler	körperl.	50 – 100 Watt	mittelschwer
Holzmechaniker	körperl.	50 – 150 Watt	leicht bis schwer
Schiffbauer	körperl.	50 – 150 Watt	leicht bis schwer
9. Drucker			
Drucker	körperl./geistig/veg.	50 – 100 Watt	mittelschwer
10. Filzmacher			
Weber	veg./geistig/körperl.	50 Watt	leicht
Schneider	geistig/körperl.	50 Watt	leicht
11. Lederhersteller			
Gerber	körperl.	50 Watt	leicht
Schuhmacher	körperl.	50 Watt	leicht
Sattler	körperl.	50 Watt	leicht
Kürschner	körperl.	50 Watt	leicht
12. Nährmittelhersteller			
Bäcker	körperl./veg.	50 Watt	leicht
Fleischer	körperl./veg.	100 – 150 Watt	gelegentl. schwer
Koch	körperl./veg.	50 Watt	leicht
Brauer	körperl.	50 – 100 Watt	mittelschwer
Müller	körperl.	50 – 100 Watt	mittelschwer

Tabelle 4.1   Fortsetzung

	überwiegende Belastungsart	Belastungsäquivalent	kardiale Belastung
13. Ingenieure	geistig/veg.	50 Watt	leicht
14. Technische Sonderkräfte			
Maschinentechniker	geistig/veg.	50 Watt	leicht
Vermessungstechniker	geistig/körperl.	50 Watt	leicht
Photolaborant	körperl.	50 Watt	leicht
Techn. Zeichner	geistig/veg.	50 Watt	leicht
15. Maschinisten			
Lokomotivführer	geistig/veg.	50 Watt	leicht
Kranführer	geistig/veg.	50 Watt	leicht
16. Warenkaufleute			
Warenkaufleute	geistig/veg./emotional	50 Watt	leicht
Tankwart	körperl./veg.	50 Watt	leicht
Dienstleistungs-Kaufleute	geistig/veg./emotional	50 Watt	leicht
17. Verkehrsberufe			
Straßenbahner	geistig/veg.	50 Watt	leicht
Rangierarbeiter	geistig/körperl.	50 Watt	leicht
Berufskraftfahrer	körperl./veg.	50 – 100 Watt	mittelschwer
Seeschiffer	körperl./veg.	100 – 150 Watt	gelegentl. schwer
Seemaschinist	körperl./veg.	100 – 150 Watt	gelegentl. schwer
Flugleiter	geistig/veg.	50 Watt	leicht
Flugbegleiter	körperl./veg.	50 Watt	leicht
Einfacher Postdienst	körperl.	50 – 100 Watt	mittelschwer
Telefonist/Pförtner	geistig/veg.	50 Watt	leicht
Kellner	körperl./veg.	50 – 100 Watt	mittelschwer
18. Friseure, Körperpfleger			
Friseur	körperl./veg.	50 Watt	leicht
Kosmetikerin	körperl.	50 Watt	leicht
19. Verwaltungsberufe			
am Computer tätiger Arbeitnehmer	geistig/veg.	50 Watt	leicht
Verwaltungsangestellter	geistig/veg./emotional	50 Watt	leicht
20. Ärzte, Gesundheitsberufe			
Ärzte	geistig/veg./emotional	50 Watt	leicht
Krankengymnast	körperl.	100 – 150 Watt	gelegentl. schwer
Masseur	körperl.	150 Watt	schwer
Krankenschwester, -pfleger	geistig/emotional/körperl.	50 – 100 Watt	mittelschwer
Sanitäter	körperl.	50 – 100 Watt	mittelschwer
Technische Assistentin	geistig/veg.	50 Watt	leicht
21. Lehrberufe			
Lehrer	geistig/emotional	50 Watt	leicht

5. Funktionsprüfungen des Herzens

Jürgen Barmeyer

◼ Allgemeines

Eine differenzierte Begutachtung bei Erkrankungen des Herzens erfordert heute die Beherrschung der gesamten Palette kardialer Diagnostik. Die Möglichkeiten der angewandten diagnostischen Methoden müssen dem Gutachter ebenso vertraut sein wie deren Grenzen, will er zu einem gerechten Urteil kommen. Vier Fragen muß sich der Arzt bei der Begutachtung von Herzkranken stellen:

➤ Wie groß ist der Leidensdruck der spezifischen Symptomatik?
➤ Wie groß ist die Belastbarkeit, die ohne Schaden geleistet werden kann?
➤ Wie ist die Prognose der Erkrankung?
➤ Wie ist der Einfluß des spezifischen Berufes auf Symptomatik, Belastbarkeit und Prognose?

Die Antworten auf diese Fragen stellen die Grundlage für die jeweilige gutachterliche Entscheidung dar. **Symptomatik** (Leidensdruck), **Belastbarkeit** (körperlich, intellektuell-geistig, emotional-seelisch, vegetativ) sowie **Prognose** (ohne Therapie, unter Therapie, im Beruf) sind somit die zentralen Eckpfeiler jeglicher kardia-

ler Begutachtung. Das Gebot zur Objektivität macht die höchstmögliche Quantifizierung der genannten Parameter Symptomatik, Belastbarkeit und Prognose zur gutachterlichen Maxime. Die Forderung nach Quantifizierung bringt den Gutachter allerdings in ein Dilemma, dem er nur durch große persönliche Erfahrung einigermaßen entrinnen kann – nämlich in das Dilemma der Nichtmeßbarkeit bestimmter Belastungen, vor allem intellektuell-geistiger, emotionaler oder vegetativer Belastungsarten. Während körperliche Belastungen einigermaßen sicher zu quantifizieren sind, entziehen sich z.B. seelisch-emotionale Arbeitsbelastungen vollkommen der Beurteilung durch Maß und Zahl. Bei der Quantifizierung von Symptomatik und Prognose steht der begutachtende Arzt wieder auf sicherem Boden.

Die drei oben genannten Parameter werden von drei zentralen Faktoren bestimmt, deren quantifizierte Abklärung erst eine differenzierte Begutachtung möglich machen:

➤ die zugrundeliegende Herzerkrankung mit ihrer Pathomorphologie und ihren Folgen (Ausprägung der Myokardnarben bei koronarer Herzerkrankung, Höhe des Druckgradienten bei Aortenstenose u.a.)

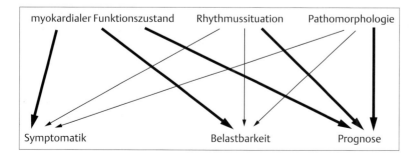

Abb. 5.1 Beziehung zwischen Symptomatik, Belastbarkeit und Prognose eines Herzpatienten und den für die Begutachtung zentralen Parametern „myokardialer Funktionszustand", „Rhythmussituation" und „Pathomorphologie"

➤ der myokardiale Funktionszustand (Stadium der Einschränkung)
➤ die Rhythmussituation.

Alle drei zentralen Faktoren stehen in einer bestimmten Beziehung zu den Parametern Symptomatik, Belastbarkeit und Prognose (Abb. 5.**1**).

Die Beziehung zwischen der Myokardfunktion einerseits und den drei genannten Parametern andererseits ist relativ eng, d. h. eine erhebliche Beeinträchtigung der myokardialen Funktion geht in aller Regel einher mit einer hochgradigen Symptomatik, verminderter Belastbarkeit sowie einer ungünstigen Prognose. Eine Ausnahme macht hier gelegentlich die reine Koronarinsuffizienz, die trotz hochgradiger Symptomatik und erheblich reduzierter Belastbarkeit bisweilen eine nur geringe Beeinträchtigung der Funktion des linken Ventrikels zeigt.

Rhythmus- und Überleitungsstörungen beeinflussen wegen ihres meist erheblichen Leidensdruckes in aller Regel die Symptomatik des Patienten erheblich. Auch können vor allem tachykarde Rhythmusstörungen an bestimmten Arbeitsplätzen durch Verursachung von Schwindel oder Synkopen Unfälle verursachen oder den Arbeitnehmer bei komplexen Formen sogar direkt gefährden. Die Beziehung zur Belastbarkeit und Prognose ist somit ebenfalls recht eng.

Die Beziehung zwischen Pathomorphologie, deren pathophysiologischen Folgen einerseits und Symptomatik, Belastbarkeit und Prognose andererseits stellt sich dagegen weniger eng dar. Die schwere Aortenstenose in voll kompensiertem Zustand mit hohem Druckgradienten kann asymptomatisch sein und mit normaler Belastbarkeit einhergehen. Allerdings ist die Prognose fraglich.

Aus dem oben Dargestellten läßt sich die zentrale Bedeutung der Bestimmung des **myokardialen Funktionszustandes** sowie die Überprüfung der **Rhythmussituation** bei jeder Begutachtung eines Herzkranken ableiten. Die Quantifizierung der myokardialen Reserven und die Suche nach eventuell gefährdenden Rhythmus- und/oder Überleitungsstörungen muß somit wichtigstes Ziel einer gutachterlichen Untersuchung in der Kardiologie sein.

Zur Feststellung der Diagnose und zur quantitativen Erfassung der zugrundeliegenden Pathomorphologie und ihrer pathophysiologischen Folgen, der myokardialen Funktionsstörung und evtl. Rhythmusstörungen steht das gesamte Spektrum kardiologischer Untersuchungsmethoden zur Verfügung. In Einzelfällen müssen neben den nichtinvasiven auch invasive Verfahren (Rechts- und Linksherzkatheter, Koronarangiographie) angewandt werden, die allerdings nicht duldungspflichtig sind. Speziellen Untersuchungsstellen muß neben dem gesamten nichtinvasiven diagnostischen Instrumentarium auch ein Meßplatz für Mikroherzkatheteruntersuchung zur Verfügung stehen. Linksherzkatheterisierungen sollten dagegen aus Sicherheitsgründen kardiologischen Zentren mit hoher Katheterfrequenz vorbehalten bleiben.

Tab. 5.**1** gibt eine Übersicht über die absolut notwendigen diagnostischen Methoden für die kardiologische Begutachtung.

■ Diagnostik

Eine sorgfältige **Anamnese**, die die Familienanamnese, die Berufsanamnese sowie richtungsweisende Vorerkrankungen einschließlich der atherogenen Risikofaktoren erfassen muß, steht am Anfang jeder Diagnostik. Typische Angina pectoris weist auf koronare Durchblutungsstörungen bei Koronarinsuffizienz infolge koronarer Herzerkrankung oder Aortenvitien hin. „Herzstolpern", „Aussetzer", „Herzjagen" oder Schwindel bis hin zu Synkopen sind das typische subjektive Korrelat von Herzrhythmus- oder Überleitungsstörungen. Einmalige oder wiederholte arterielle Embolien können Hinweise auf Mitralvitium, eine dilatative Kardiomyopathie oder auf endokarditische Klappenveränderungen sein.

Die **klinische Untersuchung** mit sorgfältiger Inspektion (Pulsationen), Palpation (Schwirren, Herzspitzenstoß) und Auskultation deckt vor allem das Vorliegen von angeborenen oder erworbenen Klappenfehlern auf. Auch kann sie schon gewisse Hinweise auf den Zustand des Herzmuskels geben (diastolischer Galopp). Der Nachweis atherogener Risikofaktoren macht bei typischer Angina pectoris eine koronare Herzer-

Tabelle 5.1 Übersicht über notwendige diagnostische Methoden für eine differenzierte kardiologische Begutachtung

Diagnose	Pathomorphologie	myokardialer Funktionszustand	Rhythmussituation
1. Anamnese	1. Klinische Befunde	1. Anamnese	1. EKG
2. Klinik	2. Ruhe-EKG	2. Klinik	2. Langzeit-EKG
3. Ruhe-EKG	3. Phonokardiographie	3. Ergometrie	3. Belastungs-EKG
4. Belastungs-EKG	4. Mechanokardiographie	4. Spiroergometrie	
5. Phonokardiographie	5. Herzvolumen	5. Echokardiographie	
6. Mechanokardiographie	6. Echokardiographie	6. Mikroherzkatheter	
7. Röntgen			
8. Echokardiographie (inkl. Streß-Echokardiographie)			
9. Myokardszintigraphie			
in Einzelfällen	**in Einzelfällen**		**in Einzelfällen**
10. Rechtsherzkatheter	7. Dextro-Lävographie		4. Elektrophysiologische Befunde
11. Linksherzkatheter	8. Koronarangiographie		
12. Koronarangiographie	9. Myokardbiopsie		
13. Elektrophysiologische Befunde			

krankung sehr wahrscheinlich. Andererseits weist das Fehlen jeglicher Risikofaktoren eher auf eine nichtkoronare Ursache von Thoraxschmerzen hin.

Das **Ruhe-EKG** deckt Myokardnarben (Zustand nach Herzinfarkt, Zustand nach myoaggressiver Myokarditis) auf und gibt Hinweise auf ein- oder doppelseitige Kammerhypertrophien. Auch werden gelegentlich Erregungsbildungs- und Erregungsleitungsstörungen erfaßt. Für die Diagnostik spezifischer kardialer Erkrankungen ist das Ruhe-EKG relativ unergiebig.

Das **Belastungs-EKG** (Ergometrie) wird überwiegend in der Diagnostik der Koronarinsuffizienz eingesetzt. Die Sensitivität und Spezifität des Belastungs-Testes für den Nachweis hämodynamisch wirksamer Koronarstenosen wurde in einer großen Anzahl von Untersuchungen überprüft, die im allgemeinen bei Männern eine Sensitivität und Spezifität von 70 bis 80%, bei Frauen jedoch nur von 50 bis 60% ergaben. Häufige falschpositive und falschnegative Befunde schränken somit die Aussagekraft des Belastungs-Elektrokardiogramms für den Nachweis einer koronaren Durchblutungsstörung vor allem bei Frauen ein.

Eine gewisse Bedeutung besitzt das Belastungs-EKG auch als Screening-Methode für die Erkennung von Rhythmusstörungen. Allerdings kommt hierfür dem **24-Stunden-Langzeit-EKG** der weitaus größere diagnostische Wert zu, so daß für die Erkennung und Differentialdiagnostik von Rhythmusstörungen das Langzeit-EKG die richtige Wahl ist. EKG-Registrierungen kürzer als 24 Stunden sind nicht sinnvoll, da zum einen die diagnostische Ausbeute erheblich geringer, zum anderen in der Regel die Schlafperiode nicht abgedeckt ist.

Mit der **Spiroergometrie** lassen sich nichtinvasiv zusätzlich wichtige Parameter der Herzfunktion ermitteln, die die unscharfen Aussagen der reinen Ergometrie bei der Beurteilung der myokardialen Reserven sinnvoll ergänzen (Reindell et al. 1967). Aus der maximalen O_2-Aufnahme (Abb. 3.**1**, Abb. 3.**2**) läßt sich als wichtige Größe der kardiozirkulatorischen Reserven der **maximale Sauerstoffpuls** (O_2-Aufnahme/Pulsschlag) ermitteln (Tab. 5.**2**). Dieser steht in enger Beziehung zur Leistung (Musshoff et al. 1959, Abb. 3.**3**).

Tabelle 5.**2**   Maximaler Sauerstoffpuls

	m.	w.
Ruhe	4,8 ml	3,8 ml
50 Watt	10,3 ml	7,8 ml
100 Watt	12,2 ml	9,0 ml
150 Watt	14,0 ml	
200 Watt	15,5 ml	

Bei eingeschränkter Kontraktionsreserve können die durchschnittlichen Werte des maximalen O$_2$-Pulses nicht mehr erreicht werden.

Eine weitere wichtige spiroergometrische Größe, die für gutachterliche Fragen in der Kardiologie wertvolle Informationen liefert, stellt der sog. Herzvolumenleistungsquotient $\dfrac{HV}{O_2 - Puls\ max}$ dar (Tab. 5.**3**), der die enge Beziehung zwischen Herzgröße (Herzvolumen) und maximalem O$_2$-Puls beschreibt (Reindell et al. 1967, S. 53).

Der Quotient ist zahlenmäßiger Ausdruck des auf das Herzvolumen bezogenen O$_2$-Pulses, der wiederum in enger Korrelation zur kardialen Leistungsfähigkeit steht. Der Herzvolumenleistungsquotient ist somit ein gutes Maß für die erhaltenen myokardialen Reserven. Bei Gesunden liegt er zwischen 50 und 60 und steigt mit zunehmendem Alter bis 60 Jahre leicht, ab 60 Jahren entsprechend der Abnahme der kardialen Leistungsfähigkeit stärker an. Niedrige Werte zeigen eine gute, erhöhte Werte eine reduzierte kardiale Leistungsfähigkeit an.

Eine dritte spiroergometrische Möglichkeit, die kardiozirkulatorischen Reserven zu beurteilen, ergibt sich aus der Bestimmung der sog. **anaeroben Schwelle**. Sie markiert den Übergang des Organismus von aerober zu anaerober Energiegewinnung während körperlicher Belastung und tritt um so eher ein, je mehr die myokardialen Reserven eingeschränkt sind.

Tabelle 5.**3**   Herzvolumenleistungsquotient

Alter	20 – 29	30 – 39	40 – 49	50 – 59
m.	55	56	58	60
w.	59	62	–	–

Phono- und Mechanokardiographie besitzen in der Vitiendiagnostik nur eine ergänzende Bedeutung. Allein richtungsweisend sind beide Verfahren für die Feststellung des Herzfehlers nicht, wenn sorgfältig auskultiert wird.

Auf die **Nativ-Röntgen-Untersuchung des Thorax** in den beiden üblichen Strahlengängen a.p. und seitlich kann dagegen nicht verzichtet werden. Vor allem für die Entdeckung von Mitralvitien und Herzfehlern mit Links- und Rechts-Shunt besitzt die Röntgenuntersuchung einen hohen diagnostischen Wert, ohne allerdings die Bedeutung der modernen echokardiographischen Verfahren erreichen zu können.

Die **Echokardiographie** mit den neueren Möglichkeiten der Dopplersonographie und der farbcodierten Ultraschallregistrierung sowie der transösophagealen Ultraschallregistrierung hat die nichtinvasive Diagnostik in der Kardiologie ungemein verfeinert. Nicht nur lassen sich fast alle Klappenfehler und Shuntlokalisationen identifizieren. Die Ultraschallkardiographie liefert auch wichtige Informationen zur Quantifizierung der Pathomorphologie. Neben der Messung der Wanddicken und der Durchmesser der Herzhöhlen (Schweregrad der Hypertrophie, Hinweise auf Shuntgröße und Klappenreflux) gewährt sie Einblicke in das globale oder regionale Kontraktionsverhalten (dyskinetisch, akinetisch, hypokinetisch, hyperkinetisch). Mit der Dopplerechokardiographie lassen sich zudem Daten gewinnen, die bisher nur invasiven Verfahren zugänglich waren: Druckgradienten an Klappenstenosen, die Höhe des Refluxes bei Klappeninsuffizienz sowie das Herzminutenvolumen in Ruhe. Vergleichende Untersuchungen mit invasiv gewonnenen Meßdaten haben einen hohen Übereinstimmungsgrad für diese Parameter ergeben.

In vereinzelten Fällen ist die Klärung der Diagnose durch die nichtinvasiven Verfahren nicht möglich. Die Situation ergibt sich gelegentlich bei der Frage nach einer koronaren Herzerkrankung, wenn bei typischer oder atypischer Symptomatik die Funktionsteste Belastungs-EKG, Streßechokardiographie und Einschwemmkatheter keine eindeutigen, auf eine Koronarinsuffizienz hinweisenden Befunde liefern. In diesem Fall ist aus rein diagnostischen Gründen die Koronarangiographie zu empfehlen, die jedoch nur in Kliniken mit entsprechend hoher Katheterfrequenz (mindestens 600 Koronarangiographien pro Jahr) durchgeführt werden sollten, um das Risiko für den zu Begutachtenden auf dem niedrigsten Niveau zu halten. Vorwiegend werden die **invasiven Verfahren** jedoch bei der Quantifizierung der zugrundeliegenden Pathomorphologie und der Bestimmung des myokardialen Funktionszustandes zur Anwendung kommen, vor allem dann, wenn sich aus den gewonnenen Informationen unabhängig von den Zielen der Begutachtung für den Patienten wahrscheinlich therapeutische Konsequenzen ergeben.

■ Quantifizierte Pathomorphologie

Anamnese und klinische Untersuchung können gewisse Hinweise auf den Schweregrad der kardialen Erkrankung geben. Eine genaue Quantifizierung des pathologischen Substrates ist jedoch aufgrund rein klinischer Untersuchungsbefunde nicht möglich.

Im **Ruhe-EKG** weisen eine ausgedehnte Narbe mit Beteiligung vieler Ableitungen, eine Linksverspätungskurve oder eine Störung der Erregungsausbreitung in den Kammern in aller Regel auf eine erhebliche Herzmuskelschädigung hin, die meist auch mit einer schweren Funktionsbeeinträchtigung des Herzens einhergeht.

Gleichermaßen liefern **Phonokardiographie** und **Karotispulskurve** nur semiquantitative Informationen von der zugrundeliegenden Pathomorphologie. Ein spätsystolisches Geräuschmaximum bei Aortenstenose, das abgesetzt ist vom 1. Herzton, dem ein 2. Herzton mit niedriger Geräuschamplitude folgt, macht einen höhergradigen Druckgradienten an der Aortenklappe zwar wahrscheinlich, eine enge Korrelation zum Druckgradienten besteht jedoch nicht. Auch bei der Mitralstenose können aus der phonokardiographisch gemessenen Umformungszeit (Q-Beginn bis zum 1. Herzton) und dem Zeitintervall zwischen dem 2. Herzton und Mitralöffnungston gewisse Hinweise auf den Schweregrad der Mitralklappeneinengung gewonnen werden. Eine Verlängerung der Umformungszeit um mehr als 0,1 Sek. oder Verkürzung des Intervalls zwi-

schen 2. Herzton und Mitralöffnungston unter 0,07 Sek. sprechen für eine höhergradige Mitralstenose. Noch enger ist die Korrelation zur Mitralklappenöffnungsfläche, wenn der sogenannte Mitralindex (Umformungszeit minus Intervall 2. Herzton – Mitralöffnungston) einen Wert von mehr als 0,03 Sek. ergibt.

Die **Karotispulskurve** macht eine höhergradige Aortenklappenstenose wahrscheinlich, wenn die halbe Kurvenanstiegszeit mehr als 0,07 sek. beträgt und die dikrote Welle (Klappenschlußschwingung) abgeschwächt ist. Eine sehr enge Abhängigkeit zwischen den Befunden der Karotispulskurve sowie dem Druckgradienten oder der Öffnungsfläche an der Aortenklappe ließ sich jedoch nicht nachweisen.

Als nichtinvasive Methoden zur Gewinnung von Informationen über die Schwere der Herzmuskelschädigung ist die **Bestimmung der Herzgröße** in Relation zum Körpergewicht oder zur Körperoberfläche unerläßlich. Das Herzvolumen (HV) muß bei einem Film-Fokus-Abstand von 2 m im Liegen im anterior-posterioren und seitlichen Strahlengang durchgeführt werden, damit der Einfluß unterschiedlicher Orthostasebedingungen auf den venösen Zufluß zum Herzen ausgeschaltet wird. Das Herzvolumen wird nach Rohrer und Kahlstorf in der Modifikation von Musshoff und Reindell mit Hilfe der Formel l × b × t max. × 0,4 berechnet (Abb. 5.**2**). Die mittlere Fehlerbreite bei dieser Methode liegt unter 5 %, wie Vergleichsmessungen mit der Wasserverdrängung gezeigt haben. Die Herzgrößenbeurteilung mit Hilfe des sogenannten Herz-Lungen-Quotienten (oberer Normwert 0,5) ist unbrauchbar, da dieser zu keinen verläßlichen Ergebnissen führt.

Herzvergrößerungen, z.B. bei koronarer Herzerkrankung oder bei druckbelastetem Herzen, lassen in aller Regel auf eine schwere myokardiale Schädigung schließen. Normale oder nur gering erhöhte Herzvolumina bei volumenbelastetem Herzen (z.B. chronische Aorteninsuffizienz, chronische Mitralinsuffizienz, Shuntvitien) beweisen einen nur geringen und damit hämodynamisch belanglosen Klappenreflux oder Shunt.

Die wichtigsten nichtinvasiven Verfahren zur Quantifizierung der Pathomorphologie stellen die 1- oder 2-dimensionale **Echokardiographie**

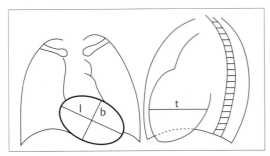

Abb. 5.**2**   Berechnung des Herzvolumens im Liegen (Film-Fokus-Abstand 2 m) aus den 3 Maßen: größter Lungendurchmesser (l), größter Breitendurchmesser (b) und größter Tiefendurchmesser (t) in postero-anteriorem Strahlengang nach Rohrer und Kahlstorf (HV = 0,4 × 1 × b × t max)

sowie die Doppler-Echokardiographie dar, ohne die eine differenzierte kardiologische Begutachtung heute nicht mehr möglich ist. Auf die mittels dieser Methode zu erhaltenen Meßwerte ist im Kapitel „Diagnose" schon ausführlich eingegangen worden.

Am sichersten gelingt die Quantifizierung der Pathomorphologie mit Hilfe der **Rechts- und Linksherzkatheterisierung**, die jedoch nur dann durchgeführt werden sollten, wenn entweder mit den vorher beschriebenen Methoden eine ausreichend genaue Abklärung nicht möglich war oder sich aus dem Ergebnis differentialtherapeutische Konsequenzen ableiten lassen. Nur durch die invasiven Verfahren ist eine direkte Bestimmung von Druckgradienten an stenosierten Klappen, Regurgitationsvolumina an insuffizienten Klappen, Klappenöffnungsflächen, Shuntvolumina, von globaler und regionaler Auswurffraktion als Parameter der Kontraktilität, des Herzminutenvolumens in Ruhe und unter Belastungsbedingungen sowie des Ausmaßes der Koronarstenosierungen möglich.

▦ Myokardialer Funktionszustand

Neben der Feststellung von Art und Schweregrad der Herzerkrankung erfordert eine differenzierte kardiologische Begutachtung die Messung der Funktionsbeeinträchtigung des Herzens durch das zugrundeliegende Leiden.

Die Frage der subjektiven Belastbarkeit läßt sich durch eine sorgfältige **Anamnese** klären. Die von der New York Heart Association (NYHA) und Canadian Cardiologic Society (CCS) vorgeschlagene Einteilung in bestimmte klinische Belastbarkeitsstadien ist dabei hilfreich:

Klinisches Stadium I
Feststellung der Krankheit ohne subjektive Beeinträchtigung der Belastbarkeit

Klinisches Stadium II
Luftnot oder Angina pectoris bei höherer Belastung, jedoch unterhalb der durchschnittlichen altersentsprechenden Belastbarkeitsgrenze

ergometrisches Äquivalent
Frauen   50 bis   75 Watt
Männer 75 bis 125 Watt

Klinisches Stadium III
Luftnot oder Angina pectoris bei niedriger Belastung
ergometrisches Äquivalent
Frauen   25 bis 50 Watt
Männer 25 bis 75 Watt

Klinisches Stadium IV
Luftnot oder gelegentlich Angina pectoris in Ruhe, keine Belastung möglich.

Mit Hilfe von Ergometrie und Belastungs-EKG läßt sich unter der Voraussetzung einer normalen Motivation des Begutachteten zum Belastungstest eine objektivere Zuordnung zu dem jeweiligen klinischen Belastungsstadium gewinnen. Es muß jedoch darauf hingewiesen werden, daß selbst hohe ergometrische Wattleistungen erhebliche Einschränkungen hämodynamischer Parameter wie Schlagvolumen und Herzminutenvolumen auf niedrigen Belastungsstufen nicht ausschließen, da besonders ausgeprägte Leistungsmotivation mit der Tendenz zur Dissimulation hohe ergometrische Leistungen zu erzwingen vermögen und somit einen günstigeren Myokardzustand vortäuschen können (Tab. 3.**1**).

Die zentrale Untersuchungsmethode zur Quantifizierung des myokardialen Funktionszustandes ist daher die Mikroherzkatheteruntersuchung, auf die nicht verzichtet werden kann, wenn sich die Frage nach den myokardialen Reserven ergibt.

Zusammen mit der Herzvolumenbestimmung und den echokardiographischen Befunden ermöglicht die Mikroherzkatheteruntersuchung durch Messung des Herzminutenvolumens in Ruhe und unter Belastung eine Einteilung in vier hämodynamische Stadien (Funktionsstadien), die heute als wichtige Grundlage bei jeglicher Begutachtung in der Kardiologie dienen. Den wichtigsten und damit zentralen Parameter für die Bestimmung des hämodynamischen Stadiums, der mit Hilfe der Mikroherzkatheteruntersuchung gewonnen werden kann, stellt das Herzminutenvolumen in Ruhe und unter Belastungsbedingungen dar, zum einen, weil das Herzminutenvolumen die direktesten Informationen über die Pumpfunktion des Herzens liefert, zum anderen, weil Symptomatik und Prognose sehr eng mit der Höhe des Herzminutenvolumens verknüpft sind.

Die ebenfalls mit dem Mikroherzkatheter gemessenen intrakardialen Drücke sind für die Stadieneinteilung des myokardialen Funktionszustandes mit Ausnahme für die Zuordnung zum Stadium 1 unerheblich, da das Druckverhalten in Ruhe und unter Belastung keine gesetzmäßige Richtung anzeigt. So können selbst im Stadium 4 (Ruhe-Herzinsuffizienz) in seltenen Fällen, vor allem unter diuretischer Therapie die Ruhedrücke noch normal sein. Allerdings geht in der Regel ein ungünstigeres hämodynamisches Stadium mit höheren intrakardialen Drücken einher. Die Messung der links- und rechtsventrikulären Füllungsdrücke ist jedoch unbedingt erforderlich, da sie eine enge Beziehung zur Symptomatik des Patienten und im höheren Bereich auch eine gewisse prognostische Bedeutung besitzen. Eine Stadieneinteilung des myokardialen Funktionszustandes ist vor allem deshalb sinnvoll, weil außer bei der Koronarinsuffizienz eine enge Beziehung zwischen dem Herzmuskelzustand einerseits, der Symptomatik, Belastbarkeit und Prognose andererseits besteht. D.h., ein ungünstiges hämodynamisches Stadium bedeutet in aller Regel eine erhebliche Symptomatik, eine nur geringe Belastbarkeit und eine ungünstige Prognose, unabhängig von der zugrundeliegenden Herzerkrankung.

Hämodynamisches Stadium 1 (gestörte Myokardfunktion)

In diesem Stadium ist die Herzgröße im Normbereich. Das Herzminutenvolumen in Ruhe und unter maximaler Belastung zeigt Normalwerte. Die Einordnung in dieses Stadium erfolgt echokardiographisch und/oder nach dem intrakardialen Druckverhalten. Echokardiographisches Kriterium für die Zuordnung stellt eine regionale Kontraktionsstörung dar, wobei noch keine Ventrikeldilatation vorliegt. Das Kontraktionsverhalten des übrigen Myokards ist nicht gestört, so daß die Verkürzungsfraktion im normalen Bereich liegt. Häufig, jedoch nicht gesetzmäßig, ist unter diesen Bedingungen auch der linksventrikuläre Füllungsdruck unter Belastung erhöht. Hat die Echokardiographie einen Normalbefund ergeben, erfolgt die Zuordnung zum Stadium I ausschließlich aufgrund des Füllungsdruckanstieges unter Belastung. Diese Konstellation läßt sich vor allem unter folgenden Bedingungen nachweisen: reine Koronarinsuffizienz mit ungeschädigtem Ventrikel, Zustand nach kleinerem oder mittelgroßem Herzinfarkt, Hypertonieherz und Aortenstenose mit erheblicher konzentrischer Hypertrophie, sogenannte latente und hypertrophische Kardiomyopathie sowie konzentrische Hypertrophie des rechten Ventrikels bei Druckbelastung. In allen Fällen handelt es sich um eine diastolische Dehnbarkeitsstörung (Compliance-Störung), allerdings mit sehr unterschiedlichen Ursachen.

Die Symptomatik in diesem Stadium ist erfahrungsgemäß meist gering ausgeprägt und die Belastbarkeit wenig beeinträchtigt.

Die reine Koronarinsuffizienz bildet hier allerdings häufig eine Ausnahme. Patienten mit Angina pectoris schon auf niedriger Belastungsstufe oder in Ruhe befinden sich somit aufgrund ihrer hochgradigen Symptomatik und geringen Belastungsbreite trotz ihrer noch guten Ventrikelfunktion häufig schon im klinischen Stadium III (CCS). Eine klare prognostische Wertung nur aufgrund der im Stadium der myokardialen Funktionsstörung wenig beeinträchtigten Hämodynamik läßt sich aufgrund der sehr unterschiedlichen Krankheitsbilder und der diesen Krankheitsbildern zugrundeliegenden sehr unterschiedlichen Pathomorphologie nicht abgeben. So können plötzliche Ereignisse wie Ischämie, Myokardinfarkt oder maligne Rhythmusstörungen zu einer plötzlichen Verschlechterung der Myokardfunktion führen und damit die Prognose schlagartig verschlechtern. Ein mit hoher Wahrscheinlichkeit günstiger Verlauf ergibt sich eigentlich nur bei der latenten Kardiomyopathie und dem effektiv behandelten Hypertonieherzen.

Hämodynamisches Stadium 2 (relative Herzinsuffizienz)

Entscheidendes Kriterium für die Zuordnung zum hämodynamischen Stadium 2 ist die Vergrößerung des Herzvolumens (männlich > 12,5 ml/kg; weiblich > 11,5 ml/kg für untrainierte Personen im Alter zwischen 40 und 60 Jahren) oder nur eines Ventrikels bei noch normalem Herzvolumen. Die Gefügedilatation des gesamten Herzens oder nur eines Ventrikels weist im Vergleich mit dem Stadium 1 auf eine höhergradige Schädigung der Arbeitsmuskulatur hin. Da die Prognose eines Herzpatienten in erster Linie von seinem Myokardzustand abhängig ist, ist im Stadium der relativen Herzinsuffizienz die Prognose des Patienten als ungünstiger anzusehen.

Der Begriff der „relativen Herzinsuffizienz" für das hämodynamische Stadium 2 wurde aufgrund der aus der Sportphysiologie bekannten Tatsache geprägt, daß eine sehr enge Beziehung zwischen Herzgröße oder Kammervolumina und Leistung und damit der Belastbarkeit besteht. Bei chronisch hohen Dauerbelastungen, wie sie bei intensivem sportlichen Training entstehen, kommt es in enger Beziehung zur Dauer und Intensität der Belastung zu einer zunehmenden harmonischen Herzvergrößerung. Zwar ist im hämodynamischen Stadium 2 die maximale Belastbarkeit des vergrößerten Herzens für Alltagsbelastungen häufig noch ausreichend, jedoch im Gegensatz zum Sportherzen gleicher Größe zu gering. Der Begriff der „relativen Herzinsuffizienz" bezeichnet somit das Mißverhältnis zwischen der Herzgröße und der maximalen Belastbarkeit. Mit anderen Worten, das Herz ist in Relation zur maximalen Leistung zu groß, so daß der Begriff „relative Herzinsuffizienz" gerechtfertigt ist, auch wenn das Herzmi-

nutenvolumen unter der dem Patienten noch möglichen maximalen Leistung adäquat gesteigert werden kann. Das intrakardiale Druckverhalten ist uneinheitlich und trägt zur Einordnung in dieses Stadium nicht bei. Patienten dieses Stadiums befinden sich in der Regel im klinischen Stadium II, selten III (NYHA).

Hämodynamisches Stadium 3 (Belastungsherzinsuffizienz)

Im Stadium 3 liegt das Ruhe-Herzminutenvolumen noch im Normalbereich, kann jedoch unter submaximaler oder maximaler Belastung nicht mehr adäquat gesteigert werden. Die links- oder rechtsventrikulären Füllungsdrücke sind unter Belastungsbedingungen meist erhöht. Jedoch auch in diesem Stadium zeigen die Drücke keine Gesetzmäßigkeiten, so daß erhöhte Drücke schon in Ruhe ebenso möglich sind wie nichterhöhte Drücke unter Belastung. Herzgröße und echokardiographische Befunde verhalten sich unterschiedlich in Abhängigkeit von der zugrundeliegenden Krankheit. Während bei der reinen Koronarinsuffizienz noch ohne ischämischen Myokardschaden sowohl die Herzgröße als auch die echokardiographischen Parameter im normalen Bereich liegen, finden sich im Stadium der Belastungsherzinsuffizienz bei Patienten mit Zustand nach Herzinfarkt, bei druckbelasteten Klappenfehlern, beim Hypertonieherzen, bei den verschiedenen Formen der Kardiomyopathien sowie bei Druckbelastungen des rechten Herzens fast stets vergrößerte Herzen und dilatierte Ventrikel mit herabgesetzter Kontraktilität im Echokardiogramm oder im Ventrikulogramm. Patienten dieses hämodynamischen Stadiums befinden sich meist im klinischen Stadium III, gelegentlich jedoch noch im Stadium II (NYHA) (Tab. 3.**1**).

Hämodynamisches Stadium 4 (Ruheherzinsuffizienz)

In diesem Stadium ist das Herzminutenvolumen schon in Ruhe erniedrigt. Das effektive Schlagvolumen liegt infolge einer höhergradigen Pumpfunktionsstörung des Herzmuskels in einem so niedrigen Bereich, daß selbst die häufig in Ruhe erhöhte Pulsfrequenz nicht ausreicht, das Herzminutenvolumen im Normbereich zu halten. Besteht als Ursache der Ruheherzinsuffizienz eine Myokard- oder Kontraktionsinsuffizienz (geschädigtes Myokard), findet sich röntgenologisch stets ein vergrößertes Herzvolumen, echokardiographisch eine schwere Kontraktionsstörung bei vergrößertem Ventrikel und ein meist schon in Ruhe erhöhter Füllungsdruck. In sehr seltenen Fällen, ausschließlich unter diuretischer Therapie, kann der Füllungsdruck in Ruhe noch im Normbereich liegen.

Eine seltene Ausnahme im Verhalten von Herzgröße und echokardiographischen Befunden (Kontraktion, Ventrikelvolumen) stellt die akute Förderinsuffizienz (z.B. bei akuter Klappeninsuffizienz infolge infektiöser Endokarditis) dar. Trotz der massiven Regurgitation an der defekten Klappe kann das Herzvolumen, die Kontraktilität sowie das Ventrikelvolumen in der ersten Phase der Erkrankung noch im Normbereich liegen, obgleich durch die hochgradige Erniedrigung des effektiven Schlagvolumens eine Ruheherzinsuffizienz besteht.

Ausnahmslos sind Patienten in diesem Stadium der Ruheherzinsuffizienz hochsymptomatisch, nicht mehr leistungsfähig und mit einer außerordentlichen schlechten Prognose quoad vitam

belastet. Das hämodynamische Stadium 4 entspricht dem klinischen Stadium IV (NYHA). Im Folgenden werden „hämodynamisches Stadium" und „Funktionsstadium" als Synonyme benutzt.

Tab. 5.**4** gibt eine zusammenfassende Übersicht über die Entscheidungskriterien zur Einordnung in das jeweilige hämodynamische Stadium.

Hämodynamische Stadien – Beispiele

Im Folgenden werden am Beispiel des chronischen Myokardinfarktes die vier hämodynamischen Funktionsstadien des Herzmuskels exemplarisch dargestellt. In allen vier Beispielen wurde die Beeinträchtigung der Myokardfunktion allein durch die Ausdehnung der Narbe bestimmt (reines Narbenstudium). Eine begleitende Koronarinsuffizienz wurde durch die funktionsanalytischen Untersuchungen in allen vier Fällen ausgeschlossen (kein gemischtes Narbe-Ischämie-Stadium). Bei allen vier Patienten ergab die invasive Abklärung jeweils eine koronare Eingefäßerkrankung (Verschluß des Infarktgefäßes).

Tabelle 5.**4**   Stadieneinteilung nach Hämodynamik

Stadium	Herzvolumen (HV/kg)	Lävokardiogramm (Kontraktionsverhalten gestört)	Füllungsdruck		Herzzeitvolumen		Herzvolumenleistungsquotient
			Ruhe	Belast.	Ruhe	Belast.	
I Gestörte Myokardfunktion	o	+/o	o	+/o	o	o	o
II Relative Herzinsuffizienz	+/o	+	o	o/+	o	o	+
III Belastungsherzinsuffizienz	+/o	+/o	+/o	+/o	o	+	+/+
IV Ruheherzinsuffizienz	+	+++	+/o	++	+	++	+++

o = normal; + = pathologisch

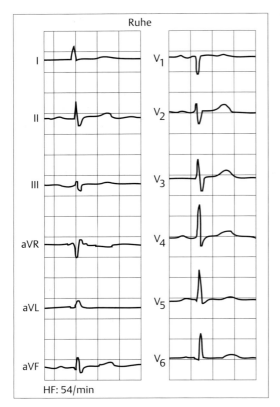

HF: 54/min

Abb. **5.3** EKG: Residuen des alten Hinterwandinfarktes. Proximaler Verschluß der rechten Koronararterie (Eingefäßerkrankung)

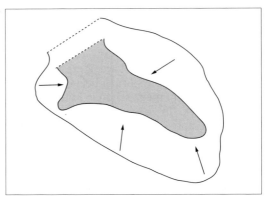

Abb. **5.4** Lävokardiogramm: Geringe Hypokinesie der Hinterwand. Normales Kontraktionsverhalten der übrigen Wandabschnitte. Normale Ventrikelvolumina, normale Ejektionsfraktion.

Hinterwandinfarkt

EDVI = 92 ml/m^2 SVI = 82 ml/m^2
ESVI = 10 ml/m^2 EF = 89 %

Hämodynamisches Stadium 1 (myokardiale Funktionsstörung)

57jähriger Flieger. Vor 5 Jahren Hinterwandinfarkt. Fühlt sich voll belastbar. Keine Angina pectoris, keine Dyspnoe bei Belastung.

HV = 720 ml;   HV/kg = 10,3 ml/kg   (normales Herzvolumen).

Epikrise: Typisches hämodynamisches Stadium I bei kleiner Hinterwandnarbe.

Normaler Anstieg des Herzminutenvolumens und Schlagvolumens unter Belastung.

Normale Beziehung zwischen den linksventrikulären Volumina und der Herzgröße einerseits und der Leistung andererseits. Einziger pathologischer Befund ist eine mäßige Füllungsdruckerhöhung infolge einer narbenbedingten diastolischen Dehnbarkeitsstörung des linken Ventrikels. Normale Belastbarkeit. Gute Prognose.

Tabelle 5.**5** Hämodynamik: In Ruhe und unter Belastung normales Verhalten von Herzminutenvolumen, Herzfrequenz und Schlagvolumen. Unter Belastung mäßiger Anstieg des Pulmonalkapillardruckes. Hämodynamisches Stadium 1

Watt	AVDO$_2$ (Vol%)	$\dot{Q}$ (l · min.$^{-1}$)	CI (l · min^{-1}/m^2)	HF (min^{-1})	SV (ml)	PCP (mmHg)
Ruhe	3,9	6,2	3,4	55	95	9
100	11,1	13,4	7,3	124	108	32

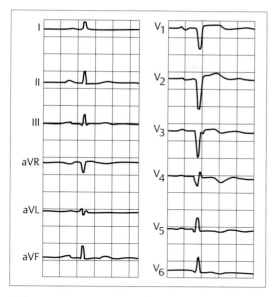

Abb. 5.**5** EKG: Transmuraler Vorderwandinfarkt. Proximaler Verschluß des R. interventricularis anterior (Eingefäßerkrankung).

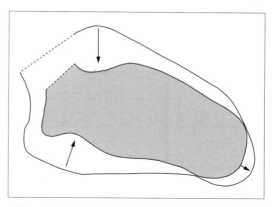

Abb. 5.**6** Lävokardiogramm: Hypokinesie von $^2/_3$der Vorderwand, Dyskinesie der Herzspitze. Mäßig vergrößerte Ventrikelvolumina. Reduzierte Ejektionsfraktion

Vorderwandinfarkt

EDVI = 144 ml/m^2 SVI = 72 ml/m^2
ESVI = 71 ml/m^2 EF = 50 %

Hämodynamisches Stadium 2 (relative Herzinsuffizienz)

50jähriger Mann. Vor 5 Jahren transmuraler Vorderwandinfarkt. Fühlt sich voll leistungsfähig. Im Ergometertest 175 Watt. Keine Angina pectoris, keine Luftnot, Abbruch wegen Erschöpfung.

HV 1180 ml; HV/kg 14,2 ml/kg (vergrößert)

Epikrise: Noch normale Hämodynamik bis 100 Watt. Jedoch im Vergleich zur Herzgröße und den Ventrikelvolumina verminderte Leistung (Herzfrequenz!), daher relative Herzinsuffizienz (Stadium 2), fragliche Prognose wegen der Gefügedilatation des linken Ventrikels. Belastbarkeit trotz guter Leistung eingeschränkt.

Tabelle 5.**6** Normales Verhalten der Ruhe- und Belastungshämodynamik. Jedoch Mißverhältnis zwischen Ventrikelvolumina und Herzgröße einerseits sowie Leistung andererseits: Hämodynamisches Stadium 2 (relative Herzinsuffizienz)

Watt	AVDO$_2$ (Vol%)	$\dot{Q}$ (l · min.$^{-1}$)	CI (l · min^{-1}/m^2)	HF (min^{-1})	SV (ml)	PCP (mmHg)
Ruhe	3,9	6,9	3,3	67	102	3
100	10,7	19,2	9,3	140	137	12

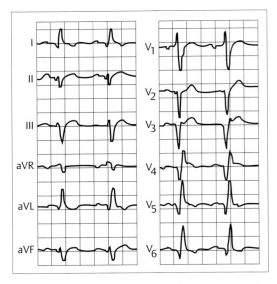

Abb. 5.7   EKG: Großer transmuraler Vorderwandinfarkt. Proximaler Verschluß des R. interventricularis anterior (Eingefäßerkrankung bei Linksversorgungstyp)

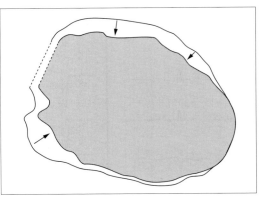

Abb. 5.8   Lävokardiogramm: Hochgradig gestörtes Kontraktionsverhalten mit großer Akinesie der Vorderwandspitze. Hypokinesie nahezu des gesamten Restmyokards. Ventrikelvolumina erheblich vergrößert. Hochgradig reduzierte Ejektionsfraktion infolge großer Narbe und Gefügedilatation des noch vitalen Myokards

Vorderwandinfarkt

EDVI = 196 ml/m^2 SVI = 55 ml/m^2
ESVI = 141 ml/m^2 EF = 28 %

Hämodynamisches Stadium 3 (Belastungsherzinsuffizienz)

Ein 48jähriger Mann hatte vor einem Jahr einen transmuralen Vorderwandinfarkt. Keine Angina pectoris. Bei höherer Belastung Dyspnoe und Herzstolpern. Maximale Leistungsfähigkeit 75 Watt. Abbruch wegen Luftnot. Röntgenologisch linksdilatiertes Herz, vergrößerter linker Vorhof.

HV = 1265 ml; HV/kg = 16,5 ml/kg.

Epikrise: Normales Herzminutenvolumen in Ruhe. Inadäquater Anstieg des Herzminutenvolumens unter mittlerer Belastung mit Abfall des Schlagvolumens (sehr ungünstiges Phänomen!). Schon in Ruhe erhöhte Füllungsdrücke des linken Ventrikels. Typisches Stadium 3 (Belastungsherzinsuffizienz). Belastbarkeit hochgradig eingeschränkt. Ungünstige Prognose.

Tabelle 5.7   Hämodynamik: Unter Belastung erheblich eingeschränktes Herzminutenvolumen bei abfallendem Schlagvolumen. Erheblich erhöhte AVDO$_2$ (vermehrte periphere O$_2$-Ausschöpfung). Schon in Ruhe erhöhte Füllungsdrücke. Massiver weiterer Anstieg unter Belastung. Stadium 3 (Belastungsherzinsuffizienz)

Watt	AVDO$_2$ (Vol%)	$\dot{Q}$ (l · min.$^{-1}$)	CI (l · min^{-1}/m^2)	HF (min^{-1})	SV (ml)	PCP (mmHg)
Ruhe	3,5	7,5	3,9	87	86	29
75	12,7	9,6	4,9	140	69	48

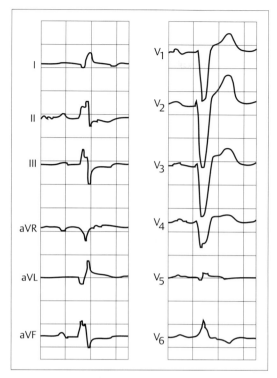

I

II

III

aVR

aVL

aVF

V_1

V_2

V_3

V_4

V_5

V_6

Abb. 5.**10** Lävokardiogramm: Extrem dilatierter Ventrikel mit hochgradig gestörtem Kontraktionsverhalten. Massiv erniedrigte Ejektionsfraktion

Vorderwandinfarkt
EDVI = 217 ml/m²   SVI = 41 ml/m²
ESVI = 175 ml/m²   EF = 19 %

Abb. 5.**9** EKG: Großer transmuraler Vorderwandinfarkt. Proximaler Verschluß des R. interventricularis anterior (Eingefäßerkrankung bei linksdominantem Versorgungstyp)

Hämodynamisches Stadium 4 (Ruheherzinsuffizienz)

47jähriger Mann. Vor fünf Jahren Vorderwandinfarkt. Seit dem Ereignis kontinuierliche Abnahme der Leistungsfähigkeit mit zunehmender Belastungsdyspnoe. Keine typische Angina pectoris. Im Ergometertest nur 25 Watt möglich. Abbruch wegen hochgradiger Luftnot.

HV = 1200 ml; HV/kg = 15 ml/kg.

Epikrise: Schon in Ruhe erniedrigtes Herzminutenvolumen und Schlagvolumen bei erhöhter AVDO₂ (schon in Ruhe vermehrte periphere O₂-Ausschöpfung). Typisches hämodynamisches Stadium 4 (Ruheherzinsuffizienz). Myokardiale Belastungsreserven schon in Ruhe aufgebraucht. Sehr schlechte Prognose.

Tabelle 5.**8** Hämodynamik: Durch erhöhte AVDO₂ (vermehrte periphere O₂-Ausschöpfung) und erhöhte Herzfrequenz kompensierte Herzinsuffizienz in Ruhe (Stadium 4)

Watt	AVDO₂ (Vol%)	$\dot{Q}$ (l · min.⁻¹)	CI (l · min⁻¹/m²)	HF (min⁻¹)	SV (ml)	PCP (mmHg)
Ruhe	5,8	4,8	2,4	98	49	18
25	10,7	5,9	2,9	105	56	40

6. Zusammenfassung der für die kardiologische Beurteilung wichtigen Faktoren

Jürgen Barmeyer

Nach Feststellung der kardiologischen Grunderkrankung (Diagnose) hat der Arzt bei der Begutachtung kardiologischer Patienten ein ganzes Spektrum von Faktoren zu beachten (Tab. 6.**1**), will er zu einem ausgewogenen Urteil über das Maß der Beeinträchtigung kommen. Sie lassen sich in **kardiale, arbeitsbedingte und soziale Faktoren** unterteilen, von denen einige meßbar und somit in ihrer Wirksamkeit für die berufliche Behinderung objektivierbar sind. Bei einer Reihe von Faktoren (vorwiegend bei bestimmten Bedingungen der Arbeitsbelastung, z. B. geistig-intellektueller, emotional-seelischer oder vegetativer Belastung) ist keine Meßbarkeit gegeben. Sie entziehen sich somit einer naturwissenschaftlich exakten Objektivierung und können in ihrer Belastungswertigkeit nur individuell abgeschätzt werden.

Kardiale Faktoren

Von besonderer Bedeutung für den zu Begutachtenden sind die **Symptomatik** und **Belastbarkeit** eines Patienten. Sie geben in der Regel den subjektiven Anstoß dafür, daß überhaupt eine Begutachtung stattfindet. Beide Faktoren haben somit einen subjektiven Bezug, der mit dem in der Regel ergometrisch oder funktionsanalytisch gemessenen objektiven Wert nicht unbedingt übereinstimmen muß. Zusätzlich müssen in jede kardiale Begutachtung unsere heutigen Informationen über die **Prognose** der jeweiligen Herzerkrankung einfließen.

Von großer Wichtigkeit ist auch die genaue Feststellung der zugrundeliegenden **Pathomorphologie** (Schwere der Koronarsklerose, Höhe von Druckgradienten, Ausmaß einer Ventrikeldilatation oder Muskelmassenzunahme), da sich aus ihrer Kenntnis Informationen über den natürlichen Verlauf und die Prognose der Grundkrankheit ableiten lassen. Unabhängig vom myokardialen Funktionszustand, häufig jedoch auch mit ihm verknüpft, muß festgestellt werden, ob gravierende **Rhythmus- oder Überleitungsstörungen**, die Auswirkungen auf die berufliche Tätigkeit des Arbeitnehmers haben können, nachweisbar sind. Rhythmus- und Überleitungsstörungen können auf zweierlei Weise gefährlich werden durch:

➤ Verschlechterung der Prognose (primär gefährdend)
➤ Verschlechterung der Symptomatik (sekundär gefährdend)

Die Messung des **myokardialen Funktionszustandes** mit Hilfe der Mikroherzkatheterisierung erlaubt eine genaue Objektivierung der kardialen Reserven, die die Zuordnung zu den verschiedenen Funktionsstadien erlaubt.

Arbeitsbedingte Faktoren

Bei überwiegend **körperlicher Belastung** sind wiederum verschiedene Bedingungen zu beachten. Der Schweregrad der Arbeit (leicht, zeitweilig mittelschwer, mittelschwer, schwer), die zeitliche Dauer und Rhythmik der körperlichen Belastung bezogen auf die Gesamtarbeitszeit, die Arbeitsart und ihre Anforderungen (vorwiegend im Stehen, im Wechsel zwischen Sitzen, Stehen und Gehen, vorwiegend isometrisch infolge Bücken, Heben oder Tragen, oder vorwiegend isotonisch) sowie die Geschicklichkeit sind

Tabelle 6.1   Wichtige Faktoren bei kardialer Begutachtung

Kardiale Faktoren	Arbeitsspezifische Faktoren	Soziale Faktoren
Symptomatik	körperliche Belastung	Arbeitsmarktsituation
Belastbarkeit	– Schwere Arbeit	höheres Alter
Prognose	– isometrisch, isotonisch	
Pathomorphologie	– Arm oder Beinarbeit	
Myokardialer Funktionszustand	– Intensität und Rhythmik/	
Rhythmussituation	Arbeitszeit	
	– Arbeitsumwelt	
	geistig-intellektuelle Belastung	
	emotional-seelische Belastung	
	vegetative Belastung	
	Gefährdungen	

ebenso von Wichtigkeit wie die Frage, ob die Arbeit überwiegend als Arm- oder Beinarbeit erfolgt. Besonders beachtet werden muß, ob durch die jeweilige Arbeitsart **Gefährdungen** bestehen. Arbeiten an laufenden Maschinen oder mit Absturzgefahr bedingen ein höheres Unfallrisiko, das sich besonders bei kardialen Erkrankungen mit der Möglichkeit auftretender Rhythmusstörungen einsatzmindernd auswirken kann. Bei der Beurteilung **geistig-intellektueller Arbeitsbelastungen** sind die Fragen nach der erforderlichen arbeitsplatzspezifischen Denkfähigkeit, der geistigen Beweglichkeit und dem notwendigen Verantwortungsbewußtsein eines Patienten zu beantworten. Im Umgang mit Personen muß auf die emotional-seelische Arbeitsbelastung geachtet werden (z. B. bei berufsspezifischen Einsätzen bei Unfällen, im Krankenhaus u. a.). Vegetative Belastungen wie Arbeiten unter ständigem Zeitdruck (z. B. bei Akkordarbeit) und ständiger nervlicher Anspannung (unter Wechselschichten oder mit notwendigerweise ständig hoher Aufmerksamkeit, mit Publikumsverkehr) gehen ebenfalls in die Beurteilung ein, wenn sie sich auch ebenso wie geistig-intellektuelle und seelisch-emotionale arbeitsspezifische Belastungen der Meßbarkeit entziehen. Letztere erfordern somit eine individuelle Abschätzung durch den begutachtenden Arzt.

Soziale Faktoren

In Zeiten der Vollbeschäftigung spielten soziale Faktoren wie die Arbeitsmarktsituation oder Alter der Arbeitnehmer für den Begutachteten bei seiner Beurteilung nur eine untergeordnete Rolle. Nur in arbeitsgerichtliche Entscheidungen konnten sie gelegentlich einfließen.

In Zeiten hoher Arbeitslosigkeit jedoch kommt der Gutachter unter dem Druck dieser Situation nicht umhin, die ungünstige soziale Situation des älteren Arbeitnehmers z. B. zusätzlich in seine Begutachtung mit einzubeziehen, auch wenn das mit einer rein objektiven Beurteilung gelegentlich in Konflikt geraten kann.

Literatur

1. Astrand, P., T.E. Luddy, B. Saltin, J. Stenberg: Cardiac output during submaximal and maximal work. J.Appl. Physiol. 19, 268, 1964.
2. Astrand, P., K. Rodahl: Maximal aerobic power – age and sex. In: Textbook of Work Physiology, Mc. Graw-Hill Book Company; 1977; 318.
3. Astrand, P., K. Rodahl: Assessment of work load in relation to work capacity. In: Textbook of Work Physiology, Mc. Graw-Hill Book Company; 1977; 454.
4 Fritze, E.: Die ärztliche Begutachtung. 2. Auflage. Steinkopff Verlag, Darmstadt 1986; 14 ff.
5. Halhuber, C., M.J. Halhuber: Sprechstunde: Herzinfarkt. Gräfe und Unzer Verlag, München 1977.
6. Musshoff, K., H. Reindell, H. Steim, K. König: Die Sauerstoffaufnahme pro Herzschlag (O_2-Puls) als Funktion des Schlagvolumens, der arteriovenösen Diffe-

renz, des Minutenvolumens und des Herzvolumens. Z. Krlfschg. 48, 225, 1959.

7. Rauschelbach, H.H.: Anhaltspunkte für die ärztliche Gutachtertätigkeit im sozialen Entschädigungs- recht und nach dem Schwerbehindertengesetz. Köl- len Verlag, Bonn 1983.

8. Reindell, H., K. König, H. Roskamm: Funktionsdia- gnostik des gesunden und kranken Herzens. Georg Thieme Verlag, Stuttgart 1967, S. 53.

9. Statistisches Bundesamt Wiesbaden: Klassifizie- rung der Berufe. Kohlhammer Verlag, Stuttgart- Mainz 1975.

Spezieller Teil

Koronare Herzerkrankung

Jürgen Barmeyer

7. Allgemeines

▓ Definition

Nach allgemeiner Übereinkunft gehören zum Begriff der koronaren Herzerkrankung fünf klinische Syndrome mit unterschiedlicher, z.T. sich überlappender, ähnlicher Symptomatik:

➤ Koronarinsuffizienz
➤ akuter Herzinfarkt
➤ Zustand nach Herzinfarkt
➤ chronisch fibrosierende Koronarerkrankung (sogenannte „kardiomyopathische" Verlaufsform der koronaren Herzerkrankung)
➤ akuter Herztod

Die reine **Koronarinsuffizienz** äußert sich in ihrer symptomatischen Form in erster Linie durch die verschiedenen Syndrome der intermittierenden Angina pectoris, während ihre asymptomatischen Formen durch den pathologischen Ausfall von Funktionstests (Belastungs-EKG, Myokardszintigraphie, Holter-Untersuchung, Streßechokardiographie) nicht selten zufällig entdeckt werden.

Beim **akuten Herzinfarkt** stellt die Dauerangina das diagnostische Leitsymptom dar. EKG und Enzymverhalten objektivieren die Myokardnekrose.

Die Symptomatik des **alten Herzinfarktes** (Zustand nach Herzinfarkt) wird überwiegend von den Auswirkungen der Narbengröße bestimmt. Rhythmusstörungen, Compliancestörung (Dyspnoe) und Herzinsuffizienz beherrschen das klinische Bild.

Eine seltene Sonderform der koronaren Herzerkrankung stellt **die chronisch-fibrosierende Koronarerkrankung** (sogenannte „kardiomyopathische" Verlaufsform) dar. Ohne Auftreten größerer Infarkte gehen bei oft fehlender Angina pectoris infolge ausgedehnter, diffus wirksamer Koronarinsuffizienz schleichend Herzmuskelzellen zugrunde, so daß schließlich ein kardialer Zustand resultiert, der nicht von einer dilatativen Kardiomyopathie unterschieden werden kann.

Der **akute Herztod** wird meist ausgelöst durch einen perakuten Herzinfarkt (akute Koronarthrombose noch ohne Nachweis von Herzmuskelnekrosen) oder durch eine akute Rhythmusstörung (Kammerflimmern oder -flattern, Asystolie) auf dem Boden einer häufig nicht bekannten, hochgradig stenosierenden Koronarsklerose.

▓ Ätiologie und Pathogenese

Das der koronaren Herzerkrankung zugrundeliegende ursächliche pathogenetische Prinzip ist, abgesehen von einigen Ausnahmen, in der stenosierenden Atherosklerose der Kranzgefäße und deren Folgen für das Myokard (Nekrose, Narbe, Dilatation) zu sehen. Die zunehmende Einengung der koronaren Gefäßlichtungen führt zu einem intermittierenden Mißverhältnis zwischen Blutangebot und Blutbedarf (Koronarinsuffizienz).

Die Verminderung des myokardialen O_2-Angebotes in bestimmten Lebenssituationen (Belastung, Aufregung) ist die häufigste Form der Koronarinsuffizienz. Faktoren wie Koronarspasmen, Abfall des koronaren Perfusionsdruckes, schwere Anämie, Hypoxämie u.a. können zusätzlich verschlimmernd wirken.

Aber auch eine exzessive **Steigerung des myo-kardialen O$_2$-Verbrauchs** (in seltenen Fällen bei unauffälligen Kranzarterien, z. B. bei extremer Hypertrophie) durch Herzfrequenzanstieg, vermehrte innere und äußere Herzarbeit, krankhafte Massenzunahme, Dilatation und Herzinsuffizienz, kann bei vorbestehender, manchmal nur mittelgradig stenosierender Koronarsklerose das Auftreten einer Koronarinsuffizienz beschleunigen.

Während bei der reinen Koronarinsuffizienz in der allmählich zunehmenden Stenosierung der Koronarlumina der pathogenetische Mechanismus zu sehen ist, führt beim Herzinfarkt der akute thrombotische Koronarverschluß zu einem plötzlichen Durchblutungsstop mit folgender flächenhafter Herzmuskelnekrose.

Die epidemiologischen Untersuchungen der vergangenen Dekaden haben unser Verständnis für die Entstehung der Atherosklerose auch der Herzkranzarterien enorm erweitert. Diese Forschungen führten zum Konzept der atherogenen Risikofaktoren – ein Konzept, das heute allgemein akzeptiert wird. Danach wurde ein hoher Serum-Cholesterinwert (Erhöhung der LDL-Fraktion, Erniedrigung der HDL-Fraktion) als wirksamster Kausalfaktor für die Entstehung einer Koronarsklerose erkannt. Ob inhalatives Rauchen die Koronarsklerose fördert, ist weiterhin unklar. Möglicherweise verstärkt es nur die Folgen der Koronarinsuffizienz und erhöht durch seinen Einfluß auf das Gerinnungssystem das Risiko für die Entwicklung eines Herzinfarktes.

Pathomorphologie

Die Atherosklerose der Herzkranzgefäße nimmt einen häufig sehr frühzeitig beginnenden, schubweisen Verlauf, wobei die auffallendste Progredienz vor allem in der 5. und 6. Lebensdekade stattfindet. Trotz des meist diffusen Befalls aller Koronaräste entwickeln sich die signifikantesten Stenosen häufig an bestimmten Prädilektionsstellen (proximaler R. descendens anterior, proximale rechte Kranzarterie und proximaler R. marginalis) und sind damit interventionellen Maßnahmen zugänglich.

Serienangiographien erlauben Einblicke in den natürlichen Verlauf der Koronarsklerose. Gerade solchen prognostischen Informationen kommt bei der Begutachtung von Koronarpatienten große Bedeutung zu. Lichtlen (1972), Bruschke et al. (1973) sowie Barmeyer et al. (1977), fanden bei Zweitangiographien eine zum Teil erhebliche Zunahme alter Stenosen sowie das Auftreten neuer Stenosen (Abb. 7.**1**). Innerhalb von etwa 5 Jahren ist bei etwa 70 % der Koronarpatienten mit einer erheblichen Progredienz zu rechnen (Bruschke et al. 1973).

Per definitionem versteht man unter einem akuten Herzinfarkt eine umschriebene Nekrose von Parenchym und Mesenchym als Folge einer überkritischen Drosselung der koronaren Blutzufuhr. Die Nekrose kann kompakt oder multifokal die gesamte Wand durchsetzen (transmuraler Infarkt) oder auf die Innenschichten begrenzt bleiben (intramuraler Infarkt). Abhängig

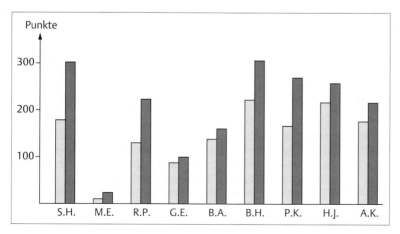

Abb. 7.1 Progredienz der Koronarsklerose im Verlauf von 26 Monaten bei 9 Patienten. Quantifizierung durch Koronarscore. Weiße Säule = Erstangiographie. Schwarze Säule = Zweitangiographie (aus: J. Barmeyer, H. Reindell: Koronare Herzerkrankung, Witzstrock-Verlag 1977)

Tabelle 7.**1** Infarktlokalisation und durchschnittliche Infarktgröße bei 94 verstorbenen Infarktpatienten (Aus: J. Barmeyer, H. Reindell. Koronare Herzerkrankung 1977)

Infarktlokalisation	Anzahl n	Größe cm^2
V (S)	42	50
H (S)	33	31
HS Re	5	61
PL	12	30
L	2	15

Tabelle 7.**2** Beziehung zwischen Infarktgröße und Herzinsuffizienz als Todesursache. Bei 84 % der an Herzinsuffizienz verstorbenen Patienten fand sich eine Infarktgröße über 40 cm^2 (Aus: J. Barmeyer, H. Reindell. Koronare Herzerkrankung 1977)

Infarktgröße	Anzahl der Patienten
über 80 cm^2	5 (26 %)
61 – 80 cm^2	6 (32 %)
41 – 60 cm^2	5 (26 %)
21 – 40 cm^2	3 (16 %)
bis 20 cm^2	–
Gesamt	19 (100 %)

von ihrer Lokalisation und den koronaren Versorgungstypen weisen Herzinfarkte in der Regel eine unterschiedliche Ausdehnung auf (Tab. 7.**1**).

Vorderwandinfarkte und Posterolateralinfarkte zeigen dabei die größte Fläche. Sie sind damit prognostisch ungünstiger zu beurteilen als reine Hinterwand- oder Lateralinfarkte. Bei 40 bis 50 % aller transmuralen Infarkte entwickelt sich im chronischen Stadium eine Dilatation des linken Ventrikels, als deren Folge der Patient in eine chronische Herzinsuffizienz abgleiten kann. Ganz überwiegend findet sich dieses Phänomen bei transmuralen Vorderwandinfarkten mit ihrer besonders großen Nekroseausdehnung (Tab. 7.**2**).

▥ Stadieneinteilung

Für die Erfordernisse einer differenzierten kardiologischen Begutachtung, bei der Symptomatik, Belastbarkeit, myokardialer Funktionszustand, Rhythmussituation und Prognose die entscheidenden Kriterien für die Beurteilung der kardialen Beeinträchtigung bilden, erscheint eine Stadieneinteilung, die sich so weit wie möglich am Grad der myokardialen Schädigung orientiert, sinnvoll (Tab. 7.**3**).

Im **Ischämiestadium** besteht noch keine Schädigung des Myokards, so daß nach Beseitigung ursächlicher Koronarstenosen (Bypass-Operation, PTCA) die Normalfunktion meist wiedergewonnen werden kann. Der Effekt der Therapie ist besonders in diesem Stadium bei der Begutachtung mit ins Kalkül zu ziehen.

Tabelle 7.**3** Stadieneinteilung der koronaren Herzerkrankung

A. Ischämiestadium (Koronarinsuffizienz)
1. Symptomatisches Stadium (Angina pectoris)
   Stabile Angina pectoris
   Instabile Angina pectoris
   – initiale Form (de novo-Angina)
   – Crescendo-Form
   – Ruhe-Angina (spontan, Angina decubitus)
   – Prinzmetal-Angina („variant angina")
2. Asymptomatisches Stadium (stumme Ischämie)
   total asymptomatische Ischämie
   Mischform (asymptomatisch und symptomatisch)

B. Nekrosestadium (akuter Herztod, perakuter und akuter Herzinfarkt)
   – akuter Herztod (Sekundenherztod, plötzlicher Herztod)
   – intramuraler Infarkt
   – transmuraler Infarkt

C. Narbenstadium (regional, disseminiert)
   – regionale Myokardnarbe (nach Herzinfarkt)
   – disseminierte Myokardnarben (nach ausgedehnter Koronarinsuffizienz)

D. Gemischtes Stadium (Narbe plus Ischämie)

Beim **Nekrosestadium** mit seiner mehr oder weniger ausgeprägten regionalen Myokardschädigung stehen fast ausschließlich Zusammenhangsfragen gutachterlich zur Diskussion, während im **Narbenstadium** sowie im gemischten **Ischämie-Narbenstadium** die chronischen Auswirkungen des Myokardschadens auf die Arbeitsfähigkeit des Patienten vom Gutachter beurteilt werden müssen.

8. Ischämiestadium (Koronarinsuffizienz)

Jürgen Barmeyer

Symptomatisches Stadium (stabile Angina pectoris)

■ Allgemeines

Die Erkennung einer echten Angina pectoris als subjektives Symptom von hoher Sensitivität und Spezifität für das Vorliegen einer koronaren Durchblutungsstörung erfordert eine sorgfältige anamnestische Klärung von bestimmten Schmerzcharakteristika. Vier Kriterien müssen bei der Frage nach einer echten Angina pectoris abgefragt werden:

➤ Schmerzlokalisation (retrosternal, links- oder rechtsparasternal)
➤ Schmerzcharakter (brennend, drückend, beengend)
➤ Belastungsabhängigkeit (reproduzierbar)
➤ Rückgang durch Nitroglycerin

Diese einfachen Kriterien geben brauchbare Hinweise auf das Vorliegen einer stenosierenden Koronarerkrankung (Tab. 8.1). Nach einer solchermaßen erhobenen Anamnese lassen sich folgende Formen von Brustschmerzen klassifizieren:

➤ typische Angina pectoris (drei Kriterien positiv)
➤ atypische Angina pectoris (zwei Kriterien positiv)
➤ uncharakteristischer Brustschmerz (höchstens ein Kriterium positiv)

Wie aus Tab. 8.1 hervorgeht, haben bei typischer Angina pectoris fast 90% solcher Patienten eine signifikante koronare Herzerkrankung. Dem Symptom „typische Angina pectoris" kommt so-

mit ein hoher diagnostischer Wert zu, der besonders bei der kardiologischen Begutachtung von Bedeutung sein kann, wenn invasive Verfahren nicht angewandt werden können. Aber auch die „atypische Angina pectoris" mit mehr als 60% Treffsicherheit für die Diagnose einer stenosierenden Koronarerkrankung erfüllt die gutachterlichen Kriterien der Wahrscheinlichkeit des Vorliegens einer koronaren Herzerkrankung und muß daher gutachterlich, wenn eine Objektivierung der Erkrankung nicht möglich ist, im Sinne der zu Begutachtenden bewertet werden.

Bei einer stabilen Angina pectoris bleibt die Symptomatik des Patienten über einen längeren Zeitraum (WHO: 1 Monat) in ihrer Intensität, Häufigkeit und Auslösbarkeit konstant. Sie kann jedoch jederzeit in eine instabile Verlaufsform übergehen, die die Prognose der Erkrankung abrupt verändert.

■ Diagnostik

Infolge des ungeschädigten linken Ventrikels und der Schonhaltung der Patienten verkleinert sich das Herz im Ischämiestadium, so daß das

Tabelle 8.1 Angina pectoris-Kriterien und Koronarbefund (Barmeyer et al. 1991)

Schmerzcharakter	mindestens 1 Stenose > 75% (in %)
1. typische Angina pectoris	88%
2. atypische Angina pectoris	62%
3. uncharakteristischer Brustschmerz	16%

röntgenologische Herzvolumen sich in aller Regel im unteren, höchstens mittleren Normbereich befindet. Vergrößerte Herzvolumina schließen ein reines Ischämiestadium aus. Ähnliches gilt für die echokardiographisch gemessenen Herzhöhlen. Das **Ruhe-EKG** zeigt im Ischämiestadium in mehr als 70% einen normalen Stromverlauf (Barmeyer 1977). ST/T-Veränderungen im Ruhe-EKG außerhalb einer Ischämie-Attacke sind keineswegs ein Beweis für das Vorliegen einer Koronarinsuffizienz. Eine ganze Reihe von reversiblen oder irreversiblen Bedingungen wie psycho-vegetative, pharmakologische oder endokrine Störeinflüsse u.a. können ST/T-Alterationen im Ruhe-EKG verursachen

und müssen somit differentialdiagnostisch berücksichtigt werden.

Horizontale und descendierende ST-Senkungen von mehr als 0,05 mV, ascendierende ST-Senkungen von 0,2 mV ab 0,08 Sek. nach dem J-Punkt sowie ST-Hebungen im Belastungs-EKG (Fahrradergometer, Laufband, Kletterstufe) sind pathognomonisch für eine koronare Herzerkrankung im ischämischen Stadium. Für eine differenzierte kardiologische Begutachtung von großer Bedeutung erwies sich die Tatsache, daß aus dem Belastungs-EKG Informationen über Symptomatik und Belastbarkeit, über das Ausmaß der Ischämie und die Schwere des Gefäßbefalles abgeleitet werden können. So läßt die Ausprägung der summarischen ST-Senkung im Brustwand-EKG ebenso Schlüsse auf den zugrundeliegenden Gefäßbefall zu (Abb. 8.1) wie die erreichte maximale Arbeitstoleranz des zu Begutachtenden (Tab. 8.2).

Die **Myokardszintigraphie** mit [201]-Thallium hat sich als diagnostischer Funktionstest zum Nachweis einer stenosierenden Koronarsklerose nicht bewährt. Zwar weist der Test eine sehr hohe Sensitivität auf, ist aber zu unspezifisch, so daß er nur bei bekanntem Koronarbefund zur Klärung besonderer Fragen (z.B. hämodynamische Wirksamkeit einer Stenose) angewandt wird. In der kardiologischen Begutachtung spielt die Myokardszintigraphie folglich nur eine untergeordnete Rolle. Die **Streßechokardiographie** dagegen gewinnt zunehmend an Bedeutung.

Die diagnostische Sicherung der koronaren Herzerkrankung im Ischämiestadium ist nur durch die allerdings nicht duldungspflichtige **Koronarangiographie** möglich. Alle bisher beschriebenen Funktionsteste können in einem bestimmten Prozentsatz falsch-positiv oder falsch-negativ ausfallen. Das gilt im besonderen Maße für das Belastungs-EKG bei Frauen, so daß im reinen Ischämiestadium bei nicht ganz typischen Befunden ohne invasive Abklärung gutachterlich objektive Beweisunfähigkeit vorliegen kann.

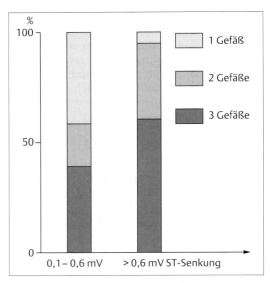

Abb. 8.1 Ausmaß der summarischen ST-Senkung im Thorax-EKG und Gefäßbefall bei 38 Patienten (aus: J. Barmeyer, H. Reindell: Koronare Herzerkrankung, Witzstrock-Verlag, 1977)

Tabelle 8.2 Durchschnittliche maximale Arbeitstoleranz und Gefäßbefall im Ischämiestadium

–	n	1 Gefäß (Watt)	2 Gefäße (Watt)	3 Gefäße (Watt)
Rentrop 1975	119	94	67	49
Barmeyer 1977	70	79	68	49

▦ Symptomatik und Belastbarkeit

Bei der stabilen Angina pectoris können im reinen Ischämiestadium der Beginn der Symptomatik (Angina pectoris) und die maximale Belastbarkeit in einem sehr weiten ergometrischen Bereich (zwischen 25 und 200 Watt) auftreten, abhängig vom Schweregrad des Gefäßbefalls und der Ischämie. Belastungslimitierend wirken überwiegend Angina pectoris-Beschwerden, seltener Dyspnoe infolge der sich entwickelnden ischämisch bedingten Compliancestörung. Der Gutachter muß jedoch bei der ergometrisch ermittelten Symptomatik-und Belastbarkeitsschwelle große Vorsicht walten lassen, da bei leistungsorientierten Patienten mit geringer Schmerzperzeption die objektive Belastbarkeitsgrenze überschritten werden kann und somit Fehlbeurteilungen möglich sind (Tab. 3.**1**).

Der Gutachter muß weiterhin beachten, daß das Auftreten von Angina pectoris-Beschwerden in der Regel ein sehr spätes Stadium der Ischämie anzeigt. Die ersten ischämisch bedingten ST-Senkungen im Belastungs-EKG treten meist etwa 25 Watt früher als der Brustschmerz auf. Ähnliches gilt für das Symptom „Dyspnoe". Auch hier geht die Füllungsdrucksteigerung des linken Ventrikels der subjektiven Symptomatik z. T. erheblich voraus. Die Möglichkeit von Fehlbeurteilungen der objektiven kardialen Reserven aufgrund von ergometrisch ermittelter Symptomatik und Belastbarkeit, sowohl bei leistungsunwilligen als auch bei leistungsorientierten Gutachtenpatienten, macht in der Regel für eine sorgfältige kardiale Begutachtung die Messung des myokardialen Funktionszustandes erforderlich.

▦ Myokardialer Funktionszustand

Die Messung des myokardialen Funktionszustandes stellt in vielen Fällen eine Grundbedingung für klare gutachterliche Aussagen zur verbleibenden Arbeitsbelastbarkeit eines kardialen Patienten dar. Die Möglichkeit, den Kranken exakt in eines der vier Funktionsstadien einordnen zu können, ist für eine korrekte Beurteilung nicht nur äußerst hilfreich, sondern für die gesamte Begutachtung maßgebend (Tab. 5.**4**).

Im Ischämiestadium (Koronarinsuffizienz mit ungeschädigtem Ventrikel) sind drei hämodynamische Stadien möglich, die gutachterlich unterschiedlich bewertet werden müssen.

Im **hämodynamischen Stadium 1** findet sich als einziger pathologischer Parameter ein Füllungsdruckanstieg des linken Ventrikels, der in seltenen Fällen bei nur gering ausgeprägter regionaler Ischämie (z. B. bei Eingefäßerkrankungen) auch fehlen kann. Die Symptomatik des Patienten unter ausreichender Medikation ist meist gering, seine körperliche Belastbarkeit häufig wenig beeinträchtigt. Interventionelle Maßnahmen (Bypass-Operation, PTCA) führen in aller Regel zu einem Verschwinden der Angina pectoris-Beschwerden und zu einer Normalisierung der Belastbarkeit.

Im **hämodynamischen Stadium 3** besteht infolge ausgeprägterer koronarer Durchblutungsstörungen (z. B. bei koronarer Mehrgefäßerkrankung) eine ischämiebedingte Belastungsherzinsuffizienz, die im Extremfall bei großflächiger Ischämie (z. B. bei linker Hauptstammstenose) trotz ungeschädigtem Ventrikel in ein Lungenödem abgleiten kann (hämodynamisches Stadium 4). Medikamentös ist eine Verbesserung der Belastbarkeit zu erreichen, die durchschnittlich meist jedoch nicht mehr beträgt als 25 Watt. Die Bypass-Chirurgie kann bei kompletter Revaskularisation die Belastbarkeit normalisieren und die Symptomatik völlig beseitigen. Der Gutachter hat jedoch die Möglichkeit inkompletter Revaskularisation zu bedenken, die Restbeschwerden und funktionelle Beeinträchtigungen zurücklassen kann.

Während im hämodynamischen Stadium 3 das Auftreten der Belastungsherzinsuffizienz in einem weiten Rahmen ergometrischer Belastung (25 bis 200 Watt) erfolgen kann, weist die Anamnese rezidivierender Lungenödeme unter Belastung stets auf eine hochgradige Koronarinsuffizienz mit massiver Symptomatik und sehr geringer Belastbarkeit hin.

Das **hämodynamische Stadium 2** (relative Herzinsuffizienz) kommt im reinen Ischämiestadium nicht vor, da der linke Ventrikel nicht vergrößert und somit das Verhältnis zwischen Herzgröße und Leistung (maximaler O_2-Puls) noch normal ist. Eine permanente Vergröße-

Tabelle 8.**3**   Jährliche Letalität bei stabiler Angina pectoris

	Beobachtungszeit	Patientenzahl	Todesfälle (jährlich)
Block et al. (1951)	10 Jahre	6 882	6,7 %
Rickards et al. (1956)	25 Jahre	500	4 %
Health Insurance Plan (1968)	30 Monate	537	4–5 %
Zukel et al. (1969)	10 Jahre	690	2,5 %
Kannel u. Feinlieb (1969)	20 Jahre	303	4 %

rung des linken Ventrikels bedeutet stets narbige Durchsetzung des Myokards und schließt somit ein reines Ischämiestadium mit ungeschädigtem Ventrikel aus.

Rhythmussituation

Erregungsbildungs- und Erregungsleitungsstörungen spielen im Stadium der stabilen Angina pectoris nur eine untergeordnete Rolle in Bezug auf Symptomatik, Belastbarkeit und myokardiale Funktion.

Prognose

Die jährliche Letalität von Patienten mit stabiler Angina pectoris beträgt durchschnittlich 4 % (Tab. 8.**3**). Sie ist bis Ende der 60iger Jahre unter konservativer Therapie stabil geblieben. Neuere Studien über den natürlichen Verlauf dieser Form der Angina pectoris liegen nicht mehr vor, da seit Beginn der 70iger Jahre zunehmend koronarchirurgische Maßnahmen, seit Beginn der 80iger Jahre die PTCA (perkutane transluminale Koronarangioplastie) bei der stabilen Angina pectoris zur Anwendung kommen.

Differenziertere Aussagen über die Prognose im Ischämiestadium erhält man, wenn man nach angiographischen Befunden klassifiziert. Nach

Tabelle 8.**4**   Jährliche Letalität bei normaler linksventrikulärer Funktion (Koronarangiographische Befunde [Rahimtoola 1982])

1 Gefäß	2 Gefäße	3 Gefäße	li. Hauptstamm
0,5 %	1,6 %	3,6 %	10 %

einer Zusammenfassung der vorliegenden Studien (Rahimtoola 1982) beträgt die jährliche Letalitätsrate bei normaler linksventrikulärer Funktion bei Eingefäßerkrankungen 0,5 %, bei Zweigefäßerkrankungen 1,6 % und bei Dreigefäßerkrankungen 3,6 %. Ein Hinzukommen jedes weiteren stenosierten Koronargefäßes verdoppelt in etwa das Letalitätsrisiko. Signifikante Einengungen des linken Hauptstammes weisen mit einer jährlichen Letalität von 10 % die schlechteste Prognose aller Koronarveränderungen auf (Tab. 8.**4**).

Bemessung von MdE und GdB

Bei konservativer Therapie

In Tab. 6.**1** wurden kardiale Faktoren dargestellt, die für eine differenzierte Begutachtung von Herzpatienten essentiell sind. Die Prinzipien ihrer Quantifizierung werden in modifizierter Form in den folgenden Kapiteln Grundlage für die Festlegung der MdE sein. Allerdings darf eine solche Quantifizierung nicht zum starren Vorgehen verleiten, da individuelle, arbeitsbedingte und soziale Faktoren (Rentenversicherung) in die Gesamtbeurteilung miteinfließen müssen.

Als subjektives, die Arbeitsfähigkeit begrenzendes Symptom im Ischämiestadium kann die stabile Angina pectoris auf unterschiedlichen ergometrischen Belastungsstufen in Erscheinung treten. Tritt die Angina pectoris zwischen 100 und 200 Watt auf, steigt die symptombedingte MdE nur gering an, da nur wenige der heutigen körperlichen Arbeitsbelastungen diesem Leistungsbereich zuzuordnen sind. Da die meisten beruflichen Belastungen in die ergometrische Spanne zwischen 25 und 100 Watt fallen, ver-

Tabelle 8.**5**   MdE und GdB im Ischämiestadium – Einzelfaktoren (Stabile Angina pectoris – ungeschädigter Ventrikel)

	200 Watt	100 – 150 Watt	50 – 75 Watt	25 Watt
Angina pectoris bei:	10 – 20 %	20 – 40 %	50 – 70 %	80 – 100 %
Myokardiales Funktionsstadium				
1	10 – 20 %	20 – 40 %	40 – 60 %	80 – 100 %
3	20 – 30 %	30 – 50 %	50 – 70 %	80 – 100 %

läuft der Anstieg der MdE infolge Angina pectoris-Beschwerden in diesem Bereich in einer mehr exponentiellen Kurve.

Wie in den vorhergehenden Kapiteln dargelegt, liefert die Bestimmung des myokardialen Funktionszustandes besonders wichtige Daten für die kardiale Begutachtung, da sie das Ausmaß der kardialen Beeinträchtigung am exaktesten wiedergibt.

Da beim reinen Ischämiestadium der linke Ventrikel noch keine morphologischen Schäden aufweist, kommen die Stadien 2 (relative Herzinsuffizienz) und Stadium 4 (Ruhe-Herzinsuffizienz) in dieser Phase der koronaren Herzerkrankung als chronische Stadien nicht vor. Im Stadium 1 (leichtere myokardiale Funktionsstörung mit linksventrikulärem Füllungsdruckanstieg) ist die MdE gegenüber dem ebenfalls auf-

Tabelle 8.**6**   MdE und GdB nach Symptomatik und Koronarmorphologie im Funktionsstadium 1 (stabile Angina pectoris, ungeschädigter Ventrikel)

Angina pectoris	Funktionsstadium 1	Gefäßerkrankung > 75 %	MdE/GdB %
200 Watt	200 Watt	1-, 2-Gef.	10 – 30
		3-Gef.	20 – 40
	100 – 150 Watt	1-, 2-Gef.	20 – 40
		3-Gef.	30 – 50
	50 – 75 Watt	1-, 2-Gef.	30 – 50
		3-Gef.	50 – 70
		li. Hauptstamm	100
100 Watt	75 – 100 Watt	1-, 2-Gef.	30 – 50
		3-Gef.	40 – 60
		li. Hauptstamm	100
	50 Watt	1-, 2-Gef.	50 – 70
		3-Gef.	60 – 80
		li. Hauptstamm	100
50 Watt	50 Watt	1-, 2-Gef.	100
		3-Gef.	100
		li. Hauptstamm	100
	25 Watt	1-, 2-Gef.	100
		3-Gef.	100
		li. Hauptstamm	100
25 Watt	25 Watt	1-, 2-Gef.	100
		3-Gef.	100
		li. Hauptstamm	100

tretenden Stadium 3 niedriger anzusetzen, da die Beeinträchtigung und Belastbarkeit des Patienten geringer, seine Prognose günstiger als im Stadium der Belastungsherzinsuffizienz zu bewerten ist.

Aber auch innerhalb eines Funktionsstadiums ist, abhängig davon, auf welcher ergometrischen Belastungsstufe ein Füllungsdruckanstieg (Stadium 1) oder eine Belastungsherzinsuffizienz (Stadium 3) auftritt, ein gestaffelter Anstieg der MdE feststellbar. So verläuft die Kurve des MdE-Zuwachses wegen der geringeren funktionellen ventrikulären Beeinträchtigung im Stadium 1 flacher als im Stadium 3.

Eine detaillierte Festlegung der MdE und GdB im Ischämiestadium ist für die Einzelfaktoren Angina pectoris und Funktionszustand in Tab. 8.**5** wiedergegeben.

In der Regel finden sich gleichzeitig bei den drei für eine differenzierte Begutachtung der wesentlichen kardialen Faktoren wie Symptomatik, Funktionsstadium und Pathomorphologie krankhafte Befunde mit einer gewissen Paralle-

lität ihrer jeweiligen spezifischen Schweregrade. So wird eine koronare Dreigefäßerkrankung häufig schon auf niedriger Belastungsstufe symptomatisch und sehr frühzeitig begleitet von einem Anstieg des linksventrikulären Füllungsdruckes (Funktionsstadium 1) oder dem Auftreten einer ischämisch bedingten Belastungsherzinsuffizienz (Funktionsstadium 3). Andererseits sind erhebliche Divergenzen im Verhalten dieser Grundparameter keine Seltenheit. So kann es nach kardiologischer Erfahrung durchaus vorkommen, daß eine morphologisch als schwer zu klassifizierende koronare Dreigefäßerkrankung erst bei 200 Watt symptomatisch wird und die Einschwemmkatheteruntersuchung eine unbeeinträchtigte Hämodynamik (Funktionsstadium 0) ergibt.

Dieses häufig jedoch parallele, gelegentlich divergente Verhalten der kardialen Grundfaktoren legt nahe, die Gesamt-MdE nicht durch einfache Addition der Einzel-MdE, sondern aufgrund möglicher Faktorenkonstellationen festzulegen. Ein solches Berechnungsprinzip für die Gesamt-MdE liegt Tab 8.**6** und Tab. 8.**7** zugrunde.

Tabelle 8.**7**   MdE und GdB nach Symptomatik und Koronarmorphologie im Funktionsstadium 3 (stabile Angina pectoris, ungeschädigter Ventrikel)

Angina pectoris	Funktionsstadium 3	Gefäßerkrankung > 75 %	MdE/GdB %
200 Watt	200 Watt	1-, 2-Gef.	20 – 40
		3-Gef.	40 – 60
	100 – 150 Watt	1-, 2-Gef.	50 – 70
		3-Gef.	60 – 80
100 Watt	75 – 100 Watt	1-, 2-Gef.	60 – 80
		3-Gef.	70 – 90
		li. Hauptstamm	100
	50 Watt	1-, 2-Gef.	100
		3-Gef.	100
		li. Hauptstamm	100
50 Watt	50 Watt	1-, 2-Gef.	100
		3-Gef.	100
		li. Hauptstamm	100
	25 Watt	1-, 2-Gef.	100
		3-Gef.	100
		li. Hauptstamm	100
25 Watt	25 Watt	1-, 2-Gef.	100
		3-Gef.	100
		li. Hauptstamm	100

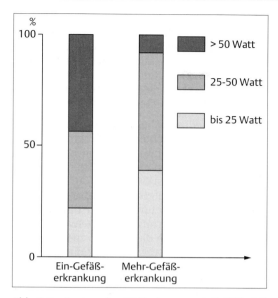

Abb. 8.2 Beginn der ST-Senkung und Gefäßbefall im Ischämiestadium. (aus: J. Barmeyer, H. Reindell: Koronare Herzerkrankung, Witzstrock-Verlag, 1977)

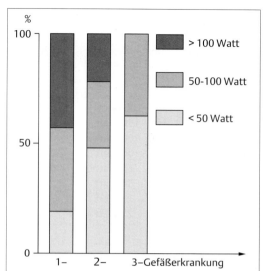

Abb. 8.3 Maximale Arbeitstoleranz und Gefäßbefall im Ischämiestadium. (aus: J. Barmeyer, H. Reindell: Koronare Herzerkrankung, Witzstrock-Verlag, 1977)

Die oben beschriebene differenzierte Festlegung der MdE im Ischämiestadium ist nur mit Hilfe invasiver Verfahren (Mikroherzkatheterisierung, Koronarangiographie) möglich. Invasive Verfahren sind jedoch nicht duldungspflichtig, so daß viele Begutachtungen in der Kardiologie nur nichtinvasiv gewonnene Daten aufgrund der Ergometrie (Bestimmung der Schwelle von Angina pectoris-Beschwerden, Dyspnoe, ischämischen Kammerendteilveränderungen sowie der maximalen Belastbarkeit) erfolgen können. Da Angina pectoris und Dyspnoe sich als subjektive Symptome einer objektiven Verifizierung entziehen, wenn sie nicht von typischen ischämischen ST-Veränderungen im Belastungs-EKG begleitet werden, zudem die maximale ergometrische Belastbarkeit u. a. abhängig ist vom Leistungswillen des zu Begutachtenden, kann im Extremfall bei Fehlen jeglicher objektiver Meßdaten Beweislosigkeit vorliegen.

Treten jedoch auf bestimmten Belastungsstufen typische ST-Senkungen auf, kann der Gutachter davon ausgehen, daß die ergometrische maximale Belastbarkeit eines Patienten seiner augenblicklichen Arbeitstoleranz entspricht. In diesem Fall ergibt die Gesamtanalyse der ergo-

metrischen Daten gewisse, allerdings grobe Hinweise auf die zugrundeliegende Koronarmorphologie (Abb. 8.2 und 8.3). Wird außerdem die Dyspnoeschwelle ergometrisch exakt erfaßt, können vorsichtige Rückschlüsse auf die Hämodynamik (Auftreten eines Füllungsdruckanstieges oder einer Belastungsherzinsuffizienz) getroffen werden.

Tabelle 8.8 MdE und GdB nach ergometrischen Kriterien (stabile Angina pectoris, ungeschädigter Ventrikel)

Angina pectoris und/oder Dyspnoe bei:	Funktionsstadium 1 Beginn bei:	MdE/ GdB %
200 Watt	200 Watt	10 – 20
	150 Watt	20 – 40
	100 Watt	40 – 60
100 Watt	75 – 100 Watt	50 – 70
	50 Watt	60 – 80
50 Watt	50 Watt	100
	25 Watt	100
25 Watt	25 Watt	100

Tabelle 8.**9**   MdE und GdB nach Symptomatik und Ergometrie im Funktionsstadium 1 (nach Bypass-Operation oder Angioplastie; normaler Ventrikel)

Angina pectoris und/oder ST-Senkung bei:	Funktions-stadium 1 bei:	MdE/GdB %
200 Watt	200 Watt	10 – 20
	100 – 150 Watt	20 – 40
	50 – 100 Watt	40 – 60
100 Watt	75 – 100 Watt	50 – 70
	50 Watt	60 – 80
50 Watt	50 Watt	100
	25 Watt	100
25 Watt	25 Watt	100

Ergometrisch gewonnene Daten können für die Festlegung der MdE doch nur den Rahmenbereich abstecken, dessen Unschärfen eine differenzierte kardiologische Begutachtung manchmal sehr erschweren. Tab. 8.**8** gibt die Bemessung der MdE nach ergometrischen Kriterien wieder. Die gleichen Zahlen ergeben sich auch für den Grad der Behinderung.

Nach Bypass-Operation oder Koronarangioplastie (PTCA)

Aortokoronare Bypass-Operationen führen bei etwa 70 % der Patienten zu einem völligen Rückgang der Angina pectoris-Symptomatik. Bei linker Hauptstammstenose und koronarer Dreigefäßerkrankung wird durch die Operation eine

Tabelle 8.**10**   MdE und GdB nach Symptomatik und Ergometrie im Funktionsstadium 3 (nach Bypass-Operation oder Angioplastie; normaler Ventrikel)

Angina pectoris und/oder ST-Senkung bei:	Funktions-stadium 3 bei:	MdE/GdB %
200 Watt	200 Watt	20 – 40
	100 – 150 Watt	30 – 50
100 Watt	75 – 100 Watt	60 – 80
	50 Watt	70 – 90
50 Watt	50 Watt	100
	25 Watt	100
25 Watt	25 Watt	100

eindeutige Verbesserung der Prognose erreicht. In etwa 30 % aller Fälle muß mit einer weiterbestehenden Restischämie als Ausdruck inkompletter Revaskularisation gerechnet werden. 2 – 5 % der Patienten erleiden perioperativ einen Myokardinfarkt. 20 % der Bypässe verschließen sich innerhalb des ersten Jahres.

Die sozialmedizinische Beurteilung eines operierten Koronarpatienten nach Abschluß sämtlicher Heilmaßnahmen richtet sich nach seinen erhaltenen Leistungsreserven. Die fixe Festlegung einer Mindest-MdE wie im Entschädigungsrecht allein aufgrund der Tatsache, daß eine Operation stattgefunden hat, ist im Rahmen der Rentenversicherung schon deswegen nicht berechtigt, da durch die aortokoronare Bypass-Operation sowohl die durchschnittliche Leistungsfähigkeit und Hämodynamik als auch in der Regel die Prognose des Patienten stärker verbessert wird als durch die konservative Therapie. Die Bemessung der MdE in der Rentenversicherung richtet sich somit nach Tab. 8.**9** und 8.**10**.

Im Entschädigungsrecht und nach dem Schwerbehindertengesetz dagegen bewirkt allein die Operation eine höhere MdE und GdB, so daß unabhängig vom Grad der weiterbestehenden Beeinträchtigung die MdE und GdB etwas höher zu berechnen sind.

■ Gutachterliche Beurteilung

Unfallversicherung

Die koronare Herzerkrankung ist eine schicksalhaft verlaufende Erkrankung, bei deren Entstehung direkte berufliche Einflüsse keine Rolle spielen. Allerdings kann die Grundkrankheit, in diesem Fall die Koronarinsuffizienz, infolge eines Unfalls, z. B. infolge extremer Schrecksituation bei direktem Arbeitsunfall oder beim Wegeunfall, durch schwere Überlastung beim Betriebssport richtungsgebend verschlimmert werden. Der Anteil dieser Verschlimmerung an der Gesamtbeeinträchtigung fällt damit in den Versorgungsbereich der gesetzlichen Unfallversicherung, vorausgesetzt die zusätzliche Beeinträchtigung ist von dauerndem Charakter (Zeitraum mehr als 13 Wochen).

Als weitere Grundbedingung für die Anerkennung der Verschlimmerung des Grundleidens (Koronarinsuffizienz) muß ein ursächlicher Zusammenhang zwischen dem Unfallereignis und der zusätzlichen Verschlechterung der koronaren Durchblutungsstörung nach dem augenblicklichen medizinischen Stand wahrscheinlich sein. Es darf sich keineswegs um eine Gelegenheitsursache handeln, die während des Krankheitsverlaufs einer koronaren Herzerkrankung im Ischämiestadium für spontane Verschlechterungen verantwortlich sein kann.

Ist die Zunahme einer Koronarinsuffizienz als richtungsgebende Verschlimmerung eines Unfallereignisses anzuerkennen und über einen Zeitraum von 13 Wochen konstant, wird, um den Effekt therapeutischer Maßnahmen (konservative Behandlung, Bypass-Operation, PTCA) abzuwarten, zunächst eine vorläufige Rente von mindestens 20% für zwei Jahre gewährt, die dem Anteil der Verschlimmerung entspricht. Nach zwei Jahren wird eine erneute Begutachtung notwendig, die den unfallabhängigen Anteil überprüft. Besteht dieser in gleicher Höhe weiter, wird die vorläufige Rente in eine Dauerrente umgewandelt. Haben jedoch Behandlungsmaßnahmen, z.B. eine zwischenzeitlich durchgeführte Bypass-Operation, die ursprünglich bestehende Koronarinsuffizienz beseitigt oder auf das Niveau vor dem Unfall gemindert, erlischt der Anspruch auf die bisherige vorläufige Rente.

Beispiel

Bei einem Arbeitnehmer besteht eine vom Hausarzt dokumentierte stabile 125-Watt-Angina mit typischen ST-Senkungen auf der 100-Watt-Stufe. Die MdE beträgt 30%. Bei einem beruflichen Brandunfall entgeht der Arbeitnehmer mit knapper Not einer schweren Verbrennung. Unmittelbar nach dem Unfall wird eine Zunahme der Koronarinsuffizienz festgestellt (Angina pectoris und ST-Senkungen bis 50 Watt). Die Verschlimmerung wird als unfallbedingte Verschlimmerung mit einer vorläufigen Rente von 40% MdE anerkannt. Ein halbes Jahr nach dem Unfall kommt es wegen hochgradiger Beschwerden bei koronarer Zweigefäßerkrankung zu einer aortokoronaren Bypass-Opera-

tion. Die Nachbegutachtung zwei Jahre nach dem Unfall ergibt eine symptomfreie Belastbarkeit von 150 Watt ohne ST-Senkungen. Da die unfallbedingte Verschlimmerung der Grundkrankheit nicht mehr besteht, erlischt die Unfallrente. ■

Rentenversicherung

Bestimmte Schweregrade der koronaren Herzerkrankung im Ischämiestadium können Berufs- oder Erwerbsunfähigkeit verursachen. Zur Feststellung einer eventuellen Berufsunfähigkeit ist die alleinige Anwendung der Tabellen zur Berechnung der MdE unzureichend, da diese ausschließlich auf einer Quantifizierung kardialer Faktoren beruhen und berufsspezifische Faktoren wie Schwere und Art einer spezifischen körperlichen Arbeit und deren Umwelt, Schwere der geistig-intellektuellen, emotional-seelischen und vegetativen Arbeitsbelastungen sowie berufsspezifische Gefährdungen nicht berücksichtigen.

Die Vielfalt der in ein Begutachtungsverfahren der Rentenversicherung eingehenden kardialen und arbeitsspezifischen Faktoren, von denen die letzteren zu einem großen Teil nicht meßbar sind, macht die Schwierigkeiten deutlich, die sich bei der Frage, ob Berufs- oder Erwerbsunfähigkeit besteht, ergeben können. Die weitgehend quantifizierbaren kardialen Faktoren werden in einem weiten Rahmen modifiziert durch kaum quantifizierbare arbeitsplatzspezifische Gesichtspunkte. Eine Verquickung aller dieser Faktoren durch den zu begutachtenden Arzt ist für eine exakte Gesamtbeurteilung die wichtigste Erfordernis. Ein einfaches Beispiel mag zeigen, daß eine Beschränkung der Begutachtung allein auf die kardiale Beeinträchtigung eines Arbeitnehmers ohne Berücksichtigung seiner Arbeitsplatzsituation keineswegs ausreicht.

Beispiele

Ein Landwirt, der seinen Hof allein bewirtschaftet, hat eine stabile Angina pectoris und myokardiale Funktionsstörung im Stadium I bei 100 Watt infolge einer koronaren Eingefäßerkrankung. Die aus den kardialen Faktoren berechnete MdE beträgt 40%. Seine körperliche Arbeits-

Tabelle **8.11** Berufsunfähigkeit bei unterschiedlichen Berufen nach kardialen und berufsspezifischen Faktoren.*) Symptomatisches und asymptomatisches Ischämiestadium (ungeschädigter Ventrikel)

Berufsart	Max. Arbeitsbelastung (Wattäquivalent)	Tolerable Dauerarbeitsbelastung bis 30% der max. Belastung (Wattäquivalent)	Berufsunfähigkeit Ischämienachweis ab: (Watt)
1. Schmied, Waldarbeiter, Bergmann	150–200	50–60	75–100
2. Gießer, Former, Gußputzer, Masseur	150	50	50–75
3. Landwirt, Winzer, Gärtner, Steinmetz, Kesselschmied, Krankengymnast, Stukkateur, Gipser, Verputzer, Dreher, Fräser, Naßschleifer, Fleischer, Seeschiffer, Seemaschinist	100–150	30–40	50–75
4. Keramiker, Glasarbeiter, Maurer, Betonarbeiter, Zimmerer, Isolierer, Fliesenleger, Ofenbauer, Maler, Raumausstatter, Schlosser, Installateur, Mechaniker, Werkzeugmacher, Starkstromelektriker, Fernmeldemonteur, Chemiearbeiter, Möbeltischler, Holzmechaniker, Schiffbauer, Brauer, Müller, Sanitäter, Postdienst	50–125	25–40	40–50
5. Schnellstahlhärter, Sägewerker, Berufskraftfahrer, Kellner, Drucker	50–100	20–30	25–40
6. Gerber, Schuhmacher, Sattler, Kürschner, Photolaborant, Kosmetikerin, Friseur, Tankwart, Flugbegleiter, Weber, Vermessungstechniker, Koch, Bäcker, Rangierarbeiter, Ingenieur, Maschinentechniker, techn. Zeichner, Lokomotivführer, Kranführer, Warenkaufmann, Dienstleistungskaufmann, Straßenbahner, Flugleiter, Pilot, Telefonist, Pförtner, Gastwirt, Programmierer, Verwaltungsangestellter, Arzt, techn. Assistentin, Lehrer	50	25	25

*) Die Tabelle stellt grobe Richtlinien zur Beurteilung einer eventuellen Berufsunfähigkeit dar. Sie beruhen auf der gelegentlich erreichten maximalen absoluten Arbeitsbelastung des spezifischen Berufs und der maximalen Dauerbelastung (30% der max. absoluten Belastung), die ohne besondere Ermüdung vom Arbeitnehmer geleistet werden kann.

belastung liegt im Bereich mittelschwerer, gelegentlich schwerer Arbeit (Waldarbeit) und ist somit häufiger dem 100- bis 150-Watt-Bereich zuzuordnen. Kardiale und berufsspezifische Kriterien machen ihn damit für seine Arbeit berufsunfähig.

Bei einem Fotolaboranten mit gleichen kardialen Befunden besteht dagegen noch keine Berufsunfähigkeit, da seine körperlichen Arbeitsbelastungen einem ergometrischen Belastungsäquivalent von höchstens 50 Watt entsprechen. Würde ein solcher Arbeitnehmer seinen Beruf jedoch unter Akkordbedingungen, möglicherweise noch in Wechselschicht und mit zeitweise großem Publikumsverkehr ausüben, könnten die Gesamtarbeitsbelastungen (körperlich, vegetativ, emotional) durchaus ein Ausmaß annehmen, das ohne Änderung der Arbeitsbedingungen Berufsunfähigkeit bewirkt. ■

Hieraus wird deutlich, daß bei jeder rentenversicherungsrechtlichen Begutachtung die Quantifizierung der kardialen Beeinträchtigungen mit Hilfe der prozentualen MdE nur die Basis für die Beurteilung liefert. Den Ausschlag für die Entscheidung, ob Berufs-oder Erwerbsunfähigkeit besteht, ergeben häufig erst die arbeitsplatzanalytischen Kriterien.

In Tab. 8.**11** wird dargestellt, wann bei den verschiedenen Berufsgruppen aufgrund kardialer und arbeitsspezifischer Faktoren Berufsunfähigkeit vorliegt. Solche Bewertung darf allerdings nicht in einem ausschließlichen Sinne erfolgen. Stets muß die Individualität des Einzelfalles beachtet werden.

Von besonderer Bedeutung bei rentenversicherungsrechtlichen Begutachtungen sind berufsspezifische Gefährdungen bei Arbeiten mit Absturzgefahr, an offenem Feuer, mit Starkstrom oder an schnell laufenden Maschinen. Bestehen für einen Arbeitnehmer derartige Bedingungen, liegt beim Nachweis einer Koronarinsuffizienz aufgrund der potentiellen Gefahr durch eine Ischämie oder Rhythmusstörung unabhängig von der Höhe der MdE bei folgenden Berufen Berufsunfähigkeit vor: Schmied, Kesselschmied, Dachdecker, Maurer, Zimmerer, Maler, Schlosser, Starkstromelektriker, Fernmeldemonteur, eventuell Elektromonteur, Möbeltischler, Schnellstahlhärter, Schweißer, Sägewerker, Berufskraftfahrer, Rangierarbeiter, Lokomotivführer, Kranführer, Straßenbahnfahrer, Flugleiter und Pilot.

Erwerbsunfähigkeit ist für alle Berufe dann gegeben, wenn nach invasiven Kriterien die MdE mindestens 70% beträgt oder nach ergometrischen Kriterien Angina pectoris-Beschwerden und/oder ischämische ST-Veränderungen bei 25–50 Watt auftreten.

Eine kardiale Begutachtung im Rahmen der Rentenversicherung sollte sich jedoch nicht ausschließlich auf die Feststellung einer eventuellen Berufs- oder Erwerbsunfähigkeit beschränken. Sie sollte zusätzlich Vorschläge machen, wie Berufs- oder Erwerbsunfähigkeit möglicherweise zu beheben sind. Dabei muß die gesamte Palette rehabilitativer Maßnahmen in der Kardiologie wie konsequente konservative oder chirurgische Therapie (Bypass-Operation, Koronarangioplastie) vorgeschlagen werden. Besteht Aussicht auf Besserung durch eine gezielte Rehabilitation, wird zunächst Rente auf Zeit gewährt und nach einem gewissen Zeitraum die Wirksamkeit der Behandlung überprüft. Spätestens nach 4 Jahren wird dann die Dauerrente festgelegt.

Entschädigungsrecht

Die koronare Herzerkrankung fällt ihrem schicksalhaften Charakter entsprechend nicht in den Versorgungsrahmen des Entschädigungsrechtes. Kommt es allerdings in sehr engem zeitlichen Zusammenhang mit belastenden Tätigkeiten, die dem Entschädigungsrecht unterliegen, zu einer Verschlechterung der koronaren Grundkrankheit, so sind die Folgen der Verschlechterung nach dem Entschädigungsrecht zu begleichen.

Im sozialen Entschädigungsrecht stellt die alterskorrigierte MdE die entscheidende Beurteilungsgrundlage dar. Für die kardiologische Begutachtung ergibt sich daraus die Notwendigkeit, das Ausmaß der kardialen Beeinträchtigung soweit wie möglich zu quantifizieren. Auch für das Entschädigungsrecht erscheint es somit logisch, die früher beschriebenen kardialen Faktoren, wie Symptomatik und Belastbarkeit, Pathomorphologie, myokardialer Funktionszustand und Prognose (Risiko des Patienten) in die Bewertung miteinzubeziehen.

Vom Bundesminister für Arbeit und Sozialordnung wurden daher „Anhaltspunkte" für die ärztliche Gutachtertätigkeit im „Sozialen Entschädigungsrecht und dem Schwerbehindertengesetz" herausgegeben, die den Bewertungsrahmen auch für kardiologische Erkrankungen abstecken. Sie sind in Tab. 2.**1** (H.H. Rauschelbach, Köllen-Verlag, Bonn 1983) wiedergegeben. Wie der Tabelle zu entnehmen ist, liegt den Beurteilungsmaßstäben ein relativ grobes Bewertungssystem zugrunde, das dem Gutachter einen sehr weiten Entscheidungsfreiraum bietet, da es allein auf einigen subjektiven Befunden (Angina pectoris, Dyspnoe), dem klinischen oder anamnestischen Nachweis einer Herzinsuffizienz und einigen objektiven ergometrischen Kriterien (pathologische EKG-Veränderungen, Belastungsstufe) beruht.

In Kapitel 3, Abschnitt „Beziehungen zwischen O_2-Aufnahme, Herzminutenvolumen und Leistung", wurde auf die Problematik der Beurteilung des myokardialen Funktionszustandes allein aufgrund ergometrischer Kriterien hingewiesen. Vor allem bei leistungsmotivierten Patienten mit geringer Symptomatik steht der

Gutachter in der Gefahr, die wahre Einschränkung der myokardialen Reserven sowie das Ausmaß pathomorphologischer Veränderungen zu unterschätzen, wenn er sich ausschließlich auf die Daten der Ergometrie verläßt (Tab. 3.**1**). Aber auch bei leistungsunwilligen Patienten, die den Leistungstest zum Ischämienachweis vor Erreichen der Ausbelastungskriterien und vor Auftreten eventueller ischämischer Kammerendteilveränderungen abbrechen, ist eine exakte Begutachtung erschwert, wenn nicht unmöglich.

Kompliziert wird die Beurteilung auch dadurch, daß die vom Bundesministerium für Arbeit und Sozialordnung herausgegebenen groben Anhaltspunkte erstaunlicherweise Lücken aufweisen, die gutachterlich eigentlich nicht übersprungen werden können. Welche MdE ist z.B. einem Patienten im Ischämiestadium zuzuerkennen, wenn bei ihm erst bei 150 Watt Angina pectoris-Beschwerden und/oder ST-Veränderungen auftreten, andererseits in der ersten Kategorie der Richtlinien 10% und in der zweiten Kategorie (75 Watt-Belastung) nur 20% MdE bemessen werden (Tab. 2.**1**)?

Es muß daher im Sinne einer möglichst gerechten Beurteilung der verschiedenen Schweregrade des Ischämiestadiums gefordert werden, die zweite Kategorie „Anhaltspunkte" („mit Leistungsbeeinträchtigung bei mittelgradiger Belastung, 75 Watt") bei ergometrischen Kriterien mit 40 bis 60 v. H. MdE zu bewerten.

Da jedoch erfahrungsgemäß bei Patienten im Ischämiestadium (vor oder nach Bypass-Operation oder koronarer Angioplastie) bei der versorgungsrechtlichen Begutachtung häufig auch invasive Befunde (Mikroherzkatheter) vorliegen, steht die Bemessung der MdE auf sehr viel sichererem Boden. Die exakte Festlegung der MdE kann dann unter Einbeziehung aller wichtigen kardialen Faktoren (Symptomatik, Belastbarkeit, Pathomorphologie, Prognose, myokardialer Funktionszustand) nach den Tab. 8.**9** und 8.**10** erfolgen.

Schwerbehindertengesetz

Die Festlegung des GdB erfolgt ebenfalls nach den Tab. 8.**9** und 8.**10**.

Symptomatisches Stadium (instabile Angina pectoris)

▪ Allgemeines

Bei der instabilen Form des Angina pectoris-Syndroms hat sich nach Zeitpunkt, Situation und Intensität des Auftretens folgende Einteilung durchgesetzt:

➤ Initiale Angina („De Novo-Angina")
➤ Progrediente Angina (Crescendo-Angina)
➤ Ruhe-Angina (spontane Angina oder Angina decubitus – im Liegen)
➤ Prinzmetal-Angina („variant"-Angina)

Vor allem bei den unter 1 bis 3 klassifizierten Formen besteht ein hohes Risiko für die Entwicklung eines Herzinfarktes.

Eine **initiale Angina pectoris** liegt dann vor, wenn die Schmerzen innerhalb der letzten vier Wochen neu aufgetreten sind. Ihre weitere Entwicklung kann sehr unterschiedlich verlaufen. Viele gehen über in eine stabile Angina pectoris auf unterschiedlichen Belastungsstufen. Manche entwickeln sich in eine progrediente Verlaufsform weiter bis hin zur Ruhe-Angina.

Bei der **progredienten** Angina kommt es aus einer ursprünglich stabilen Form zu einer plötzlichen Verschlechterung der Symptomatik (früheres Auftreten bei geringerer Belastung, stärkere Intensität und längere Dauer des Schmerzes).

Die **Ruhe-Angina** ist gekennzeichnet durch spontan auftretende Episoden von kürzer oder länger anhaltenden typischen Brustschmerzen (Status anginosus), die immer eine bedrohliche Entwicklung signalisieren.

Eine Sonderform des instabilen Angina pectoris-Syndroms stellt die sogenannte **Prinzmetal-Angina** („variant-form") dar. Typisch für sie ist ein zyklisch auftretender Ruhe-Schmerz mit ST-Hebungen als Zeichen einer transmuralen Ischämie im Anfall. Ähnlich wie bei den anderen Formen der Ruhe-Angina (spontan, Angina decubitus) wird bei der „variant-form" eine Auslösung durch Koronarspasmen über einer meist proximalen Stenose diskutiert, so daß pathophysiologisch der kausale Mechanismus nicht in einer Steigerung des O_2-Bedarfs, wie bei der stabilen Form, sondern in der Verminderung des O_2-Angebotes zu sehen ist.

Angiographisch unterscheiden sich die instabilen Formen in ihrer Pathomorphologie nicht wesentlich von den stabilen Formen. Dennoch wurde in den letzten Jahren die Auslösung durch Spasmen oder einen Progressionsschub der Atherosklerose als Kausalfaktoren diskutiert. Pathologisch-anatomische Untersuchungen von Levin und Fallon (1983) ergaben den Nachweis partiell okkludierender Thrombozytenaggregate in der Peripherie von Gefäßen, die proximal aufgebrochene arteriosklerotische Plaques aufwiesen. Es liegt nahe, in diesen Mikroverstopfungen die Ursache für den Übergang einer stabilen in eine instabile Form zu sehen, so daß die instabile Angina pectoris als Intensitätsvariante den akuten Koronarsyndromen (instabile Angina pectoris, akuter Herzinfarkt, akuter Herztod) zuzuordnen ist (Roskamm 1989).

▨ Diagnostik

Die Diagnostik entspricht in Abhängigkeit von der Schwere der Symptomatik (keine Funktionsteste unter Belastung bei Ruhe-Angina, Ausnahme „variant-form") der Diagnostik der stabilen Angina pectoris.

▨ Symptomatik und Belastbarkeit

Wie bei den stabilen Formen schwanken Angina pectoris-Schwelle und Belastungsgrenze bei der instabilen Form in einem weiten Bereich. Sie liegen tendentiell im Vergleich jedoch durchschnittlich niedriger. Selbst Patienten mit Episoden von Ruhe-Angina können zu bestimmten Zeitpunkten noch eine gute Belastbarkeit aufweisen. Solche Beobachtungen stützen die These von möglicherweise unterschiedlichen Entstehungsmechanismen der Koronarinsuffizienz bei gleichen Patienten (Verminderung des O_2-Angebotes und Erhöhung des O_2-Bedarfs). Bei der Prinzmetal-Angina ist es keine Seltenheit, daß außerhalb des Schmerzanfalls ergometrisch bei normaler Belastbarkeit keine Angina pectoris-Symptomatik ausgelöst werden kann.

▨ Myokardialer Funktionszustand

Bei der Messung des myokardialen Funktionszustandes unter Belastung (wenn diese möglich ist) findet sich ein den stabilen Angina pectoris-Formen ähnliches Grundmuster. Stadium 1 und Stadium 3 präsentieren auch hier das typische Funktionsverhalten des Herzens im Ischämiestadium bei ungeschädigtem linken Ventrikel. In seltenen Fällen kann während länger andauernder Ischämiephasen (Status anginosus) eine akute Linksinsuffizienz mit Stauungserscheinung auftreten, die sich nach Abklingen der Ischämie sehr schnell zurückbildet. Auch bei den instabilen Angina pectoris-Formen kommt das hämodynamische Stadium 2 nicht vor (Kapitel 8, Abschnitt „Myokardialer Funktionszustand").

▨ Rhythmussituation

Bei der instabilen Angina pectoris sind Erregungsbildungs- und Erregungsleitungsstörungen auch komplexerer, prognostisch ungünstigerer Formen nicht selten. Auch können bei ausgedehnter, länger anhaltender Hinterwandischämie Bradykardien bis hin zu Blockierungen auftreten und den Arbeitnehmer vital gefährden. Aber auch ventrikuläre Tachykardien, die in Kammerflimmern übergehen können, sind häufig beobachtet worden. So haben 20% der Patienten, die an einem akuten Herztod verstarben, vorher eine instabile Angina pectoris durchgemacht (Kübler et al. 1983). Die Rhythmussituation muß daher bei diesem Koronarsyndrom mit in die Beurteilung einfließen.

▨ Prognose

Prognostische Aussagen zur instabilen Angina pectoris haben wegen der großen Unterschiedlichkeit der einzelnen Gruppen ein hohes Maß an Unsicherheit. Die gravierenden Risiken sind das Auftreten eines akuten Herzinfarktes sowie der akute Herztod. 11% der Patienten mit Ruhe-Angina machen innerhalb von 4 Wochen, 35% der Patienten mit „De Novo-Angina" innerhalb von durchschnittlich 28 Monaten einen Herzinfarkt durch (Kübler et al. 1983). Einen Überblick

Tabelle 8.**12**   Letalität und Infarkthäufigkeit bei instabiler Angina pectoris

	Beobachtung (Mon)	Patientenzahl (n)	Infarkthäufigkeit (%)	Letalität (%)
Levy 1956	3	158	23	16
Krauss et al. 1971	12	107	?	14
Friedberg 1972	3	?	?	30
Fulton et al. 1972	3 – 6	167	8	1,8
Sjaeggestad 1973	2	132	13	5
Gazes et al. 1973	120	140	21	52
Scanlon et al. 1973	21	22	?	27
Roberts et al. 1983	12	?	14	8
Kübler et al. 1983	22 – 34	?	35	?

über die wichtigsten Studien zur Prognose der instabilen Angina pectoris gibt Tab. 8.**12**.

Für die beiden Hauptrisiken der instabilen Angina pectoris lassen sich folgende durchschnittliche Prognosedaten pro Jahr festlegen (Braunwald 1988):

➤ Herzinfarkt   14 – 22 %
➤ plötzlicher Herztod   8 – 18 %

Einer gesonderten Betrachtung bedarf die Prognose der Prinzmetal-Angina. Innerhalb der ersten 6 Monate nach Beginn der Symptomatik ergeben sich folgende Risiken (Severi et al. 1980, Waters et al. 1982, Mark et al, 1986):

➤ nicht tödlicher Herzinfarkt   20 %
➤ plötzlicher Herztod   10 %

Nach Überstehen der akuten Periode verbessert sich die Prognose, so daß gelegentlich die Medikation mit Kalziumantagonisten abgebrochen werden kann. Alle oben dargestellten Prognosezahlen spiegeln nicht den Spontanverlauf der instabilen Angina pectoris wieder, sondern zeigen ihre Prognose unter medikamentöser Behandlung. Gegenüber der stabilen Angina pectoris besteht somit ein etwa zwei- bis dreifach höheres Risiko, einen plötzlichen Herztod zu erleiden, ein Faktum, welches in die gutachterliche Beurteilung mit einfließen muß.

◼ Bemessung von MdE und GdB

Wie im Kapitel 8, Abschnitt „Allgemeines", dargestellt, unterscheidet sich die instabile Angina pectoris in ihrem angiographischen Bild nicht eindeutig von den stabilen Verlaufsformen. Der wesentliche Unterschied liegt im symptomatischen und funktionellen Verlauf der Koronarinsuffizienz, dem offensichtlich eine unruhige, nicht immer angiographisch unterschiedlich erfaßbare Koronarmorphologie zugrundeliegt, die ein erhöhtes Risiko für den Patienten bewirkt.

Dieses höhere Risiko der instabilen Angina pectoris muß gegenüber der gutachterlichen Bewertung der stabilen Form mit einer höheren MdE bemessen werden. Allerdings muß der Gutachter bedenken, daß bei der instabilen Angina pectoris im Gegensatz zu den stabilen Formen ein Zustand großer Dynamik besteht, der in der Regel nicht von Dauer ist und außerdem therapeutisch (medikamentös, chirurgisch, PTCA) erheblich beeinflußt werden kann. Daher sind Nachbegutachtungen, wenn sich ein stabiler Zustand eingestellt hat, unbedingt erforderlich. Die Bemessung von MdE und GdB während der instabilen Phase beträgt 100 %. Geht die instabile Phase in einen stabilen Zustand über, gelten die Tab. 8.**5** – 8.**10**.

◼ Gutachterliche Beurteilung

Unfallversicherung

Für die Anerkennung der Verschlechterung einer bisher stabilen Angina pectoris in eine instabile Verlaufsform aufgrund eines Arbeits- oder Wegeunfalls gelten die in Kapitel 8, Abschnitt „Bemessung von MdE und GdB ", dargelegten Kriterien. Neben dem engen zeitlichen Zusammenhang zwischen Unfall und neu aufgetretener Symptomatik muß für die Bejahung eines kausalen Zusammenhangs gefordert werden, daß das Ereignis für den Versicherten ein solches Maß an Bedrohung besaß, daß eine Verschlechterung als Folge einer Gelegenheitsursache ausgeschlossen erscheint.

Bleibt der instabile Charakter trotz einer ausreichenden Heilbehandlung (Rehabilitation, medikamentöse oder chirurgische Therapie, PTCA) mehr als 13 Wochen bestehen, bemißt sich, nachdem für die stationäre Zeit eine Unfallrente in der Regel von 100 v. H. gewährt wird, für die nichtstationäre Zeit die MdE der Unfallrente aus der Differenz zwischen der Erwerbsminderung während der stabilen und instabilen Phase. Es gelten dann die Tab. 8.**5** bis 8.**10**. Das Weiterbestehen einer Koronarinsuffizienz mit instabilem Verlauf unter den heute möglichen Behandlungsmaßnahmen über 13 Wochen hinaus ist allerdings eine Seltenheit. Die Dynamik dieses akuten Koronarsyndroms geht, wenn sie nicht zu einem akuten Myokardinfarkt oder plötzlichem Herztod führt, meist in eine stabile Verlaufsform über.

Auch im Fall einer weiterbestehenden unfallbedingten Rente wegen einer kardialen Verschlimmerung wird zunächst eine vorläufige Rente für 2 Jahre gewährt, da spätere Behandlungsmaßnahmen (Bypass-Chirurgie, PTCA) die kardiale Situation des Versicherten möglicherweise so verbessert haben, daß der unfallabhängige Anteil der Erwerbsminderung weggefallen ist.

Rentenversicherung, Entschädigungsrecht, Schwerbehindertengesetz

Da die instabile Angina pectoris als akutes Koronarsyndrom einen unterschiedlich langen, aber stets passageren Verlauf nimmt, ergeben sich gutachterliche Fragestellungen in der Rentenversicherung, im Entschädigungsrecht und nach dem Schwerbehindertengesetz erst im Verlauf ihrer Folgezustände „stabile Angina pectoris" und „Narbenstadium", sowie „Zustand nach Herzinfarkt" (Kapitel 8, Abschnitt „Bemessung von MdE und GdB" und Kapitel 10, Abschnitt „Symptomatik und Belastbarkeit").

Asymptomatisches Stadium (stumme Ischämie)

Allgemeines

Eine bei gutachterlichen Fragestellungen besonders problematische Gruppe von Versicherten stellen Koronarpatienten mit stummer Myokardischämie dar. Nicht nur die Tatsache, daß diese Patienten trotz objektiver Erkrankung beschwerdefrei und häufig normal belastbar sind, auch die z.Z. noch kontrovers diskutierte Prognose der Erkrankung in diesem subklinischen Stadium bewirken bei kardiologischen Begutachtungen ein nicht unerhebliches Maß an Unsicherheit.

Unter stummer (stiller) Myokardischämie versteht man Formen der Koronarinsuffizienz, die bei objektiv nachgewiesener koronarer Durchblutungsstörung völlig (Gruppe 1) oder zeitweilig (Gruppe 2) asymptomatisch verlaufen. Dabei erfolgt der Ischämienachweis meist zufällig durch einen Belastungstest mit typischen ischämischen Kammerendteilveränderungen, durch Verteilungsstörung im Thalliumszintigramm, durch periodische ST-Veränderungen im Holter-EKG oder durch einen Füllungsdruckanstieg bei der Mikroherzkatheterisierung. Die anschließende Koronarangiographie offenbart dann die zugrundeliegende stenosierende Koronarerkrankung. Die Häufigkeit asymptomatischer Myokardischämien in der sich gesund fühlenden Bevölkerung wird nach einigen Untersuchungen im Alter zwischen 40 und 60 Jahren mit 2 bis 3% angegeben (Erikssen et al. 1977, Deanfield et al. 1983, Pepine 1986). Insgesamt betrüge nach diesen Berechnungen in Deutschland der Anteil völlig asymptomatischer Patienten 160.000 bis 330.000, gelegentlich asymptomatischer ca. 400.000 bis 700.000, sowie nach Herzinfarkt asymptomatischer Patienten 20.000 bis 25.000 (Roskamm 1989). Warum ischämische Episoden bei bestimmten Patienten stumm verlaufen, ist nicht bekannt.

■ Diagnostik

Bei zufälligem Nachweis einer Myokardischämie erfolgt die Diagnostik entsprechend den allgemeinen Regeln für die Abklärung einer koronaren Herzerkrankung (Kapitel 8, Abschnitt „Diagnostik").

■ Symptomatik und Belastbarkeit

Angina pectoris-Beschwerden bestehen nicht. Die Belastbarkeit ist meist noch normal. Bei genauerer Befragung wird vereinzelt etwas Luftnot bei hoher Belastung als Hinweis eines erhöhten linksventrikulären Füllungsdruckes angegeben.

■ Myokardialer Funktionszustand

Wie bei den asymptomatischen Manifestationsformen des Ischämiestadiums finden sich bei der hämodynamischen Überprüfung ausschließlich die Funktionsstadien 1 und 3, wobei Stadium 3 (Belastungsherzinsuffizienz) eher selten vorkommt.

Tabelle 8.13 MdE und GdB nach ergometrischen Daten (asymptomatisches Ischämiestadium – normaler Ventrikel)

Typ. ST-Senkungen bei:	MdE/GdB (%)
200 Watt	10–20
150 Watt	20–40
100 Watt	40–60
50 Watt	60–80
25 Watt	100

Tabelle 8.14 Myokardiales Funktionsstadium und Prognose bei Patienten nach Herzinfarkt (Aus: R. Buchwalsky, 1985)

	myokardiales Funktionsstadium			
	0	1	3 a (leicht)	3 b (schwer)
Letalität (4 Jahre)	4%	6%	9,4%	26%

■ Rhythmussituation

Rhythmusstörungen spielen bei der stummen Ischämie wahrscheinlich keine größere Rolle. Die Häufigkeit von komplexen Rhythmusstörungen in diesem Stadium ist allerdings noch unklar.

■ Prognose

Zuverlässige Daten zur Prognose der stummen Myokardischämie liegen z. Z. nicht vor. Bisherige Daten (Erikssen et al. 1987) scheinen auf eine günstige Prognose der Koronarinsuffizienz hinzudeuten, solange die Erkrankung tatsächlich stumm verläuft. Wird sie jedoch symptomatisch, treten gehäuft Myokardinfarkte sowie akute Herztodesfälle auf.

Eine besondere Manifestationsart der koronaren Herzerkrankung stellt die chronisch fibrosierende Koronarerkrankung (Synonym: kardiomyopathische Verlaufsform) dar (Barmeyer 1977). Sie entwickelt sich häufig als Folge stummer Myokardischämien, möglicherweise weil die „rote Lampe" der belastungsbegrenzenden Angina pectoris bei diesen Patienten fehlt. Sie führt über eine Gefügedilatation des linken Ventrikels zur Linksherzinsuffizienz.

■ Bemessung von MdE und GdB

Im asymptomatischen Stadium der Koronarinsuffizienz fallen Symptomatik und Belastbarkeit als zentrale kardiale Grundfaktoren für die Begutachtung fort. Die gutachterliche Beurteilung gründet somit ausschließlich auf den Ergebnissen der verschiedenen Untersuchungsmethoden. Da alle nichtinvasiven Funktionstests jedoch falschpositiv ausfallen können, gewinnen für eine möglichst exakte Bemessung von MdE und GdB Daten aus invasiver Diagnostik ein um so höheres Gewicht. Sehr häufig wird ohne die Kenntnis der Hämodynamik sowie der Koronar- und Ventrikelmorphologie eine objektive kardiale Begutachtung nicht möglich sein.

Liegen nur ergometrische Daten vor, richtet sich die Berechnung von MdE und GdB nach Tab. 8.13.

Die Prognose eines Koronarpatienten wird jedoch in besonderem Maße auch von seinem myokardialen Funktionsstadium mitbestimmt (Buchwalsky 1985). Diese Tatsache ist seit langem bekannt und kommt in allen Studien zur Prognose von Koronarpatienten zum Ausdruck (Tab. 8.**14**). Es erscheint daher sinnvoll und logisch, gerade bei Patienten im asymptomatischen Ischämiestadium, bei denen ein wichtiger Beurteilungsfaktor (Angina pectoris) fehlt, diesen Prognoseparameter für die Bemessung der MdE besonders zu bewerten (Tab. 8.**15** und 8.**16**).

■ Gutachterliche Beurteilung

Unfallversicherung

Für Patienten im asymptomatischen Ischämiestadium ergeben sich im Rahmen der Unfallversicherung nur in seltenen Fällen sozialmedizinische Fragestellungen. Meistens handelt es sich dann um Fragen nach dem Zusammenhang eines ansonsten unerklärlichen Wege- oder Arbeitsunfalls (unklarer Schwindelzustand, Synkope, Bewußtlosigkeit) mit einer später entdeckten, bisher asymptomatischen ischämischen Herzerkrankung. Hier ist im Einzelfall individuell nach den jeweiligen Gegebenheiten zu entscheiden.

Beispiel

Ein 52jähriger Sportlehrer am Sportinstitut einer Universität, ehemaliger Olympiateilnehmer, der bisher niemals über Herzbeschwerden geklagt hatte, verstirbt während einer Skiwanderung mit Sportstudenten beim Aufstieg auf einen Viertausender an einem Sekundenherztod. Die Obduktion ergibt eine schwerste stenosierende Koronarsklerose mit einem diffus vernarbten Herzen. Die koronare Herzerkrankung war bis zu diesem Ereignis stumm verlaufen. Der akute Herztod stellte somit das erste Symptom der zugrundeliegenden okkulten koronaren Herzerkrankung dar. ■

Im beschriebenen authentischen Fall konzentriert sich die sozialmedizinische Bewertung im Rahmen der gesetzlichen Unfallversicherung

Tabelle 8.**15** MdE und GdB nach der Koronarmorphologie im Funktionsstadium 1. Asymptomatisches Ischämiestadium (ungeschädigter Ventrikel)

Funktionsstadium 1 bei	Gefäßerkrankung	MdE/GdB (%)
200 Watt	1-, 2-Gef.	10 – 30
	3-Gef.	20 – 40
100 – 150 Watt	1-, 2-Gef.	20 – 40
	3-Gef.	30 – 50
50 – 75 Watt	1-, 2-Gef.	30 – 50
	3-Gef.	50 – 70
	li. Hauptstamm	100

Tabelle 8.**16** MdE und GdB nach der Koronarmorphologie im Funktionsstadium 3. Asymptomatisches Ischämiestadium (ungeschädigter Ventrikel)

Funktionsstadium 3 bei	Gefäßerkrankung	MdE/GdB (%)
200 Watt	1-, 2-Gef.	20 – 40
	3-Gef.	40 – 60
100 – 150 Watt	1-, 2-Gef.	50 – 70
	3-Gef.	60 – 80
50 – 75 Watt	1-, 2-Gef.	70 – 100
	3-Gef.	100
	li. Hauptstamm	100

auf die Frage, ob es sich bei dem Sekundenherztod des Versicherten um eine sogenannte Gelegenheitsursache gehandelt hat, oder ob bei dem vorbestehenden Leiden die berufsbedingte Tätigkeit (Bergwanderung) soweit über die berufsspezifische Beanspruchung eines Sportlehrers hinausging, daß die Belastung durch sie mit hoher Wahrscheinlichkeit Auslöser des Unfalls war und somit die Lebenserwartung des Versicherten um wenigstens ein Jahr verkürzt hat. Letzteres muß im vorliegenden Fall angenommen werden. Zwar sind die berufseigenen körperlichen Beanspruchungen eines Sportlehrers höher zu bewerten als die der meisten Arbeitnehmer. Ein Anstieg auf einen Viertausender hat jedoch auch für diesen Beruf den Charakter einer ungewöhnlichen Belastung, die bei der vorbestehenden schweren Koronarerkrankung geeignet ist, einen Sekundenherztod im zeitlichen

Zusammenhang mit der Belastung auszulösen. Die Wahrscheinlichkeit eines ursächlichen Zusammenhanges zwischen der versicherten Tätigkeit und dem Herztod überwiegt derart, daß eine Gelegenheitsursache (Gesundheitsstörung nur bei Gelegenheit einer versicherten Tätigkeit) ausgeschlossen erscheint. Damit besteht Anspruch auf Hinterbliebenenrente.

Rentenversicherung

Die MdE richtet sich nach den Tab. 8.**13**, 8.**15** und 8.**16**.

Entschädigungsrecht

Das asymptomatische Stadium der koronaren Herzerkrankung fällt als schicksalhafte Erkrankung nicht in den Versorgungsrahmen des Entschädigungsrechtes. Tritt jedoch bei einer Tätigkeit nach versorgungsrechtlichen Grundsätzen bei bisher stummer koronarer Herzerkrankung ein akuter Herztod oder ein anderer kardialer Gesundheitsschaden auf, so sind die neuen Folgen nach dem Entschädigungsrecht zu entschädigen (Tab. 8.**13**, 8.**15** und 8.**16**).

Schwerbehindertengesetz

Die Berechnung des GdB erfolgt ebenfalls nach den Tab. 8.**13**, 8.**15** und 8.**16**.

9. Nekrosestadium

Jürgen Barmeyer

Akuter Herztod

Das Nekrosestadium der koronaren Herzerkrankung umfaßt die zwei akuten Koronarsyndrome „akuter Herztod" und „akuter Myokardinfarkt". Obgleich beim Sekundenherztod nur in seltenen Fällen ischämisch bedingte Myokardnekrosen gefunden werden, erscheint es aus Gründen der Übersichtlichkeit sinnvoll, ihn in diesem Kapitel mit abzuhandeln.

Von einem akuten Herztod sollte nur dann gesprochen werden, wenn der Tod nach dem bisherigen Befinden des Patienten unerwartet eintritt. Dabei hat es sich bewährt, zwischen Sekundenherztod und plötzlichem Herztod zu unterscheiden. Beim Sekundenherztod fehlt in aller Regel eine prämonitorische Symptomatik und jeglicher klinischer und morphologischer Hinweis auf einen akuten Myokardinfarkt. Häufig findet sich autoptisch eine kritische Stenose oder ein älterer Verschluß des R. interventricularis anterior („artery of death").

Demgegenüber sind beim plötzlichen Herztod (Tod innerhalb von 24 Stunden nach Beginn der Symptomatik) häufig Myokardnekrosen und eine Koronarthrombose nachweisbar (Effert et al. 1980). Auch gehen dem plötzlichen Herztod in aller Regel gewisse Symptome wie allgemeine Schwäche, Dyspnoe, Thorax- und Armschmerzen, unbestimmtes Krankheitsgefühl oder Appetitlosigkeit voran, die ihren prämonitorischen Charakter erst durch das deletäre Ereignis enthüllen.

Die jährliche Inzidenz des akuten Herztodes wird bei der stabilen Angina pectoris mit 4% und nach Myokardinfarkt mit 5% angegeben. Bemerkenswert ist die mit 10% auffallend hohe jährliche Mortalität infolge eines akuten Koronartodes bei den Patienten, die mit Verdacht auf einen sich später nicht bestätigenden Myokardinfarkt in die Klinik eingewiesen werden. Diese Form der instabilen Angina pectoris birgt für diese Patienten offensichtlich ein hohes Letalitätsrisiko (Schroeder et al.1977).

Besondere prädisponierende Gelegenheiten, die den akuten Herztod unmittelbar verursachen, lassen sich bisher nicht erkennen. In einer Untersuchung von Vuori et al. (1978) bei 955 akuten Herztodesfällen waren nur in 1,7% besondere psychische Belastungen vorausgegangen. Auch körperlicher Belastung scheint keine besondere Bedeutung für die Auslösung eines plötzlichen Herztodes zuzukommen (Tab. 9.**1**).

Tabelle 9.1 Plötzlicher Herztod und körperliche Belastung (Vuori et al. 1978)

n = 98	%
Schlaf	15
Ruhe	21
leichte Belastung	35
schwere Belastung	29

Tabelle 9.2 Letale Komplikation (Herzstillstand, Tod) bei Bewegungstherapie mit Koronarpatienten (Effert et al. 1980)

Autor	Komplikationen/Teilnehmer-Trainingsstunden
Bruce 1976	1/10 192
Kranemann 1976	1/13 596
Niederberger 1978	1/14 500
Haskell 1978	1/28 590

Die geringe kausale Bedeutung körperlicher Aktivität für den akuten Herztod wird unterstrichen durch das seltene Auftreten letaler Komplikationen bei der Bewegungstherapie von Koronarkranken (Tab. 9.**2**).

Diese Erkenntnisse sind von besonderer Bedeutung für die Begutachtung von Zusammenhangsfragen zwischen akutem Herztod und der beruflichen Belastung eines Arbeitnehmers.

Myokardinfarkt

Einem Myokardinfarkt liegt eine umschriebene Nekrose des Herzmuskels (Parenchym und Mesenchym) zugrunde, die durch eine lang dauernde überkritische Drosselung der Blutzufuhr in der entsprechenden Koronararterie ausgelöst wird. Je nach Schwere der Durchblutungsstörung (okkludierende Thrombose, kritische Stenose, Kollateralen) durchsetzt das Nekroseareal die gesamte Ventrikelwand (transmuraler kompakter Infarkt, transmuraler multifokaler Infarkt) oder beschränkt sich auf die Innen- und/ oder Mittelschichten des Herzmuskels (intramuraler kompakter Infarkt, intramuraler multifokaler Infarkt).

Vorderwandinfarkte (R. interventricularis anterior) und Posterolateralinfarkte (A. coronaria dextra bei Rechtsversorgungstyp, R. circumflexus bei Linksversorgungstyp) weisen in der Regel die größte Ausdehnung auf (bis 80 cm²), durchschnittlich 30–50 cm². Die Flächenausdehnung von basisnahen Hinterwandinfarkten (A. coronaria dextra bei Normalversorgungstyp) und Lateralinfarkt (R. circumflexus bei Normalversorgungstyp, linksmarginaler Ast unabhängig vom Versorgungstyp) beträgt dagegen in der Regel nicht mehr als 30 cm² (Barmeyer et al. 1977).

Meist löst eine okkludierende Thrombose auf einem mehr oder weniger kritisch stenosierenden koronarsklerotischen Beet den akuten Myokardinfarkt aus. Die Ausdehnung der Nekrose ist dabei das Ergebnis einer ganzen Reihe funktioneller und organischer Faktoren, die sich günstig (normale Herzfrequenz, normaler Blutdruck, vorhandene Kollateralen, keine Hypertrophie, keine Dilatation u.a.) oder ungünstig

(hoher oder sehr niedriger Blutdruck, Tachykardie, keine Kollateralen, Hypertrophie und Dilatation, koronare 3-Gefäß-Erkrankung, Anämie u.a.) auf den Herzmuskel auswirken können.

Abhängig von der Größe des Nekrosebezirkes können sich mehr oder weniger ausgeprägte Einschränkungen der Pumpleistung des linken Ventrikels bis zum irreversiblen Pumpversagen (kardiogener Schock) entwickeln, wenn mehr als 40% der linken Herzwand zerstört sind.

Führendes Symptom des beginnenden Myokardinfarktes ist der starke, meist brennende, beengende Brustschmerz, der sich zu verschiedenen Körperbereichen hin (linksthorakal, linker und rechter Arm, Schultern, Unterkiefer, Hals, zwischen die Schulterblätter, Epigastrium) ausbreiten kann. Häufig ist der Schmerz von Todesangst begleitet. Dyspnoe und vegetative Reizerscheinungen fehlen fast nie. In etwa 10 bis 20% ist die Symptomatik atypisch. Bei Diabetikern sollen Herzinfarkte häufig gänzlich schmerzfrei auftreten – eine Aussage, die wir nach unseren Untersuchungen nicht bestätigen können (Weidmann 1992).

Bisher ist es nicht gelungen, spezifische Faktoren auszuarbeiten, die den Infarkt letztlich auslösen. Retrospektive Analysen haben ergeben, daß Myokardinfarkte bei allen Gelegenheiten des täglichen Lebens auftreten. Häufig wird der Patient von dem Ereignis im Schlaf überrascht. In fast der Hälfte der Fälle lassen sich keinerlei koinzidierende Gegebenheiten finden, die man in ursächlichen Zusammenhang mit dem Infarktbeginn bringen kann. Auch scheint, wie beim akuten Herztod, körperlicher Belastung keine dominierende Bedeutung als Auslösemechanismus zuzukommen (Tab. 9.**3**).

Tabelle 9.**3** Umstände des Infarktbeginns bei verstorbenen Patienten (Barmeyer et al. 1977)

u = 52	Anzahl der Patienten
Schlaf	12 (23%)
üppige Mahlzeit	7 (13,4%)
grippaler Infekt	4 (7,7%)
postoperative Phase	4 (7,7%)
körperliche Belastung	2 (3,8%)
Verschiedenes	23 (44,3%)

Tabelle 9.4 Ejektionsfraktion und Mortalität (3 Jahre) bei 265 Postinfarktpatienten ohne Angina pectoris (Roskamm 1989)

% EF	> 60	50 – 59	40 – 49	< 40
% Mortalität	4	4,5	7	18

Typischer EKG- und Enzymverlauf sichern die Diagnose des Myokardinfarktes.

Prognose

Die Abschätzung der Prognose des akuten Herzinfarktes entzieht sich selbst einer groben zahlenmäßigen Festlegung. Abhängig von den unzähligen beeinflussenden Faktoren liegt die Letalität in der akuten Phase zwischen 6 und 10% auf einer Intensivstation und 70 bis 100% im kardiogenen Schock. Verbesserte Aussagen zur Prognose des akuten Infarktstadiums sind nur möglich, wenn man neben Kontraktilitätsparametern wie z.B. der Ejektionsfraktion (Tab. 9.4) auch Prognoseindices heranzieht, in denen bestimmte Parameter quantifiziert, summiert und auf ihren Aussagewert für die Prognose überprüft worden sind (Peel et al. 1972; Killip und Kimball 1967; Norris et al. 1969).

Gutachterliche Beurteilung

Unfallversicherung

In „Die ärztliche Begutachtung" von H. Viefhues und E. Fritze heißt es (S. 53): „Ist der durch Unfall Verletzte oder durch Berufskrankheit zu Schaden gekommene Versicherte infolge einer dadurch herbeigeführten Verschlechterung eines vorbestehenden Leidens (in diesem Fall die koronare Herzerkrankung) gestorben, so gilt der Tod dann als Unfallfolge, wenn die vermutliche Lebensdauer oder Lebenserwartung durch die Auswirkung des Unfalls oder der Berufserkrankung um wenigstens ein Jahr verkürzt wurde."

Voraussetzung für Ansprüche koronarkranker Arbeitnehmer aus der gesetzlichen Unfallversicherung ist somit der Eintritt eines Unfalls (Arbeitsunfall, Wegeunfall) von solcher Qualität, daß dieser mittelbar auf dem Boden der zugrun-

deliegenden Herzerkrankung oder unmittelbar traumatisch einen akuten Herztod oder Herzinfarkt auszulösen vermag. Viefhues und Fritze schreiben weiter: „Eine Gelegenheitsursache ist dann anzunehmen, wenn die Gesundheitsstörung nur bei Gelegenheit einer versicherten Tätigkeit eingetreten ist und nach menschlichem Ermessen bzw. aufgrund der medizinischen Zusammenhänge auch bei jedem anderen nicht zu vermeidenden Anlaß außerhalb dieser Tätigkeit oder auch ohne besonderen Anlaß im Ablauf des täglichen Lebens eingetreten wäre."

Bei der Gelegenheitsursache fehlt der wahrscheinliche Ursachenzusammenhang. Da der akute Herztod oder Herzinfarkt bei koronarer Herzerkrankung in allen erdenklichen Situationen des täglichen Lebens etwa in ähnlicher Häufigkeit vorkommt (Kapitel 9, Abschnitte „Akuter Herztod" und „Myokardinfarkt") und letale und nicht letale Komplikationen auch während mittelgradiger körperlicher Belastung bis 100 Watt, wie sie bei der Bewegungstherapie entsteht, äußerst selten sind, kann ein solcher wahrscheinlicher Ursachenzusammenhang zwischen dem zugrundeliegenden Leiden und dem akuten Herztod oder Myokardinfarkt eines Versicherten während eines Arbeitsunfalls nur dann angenommen werden, wenn ein solches Unfallereignis in seiner Qualität den Rahmen der während der Tätigkeit üblichen Belastung des Arbeitnehmers erheblich überschreitet. Ist das nicht der Fall, muß der akute Herztod oder Herzinfarkt eines Versicherten als typische Gelegenheitsursache gewertet werden. Das koronare Ereignis ist in diesem Fall im Rahmen der gesetzlichen Unfallversicherung nicht entschädigungspflichtig.

Welche Unfallereignisse sprengen den Rahmen üblicher Arbeitsbelastung in einer solchen Weise, daß sie bei zugrundeliegender Koronarerkrankung den vorzeitigen Tod oder akuten Myokardinfarkt eines Arbeitnehmers auslösen können? Ganz allgemein sind Unfälle, bei denen sich der Arbeitnehmer existentiell bedroht fühlt, als Ereignisse von solch außergewöhnlicher Qualität anzusehen, daß sie einen akuten Herztod oder Myokardinfarkt bei zugrundeliegender Koronarerkrankung verursachen können. Zwei typische Beispiele sollen das verdeutlichen:

Beispiel 1

Ein 52jähriger Arbeitnehmer, der schon einen Herzinfarkt durchgemacht hatte, wird beim Ausbruch eines Feuers in einer Werkshalle mit anderen Kollegen eingeschlossen. Ihre Löschversuche sind vergebens. Die Männer werden in letzter Sekunde befreit. 15 Minuten später verstirbt der koronarkranke Arbeitnehmer an akutem Herztod.   ■

Beispiel 2

Ein 47jähriger Arbeitnehmer wird mit dem Fahrrad auf dem Weg zur Arbeit von einem PKW angefahren, so daß er auf die Straße vor einen heranfahrenden Lastwagen stürzt, der gerade noch abbremsen kann. Etwa eine halbe Stunde nach diesem Ereignis verspürt er zunehmende retrosternale Schmerzen. Er erleidet einen akuten Vorderwandinfarkt.   ■

In beiden Fällen war das Erlebnis des Unfalls für die Betroffenen von derart bedrohlicher Intensität, daß aufgrund des engen zeitlichen Zusammenhangs eine kausale Verknüpfung zwischen Unfall und koronarem Ereignis sehr wahrscheinlich erscheint. Im ersten Fall ist somit davon auszugehen, daß die Lebenserwartung des Arbeitnehmers durch die mittelbaren Unfallfolgen um wenigstens ein Jahr verkürzt wurde.

Im zweiten Fall löste das Unfallereignis eine richtungsgebende Verschlimmerung der Grundkrankheit aus, die ebenfalls Rentenansprüche aus der gesetzlichen Unfallversicherung nach sich zieht.

Ein Herzinfarkt kann jedoch auch als unmittelbare Unfallfolge, z.B. aufgrund eines stumpfen Thoraxtraumas, ausgelöst werden.

Beispiel

Ein 23jähriger Arbeitnehmer wird während eines Fußballspiels im Rahmen eines Betriebssportwettkampfes von hinten attackiert und stürzt mit dem Brustkorb heftig auf den vor ihm liegenden Ball. Eine halbe Stunde später stellen sich retrosternale Schmerzen ein. Der junge Mann erleidet einen transmuralen Vorderwandinfarkt. Die spätere Koronarangiographie ergibt einen traumatischen Verschluß des R. interventricularis anterior bei sonst unauffälligen Koronararterien.   ■

Nach einem durch Unfall ausgelösten Herzinfarkt ist die Bewertung der MdE von den verbliebenen Leistungsgrenzen abhängig (Kapitel 10, Abschnitt „Narbenstadium"). Der völlige Verlust der Erwerbsfähigkeit für den Arbeitnehmer bedeutet Vollrente, die Minderung der Erwerbsfähigkeit um mindestens 20% Teilrente. Besteht die Minderung der Erwerbsfähigkeit mehr als 13 Wochen, wird diese zu einem Dauerzustand, auch wenn der Versicherte keine Einkommensverluste erlitten hat.

Rentenversicherung

Die Frage, ob bei einem akuten Myokardinfarkt Berufs- oder Erwerbsunfähigkeit vorliegt oder ein weiterbestehendes entschädigungspflichtiges Leiden, wird erst im Folgestadium eines Herzinfarktes (Narbenstadium) bedeutsam (Kapitel 10).

Entschädigungsrecht

Siehe hierzu Kapitel 8, Abschnitt „Gutachterliche Beurteilung".

Schwerbehindertengesetz

Siehe hierzu Kapitel 10.

10. Narbenstadium (regional, disseminiert)

Jürgen Barmeyer

▓ Allgemeines

Myokardnarben, regional bei Zustand nach Herzinfarkt oder disseminiert nach chronischer Koronarinsuffizienz (kardiomyopathische Verlaufsform der KHK, chronisch-fibrosierende koronare Herzerkrankung) führen am linken Ventrikel zu einem Verlust von kontraktilem Gewebe. Günstigenfalls kann bei kleineren Vernarbungen der Verlust an kontraktiler Substanz durch Hypertrophie der Restmuskulatur vollkommen ausgeglichen werden. Abhängig von der Ausdehnung der Narbe entwickelt sich jedoch in der Regel eine mehr oder weniger ausgeprägte **myokardiale Funktionsstörung**, die Symptomatik, Belastbarkeit und Prognose des Kranken in erster Linie bestimmt (Kapitel 5, Abschnitt „Hämodynamische Stadien – Beispiele"). Dem Myokardzustand kommt somit gerade gutachterlich eine besondere Bedeutung zu, da sie auch die berufliche Belastbarkeit des Arbeitnehmers entscheidend mitbestimmt.

Ein weiteres, für die kardiologische Begutachtung wichtiges Phänomen des Narbenmyokards ist die Neigung zu komplexen, prognostisch bedeutsamen **ventrikulären Arrhythmien**, die nicht unbedingt mit der Beeinträchtigung des myokardialen Zustandes korrelieren. Die Rhythmussituation wird somit neben der Abklärung der myokardialen Reserven zu einem unabhängigen Faktor bei der Begutachtung von Arbeitnehmern mit erlittenem Myokardinfarkt.

Regionale Narben können die gesamte linksventrikuläre Kammerwand durchsetzen (transmuraler Infarkt) oder intramural begrenzt bleiben (intramuraler Infarkt). Vor allem transmurale Narben (überwiegend bei Vorderwandinfarkten) beinhalten die Gefahr, durch Umbau der myokardialen Textur (Remodeling) eine chronische Herzinsuffizienz auszulösen, die bei einer zu frühzeitigen Begutachtung, z.B. schon während des Anschlußheilverfahrens, noch nicht erkannt werden kann.

Andererseits kann sich ein anfänglich ungünstigerer Myokardzustand nach Herzinfarkt durch allmähliche Hypertrophie und therapeutische Maßnahmen (ACE-Hemmer u.a.) so verbessern, daß auch hier eine zu frühzeitige Begutachtung die wahre berufliche Belastbarkeit des Arbeitnehmers falsch einschätzen würde. Jede Begutachtung muß daher die Dynamik der myokardialen Anpassung nach einem Herzinfarkt mit ins Kalkül ziehen.

Eine sehr seltene Form der Myokardvernarbung stellt die sogenannte kardiomyopathische Verlaufsform oder chronisch fibrosierende Koronarerkrankung (Barmeyer 1977) dar. Sie entsteht in der Regel auf dem Boden einer diffusen 3-Gefäß-Erkrankung **ohne** Angina pectoris, so daß infolge der lange inapparenten Koronarinsuffizienz schleichend Herzmuskelfasern disseminiert zugrunde gehen, die durch Narben ersetzt werden. Die Patienten werden meist erst durch Luftnot und die einsetzende Herzinsuffizienz auf ihre Erkrankung aufmerksam. Eine Begutachtung erfolgt daher oft in einem schon fortgeschrittenen Stadium der Erkrankung.

▓ Diagnostik

Der Nachweis von regionalen Narben (abgelaufener Myokardinfarkt) erfolgt durch das Elektrokardiogramm, wobei pathologische Q-Zacken oder QS-Komplexe praktisch beweisend sind. Die Anzahl der beteiligten Ableitungen sowie die Reduktion der R-Amplituden geben grobe Hinweise auf die Ausdehnung der Narbe und damit auf den Grad der funktionellen Beeinträchtigung des linken Ventrikels. Allerdings ist die Beziehung zwischen der elektrokardiographischen Narbenfläche und der linksventrikulären Pumpleistung nicht sehr eng, so daß die elektrokardiographische Narbenausdehnung für die gutachterliche Beurteilung nur von untergeordneter Bedeutung ist.

Bei der **chronisch fibrosierenden Koronarerkrankung** ist das Myokard der linken Herzkammer durchsetzt von netzförmigen Narben. Das EKG zeigt daher wegen der disseminierten Verteilung des Bindegewebes ein bunteres Muster, das schwerer zu deuten ist. In der Regel findet sich eine mehr oder weniger ausgeprägte Störung der Erregungsausbreitung in den Kammern, bisweilen mit Splitterungen des QRS-Komplexes und Reduktion der verplumpten Kammerkomplexe. Linksverspätungen mit niedrigen R-Zacken sowie atypische linksschenkelblockähnliche Deformierungen weisen ebenfalls auf die schwere, narbig bedingte Texturstörung des linken Ventrikels hin. Derartige EKG-Bilder finden sich ausschließlich bei massiven Schädigungen der linken Herzkammer. Der Gutachter ist in derartigen Fällen durchaus berechtigt, Schlüsse auf das Ausmaß der Kontraktionsreserven zu ziehen.

Ein vergleichsweise höherer diagnostischer Wert für die Bestimmung der regionalen Narbenausdehnung kommt der Ultraschallkardiographie zu. Vor allem bei Vorderwandinfarkten läßt sich die Ausdehnung des akinetischen oder dyskinetischen Bezirks sicherer abschätzen, wohingegen bei Hinterwand- und Lateralinfarkten die Bestimmung der Narbengröße auch im Echokardiogramm unsicher bleibt.

Bei der disseminierten Vernarbung des Myokards imponiert echokardiographisch eine Dilatation der linken Herzkammer mit globaler Kontraktilitätsminderung. Die Schwere der linksventrikulären Pumpstörung wird aufgrund derartiger echokardiographischer Befunde offensichtlich und auch für gutachterliche Abschätzungen bedeutsam.

Röntgenologisch ergeben sich nur indirekte Hinweise auf die Ausdehnung von Myokardnar-

ben. Größere dyskinetische Vorderwandnarben (Aneurysma) können gelegentlich zu einer kastenförmigen Umformung des linken Herzrandes führen.

Herzvolumina über 13 ml/kg sind bei nachgewiesener koronarer Herzerkrankung ein wichtiges Indiz für eine erhebliche Narbenausdehnung, und auch in einem solchen Fall ist der Gutachter berechtigt, auf eine nicht unbeträchtliche Minderung der myokardialen Kontraktionsreserven zu schließen.

Narben verursachen unabhängig von ihrer Ausdehnung eine mehr oder weniger ausgeprägte Abnahme der Dehnbarkeit des linken Ventrikels (diastolische Funktionsstörung). Verlust an Wanddehnbarkeit führt zur Einflußbehinderung des linksatrialen Abflusses mit Anstieg des linksventrikulären Füllungsdruckes, des linksatrialen und pulmonalvenösen Druckes und konsekutiver Druckbelastung des rechten Ventrikels (intermittierende oder permanente postkapilläre pulmonale Hypertonie). Bei kleineren bis mittleren Narben kann in der Regel eine normale Pumpleistung durch kompensatorische Hypertrophie der Restmuskulatur aufrecht erhalten werden, wobei die Füllungsdrücke sich durchaus unterschiedlich verhalten. Größere Narben, die mehr als 30 % der linksventrikulären Muskulatur ersetzt haben, können durch Massenzunahme der Restmuskulatur meist nicht mehr kompensiert werden, so daß neben der Füllungsdrucksteigerung (Diagnostik durch Ultraschallkardiographie und Mikroherzkatheter) auch die Pumpleistung unter Belastung nicht ausreichend gesteigert werden kann (systolische Herzinsuffizienz, Kontraktionsinsuffizienz). Die Schwere der Pumpstörung ist ausschließlich durch das semiinvasive Verfahren der Mikroherzkatheterisierung feststellbar. Ergometrische Untersuchungen helfen hier nicht weiter (Tab. 3.**1**).

■ Symptomatik und Belastbarkeit

Patienten im Narbenstadium der koronaren Herzerkrankung bilden bei weitem die größte Gruppe von Arbeitnehmern, die zur Begutachtung kommt. Die Symptomatik ist relativ monoton. Über Luftnot unterschiedlicher Ausprägung

(NYHA II bis IV), gelegentlich begleitet von Brustenge und Leistungseinschränkung, wird am häufigsten geklagt. Typische Angina pectoris gehört nicht zu den klassischen Symptomen des reinen Narbenstadiums. Ihr Auftreten macht das Vorliegen eines gemischt ischämisch-narbigen Stadiums wahrscheinlich (Kapitel 11).

Die Einschränkung der Belastbarkeit infolge des Narbenstadiums wird vor allem von körperlich arbeitenden Arbeitnehmern empfunden. Bei Begutachtungen hat daher die richtige Einschätzung der Arbeitsplatzsituation mit ihren beruflichen Anforderungen hohe Bedeutung.

Myokardialer Funktionszustand

Abhängig vom Grad der myokardialen Schädigung finden sich im Narbenstadium alle vier myokardialen Funktionsstadien (Stadium 1 bis 4).

Rhythmussituation

Rhythmusstörungen („Herzstolpern", „Herzjagen") sind im Narbenstadium eine häufige Empfindung. Die Symptomatik kann dann die ganze Bandbreite von zufälliger Entdeckung über leichte Mißempfindungen bis hin zu Schwindel und Synkopen aufweisen. Vor allem Synkopen sind als ungünstiges prognostisches Zeichen besonders ernst zu bewerten und deuten eine Gefährdung des Arbeitnehmers an.

Komplexe ventrikuläre Rhythmusstörungen entstehen in den endokardialen und epikardialen Randbereichen von Infarktnarben (arrhythmogenes Substrat), wobei sich letztendlich klinisch meist nicht klären läßt, ob beim reinen Narbenherzen nicht Mikroischämien in diesen Zonen mitverantwortlich für deren Entstehung sind. Vor allem ventrikuläre Tachykardien müssen dann vermutet werden, wenn Schwindelattacken bis hin zu Synkopen auftreten. Letztere müssen mit der ganzen Palette der Rhythmusdiagnostik abgeklärt werden (24-Stunden-Langzeit-EKG, elektrophysiologische Untersuchung), da die Prognose des Arbeitnehmers bei entsprechender Symptomatik häufig von der frühzeitigen Erkennung und Therapie abhängig

ist. Stärkere körperliche Arbeit und beruflicher Streß können durchaus Situationen schaffen, die prädisponierend für das Auftreten derartiger prognostisch ungünstiger ventrikulärer Rhythmusstörungen wirken.

Prognose

Die Prognose des reinen Narbenstadiums ist von zwei übergeordneten Faktoren abhängig:

1. Schädigungsgrad des linken Ventrikels

Der Schädigungsgrad des linken Ventrikels wird in erster Linie bestimmt durch die Ausdehnung der Narben und dem damit eingetretenen Verlust an kontraktiler Substanz. Zwar ist eine partielle Kompensation durch die Hypertrophie der Restmuskulatur möglich, sie reicht aber bei größeren Narben nicht aus, zumal größere Narbenfelder zu einer ungünstigen Texturänderung des linken Ventrikels führen können, die die Entwicklung einer chronischen Herzinsuffizienz begünstigt. Als Folge der zunehmenden Schädigung vergrößert sich die linke Herzkammer (UKG, Herzvolumen). Die Ejektionsfraktion nimmt ab. Tab. 9.4 gibt die Beziehung zwischen Ejektionsfraktion und Letalität wieder (Roskamm 1989).

Größere kompakte oder disseminierte Narben werden den Arbeitnehmer somit nicht nur in seiner beruflichen und außerberuflichen Belastbarkeit einschränken, sondern ihm zusätzlich auch ein höheres Risiko aufbürden. Dieses Risiko wird mitbestimmt durch einen weiteren übergeordneten Faktor:

2. Komplexe ventrikuläre Arrhythmien

Zwar muß das Auftreten ventrikulärer Arrhythmien in einem engen Zusammenhang mit dem Zustand des linken Ventrikels gesehen werden. Unstrittig ist jedoch, daß unabhängig vom Schädigungsgrad des linken Ventrikels ventrikuläre Arrhythmien auch prognostisch eigenständig wirken können.

Insgesamt läßt sich nach den verschiedenen Parametern (Infarktausdehnung, Ventrikeldilatation, Herzgröße, Rhythmussituation) eine Niedrigrisikogruppe (jährliches Letalitätsrisiko etwa 1 bis 2%) von einer Hochrisikogruppe (jährliches Letalitätsrisiko etwa 10%) trennen (Roskamm 1989). Begutachtungen müssen derartige prognostische Daten mit ins Kalkül ziehen.

Gutachterliche Beurteilung

Zeitpunkt der Begutachtung

Nach einem akuten Herzinfarkt setzt über einen längeren Zeitraum eine mehr oder weniger ausgeprägte Änderung der Ventrikelgeometrie und Myokardstruktur ein, die in erster Linie abhängig ist von der Masse der zugrundegegangenen Muskulatur (Remodeling). So kann eine anfänglich bestehende akute Herzinsuffizienz durch allmähliche Entwicklung einer kompensatorischen Hypertrophie der erhaltenen Muskulatur vollständig oder partiell verschwinden, sich andererseits, vor allem nach großem Substanzverlust (transmuraler Vorderwandinfarkt), nach Monaten oder Jahren als chronische Herzinsuffizienz erstmals manifestieren. Wir haben es beim Remodeling nach Myokardinfarkt mit einem dynamischen Prozeß zu tun, der erst nach Monaten ein gewisses Gleichgewicht erreicht hat. Für die gutachterliche Beurteilung der Belastbarkeit eines Arbeitnehmers bedeutet das, daß Begutachtungen im Narbenstadium nach Myokardinfarkt frühestens 6 Monate nach dem akuten Ereignis durchgeführt werden sollten, nämlich dann, wenn ein gewisser Abschluß in der Stabilisierung der myokardialen Funktion und Texturänderung eingetreten ist.

Unfallversicherung

Wie in Kapitel 9, Abschnitt „Gutachterliche Beurteilung" dargelegt worden ist, kann ein Herzinfarkt als unmittelbare Unfallfolge entstehen oder mittelbar als richtungsgebende Verschlimmerung einer zugrundeliegenden koronaren Herzerkrankung ausgelöst werden. In beiden Fällen sind die späteren Infarktfolgen (Narbenstadium) im Rahmen der Unfallversicherung entschädigungspflichtig. Die Bewertung der MdE richtet sich nach den verbliebenen Leistungsgrenzen eines Arbeitnehmers. Im reinen **Narbenstadium** sind dabei für eine möglichst quantifizierende Beurteilung folgende kardiologische Faktoren von besonderer Bedeutung:

➤ Symptomatik (Dyspnoe) – quantifizierbar
➤ Belastbarkeit (Wattleistung) – quantifizierbar
➤ Prognose (linksventrikulärer Schädigungsgrad, gravierende Arrhythmien) – nicht quantifizierbar
➤ Pathomorphologie (Narbenausdehnung, Ventrikeldilatation, Herzgröße) – quantifizierbar
➤ Gravierende Arrhythmien (Schwindel, Synkopen) – nicht quantifizierbar
➤ Myokardialer Funktionszustand (Funktionsstadium 1 bis 4) – quantifizierbar

Dyspnoe als wichtigstes Leitsymptom im Narbenstadium unterliegt zwar als subjektive Empfindung des zu Begutachtenden gewissen Einschränkungen der Quantifizierbarkeit. Bei sorgfältiger Beobachtung des Patienten, z.B. während der Ergometrie oder Spiroergometrie, läßt sie sich jedoch ziemlich zuverlässig in ihrer Ausprägung und im Zeitpunkt ihres Auftretens einordnen, so daß sie als Beurteilungsparameter durchaus verwendbar erscheint.

Besser zu quantifizieren ist die **Belastbarkeit** anhand der erreichten Wattzahl, wobei allerdings von der erreichten Leistung nur mit großer Vorsicht auf die myokardiale Funktion geschlossen werden kann (Beispiel Tab. 3.**1**).

Die größten Probleme ergeben sich bei der Abschätzung der **Prognose** eines geschädigten Arbeitnehmers. Hier sollte eine Klassifikation nur nach den Kategorien „Hochrisiko" (jährliches Letalitätsrisiko ca. 10%) oder „Niedrigrisiko" (jährliches Letalitätsrisiko 1 bis 2%) erfolgen (Kapitel 10, Abschnitt „Prognose").

Die **Pathomorphologie** als Ursache des Schädigungsgrades läßt sich anhand der Narbengröße (EKG, UKG), der linksventrikulären Dilatation und Kontraktilität (UKG) sowie der Gesamtgröße des Herzens (Herzvolumen) wiederum mit einem hohen Maß an Sicherheit quantifizieren.

Der Nachweis **komplexer ventrikulärer Arrhythmien** mit oder ohne Symptomatik hat insofern für die Begutachtung quantifizierende Bedeutung, als er solche Arbeitnehmer der „Hochrisikogruppe" zuordnet. Der Einfluß der heutigen therapeutischen Möglichkeiten (Defibrillator/Kardioverter-Implantation) ist hier besonders zu beachten (Kapitel 32).

Die sichersten gutachterlichen Informationen über den **myokardialen Funktionszustand** im reinen Narbenstadium erhalten wir durch die mittels Einschwemmkatheter erfolgende Bestimmung der Funktionsstadien des Herzens. Erst die genaue Kenntnis der myokardialen Reserven ermöglicht dem Gutachter die sichere Beurteilung der verbliebenen Leistungsfähigkeit eines Arbeitnehmers im Postinfarktstadium (reines Narbenstadium) und setzt ihn in die Lage, unter Berücksichtigung der spezifischen Arbeitsplatzbelastung die versicherungsrechtliche Situation richtig zu werten. Daher sollte das zwar nicht duldungspflichtige, aber besonders risikoarme Verfahren der Mikroherzkatheteruntersuchung unter Belastung bei Begutachtungen im reinen Narbenstadium unbedingt angestrebt werden, zumal auch die Belastbarkeit bei Freizeitaktivitäten beurteilt werden kann.

Steht dieses Verfahren jedoch nicht zur Verfügung, muß eine Ergometrie unter Ausbelastungskriterien durchgeführt werden, aus deren Ergebnissen wegen der großen Unschärfe der Methode, die wirklichen kardialen Reserven zu bestimmen (Trainingsmangel, Motivation des

Getesteten u. a.), nur grobe Richtwerte gewonnen werden können. Aufgrund zusätzlicher Daten (Rhythmologie, Narbengröße im EKG und UKG, Grad der Ventrikeldilatation, Herzvolumen) muß der Gutachter das statistische Risiko des Patienten bestimmen (Risikogruppe) und mit ins Kalkül ziehen, will er die Unsicherheit seiner Beurteilung, die allein auf ergometrischen Daten beruht, verringern.

Eine Verbesserung der Aussagekraft der Ergometrie in der Frage nach den myokardialen Reserven ist dann möglich, wenn zusätzliche spirometrische Untersuchungen (O_2-Aufnahme und CO_2-Abgabe unter Belastung, maximale O_2-Aufnahme, maximale O_2-Aufnahme/Pulsschlag, Herzvolumenleistungsquotient $= \dfrac{HV}{O_2 - Puls\,max}$ und anaerobe Schwelle) durchgeführt werden (Reindell et al. 1967).

Die Abschätzung von MdE und GdB mittels nichtinvasiver Verfahren (Ergometrie, Risikozuordnung) ist in Tab. 10.**1** dargestellt.

Die einzige Möglichkeit, die erhaltenen myokardialen Reserven zuverlässig zu bestimmen und damit die berufliche Belastbarkeit eines Arbeitnehmers im reinen Narbenstadium sicher festzulegen, besteht in der Messung der Hämodynamik mit Hilfe der Mikroherzkatheterisierung. Aber auch hier sollte das statistische Risiko im Postinfarktstadium in die Beurteilung mit eingehen, da komplexen ventrikulären Rhythmusstörungen unabhängig vom Myokardzustand große prognostische Bedeutung zukommt (Kapitel 10, Abschnitt „Prognose"). Die Berechnung von MdE und GdB nach den jeweiligen Funktionsstadien ergibt sich aus den Tab. 10.**2** bis 10.**4**.

Im **Funktionsstadium 1** (Füllungsdruckanstieg = Compliancestörung und/oder regionale linksventrikuläre Bewegungsstörung) ist die Beeinträchtigung des Arbeitnehmers meist relativ gering, zumal die Belastbarkeit in der Regel erheblich oberhalb der Wattzahl liegt, bei der der Füllungsdruck ansteigt. Da bei dem guten myokardialen Zustand auch die Prognose kaum getrübt ist, wenn komplexe ventrikuläre Arrythmien fehlen, sind MdE und GdB niedrig anzusetzen (Tab. 10.**2**).

Tabelle 10.**1** MdE und GdB nach maximaler ergometrischer Leistung und Risiko – reines Narbenstadium

Leistung (Watt) (nach HF und Blutdruck ausbelastet)	Risikogruppe* (A, B)	MdE, GdB (%) (Richtwerte)
200	A	0 – 10
	B	20 – 40
100 – 150	A	10 – 20
	B	30 – 50
75 – 100	A	20 – 30
	B	50 – 70
50 – 75	A	40 – 50
	B	80 – 90
25 – 50	A	100
	B	100

* **Risikogruppen (Roskamm 1989)**
Parameter zur Bestimmung des jährlichen Letalitätsrisikos: Narbenausdehnung, Grad der Ventrikeldilatation, Herzgröße, Rhythmussituation.
Niedrig-Risikogruppe (A): jährliches Risiko ca. 1 – 2 %
Hoch-Risikogruppe (B): jährliches Risiko ca. 10 %

Tabelle 10.**2** MdE und GdB im Funktionsstadium 1 – reines Narbenstadium

Funktionsstö-rung (Watt):	Risikogruppe* (A, B)	MdE, GdB (%) Richtwerte
200	A	0
	B	10
100 – 150	A	0
	B	10
75 – 100	A	10
	B	20
50 – 75	A	20
	B	30
25 – 50	A	40
	B	50

* Bezieht sich ausschließlich auf den Nachweis oder das Fehlen komplexer ventrikulärer Arrhythmien (ab LOWN-Klasse IV)
A = ohne ventrikuläre Arrhythmien
B = mit ventrikulären Arrhythmien

Tabelle 10.**3** MdE und GdB im Funktionsstadium 2 (relative Herzinsuffizienz) – reines Narbenstadium

Max. Leistung bei (Watt):	Risikogruppe* (A, B)	MdE, GdB (%) Richtwerte
200	A	0 – 10
	B	20 – 40
100 – 150	A	10 – 20
	B	30 – 50
75 – 100	A	30 – 50
	B	60 – 80
50 – 75	A	50 – 60
	B	100
25 – 50	A	100
	B	100

* Bezieht sich ausschließlich auf den Nachweis oder das Fehlen komplexer ventrikulärer Arrhythmien (ab LOWN-Klasse IV)
A = ohne ventrikuläre Arrhythmien
B = mit ventrikulären Arrhythmien

Im **Funktionsstadium 2** (relative Herzinsuffizienz; Mißverhältnis zwischen Ventrikelgröße und maximaler Leistung) ist die Prognose wegen der bestehenden Ventrikeldilatation fraglich. Da auch die Leistungsfähigkeit des Arbeitnehmers regelhaft stärker beeinträchtigt ist, erreichen MdE und GdB höhere Werte (Tab. 10.**3**).

Im **Funktionsstadium 3** besteht eine Belastungsherzinsuffizienz (erniedrigte Pumpleistung), die auf allen Belastungsstufen eintreten kann. Verminderter Anstieg des Herzminutenvolumens weist im Narbenstadium immer auf eine erhebliche myokardiale Schädigung hin. Da in diesem Funktionsstadium die körperliche Belastbarkeit beträchtlich vermindert und auch die Prognose trotz der heutigen Therapiemöglichkeiten eingeschränkt ist, schlägt das in höheren MdE- und GdB-Werten zu Buche (Tab. 10.**4**).

Im **Funktionsstadium 4** (Ruheherzinsuffizienz) beträgt die MdE und der GdB 100 v. H.

Tabelle 10.**4** MdE und GdB im Funktionsstadium 3 (Belastungsherzinsuffizienz) – reines Narbenstadium

Verminderte Pumpleistung bei (Watt):	Risikogruppe* (A, B)	MdE, GdB (%) Richtwerte
200	A	20 – 30
	B	30 – 50
100 – 150	A	30 – 50
	B	50 – 70
75 – 100	A	50 – 70
	B	100
50 – 75	A	100
	B	100
25 – 50	A	100
	B	100

* Bezieht sich ausschließlich auf den Nachweis oder das Fehlen komplexer ventrikulärer Arrhythmien (ab LOWN-Klasse IV)
A = ohne ventrikuläre Arrhythmien
B = mit ventrikulären Arrhythmien

Rentenversicherung

Die Grundlagen der Begutachtung im Rahmen der Rentenversicherung sind in Kapitel 8, Abschnitt „Gutachterliche Beurteilung" ausführlich dargestellt worden. Die hier beschriebenen Prinzipien gelten ohne Einschränkung auch für das Narbenstadium. Es ist unzulässig, bei der Frage nach Berufs- oder Erwerbsunfähigkeit allein kardiale Faktoren (MdE) als Beurteilungs-

Tabelle 10.**5** Berufsunfähigkeit bei unterschiedlichen Berufen im Narbenstadium und gemischten Stadium nach max. beruflicher Spitzenbelastung (Watt), linksventrikulärem Füllungsdruckanstieg und Belastungsherzinsuffizienz bei (s. auch Tab. 8.**11**)

Berufsart	Max. Arbeitsbelastung (Wattäquivalent)	Berufsunfähigkeit Füllungsdruck ↑ . HMV ↓
Schmied, Waldarbeiter, Bergmann	150 – 200	75 – 100
Gießer, Former, Gußputzer, Masseur	150	50 – 75
Landwirt, Winzer, Gärtner, Steinmetz, Kesselschmied, Krankengymnast, Stukkateur, Gipser, Verputzer, Dreher, Fräser, Naßschleifer, Fleischer, Seeschiffer, Seemaschinist	100 – 150	50 – 75
Keramiker, Glasarbeiter, Maurer, Betonarbeiter, Zimmerer, Isolierer, Fliesenleger, Ofenbauer, Maler, Raumausstatter, Schlosser, Installateur, Mechaniker, Werkzeugmacher, Starkstromelektriker, Fernmeldemonteur, Chemiearbeiter, Möbeltischler, Holzmechaniker, Schiffbauer, Brauer, Müller, Sanitäter, Postdienst	50 – 125	40 – 50
Schnellstahlhärter, Sägewerker, Berufskraftfahrer, Kellner, Drucker	50 – 100	25 – 40
Gerber, Schuhmacher, Sattler, Kürschner, Photolaborant, Kosmetikerin, Friseur, Tankwart, Flugbegleiter, Weber, Vermessungstechniker, Koch, Bäcker, Rangierarbeiter, Ingenieur, Maschinentechniker, techn. Zeichner, Lokomotivführer, Warenkaufmann, Straßenbahner, Flugleiter, Pilot, Telefonist, Pförtner, Gastwirt, Programmierer, Verwaltungsangestellter, Arzt, techn. Assistentin, Lehrer	50	25

kriterien zu verwenden. Immer müssen auch die berufsspezifischen Faktoren wie die Arbeitsplatzsituation mit ihren spezifischen Anforderungen und Gefährdungen in die Begutachtung mit einfließen. Die MdE als Summe der quantifizierten kardialen Faktoren Symptomatik, Belastbarkeit, Prognose und linksventrikuläre Funktion (Tab. 10.**2** bis 10.**4**) kann nur die Grundlage für die Beurteilung liefern, die zusammen mit den arbeitsspezifischen und sozialen Faktoren (Tab. 6.**1**) schließlich für den Gutachter das Gesamtbild ergeben.

Tab. 10.**5** stellt die Richtlinien für Berufsunfähigkeit eines Arbeitnehmers dar, die sich nach kardialen und arbeitsspezifischen Faktoren für unterschiedliche Berufsgruppen ergeben. Sie beruhen auf den gelegentlich erreichten maximalen absoluten Arbeitsbelastungen des jeweiligen Berufes (Tab. 4.**1**) und den über längere Zeit notwendigen Dauerbelastungen in diesem spezifischen Beruf (bis 30% der maximalen Belastung), die ohne besondere Ermüdung des Arbeitnehmers geleistet werden kann.

Finden sich im reinen Narbenstadium komplexe ventrikuläre Arrhythmien, die nicht ausreichend sicher therapierbar sind, besteht unabhängig von der Höhe der MdE in der Regel Berufsunfähigkeit für folgende Berufe mit hoher Verletzungsgefahr: Schmied, Kesselschmied, Dachdecker, Maurer, Zimmerer, Maler, Schlosser, Starkstromelektriker, Fernmeldemonteur, Elektromonteur, Tischler, Schnellstahlhärter, Schweißer, Sägewerker, Waldarbeiter, Berufskraftfahrer, Rangierarbeiter, Lokomotivführer, Kranführer, Straßenbahnfahrer, Flugleiter, Pilot.

Erwerbsunfähigkeit ist im reinen Narbenstadium für stärker körperlich arbeitende Berufe in der Regel dann gegeben, wenn nach ergometrischen Kriterien (Dyspnoe, maximale Leistung in

Watt) die Belastbarkeit unter 75 Watt, für gering körperlich arbeitende Berufe unter 50 Watt, abgesunken ist. Zur Beurteilung der Erwerbsunfähigkeit bei rein geistig arbeitenden Berufen sind ergometrische Kriterien ungeeignet.

Im **hämodynamischen Stadium 1** ist die Beeinträchtigung der Belastbarkeit so gering, daß Erwerbsunfähigkeit nicht eintritt.

Beträgt die maximale Leistungsfähigkeit (Herzfrequenz) eines Arbeitnehmers mit schwerer körperlicher Arbeit mit oder ohne Füllungsdruckanstieg nur noch 100 Watt und die eines Arbeitnehmers mit leichter körperlicher Arbeit nur 50 Watt, besteht im **hämodynamischen Stadium 2** für beide Erwerbsunfähigkeit.

Im **hämodynamischen Stadium 3** wird Erwerbsunfähigkeit je nach Schwere der körperlichen Arbeit ebenfalls im Bereich zwischen 75 und 50 Watt erreicht.

Im **hämodynamischen Stadium 4** ist keinerlei Erwerbstätigkeit mehr möglich.

Entschädigungsrecht

Die Festlegung der MdE erfolgt nach den Tab. 10.**2** bis 10.**4**.

Schwerbehindertengesetz

Der GdB findet sich ebenfalls in den Tab. 10.**2** bis 10.**4**.

11. Gemischtes Stadium (Narbe plus Ischämie)

Jürgen Barmeyer

Allgemeines

Im reinen Narbenstadium der koronaren Herzerkrankung bestimmt in erster Linie das Ausmaß des kontraktilen Substanzverlustes die Schwere der myokardialen Funktionsstörung (Kapitel 10, Abschnitt „Allgemeines"). Besteht gleichzeitig eine Koronarinsuffizienz, kommen deren Auswirkungen auf das regionale Kontraktionsverhalten und die Hämodynamik hinzu. Ischämien sind grundsätzlich reversibel und damit durch Therapie (Medikamente, PTCA, Bypass-Chirurgie) behebbar. Deswegen sollte zunächst der günstige Einfluß der Behandlung auf den funktionell bedingten Anteil der myokardialen Funktionsstörung abgewartet werden, bevor eine abschließende Begutachtung erfolgt. Es ist daher im Sinne einer differenzierten kardiologischen Beurteilung durchaus sinnvoll, zwischen reinem Narbenstadium und gemischtem Stadium zu unterscheiden.

Auch im gemischten Stadium muß die Neigung zu ventrikulären Arrhythmien beachtet werden, da myokardiale Ischämien die Wirkung des zugrundeliegenden arrhythmogenen Substrates verstärken können.

Diagnostik

Die Diagnostik der Begleitkoronarinsuffizienz erfolgt mit Hilfe der in Kapitel 8, Abschnitte „Allgemeines " und „Diagnostik" beschriebenen Methoden.

Symptomatik und Belastbarkeit

Bei Patienten im gemischt narbig-ischämischen Stadium ist neben der Dyspnoe die typische Angina pectoris das Leitsymptom, wobei in einem Fall mehr die Luftnot, in anderen Fällen mehr die Angina pectoris-Beschwerden vorherrschen und die Einschränkung der Belastbarkeit verursachen. Die Symptomatik von Rhythmusstörungen ist in Kapitel 10, Abschnitt „Symptomatik und Belastbarkeit" ausführlich dargestellt.

Myokardialer Funktionszustand

Im gemischten Stadium lassen sich in Abhängigkeit vom Ausmaß der irreversiblen (Narbe) und reversiblen (Ischämie) Beeinträchtigung der Pumpfunktion alle vier myokardialen Funktionsstadien nachweisen.

Rhythmussituation

Siehe hierzu Kapitel 10, Abschnitt „Rhythmussituation".

Prognose

Genaue Daten über das prognostische Risiko im gemischten Stadium der koronaren Herzerkrankung liegen nicht vor. Sie dürften jedoch in etwa den in Kapitel 10, Abschnitt „Prognose" dargestellten Letalitätsrisiken entsprechen. Möglicherweise ist das Risiko wegen des zusätzlichen Ischämiefaktors sogar noch etwas höher zu veranschlagen.

Gutachterliche Beurteilung

Zeitpunkt der Begutachtung

Wie in Kapitel 10, Abschnitt „Gutachterliche Beurteilung" für das Narbenstadium dargelegt, sollte auch im narbig-ischämischen Stadium eine Begutachtung frühestens 6 Monate nach dem Myokardinfarkt erfolgen, da erst zu diesem Zeitpunkt von einer Stabilisierung der myokardialen Texturänderung ausgegangen werden kann. Besteht zum Zeitpunkt der Untersuchung noch keine ausreichende Behandlung der Begleitkoronarinsuffizienz, sollte diese zunächst ausgereizt werden (Medikamente, PTCA, Bypass-Chirurgie), bevor die endgültige Begutachtung erfolgt. Läßt sich dann bei dieser Untersuchung eine koronare Durchblutungsstörung nicht mehr nachweisen, liegt jetzt ein reines Narbenstadium vor, für das die in Kapitel 10, Abschnitt „Gutachterliche Beurteilung" dargestellten Bemessungsgrundlagen gelten (Tab. 10.**2** bis 10.**4**).

Unfallversicherung

Für das gemischte Stadium gelten die in Kapitel 8, Abschnitt „Gutachterliche Beurteilung" und 9, Abschnitt „Gutachterliche Beurteilung" dargelegten Feststellungen zu einem Herzinfarkt oder einer neu aufgetretenen oder stabil gewordenen Koronarinsuffizienz als unmittelbare oder mittelbare Unfallfolge bei vorbestehender koronarer Herzerkrankung. Auch hier müssen mit geringer Modifikation folgende kardiale Parameter für eine quantifizierende Begutachtung ins Kalkül gezogen werden (Kapitel 10, Abschnitt „Gutachterliche Beurteilung"):

➤ Symptomatik (Dyspnoe, Angina pectoris)
➤ Belastbarkeit
➤ Prognose
➤ Pathomorphologie
➤ Rhythmussituation
➤ Myokardialer Funktionszustand

Zur **Dyspnoe** gesellen sich im gemischten Stadium als weiteres Symptom **Angina pectoris-Beschwerden,** die nicht selten die Symptomatik beherrschen. Die Abschätzung von MdE und GdB mittels nichtinvasiver Verfahren (Angina pectoris, Ergometrie, Risikozuordnung) wird in Tab. 11.**1** dargestellt.

Tabelle 11.**1**   MdE und GdB nach maximaler ergometrischer Leistung und Risiko. Gemischtes Stadium (Narbe plus Ischämie)

Dyspnoe und/ oder Angina pectoris und/oder ST-Senkungen bei (Watt):	Risikogruppe* (A, B)	MdE, GdB (%) (Richtwerte)
200	A	20 – 30
	B	30 – 50
100 – 150	A	30 – 50
	B	50 – 70
75 – 100	A	50 – 70
	B	100
50 – 75	A	100
	B	100
25 – 50	A	100
	B	100

* **Risikogruppen (Roskamm 1989)**
Parameter zur Bestimmung des jährlichen Letalitätsrisikos: Narbenausdehnung, Grad der Ventrikeldilatation, Herzgröße, Rhythmussituation).
Niedrig-Risikogruppe (A): jährliches Risiko ca. 1 – 2 %
Hoch-Risikogruppe (B): jährliches Risiko ca. 10 %

Tabelle 11.**2**   MdE und GdB im Funktionsstadium 1 – gemischtes Stadium

Funktionsstörungen bei (Watt):	Risikogruppe* (A, B)	MdE, GdB (%)
200	A	20 – 30
	B	30 – 50
100 – 150	A	30 – 50
	B	50 – 70
75 – 100	A	50 – 70
	B	60 – 80
50 – 75	A	60 – 80
	B	70 – 90
25 – 50	A	100
	B	100

* Nachweis oder Fehlen komplexer ventrikulärer Arrhythmien (ab LOWN-Klasse IV)
A = ohne ventrikuläre Arrhythmien
B = mit ventrikulären Arrhythmien

Tabelle 11.**3** MdE und GdB im Funktionsstadium 2 (relative Herzinsuffizienz) – gemischtes Stadium

Max. Leistung bei (Watt):	Risikogruppe* (A, B)	MdE, GdB (%)
200	A	20 – 40
	B	40 – 60
100 – 150	A	30 – 60
	B	50 – 70
75 – 100	A	40 – 80
	B	60 – 90
50 – 75	A	60 – 90
	B	100
25 – 50	A	100
	B	100

* Nachweis oder Fehlen komplexer ventrikulärer Arrhythmien (ab LOWN-Klasse IV)
A = ohne ventrikuläre Arrhythmien
B = mit ventrikulären Arrhythmien

Tabelle 11.**4** MdE und GdB im Funktionsstadium 3 (Belastungsherzinsuffizienz) – gemischtes Stadium

Verminderte Pumpleistung bei (Watt):	Risikogruppe* (A, B)	MdE, GdB (%)
200	A	20 – 40
	B	30 – 60
100 – 150	A	30 – 60
	B	50 – 80
75 – 100	A	50 – 80
	B	100
50 – 75	A	100
	B	100
25 – 50	A	100
	B	100

* Nachweis oder Fehlen komplexer ventrikulärer Arrhythmien (ab LOWN-Klasse IV)
A = ohne ventrikuläre Arrhythmien
B = mit ventrikulären Arrhythmien

Im Vergleich zum reinen Narbenstadium liegen die Richtwerte für MdE und GdB wegen der Begleitischämie etwas höher. Objektivere Daten zur Abschätzung der beruflichen Belastbarkeit eines Arbeitgebers im gemischten Stadium liefert wie im reinen Narbenstadium jedoch die Messung der Hämodynamik unter ergometri-schen Bedingungen (Kapitel 10). Die Berechnung von MdE und GdB nach dem jeweiligen Funktionsstadium ergibt sich aus den Tab. 11.**2** bis 11.**4**.

Rentenversicherung

Für Begutachtungen in der Rentenversicherung gelten auch im gemischt narbig-ischämischen Stadium die Aussagen in Kapitel 10, Abschnitt „Gutachterliche Beurteilung". Tab. 10.**5** gibt die funktionsanalytischen Kriterien wieder, nach denen je nach Berufsgruppe Berufsunfähigkeit besteht. Es versteht sich von selbst, daß Berufsunfähigkeitskriterien für die Begutachtung nur unter ausreichender Therapie angewandt werden dürfen.

Entschädigungsrecht

Die Festlegung der MdE erfolgt nach den Tab. 11.**2** bis 11.**4**.

Schwerbehindertengesetz

Der GdB findet sich ebenfalls in den Tab. 11.**2** bis 11.**4**.

Literatur

1. Barmeyer, J.: Ruheelektrokardiographie. In: J. Barmeyer, H. Reindell: Koronare Herzerkrankung. Witzstrock-Verlag Baden-Baden, New York, S. 73.
2. Barmeyer, J.: Korrelative Betrachtung nichtinvasiver und invasiver diagnostischer Methoden. In: J. Barmeyer; H. Reindell: Koronare Herzerkrankung. Witzstrock-Verlag, Baden-Baden, S. 250.
3. Barmeyer, J.: Chronisch fibrosierende koronare Herzerkrankung. In: J. Barmeyer, H. Reindell: Koronare Herzerkrankung. Witzstrock-Verlag 1977, S. 241.
4. Barmeyer, J.: Die pathologische Anatomie des Herzinfarktes. In: J. Barmeyer, H. Reindell: Koronare Herzerkrankung, Witzstrock 1977, S. 58.
5. Barmeyer, J., H. Reindell: Koronare Herzerkrankung. Gerhard Witzstrock-Verlag Baden-Baden, New York 1977, S. 72.
6. Barmeyer J., E. Weidmann,W. Blasczyk: Unveröffentliche Ergebnisse.
7. Block, W.J., E.L. Crumpacker, T.J. Dry: Prognosis of angina pectoris. Observations in 6882 cases. J. Am. Med. Ass. 150, 259, 1952.

8. Braunwald, E.: Heart Disease. S. 1359. W.B. Saunders Company, Philadelphia 1988.
9. Bruschke, A.V.G., W.L. Proudfit, F.M. Sones Progress study of 590 consecutive nonsurgical cases of coronary disease followed 5–9 years. Circulation 47, 1154, 1973.
10. Buchwalsky, R.: Einschwemmkatheter. S. 286. Perimed-Verlagsgesellschaft 1985.
11. Deanfield, J.E., H.P. Selwyn, S. Chierchia, A. Maseri, P. Ribiero, S. Krikler, M. Morgan: Myocardial ischemia during daily life in patients with stable angina in relation to symptoms and heart rate changes. Lancet II, 753, 1983.
12. Effert, S., R. Erbel, J. Meyer: Der plötzliche Herztod. Verh.Dtsch.Ges. Herz- und Krlfsch. 4, 1, 1980.
13. Erikssen, J., P.F. Colm, E. Thanlow, P. Mowinkel: Silent myocardial ischemia in middle-aged men. In: Silent ischemia: Current concepts and management. Hrsg. T. v. Arnim, A. Maseri. Steinkopff-Verlag 1987.
14. Erikssen, J.,K. Forfang, O. Storstein: Angina pectoris in presumably healthy middle-aged men. Eur. J. Cardiol. 6, 285, 1977.
15. Friedberg, C.: Early diagnosis in coronary heart disease. In: Advances in Cardiology. Karger – Verlag, Basel 1972.
16. Fulton, M., B. Duncan, W. Lutz, S.L. Morrison, K.W. Donald et al.: Natural history of unstable angina. Lancet I, 860, 1972.
17. Gazes, P.C., E.M. Mobley, H.M. Fary et al.: Preinfarctional (unstable) angina, – a prospective study – ten years follow-up: Prognostic significance of elektrocardiographic changes. Circulation 48, 331, 1973.
18. Kannel, W.B., M. Feinlieb: Natural history of angina pectoris in the Framingham-Study. Prognosis and survival. Am. J. Cardiol. 29, 154, 1972.
19. Killip, T., J.T. Kimball: Treatment of myocardial infarction in coronary care unit. Am. J. Cardiol. 20, 457, 1967.
20. Krauss, K.R., A.M. Hutter, R.W. De Sanctis: Acute coronary insufficiency. Course and follow-up. Circulation 45, Supp I, 66, 1972.
21. Kübler, W.,D. Balker, E. Hoberg, H. Ratus, H. Tillmanns: Instabile Angina pectoris. In: Fortschritte in der Kardiologie. Verh. Dtsch. Ges. Herz- u. Krlfschg. Bd. 49. 4 a u. b, 1983.
22. Levin, D.C., J.T. Fallon: Significance of the angiographic morphology of localized coronary stenosis. Histopathologic correlations. Circulation 66, 897, 1982.
23. Levy, H.: Unstable Angina pectoris. Ann. Int. Med. 44, 1123, 1956.
24. Lichtlen, P.: Zur prognostischen Bedeutung der Koronarangiographie. Med. Trib. 47, 29, 1972.
25. Mark, D.B., R.M. Califf, K.G. Morris et al.: Clinical characteristics and long term survival of patients with variant angina. Circulation 69, 880, 1986.
26. Norris, R.M., P.W.T. Brandt, D.E. Caughey, A.J. Lee, F. Scott: A new prognostic index. Lancet 1969, I, 274.
7. Peel, A.A.F., Th. Semple: Immediate prognosis in acute myocardial infarction. Textbook of Coronary Care. Charles 1972, S. 152.
28. Pepine, C.J.: Silent myocardial ischemia: Definition, magnitude, and scope of the problem. Cardiol. Clin. 4, 577, 1986.
29. Rahimtoola, S.H.: Coronary bypass surgery for chronic angina – 1981 a perspective. Circulation 65, 225, 1982.
30. Rauschelbach, H.H.: Anhaltspunkte für die ärztliche Gutachtertätigkeit im sozialen Entschädigungsrecht und nach dem Schwerbehindertengesetz. Köllen Verlag, Bonn 1983.
31. Rentrop, K.P.: Einfluß von Myokardischämie und Myokardvernarbung auf die Funktion des linken Ventrikels. Habilitationsschrift, Freiburg 1975.
32. Rickards, D.W., E.F. Bland, P.D. White: A complete twenty five year follow-up study of 465 patients with angina pectoris. J. Chron. Dis. 4, 423, 1956.
33. Roskamm, H.: Instabile Angina pectoris. In: H. Roskamm, H. Reindell: Herzkrankheiten, S. 948. Springer-Verlag, 1989.
34. Roskamm, H.: Herzkrankheiten. H. Roskamm, H. Reindell, S. 952 Springer Verlag 1989.
35. Roskamm, H.: Herzkrankheiten. H. Roskamm, H. Reindell, S. 964. Springer Verlag 1989.
36. Scanlon, P.J., R. Nemickas, F.J. Moran et al.: Accelerated angina pectoris. Circulation 47, 19, 1973.
37. Schroeder, J._S., J.H. Lamb, D.C. Harrison: Patients admitted to the coronary care unit for chest pain: high risk subgroup for subsequent cardiovascular death. Am. J. Cardiol. 39, 829, 1977.
38. Severi, S., G. Davies, H. Maseri, P. Marzullo, A. L‹Abbate: Long term prognosis of „variant" angina with medical treatment. Am. J. Cardiol. 46, 226, 1980.
39. Sjaeggestad, Ö.: The natural history of intermediate syndrome. Acta. Med. Scand. 193, 533, 1973.
40. Vuori, J., M. Mäkärainen, A. Jääskälainen: Sudden death and physical activity. Cardiology 63, 287, 1978.
41. Waters, D.D., Szlachcic, J., Miller, D., P. Theroux: Clinical characteristics of patients with variant angina complicated by myocardial infarction or death within 1 month. Am. J. Cardiol. 49, 658, 1982.
42. Weidmann, E.: Unveröffentliche Ergebnisse. Promotionsarbeit 1992.
43. Zuckel, W.J., B.M. Cohen, T.W. Mattingly: Survival following first diagnosis of coronary heart disease. Am. Heart J. 78, 159, 1969.

Erworbene und angeborene Herzfehler

12. Aortenstenose

Jürgen Barmeyer

▨ Allgemeines

Bei Aortenstenosen lassen sich angeborene und erworbene Formen unterscheiden. Während bei den angeborenen linksventrikulären Ausflußbahneinengungen valvuläre, subvalvuläre und supravalvuläre Typen vorkommen, treten die erworbenen Formen ausschließlich als valvuläre Stenosen in Erscheinung. Dabei sind in den letzten Jahrzehnten die rheumatisch bedingten Aortenklappenstenosen mehr und mehr in den Hintergrund getreten. Die erworbene Aortenstenose entspricht heutzutage fast ausschließlich der degenerativen, meist verkalkenden Aortenstenose des älteren Menschen, die mittlerweile den häufigsten Klappenfehler in allen Zivilisationsländern repräsentiert. Möglicherweise spielt langjährige arterielle Hypertonie eine wichtige pathogenetische Rolle bei ihrer Entstehung (Melz 1987).

Pathologisch-anatomisch zeigen die angeborenen Aortenstenosen ausgesprochen komplexe Einengungen des linksventrikulären Ausflußtraktes. Unicuspidale Formen mit und ohne Kommissuren, bicuspidale, tricuspidale, konische oder dysplastische Formen kommen ebenso vor wie membranöse oder fibromuskuläre subvalvuläre oder supravalvuläre Einengungen.

Pathophysiologisch bewirken alle Aortenstenosen eine vom Grad der Einengung bestimmte Druckbelastung der linken Kammer, die infolge allmählich zunehmender konzentrischer Hypertrophie der Ventrikelmuskulatur die Arbeitsweise des Herzens lange Zeit nicht entscheidend beeinträchtigt. Das Schlagvolumen kann bei körperlicher Belastung im normalen Bereich ansteigen. Über Jahre ermöglicht somit die Massenzunahme des linken Ventrikels einen adäquaten Anstieg des Herzzeitvolumens. Bei weiterem Fortschreiten der Einengung – degenerative Aortenstenosen erhöhen ihren Druckgradienten jährlich durchschnittlich um ca. 11 mm Hg (Bojara 1992) – und weiterer Massenzunahme der linksventrikulären Wand kommt es schließlich durch Abnahme der Kontraktilität zu deletären Rückwirkungen auf die Pumpfunktion des linken Ventrikels. Das Schlagvolumen kann unter Belastung nicht mehr gesteigert werden (fixiertes Schlagvolumen); es kann sogar unter Belastung abfallen. Gleichermaßen ist der linke Ventrikel auch nicht mehr in der Lage, das Herzminutenvolumen genügend zu adaptieren, so daß eine Linksherzinsuffizienz daraus entsteht (systolische Funktionsstörung). Bei Änderung der Ventrikelgeometrie (Übergang in exzentrische Hypertrophie) erhöht sich der linksventrikuläre Füllungsdruck (diastolische Funktionsstörung). Der Patient wird symptomatisch (Dyspnoe). Die zunehmende Hypertrophie bewirkt eine Abnahme der Koronarreserve sowie eine Erhöhung der extrakoronaren Komponente des Koronarwiderstandes bei gleichzeitig schon in Ruhe erhöhtem Sauerstoffbedarf. Senkung des effektiven koronaren Perfusionsdruckes, Widerstandserhöhung an den Koronarostien infolge turbulenten Blutflusses hinter der Stenose und Verlängerung der Systole auf Kosten der Diastole sind Faktoren, die sich zusätzlich ungünstig auf die Blutversorgung der linken Herzkammer auswirken, so daß myokardiale Ischämien auftreten können (Angina pectoris).

Die zum Teil extreme Massenzunahme des linken Ventrikels führt zur Entwicklung von Zonen mit ausgesprochen arrhythmogenen Eigenschaften, so daß komplexe lebensbedrohende Rhythmusstörungen auftreten können (Schwindel, Synkopen). Das Auftreten der oben beschriebenen Symptome kündigt somit immer ein weit fortgeschrittenes Stadium der Erkrankung mit ungünstigen Auswirkungen auf die Prognose des Kranken an.

Nach der Höhe des Druckgradienten werden vier Schweregrade unterschieden:

➤ Schweregrad I   < 40 mm Hg
➤ Schweregrad II   40 – 80 mm Hg
➤ Schweregrad III   80 – 120 mm Hg
➤ Schweregrad IV   > 120 mm Hg

Bei zunehmender Linksinsuffizienz sinkt der Druckgradient, so daß zur Beurteilung der Dignität der Aortenstenose stets das Herzzeitvolumen sowie die Berechnung der Öffnungsfläche mit in die Beurteilung einbezogen werden müssen.

Nach Klappenersatz bildet sich die Hypertrophie der linken Kammer allmählich zurück. Dieser Prozeß benötigt mindestens 6 Monate bis zu seinem Abschluß. Eine geringe Resthypertrophie bleibt meist erhalten, da infolge des leicht eingeschränkten Flusses an der Kunstklappe ein leichter Druckgradient bestehen bleibt (10 bis 30 mm Hg). Voraussetzung für den Rückgang der pathologischen Massenzunahme des linken Ventrikels ist allerdings ein präoperativ noch nicht irreversibel geschädigtes Myokard. Für den mangelhaften Rückgang der Hypertrophie sind somit vor allem zwei Bedingungen verantwortlich:

➤ irreversibel geschädigtes Myokard (Narbenherz, irreversible Gefügedilatation)
➤ weiterbestehende arterielle Hypertonie.

Der Gutachter, der einen Patienten nach Aortenklappenersatz zu begutachten hat, muß die Dynamik dieses postoperativen Prozesses richtig beurteilen. Die sorgfältige Beobachtung dieser Entwicklung gibt ihm wichtige Hinweise auf die erhaltenen myokardialen Reserven, die Belastbarkeit und die weitere Prognose des Patienten.

▣ Diagnostik

Leitsymptom bei der Aortenstenose ist das häufig rauhe, hochfrequente, spindelförmige, **systolische Geräusch**, das sich mit zunehmendem Schweregrad unter Abschwächung des 2. Herztones mehr in die späte Systole verschiebt.

Im **EKG** dominieren bei Linkstyp die Zeichen der Linkshypertrophie, gelegentlich auch der Linksverspätung. Erregungsleitungsstörungen bis hin zu intermittierendem AV-Block III. Grades sind keine Seltenheit und können die Ursache des Schwindels und der Synkopen sein. Ein P-sinistroatriale deutet auf eine Dehnbarkeitsstörung (Compliancestörung) des linken Ventrikels hin, für den kardiologischen Begutachter ein erster objektiver Hinweis auf die beginnende Beeinträchtigung der linksventrikulären Pumpfunktion. Bilden sich die Zeichen der Linkshypertrophie oder Linksverspätung nicht innerhalb eines Jahres zurück, muß entweder auf eine irreversible Schädigung des Myokards oder auf eine noch nicht ausreichend kontrollierte Hypertonie geschlossen werden.

Das **Thoraxröntgenbild** ist im Stadium der konzentrischen Hypertrophie diagnostisch unergiebig. Mit zunehmender exzentrischer Hypertrophie entwickelt sich allmählich eine Linksasymmetrie (Reindell 1989) mit zunehmender Vergrößerung des linken Vorhofs im seitlichen Strahlengang.

Die Aortenstenose wird bestätigt durch die **TM- und 2D-Echokardiographie**. Im TM-Echokardiogramm imponieren die verstärkten Echos der fibrotisch verkalkten Segel und die mangelhafte Separation der Taschenklappenechos, aus denen sich jedoch keine Hinweise auf den Schweregrad der Einengung ableiten lassen. Die Höhe des Druckgradienten kann dagegen mit hoher Sensitivität mit Hilfe der Dopplerverfahren bestimmt werden, da eine enge Beziehung zwischen Klappenöffnung und Flußgeschwindigkeit besteht.

Die **retrograde Linksherzkatheterisierung** dient der direkten Messung des Druckgradienten, der genauen Lokalisation der Stenose, der Bestimmung des Kontraktionsverhaltens des linken Ventrikels, der detaillierten Darstellung der Klappenmorphologie und der ascendierenden Aorta sowie der Abklärung der Koronarmorphologie (30 bis 50% Koronarveränderungen, Swanton et al. 1977).

Symptomatik und Belastbarkeit

Aortenstenosen bleiben lange Zeit asymptomatisch. Dyspnoe bis hin zu Asthma cardiale und Orthopnoe, typische Angina pectoris sowie Schwindelattacken, nicht selten Synkopen, häufig unter Belastung auftretend, bilden die klinische Symptomtrias der Aortenstenose. Sie kündigt stets ein fortgeschrittenes Stadium der Klappenerkrankung, in der Regel mit erheblicher funktioneller Beeinträchtigung des linken Ventrikels an. Die Belastbarkeit ist dann meist schon erheblich eingeschränkt (78% im NYHA-Stadium III und IV, Gohlke et al. 1989). Postoperativ kommt es subjektiv zu einer dramatischen Verbesserung der Belastbarkeit.

Myokardialer Funktionszustand

Entsprechend der anfänglich sehr langsamen Massenzunahme des linken Ventrikels (eine zunehmend raschere Druckbelastung der linken Kammer entwickelt sich erst ab einer Klappeneinengung auf etwa $1/3$ der ursprünglichen Öffnungsfläche) besteht lange keine Beeinträchtigung der myokardialen Funktion (hämodynamisches Stadium 0).

Im **hämodynamischen Stadium 1** kommt es zu einem Anstieg des linksventrikulären Füllungsdruckes unter Belastung. Ursache ist eine Relaxationsstörung in der Diastole (Bindegewebsvermehrung, Zunahme der extravasalen Komponente des Koronarwiderstandes u. a.), die unter Umständen bei höherer Belastung Dyspnoe verursachen kann. Schlagvolumen und Herzminutenvolumen können jedoch noch belastungsgerecht gesteigert werden. Die linke Herzkammer befindet sich noch im Stadium der konzentrischen Hypertrophie. Die Belastbarkeit eines körperlich arbeitenden Arbeitnehmers ist bereits in diesem hämodynamischen Stadium eingeengt.

Im **hämodynamischen Stadium 2** (relative Herzinsuffizienz) ist die konzentrische Hypertrophie übergegangen in den Zustand der exzentrischen Hypertrophie (Gefügedilatation). Dabei kann die Pumpleistung des Herzens bei alltäglichen Belastungen noch ausreichend sein (adäquates Herzminutenvolumen). Der linke Ventrikel ist jedoch für die maximal erreichbare Belastung zu groß (Verlust der engen Beziehung zwischen Herzgröße und Leistung). Es sind nur noch leichte körperliche Belastungen möglich.

Im **hämodynamischen Stadium 3** kann das Herzminutenvolumen nicht mehr belastungsentsprechend gesteigert werden (Belastungsherzinsuffizienz). Meist besteht eine Kontraktionsschwäche des linken Ventrikels (systolische Herzinsuffizienz) bei exzentrischer Hypertrophie. In selteneren Fällen kann sie jedoch auch durch eine extreme konzentrische Hypertrophie der linken Kammer mit Verkleinerung des linksventrikulären Cavums verursacht sein (diastolische Herzinsuffizienz). In diesem Fall reicht für die Zunahme des Herzminutenvolumens die alleinige Herzfrequenzsteigerung nicht aus, um den Hubraumverlust des linken Ventrikels wettzumachen. Körperlich arbeitende Arbeitnehmer sind in diesem Stadium in der Belastbarkeit erheblich beeinträchtigt.

Im **hämodynamischen Stadium 4** (Ruheherzinsuffizienz) liegt stets eine schwere systolische Pumpstörung vor. Der linke Ventrikel, meist das gesamte Herz, ist erheblich vergrößert (Gefügedilatation) und hypokontraktil. Das Schlagvolumen ist erniedrigt und sinkt unter Belastung weiter ab.

Prognose

Von allen Klappenerkrankungen hat die Aortenstenose die ungünstigste Prognose. Ist der Klappenfehler symptomatisch geworden (Angina pectoris, Dyspnoe, Synkopen) leben nach 3 Jahren 50%, nach 10 Jahren nur noch 10% der Patienten (Abb. 12.**1**).

Für die drei Kardinalsymptome der Aortenstenose Angina pectoris, Synkope und Dyspnoe ergeben sich nach Ross und Braunwald (1968) folgende mittlere Überlebensraten:

➤ Angina pectoris   3 – 5 Jahre
➤ Präsynkope, Synkope   2 – 4 Jahre
➤ Dyspnoe, Asthma cardiale   2 Jahre

Präsynkopale oder synkopale Zustände sowie die verschiedenen Formen der Dyspnoe sind somit als Indizien für eine besonders ungünstige Prognose zu werten. Sie kündigen die beiden für die Aortenstenose typischen Todesursachen Linksherzversagen (ca. 75 %) und plötzlichen Herztod (ca. 20%) an (Frank et al. 1973). Möglicherweise tritt der akute Herztod sogar noch häufiger auf, als in der oben zitierten Studie von Frank beschrieben. Bojara (1992) fand in einer Beobachtung von 83 Patienten mit noch nicht operationsbedürftiger Aortenstenose ($\Delta P = 34{,}7 \pm 17{,}4$ mm Hg) eine Jahresmortalität von 43%.

Die Prognose der Aortenstenose wird durch den Klappenersatz dramatisch verbessert. 93% der operierten Patienten erreichten in den Untersuchungen von Gohlke-Bärwolf et al. (1978) die Fünfjahresüberlebensrate. Das entspricht der natürlichen altersbezogenen Überlebensrate der Normalbevölkerung. Allerdings steht die Langzeitprognose nach Klappenoperation auch in einer engen Beziehung zum präoperativen klinischen und hämodynamischen Stadium. Höheres präoperatives NYHA-Stadium (Cormier et al. 1978) trübt die Langzeitprognose in gleicher Weise wie ein ungünstigeres präoperatives hämodynamisches Stadium.

Postoperativ kommt es zu einer Verbesserung der mittleren NYHA-Klasse von 2,9 auf 1,4 (Gohlke-Bärwolf et al. 1978). Wandhypertrophie und erhöhte Füllungsdrücke bilden sich bei der überwiegenden Anzahl der Patienten zurück, und auch das Schlagvolumen normalisiert sich im Verlauf mehrerer Wochen.

▌ Bemessung von MdE und GdB

Bei der Begutachtung von Patienten mit einer Aortenstenose sollten folgende Gruppen unterschiedlich beurteilt werden:

➤ Nicht operationsbedürftige Aortenstenosen (Druckgradient < 50 mm Hg)
   – ohne myokardiale Schädigung
   – mit myokardialer Schädigung
     (KÖF ≥ 1 cm²)

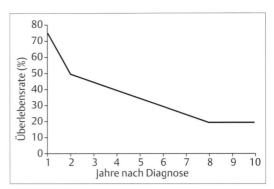

Abb. 12.1 Überlebensrate bei Aortenstenose (ohne Operation) (nach Rapaport 1975)

➤ Operationsbedürftige Aortenstenosen (Druckgradient > 50 mm Hg)
   – ohne myokardiale Schädigung
   – mit myokardialer Schädigung
➤ Aortenstenosen nach Klappenersatz
   – ohne myokardiale Schädigung
   – mit myokardialer Schädigung

Von den kardialen Faktoren (Tab. 6.1) kommt bei diesem Klappenfehler der Symptomatik, Prognose, Pathomorphologie (Druckgradient, Myokardzustand), dem hämodynamischen Stadium sowie der Rhythmussituation besondere gutachterliche Bedeutung zu. Unter den arbeitsspezifischen Faktoren sind es vorwiegend die Art und Schwere der körperlichen Belastung sowie berufsspezifische Gefährdungen.

Nicht operationsbedürftige Aortenstenosen ohne myokardiale Schädigung

Aortenstenosen mit niedrigem Druckgradienten (Doppler, Herzkatheter) ohne myokardiale Schädigung sind asymptomatisch und in aller Regel normal belastbar. Die Prognose ist günstig und quoad vitam nicht entscheidend eingeschränkt. Nur bei systolischen Druckgradienten knapp unter 50 mm Hg entwickelt sich eine nachweisbare konzentrische Hypertrophie, die regelhaft zu einem Füllungsdruckanstieg des linken Ventrikels führt (hämodynamisches Stadium I). Entsprechend ist die MdE niedrig anzusetzen (Tab. 12.1).

Tabelle 12.**1** MdE und GdB bei nicht operationsbedürftiger Aortenstenose im Funktionsstadium 0 und 1 (ohne myokardiale Schädigung)

ΔP (mmHg):	Funktionsstadium (bei 50 Watt)	MdE, GdB (%)
< 30	0	0 – 10
30 – 50	0	20 – 30
	1	30 – 40

Berufsunfähigkeit besteht bei einem Druckgradienten zwischen 30 bis 50 mm Hg für folgende Berufsgruppen (Tab. 8.**11**):

1. Schmied, Waldarbeiter, Bergmann
2. Gießer, Former, Masseur, u.a.
3. Landwirt, Gärtner, Winzer, Steinmetz, Krankengymnast u.a.

Nicht operationsbedürftige Aortenstenosen mit myokardialer Schädigung

Nicht operationsbedürftigen Aortenstenosen mit myokardialer Schädigung (regionale Kontraktionsstörung, Gefügedilatation) muß trotz niedriger Druckgradienten wegen der bestehenden Symptomatik, der erheblich ungünstigeren Prognose, der stärkeren Beeinträchtigung der Myokardfunktion sowie der besonderen Neigung zu komplexen Rhythmusstörungen eine höhere MdE zugemessen werden (Tab. 12.**2**).

Tabelle 12.**2** MdE und GdB bei nicht operationsbedürftiger Aortenstenose im Funktionsstadium 2 bis 4 (mit myokardialer Schädigung)

Symptomatik (A. p., Dyspnoe)	Funktionsstadium (Gefügedilatation)	Rhythmusstörungen[*] (Tachyarrhyth., ventr. ES)	MdE, GdB (%)
–	2	–	40 – 60
–	2	+	60 – 80
+	2	–	50 – 70
+	2	+	70 – 90
+	3	–	100
+	3	+	100
	4		100

[*]) Selbstlimitierende ventr. Tachykardien erhöhen die MdE und GdB um 30 %.

Für folgende Berufsgruppen besteht bei nicht operationsbedürftiger Aortenstenose mit myokardialer Schädigung Berufsunfähigkeit (Tab. 8.**11**):

1. Schmied, Waldarbeiter, Bergmann
2. Gießer, Former, Masseur, u.a.
3. Landwirt, Gärtner, Winzer, Steinmetz, Krankengymnast u.a.
4. Keramiker, Glasarbeiter, Maurer, Betonarbeiter, Zimmerer, Isolierer, Ofenbauer u.a.
5. Schnellstahlhärter, Sägewerker, Berufskraftfahrer, Kellner, Drucker
6. Sattler, Tankwart, Flugbegleiter, Rangierarbeiter, Maschinentechniker, Lokomotivführer, Kranführer, Straßenbahner, Flugleiter, Pilot, Taxifahrer u.a.

Beispiel

Bei dem 46jährigen, asymptomatischen Kraftfahrer fiel bei einer Routineuntersuchung ein systolisches Geräusch auf. Die kardiologische Untersuchung ergab eine leichte, nicht operationsbedürftige Aortenstenose mit erheblicher myokardialer Schädigung (Tab. 12.**3**). Obgleich der Patient völlig asymptomatisch war, sich jedoch schon im hämodynamischen Stadium 2 (relative Herzinsuffizienz) befand, war er aufgrund der ungünstigen Prognose, der Gefährdung durch Linksherzinsuffizienz und Rhythmusstörungen für sich und andere Verkehrsteilnehmer eine Gefahr und damit berufsunfähig. ■

Operationsbedürftige Aortenstenosen

Operationsbedürftige Aortenstenosen (Druckgradient > 50 mm Hg), bei denen aus verschiedenerlei Gründen kein Klappenersatz durchgeführt worden ist, bewirken naturgemäß eine

Tabelle 12.**3** Untersuchungsbefunde bei geringer, nicht operationsbedürftiger Aortenstenose mit myokardialer Schädigung (NYHA-Stadium, Herzgröße [HV/kg]), hämodynamisches Stadium, Ejektionsfraktion (EF), Druckgradient (ΔP) bei 46jährigem asymptomatischen Kraftfahrer.

NYHA	HV/kg (ml/kg)	hämodyn. Stadium	EF (%)	ΔP (mmHg)
I	14,5	2	42	25

höhere MdE oder GdB. Für eine große Anzahl von Berufen besteht Berufs- und Erwerbsunfähigkeit. Auch in dieser Gruppe muß zwischen symptomatischen und asymptomatischen Fällen sowie Fällen mit oder ohne myokardialer Schädigung (Gefügedilatation) unterschieden werden.

Ohne myokardiale Schädigung

Trotz eines hohen Druckgradienten an der Aortenklappe können Patienten mit operationsbedürftigen Aortenstenosen beschwerdefrei und subjektiv normal belastbar sein. Das Fehlen einer myokardialen Schädigung schließt ein höheres hämodynamisches Stadium als Stadium 1 aus. Die gutachterliche Beurteilung ergibt sich aus Tab. 12.**4**.

Tabelle 12.**4** MdE und GdB bei operationsbedürftiger Aortenstenose nach Symptomatik und Druckgradient (ohne myokardiale Schädigung)

Symptomatik	Druckgradient (mmHg)	MdE, GdB (%)
–	50 – 80	80 – 100
–	> 80	100
+	> 50	100

Beispiel

Seit 2 Jahren besteht bei dem 53jährigen Angestellten Dyspnoe und Engegefühl bei körperlicher Belastung. Als Diagnose ergab sich eine hochgradige Aortenstenose (Druckgradient 110 mm Hg) mit konzentrischer Hypertrophie (Tab. 12.**5**). Trotz ungeschädigtem Myokard ist dieser Patient wegen der ungünstigen Prognose ohne Klappenoperation berufs- und erwerbsunfähig. ■

Tabelle 12.**5** Untersuchungsbefunde bei operationsbedürftiger Aortenstenose ohne myokardiale Schädigung (NYHA-Stadium, Herzgröße [HV/kg]), hämodynamisches Stadium, Ejektionsfraktion (EF), Druckgradient (ΔP) bei 53jährigem Angestellten

NYHA-Stadium	HV/kg (ml/kg)	hämodyn. Stadium	EF (%)	ΔP (mmHg)
II	9,5	1	70	110

Mit myokardialer Schädigung

Bei allen Patienten mit operationsbedürftiger Aortenstenose und myokardialer Schädigung (Gefügedilatation) ist die Prognose ohne Klappenersatz hochgradig beeinträchtigt. Solche Patienten sind stets symptomatisch (NYHA II bis IV) und befinden sich meist im hämodynamischen Stadium 2 bis 4. Es besteht Berufs- und Erwerbsunfähigkeit (MdE 100 v. H.)

Tabelle 12.**6** Untersuchungsbefunde bei operationsbedürftiger Aortenstenose mit myokardialer Schädigung (NYHA-Stadium, Herzgröße [HV/kg]), hämodynamisches Stadium, Ejektionsfraktion (EF), Druckgradient (ΔP) bei 57jährigem Landwirt

NYHA-Stadium	HV/kg (ml/kg)	hämodyn. Stadium	EF (%)	ΔP (mmHg)
II	13,3	3	40	65

Beispiel

Der 57jährige Landwirt klagt seit einem halben Jahr über Luftnot und Schwindel bei Belastung. Die Diagnostik ergab eine höhergradige operationsbedürftige Aortenstenose mit myokardialer Schädigung (Tab. 12.**6**). Aufgrund der Symptomatik, der ungünstigen Prognose, der erheblichen Beeinträchtigung der myokardialen Funktion und der schon eingetretenen Gefüge-dilatation (vergrößertes Herzvolumen, erniedrigte Ejektionsfraktion) besteht Berufs- und Erwerbsunfähigkeit für diesen Arbeitnehmer. ■

Aortenstenosen nach Klappenersatz

Nach dem Klappenersatz setzt bei ungeschädigtem Myokard sehr frühzeitig die Regression der linksventrikulären Hypertrophie ein. Der Sokolow-Index erreicht etwa nach 6 Monaten, die Septum- und Hinterwanddicke erreichen nach einem Jahr ihre Normwerte (Reindell et al. 1988). Bleibt diese Entwicklung aus, muß auf eine bisher unerkannte irreversible Schädigung (Fibrosierung), eine zu kleine Klappe (hoher Restgradient) oder auf eine weiterbestehende Hypertonie geschlossen werden. Da die mittle-

Tabelle 12.**7** MdE und GdB bei Aortenstenose nach Klappenersatz (ohne myokardiale Schädigung)

Mittl. ΔP (mmHg) postop.	Funktions-stadium	MdE, GdB* (%)
< 30	0	20 – 30
30 – 50	0	30 – 40
	1	40 – 50

* Antikoagulation erhöht die MdE und den GdB um 10 %.

ren Restgradienten nach Klappenersatz etwa 20 bis 30 mm Hg betragen, bleibt stets eine leichte Druckbelastung wie bei einer leichten Aortenstenose zurück. Dem hat der Gutachter Rechnung zu tragen. Da die Regressionsvorgänge mit Umbau des linken Ventrikels erst nach etwa einem Jahr abgeschlossen sind, sollte eine Begutachtung frühestens in der zweiten Hälfte des ersten postoperativen Jahres erfolgen, weil erst jetzt das Ausmaß der Normalisierung sicher beurteilt werden kann. Eine unterschiedliche Fest-legung von MdE und GdB bei Kunststoffprothese oder Bioprothese ist nicht gerechtfertigt.

Ohne Restschädigung

Die Belastbarkeit eines Arbeitnehmers nach Abschluß der Hypertrophieregression entspricht der Belastbarkeit bei einer leichten Aortenstenose (Druckgradient ca. 20 bis 30 mm Hg). Allerdings hat die bei Kunststoffprothesen notwendige Antikoagulation mit ihrem höheren Blutungsrisiko Einfluß auf die MdE (Tab. 12.**7**).

Beispiel

Die 56jährige Frau erkrankte mit Dyspnoe und mehreren Synkopen. Diagnostisch ergab sich eine hochgradige Aortenstenose (Druckgradient 100 mm Hg). Präoperativ fand sich eine Linksverspätungskurve, eine Septum- und Hinterwanddicke von 15 mm Hg, ein normales Herzminutenvolumen. Postoperativ kam es zur Normalisierung aller Befunde (Tab. 12.**8**). ■

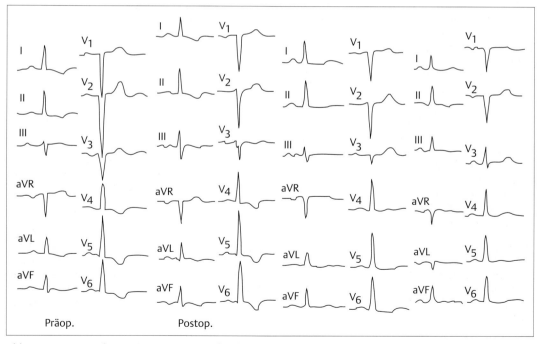

Abb. 12.**2** Prä- und postoperative EKG-Befunde bei 56jähriger Angestellter mit operierter Aortenstenose ohne myokardiale Schädigung

Präoperativ: Linksverspätung, Störung der Erregungsrückbildung
Postoperativ: Normalisierung des EKGs

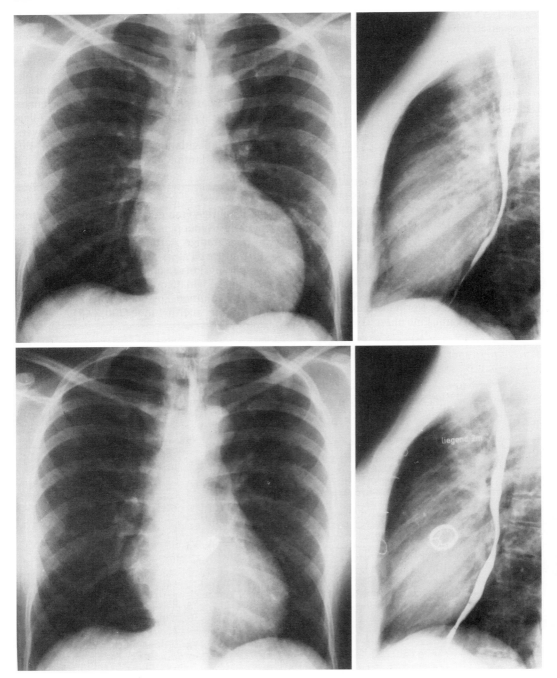

Abb. 12.**3**   Prä- und postoperative Röntgenbefunde bei gleicher Patientin

Präoperativ: HV/kg 10,8 ml/kg, exzentrische Druckhypertrophie, Linksasymmetrie
Postoperativ: HV/kg 9,8 ml/kg. Völlige Normalisierung der Herzform. Abnahme des Herzvolumens

(aus: H. Reindell et al. (Hsrg.): Funktionsdiagnostik des gesunden und kranken Herzens, Thieme, 1988)

Tabelle 12.**8*** Prä- und postoperative Sokolow-Indices und Wanddicken (1 Jahr). Gleiche Patientin wie Abb. 12.**2** und 12.**3**

	Septum-dicke (mmHg)	Hinter-wanddicke (mmHg)	Sokolow-Index
präoperativ	15	13	4,5
postoperativ	12	10	2,5

* Aus: Funktionsdiagnostik des gesunden und kranken Herzens. Hrsg. H. Reindell et al. 1988.

Mit Restschaden

Bildet sich postoperativ die Linkshypertrophie und/oder die Gefügedilatation nicht oder nur partiell zurück, muß von einem irreversiblen myokardialen Restschaden ausgegangen werden, der u. a. durch eine begleitende Hypertonie oder koronare Herzerkrankung verursacht worden sein kann. Prognostisch wirkt sich dabei eine weiterbestehende exzentrische Druckhypertrophie besonders ungünstig aus. Rhythmusstörungen (Tachyarrhythmien, ventrikuläre Extrasystolen) erhöhen die MdE je nach Häufigkeit um 10 bis 20%, selbstlimitierende ventrikuläre Tachykardien um 40%. Eine erforderliche Schrittmacherimplantation erhöht die MdE und GdB für sich nicht (Kapitel 34). Die Feststellung der myokardialen Reserven direkt mit Hilfe der Einschwemmkatheterisierung (hämodynamisches Funktionsstadium) oder indirekt mit Hilfe der Spiroergometrie (Herzvolumenleistungsquotient, max. O_2-Puls, anaerobe Schwelle) sind

Tabelle 12.**9** MdE und GdB bei Aortenstenose nach Klappenersatz (mit myokardialem Restschaden)

Symptomatik (A. p., Dyspnoe)	Funktions-stadium	MdE, GdB* (%)
–	1	30–40
+	1	40–50
–	2	40–60
+	2	70–80
+	3	70–90
+	4	100

*) Antikoagulation erhöht die MdE und den GdB um 10%.

hier für den kardiologischen Gutachter besonders wertvoll. Die MdE ist in Tab. 12.**9** wiedergegeben.

Für die Berufsgruppen 1 bis 5 (Tab. 8.**11**) besteht bei weiter symptomatischen Patienten schon im Funktionsstadium 1 (irreversible konzentrische Hypertrophie, regionale Kontraktionsstörung, Füllungsdruckerhöhung) ohne Rhythmusstörungen Berufsunfähigkeit. Das gleiche gilt für folgende Berufe der Berufsgruppe 6 (Tab. 8.**11**): Flugbegleiter, Rangierarbeiter, Maschinentechniker, Lokomotivführer, Kranführer, Straßenbahrer, Flugleiter, Pilot und bestimmte Ärzte.

▨ Gutachterliche Beurteilung

Unfallversicherung

Die Aortenstenose fällt nur dann in den Aufgabenbereich der gesetzlichen Unfallversicherung, wenn sie entweder als zugrundeliegende Erkrankung zur wesentlichen Mitursache eines Unfalls geworden ist oder wenn ein Unfall oder die Art und Schwere der beruflichen Belastung zu einer Verschlimmerung der bestehenden Aortenstenose geführt hat. In diesem Kontext gehört auch ein akuter Herztod bei Aortenstenose als Verschlimmerung des zugrunde liegenden Leidens nur dann zu den Aufgaben der Unfallversicherung, wenn die vermutete Lebenserwartung durch einen Arbeitsunfall, Wegeunfall oder eine weit über das übliche Maß hinausgehende Arbeitsbelastung (Betriebssport, Schrecksituation u. a.) um wenigstens ein Jahr verkürzt wurde.

Tritt jedoch ein plötzlicher Herztod nur bei Gelegenheit einer üblichen Tätigkeit auf, fällt er als Gelegenheitsursache nicht in den Versorgungsrahmen der Unfallversicherung.

Rentenversicherung

Für Begutachtungen in der Rentenversicherung gelten die Tabellen 12.**1**, 12.**2**, 12.**4**, 12.**7** und 12.**9** als Beurteilungsrahmen (Kapitel 12, Abschnitt „Bemessung von MdE und GdB").

Entschädigungsrecht

Aortenstenosen sind im Versorgungsrecht nur dann als Kriegsopferfolgeschäden anzuerkennen, wenn der Klappenfehler mit großer Wahrscheinlichkeit als Folge einer als Versicherungsleiden anerkannten rheumatischen Herzerkrankung entstanden ist. Die weitaus häufigeren, nicht rheumatischen Ursachen der Aortenstenose (Kapitel 12, Abschnitt „Allgemeines") müssen zunächst ausgeschlossen werden. Jüngeres Lebensalter und ein relativ enger zeitlicher Zusammenhang zwischen dem rheumatischen Fieber und dem Auftreten spezifischer klinischer Symptome machen eine kausale Beziehung wahrscheinlich.

Die Festlegung der MdE erfolgt nach den Tabellen 12.**1**, 12.**2**, 12.**4**, 12.**7** und 12.**9** (Kapitel 12, Abschnitt „Bemessung von MdE und GdB").

Schwerbehindertengesetz

Die Bemessung des GdB geschieht ebenfalls nach den Tabellen 12.**1**, 12.**2**, 12.**4**, 12.**7** und 12.**9**.

■ Literatur

1. Bojara, W.: Verlaufsbeobachtungen nicht operierter valvulärer Aortenstenosen. Prädiktiver Wert nichtinvasiver und invasiver Parameter für Progression und Prognose. Inaugural-Dissertation 1992.
2. Cormier, B., P. Luxerau, C. Bloch: Prognosis and long term results of surgically treated aortic stenosis. Eur. Heart J. 9 (Suppl. E) 113, 1988.
3. Frank, S., A. Johnson, J. Ross: Natural history of valvular aortic stenosis. Brit. Heart J. 35, 41, 1973.
4. Gohlke, H., G. Gohlke-Bärwolf In: Herzkrankheiten. H.Roskamm, H. Reindell S. 1268 Springer Verlag 1989.
5. Gohlke-Bärwolf, G.: Influence of aortic valve replacement on sudden death in patients with pure aortic stenosis. Eur. Heart J. 9 (Suppl. E.) 139, 1988.
6. Melz, F.: Nachuntersuchungen bei operierten Aortenstenosen unter besonderer Berücksichtigung von Hypertonie und Normotonie. Inaugural-Dissertation 1987.
7. Rapaport, E.: Natural history of aortic and mitral valve disease Am. J. Cardiol. 35, 221, 1975.
8. Reindell, H.: Aortenstenose. In: Herzkrankheiten. H.Roskamm, H.Reindell, S. 1255. Springer Verlag 1889.
9. Ross, J., E. Braunwald: Aortic stenosis Circulation 38, (Suppl. 5), 61, 1968.
10. Swanton, R.H., J.H.B. Broksby, B.S. Jenkins, D.J. Coltart et al.: Determinants of angina in aortic stenosis and the importance of coronary arteriography. Bost. Heart J. 39, 1347, 1987.

13. Aorteninsuffizienz

Jürgen Barmeyer

■ Allgemeines

Eine Aorteninsuffizienz kann sich im Verlauf einer ganzen Reihe verschiedenartiger Erkrankungen entwickeln. Das früher häufige rheumatische Fieber scheint in den letzten Jahrzehnten, ebenso wie die Lues, ursächlich in den Hintergrund zu treten. Infektiöse Endokarditis, cystische Medianekrose Erdheim-Gsell, mukoide Degeneration, Spondylitis ankylopoetica sowie bicuspidale Klappe, arterielle Hypertonie und das dissezierende Aortenaneurysma stellen diejenigen Krankheiten dar, im Verlauf derer akut oder allmählich ein Defekt der Aortenklappen entstehen kann.

Entzündliche Veränderungen mit nachträglicher narbiger Schrumpfung der Klappenränder, zunehmende Starrheit der Klappen durch Sklerosierung, Klappenlöcher (infektiöse Endokarditis), bicuspidal angelegte Klappen, Überdehnung des Klappenringes (arterielle Hypertonie, mukoide Degeneration, Lues III) sind die pathologisch-anatomischen Korrelate der Schlußunfähigkeit der Aortenklappe.

Pathophysiologisch bewirkt der Ventildefekt der Klappe einen diastolischen Rückfluß von Blut in die linke Kammer, die somit volumenbelastet wird. Folgende drei Faktoren bestimmen die Größe des Regurgitationsvolumens:

➤ die Größe des Defektes
➤ die diastolische Druckdifferenz zwischen Aorta und linkem Ventrikel
➤ die Diastolendauer.

Wichtigster Faktor ist die **Größe des Defektes**. In Extremfällen kann die Regurgitationsfraktion ³/₄ des totalen Schlagvolumens betragen, so daß das effektive, der Peripherie zur Verfügung stehende Schlagvolumen, hochgradig reduziert ist.

Eine große Differenz zwischen diastolischem Blutdruck und dem Füllungsdruck der linken Kammer steigert, ein geringer Unterschied der beiden Drücke (höherer linksventrikulärer Fül-

lungsdruck und/oder erniedrigter diastolischer Aortendruck) senkt die Regurgitation an der Aortenklappe. In ähnlicher Weise wirkt die Verkürzung der Diastole bei hoher Herzfrequenz rückflußmindernd.

Nach dem Ausmaß der Regurgitation und dem myokardialen Zustand lassen sich pathophysiologisch 4 Stadien unterscheiden, deren Erkennung auch für die Begutachtung eines Arbeitnehmers mit diesem Klappenfehler von großer Bedeutung ist.

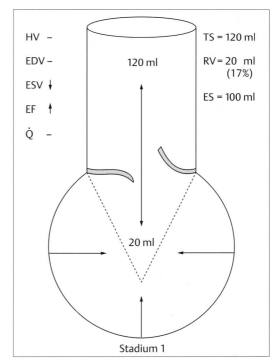

Abb. 13.1 Aorteninsuffizienz Stadium 1
HV (Herzvolumen), EDV (enddiastolisches Volumen), ESV (endsystolisches Volumen), EF (Ejektionsfraktion), Q̇ (Herzminutenvolumen), TS (totales Schlagvolumen), RV (Regurgitationsvolumen), ES (effektives Schlagvolumen)

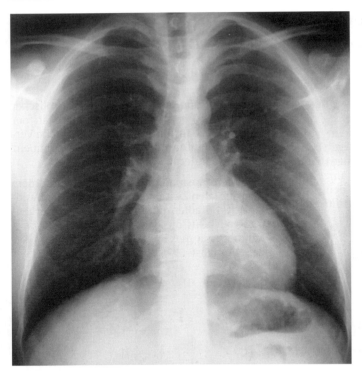

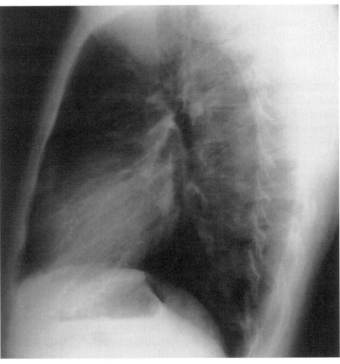

Abb. 13.2 Röntgenbild des 20jährigen Mannes mit leichtgradiger Aorteninsuffizienz (Stadium I). Normal großes, etwas linksasymmetrisches Herz. Herzvolumen 870 ml (HV/kg = 11,1 ml). Mit freundlicher Genehmigung des Institutes für Radiologie und Nuklearmedizin (Dir. Dr. med. V. Wiebe) „Bergmannsheil", Bochum, Ruhruniversität

Im **Stadium 1** (Abb. 13.**1**, S. 81) bei geringer Regurgitation, z. B. 15–20%, kommt es zu einer verstärkten systolischen Entleerung (Anstieg des Schlagvolumens um ebenfalls 15–20%), so daß enddiastolisches Volumen (EDV) und Herzvolumen (HV) im Normbereich bleiben. Die Ejektionsfraktion ist eher erhöht. Das Herzminutenvolumen kann auch unter Belastung ausreichend gesteigert werden. Es besteht für einen Arbeitnehmer keine Einschränkung der Belastbarkeit.

Beispiel

Der 20jährige Mann ist beschwerdefrei und leistungsfähig. Seit Jahren ist ein diastolisches Herzgeräusch bekannt. Im EKG finden sich bei diskreten Zeichen für Linkshypertrophie keine Schädigungszeichen. Die Ejektionsfraktion liegt mit 82% im übernormalen Bereich (pathophysiologisches Stadium 1) (Abb. 13.**2**, Tab. 13.**1**). ◼

Tabelle 13.**1** Hämodynamik bei 20jährigem Mann mit Aorteninsuffizienz Stadium 1. Normale Hämodynamik mit normalem Anstieg des effektiven Schlagvolumens

Watt	Ruhe	25	50
RR	135/85	130/70	135/70
HF	70	94	100
PC (mmHg)	10	10	11
$\dot{Q}$ (l · min^{-1})	6,6	8,8	12,0
SV (ml)	94	94	120

Stadium 2 (Abb. 13.**3**) ist dadurch gekennzeichnet, daß das erheblich höhere Regurgitationsvolumen (z. B. 50% des TS) zu einer regulativen

Beispiel

Bei der 56jährigen Frau mit leichter Leistungsverminderung und gelegentlichem Herzjagen ist ein „Herzklappenfehler" seit Jahren bekannt. RR 130/70 mm Hg, typisches linksparasternales Diastolikum. Das Herzvolumen ist mit 690 ml bei einem HV/kg von 15,0 ml/kg mäßig vergrößert. Die normale Hämodynamik mit adäquatem Anstieg des effektiven Schlagvolumens weist diese Patientin dem pathophysiologischen Stadium 2 zu (Tab. 13.**2**). ◼

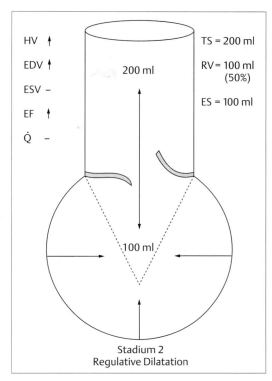

		TS = 200 ml
HV ↑		RV = 100 ml
EDV ↑	200 ml	(50%)
ESV –		ES = 100 ml
EF ↑		
$\dot{Q}$ –		

100 ml

Stadium 2
Regulative Dilatation

Abb. 13.**3** Aorteninsuffizienz Stadium 2

Vergrößerung (regulative Dilatation) des enddiastolischen Volumens und des Herzvolumens führt. Die Ejektionsfraktion bleibt weiterhin normal. Herzminutenvolumen und effektives Schlagvolumen können auch unter Belastung adäquat ansteigen, so daß keine Einschränkung der Belastbarkeit besteht, da der Myokardzustand normal ist.

Tabelle 13.**2** Normale Hämodynamik bis 100 Watt bei Aorteninsuffizienz im pathophysiologischen Stadium 2 bei 56jähriger Patientin (s. Text)

Watt	Ruhe	25	50
RR	130/70	150/80	180/80
HF	80	125	142
PC (mmHg)	8	9	12
$\dot{Q}$ (l · min^{-1})	5,3	11,3	13,5
SV (ml)	66	91	95

Im **Stadium 3** (Abb. 13.**4**) ist das Regurgitations-volumen so ausgeprägt (z. B. 80 %), daß das effektive Schlagvolumen nicht mehr im Normbereich gehalten werden kann. Die Peripherie wird minderversorgt (Förderinsuffizienz). Die Ejektionsfraktion ist jedoch noch normal, da noch keine Myokardinsuffizienz besteht. Enddiastolisches Volumen und Herzvolumen sind stark vergrößert (regulative Dilatation). Wegen der reduzierten Versorgung der Peripherie ist die Belastbarkeit von Arbeitnehmern erheblich eingeschränkt.

Beispiel

Der damals 49jährige Leistungssportler erhielt 1985 wegen einer hochgradigen Aortenstenose (Druckgradient 85 mm Hg) eine Bioprothese. 11 Jahre später stellt sich zunehmende Dyspnoe und ein rascher Leistungsabfall ein. Als Ursache fand sich eine Degeneration der biologischen Klappenprothese mit massiver Aorteninsuffizienz (Abb. 13.**5**). Echokardiographisch war der linke Ventrikel mit 70 mm enddiastolisch erheblich erweitert und hyperkontraktil, wie die lävokardiographisch bestimmte Ejektionsfraktion von 80 % bestätigte. Diese Befunde zusammen und die Hämodynamik (Tab. 13.**3**) weisen diesen Patienten in das pathophysiologische Stadium 3 (Förderinsuffizienz) ein. ∎

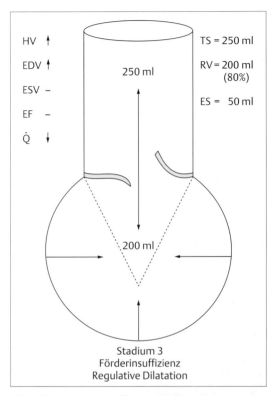

Abb. 13.**4**   Aorteninsuffizienz Stadium 3

Tabelle 13.**3** Hämodynamik bei 60jährigem Leistungssportler mit höhergradiger Aorteninsuffizienz Stadium 3 infolge degenerierter Bioprothese elf Jahre nach Klappenersatz wegen Aortenstenose. Bei erhöhter Ejektionsfraktion (80 %) ist trotz hyperkontraktilem Zustand das effektive Schlagvolumen in Ruhe und unter Belastung erniedrigt (Förderinsuffizienz)

Watt	Ruhe	50
RR	120/50	130/60
HF	89	109
PA (mmHg)	56/25	68/35
PC (mmHg)	26	36
$\dot{Q}$ (l · min^{-1})	3,2	6,5
SV (ml)	36	60

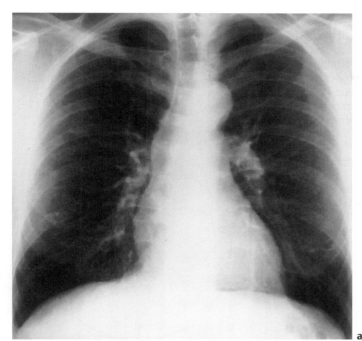

a

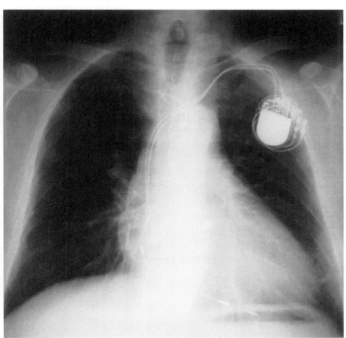

b

Abb. 13.**5** Röntgenthorax vor (**a**) und 11 Jahre nach (**b**) biologischem Aortenklappenersatz bei 60jährigem Leistungssportler. Erhebliche Größenzunahme und Linksasymmetrie des Herzens durch höhergradige Aorteninsuffizienz (Stadium 3) Mit freundlicher Genehmigung des Institutes für Radiologie und Nuklearmedizin (Dir. Dr. med. V. Wiebe) „Bergmannsheil", Bochum, Ruhruniversität

Das **Stadium 4** (Abb. 13.**6**) wird durch die Kontraktionsinsuffizienz des linken Ventrikels bestimmt. Enddiastolisches Volumen, in diesem Stadium auch das endsystolische Volumen und das Herzvolumen, sind massiv vergrößert (myogene Dilatation), die Ejektionsfraktion ist dagegen erniedrigt. Vermindertes Herzminuten- und Schlagvolumen lassen somit keinerlei körperliche Belastung mehr zu.

Beispiel

Der 76jährige Patient klagt über zunehmende Dyspnoe bei geringster Belastung. Seit 5 Jahren ist eine Aorteninsuffizienz bekannt. Auskultatorisch findet sich linksparasternal ein diastolisches Decrescendogeräusch. RR 160/70 mm Hg. Im EKG lassen sich Zeichen der biventrikulären Belastung nachweisen. Echokardiographisch ist der linke Ventrikel enddiastolisch auf 72 mm vergrößert und hypokontraktil (EF 43 %). Pathophysiologisches Stadium 4 (Abb. 13.**7**, Tab. 13.**4**). ■

In den Stadien 3 und 4 besteht aus hämodynamischen und prognostischen Gründen eine absolute Operationsindikation.

Ähnlich wie bei der Mitralinsuffizienz (Kapitel 15, Abschnitt „Allgemeines") birgt die Einteilung der Aorteninsuffizienz in 4 Stadien nach rein pathophysiologischen Kriterien Mängel, die bei Nichtbeachtung durch den Gutachter zu Fehlbeurteilungen führen können. So kann eine myokardiale Schädigung auch schon in den Stadien 1 bis 3 bestehen, die die berufliche Belastbarkeit und Prognose eines Arbeitnehmers unabhängig vom pathophysiologischen Stadium entscheidend mitbestimmt. Solche Mischstadien sind nicht selten und müssen individuell beurteilt werden.

Nach Klappenersatz verkleinert sich schon innerhalb der ersten postoperativen Wochen das Herzvolumen um bis zu 20 %. Die Größenabnah-

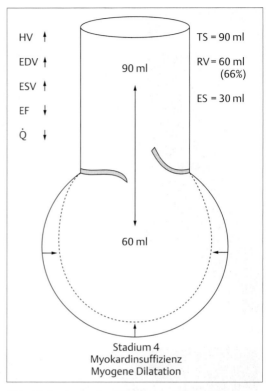

HV ↑

EDV ↑

ESV ↑

EF ↓

Q̇ ↓

TS = 90 ml

RV = 60 ml (66 %)

ES = 30 ml

90 ml

60 ml

Stadium 4
Myokardinsuffizienz
Myogene Dilatation

Abb. 13.**6**   Aorteninsuffizienz Stadium 4

Tabelle 13.**4**   Hämodynamik bei 76jährigem Patienten mit schwerer Aorteninsuffizienz Stadium 4

Watt	Ruhe	50
RR	160/70	160/75
HF	80	113
PA (mmHg)	34/15	80/35
PC (mmHg)	11	30
Q̇ (l · min^{-1})	4,1	6,8
SV (ml)	51	60

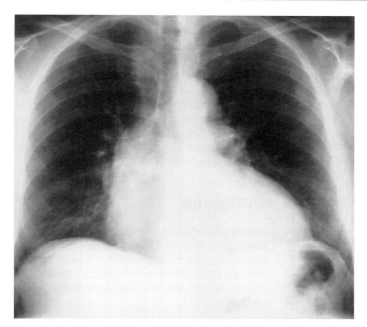

Abb. 13.**7** Röntgenthorax des 76jährigen Mannes mit schwerer Aorteninsuffizienz Stadium 4. Global vergrößertes Herz (Mitralisation) mit zentraler Lungenstauung und Blutumverteilung in die oberen Lungenabschnitte. Mit freundlicher Genehmigung des Insitutes für Radiologie und Nuklearmedizin (Dir. Dr. med. V. Wiebe) „Bergmannsheil", Bochum, Ruhruniversität

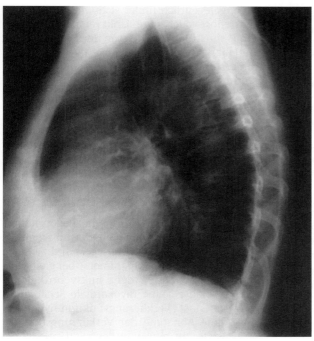

Beispiel

Bei dem 40jährigen Programmierer ist seit mehreren Jahren ein Herzgeräusch bekannt. Angina pectoris und Dyspnoe werden verneint. Als Anlaß für die kardiologische Untersuchung gab er gehäuft auftretenden ungerichteten Schwindel, vermehrte Palpitationen und verstärkte Schweißneigung an.

Klinisch fand sich eine Aorteninsuffizienz mit typischen Auskultationsphänomenen ohne Stauungszeichen. Der Blutdruck von 130/80 mm Hg, die nur gering ausgeprägten Pulsationen, der fehlende Kapillarpuls sprachen klinisch für eine nur mäßige Aorteninsuffizienz; diese Vermutung wurde durch den Linksherzkatheter, der allerdings eine erhebliche myokardiale Schädigung aufdeckte (erniedrigte EF), bestätigt. Obgleich nach der Hämodynamik mit adäquat ansteigendem Schlagvolumen noch ein pathophysiologisches Stadium 1 oder 2 vorliegt, bewirken die zusätzliche myokardiale Schädigung und damit die geringere berufliche Belastbarkeit und Prognose eine höhere MdE und GdB, als den Stadien 1 oder 2 ohne Myokardschaden zugebilligt werden kann (Tab. 13.**5**). ∎

Tabelle 13.**5** Hämodynamik bei 40jährigem Mann mit mittelgradiger Aorteninsuffizienz (Regurgitation 30%) mit erheblicher myokardialer Schädigung (EF = 55%, HV/kg 16,5 ml); formal pathophysiologisches Stadium 1 oder 2. Herzvolumen jedoch zu groß für Regurgitationsvolumen bei verminderter Kontraktilität (Gefügedilatation). Normale Hämodynamik mit normalem Anstieg des effektiven Schlagvolumens bis 75 Watt

Watt	Ruhe	50	75
RR	135/70	150/90	155/90
HF	80	102	108
PC (mmHg)	6	18	17
$\dot{Q}$ (l · min^{-1})	7,2	11,4	13,0
SV (ml)	90	112	120

me setzt sich bis zu einem halben Jahr fort, erreicht jedoch nicht bei allen Patienten Normalwerte, so daß von einem myokardialen Restschaden ausgegangen werden muß (Reindell et al. 1988), dessen Ausmaß für die postoperative Begutachtung vor allem bei körperlich arbeitenden Arbeitnehmern von Wichtigkeit ist. Entsprechend der Verkleinerung des gesamten Herzens nehmen auch die echokardiographisch gewonnenen Querdurchmesser ab bei gleichzeitig anfänglicher Dickenzunahme der Ventrikelwand, die sich im Verlauf bei einer Reihe der Patienten später normalisiert. Da eine Restitutio ad integrum nach Klappenersatz nicht immer eintritt, besteht eine wichtige Aufgabe jeder postoperativen Begutachtung darin, den Restschaden möglichst genau zu quantifizieren.

■ Diagnostik

Bei der klinischen Untersuchung stehen das gießende diastolische Geräusch, die pulsierende Halsregion, der schnellende Puls, eventuell präkordiale Pulsationen sowie die hohe Blutdruckamplitude bei höhergradiger Aorteninsuffizienz im Vordergrund.

Im **EKG** führen die Zeichen der Linkshypertrophie, gelegentlich findet sich wie bei der Aortenstenose auch eine Linksverspätungskurve. Ein P-sinistroatriale weist in der Regel auf eine Dehnbarkeitsstörung des linken Ventrikels hin, ein erstes Zeichen für eine beginnende Pumpstörung.

Im **Thorax-Röntgenbild** findet sich infolge der regulativen Dilatation des linken Ventrikels (Stadium 2 und 3) sehr frühzeitig eine ausgesprochene Linksasymmetrie. Bei Übergang in das Stadium 4 (Myokardinsuffizienz) entwickelt sich infolge der einsetzenden myogenen Dilatation des rechten Herzens eine „Mitralisation" der röntgenologischen Herzsilhouette.

Echokardiographisch führt die Regurgitation an der Aortenklappe zu einem diastolischen Vibrieren des vorderen Mitralsegels und zu einer Zunahme der Volumenparameter bei gleichzeitiger Hyperkinesie der linksventrikulären Wand, solange keine myokardiale Schädigung eingetreten ist (Verkürzungsfraktion hypernormal). Eine Abnahme der Verkürzungsfraktion weist stets auf eine linksventrikuläre Schädigung hin.

Bei der **Linksherzkatheterisierung** mit supravalvulärer Aortographie werden die Schwere der Regurgitation und eventuelle Koronarveränderungen dargestellt.

Symptomatik und Belastbarkeit

Patienten in den Stadien 1 und 2 sind asymptomatisch. Auch hohe Belastungen werden von ihnen ohne subjektive Beeinträchtigung ertragen. Dyspnoe bis hin zu Asthma cardiale oder Orthopnoe weisen immer auf ein fortgeschrittenes Stadium (3 oder 4) hin. Seltener als bei der Aortenstenose tritt in diesen Stadien Angina pectoris auf. Vor allem ventrikuläre Rhythmusstörungen stehen in einer gewissen Beziehung zum myokardialen Schädigungsgrad.

Myokardialer Funktionszustand

In den Aorteninsuffizienz-Stadien 1 und 2 besteht keine Beeinträchtigung der Myokardfunktion, so daß hämodynamisch in aller Regel ein Funktionsstadium 0, in seltenen Fällen mit Füllungsdruckanstieg unter Belastung ein Funktionsstadium 1 vorliegt.

Das hämodynamische Stadium 3 (Belastungsherzinsuffizienz) entspricht dem Aorteninsuffizienzstadium 3, in dem ein adäquater Anstieg des Herzminutenvolumens wegen des verminderten effektiven Schlagvolumens nicht mehr möglich ist. Allerdings ist dieses Stadium prognostisch günstiger einzuschätzen, da diese Form einer Belastungsherzinsuffizienz nicht als Folge myokardialer Schädigung (Myokardinsuffizienz), sondern als Ausdruck einer mechanisch bedingten Förderstörung (Förderinsuffizienz) zu bewerten ist. Diesen Aspekt muß der Begutachter in seine Bewertung unbedingt mit einbeziehen.

Prognose

Die Prognose der **akuten Aorteninsuffizienz** (Klappenperforation, Klappensegelabriß u.a.) ist wegen der Plötzlichkeit des Ereignisses und des an die akute Volumenüberlastung nicht adaptierten linken Ventrikels äußerst schlecht. Der Tod kann innerhalb von Stunden oder Tagen eintreten, wenn chirurgisch nicht interveniert wird.

Gänzlich anders stellt sich die Situation bei der **chronischen Aorteninsuffizienz** dar. Patienten mit Aorteninsuffizienzen in den Stadien 1 und 2 scheinen – ein Ausbleiben jeglicher Progression vorausgesetzt – eine normale Lebenserwartung zu haben.

Die Höhe der Blutdruckamplitude, die Größe des linken Ventrikels und das EKG geben relativ gute Hinweise auf die Prognose (Spagnuolo et al. 1971). Bei hoher Blutdruckamplitude (diastolischer Wert unter 40 mm Hg), Linkshypertrophiezeichen und Linksasymmetrie leben nach 6 Jahren nur noch 13% ohne Herzversagen (Spagnuolo et al. 1971). Treten Angina pectoris und Dyspnoe (Linksinsuffizienz) auf, ist die Überlebenszeit drastisch reduziert:

➤ Angina pectoris 5 Jahre
(De Georges et al. 1966)
➤ Dyspnoe 2 – 5 Jahre
(Horstkotte 1983, Turina et al. 1985)

Die postoperative Prognose ist in den Aorteninsuffizienzstadien 2 und 3 (ungeschädigter Ventrikel) äußerst günstig. Die Sechsjahresüberlebensrate beträgt für diese Patienten 85%, Ausdruck der Verbesserung ist die Abnahme der Herzgröße und der echokardiographischen Ventrikelparameter. Bleibt die Verkleinerung des Herzens jedoch aus, beträgt die Sechsjahresüberlebensrate nur noch 43% (Horstkotte et al. 1983).

Bemessung von MdE und GdB

Ähnlich wie bei den Aortenstenosen sollten Arbeitnehmer mit Aorteninsuffizienz nach folgenden Gruppen beurteilt werden:

➤ Nicht operationsbedürftige Aorteninsuffizienzen (Stadium 1 und 2; Kapitel 13, Abschnitt „Allgemeines")
– ohne myokardiale Schädigung
– mit myokardialer Schädigung
➤ Operationsbedürftige Aorteninsuffizienzen (Stadium 3 und 4)
– ohne myokardiale Schädigung
– mit myokardialer Schädigung
➤ Aorteninsuffizienzen nach Klappenersatz
– ohne myokardiale Schädigung
– mit myokardialer Schädigung

Von den kardialen Faktoren (Tab. 6.**1**) kommt bei der Beurteilung dieses Klappenfehlers der Symptomatik, Prognose, Pathomorphologie (Ausmaß der Regurgitation, Myokardzustand) sowie dem Aorteninsuffizienz-Stadium (Kapitel 13, Abschnitt „Allgemeines") besondere gutachterliche Bedeutung zu. Rhythmusstörungen spielen dagegen nur eine untergeordnete Rolle. Unter den gutachterlich wichtigen arbeitsspezifischen Faktoren ragen die Art und Schwere der körperlichen beruflichen Belastung besonders hervor.

Nicht operationsbedürftige Aorteninsuffizienz (Stadium 1 und 2) – ohne myokardiale Schädigung).

Aorteninsuffizienzen im Stadium 1 (Regurgitation z.B. 20%, normales Herzvolumen) ohne Myokardschaden sind asymptomatisch und normal belastbar. Ihre Prognose ist äußerst günstig, ihre Lebenserwartung nicht vermindert, falls keine Zunahme der Regurgitation erfolgt.

Einschränkungen der Belastbarkeit ergeben sich nicht, auch nicht für körperlich schwer arbeitende Berufsgruppen wie Schmied, Waldarbeiter, Bergmann, Gießer, Masseur, Landwirt, Gärtner, Steinmetz u.a. (Tab. 4.**1**). Für keinen Beruf besteht Berufsunfähigkeit. Allerdings sollte spätestens nach 5 Jahren eine Nachbegutachtung erfolgen, da ein Fortschreiten der Erkrankung nicht ausgeschlossen ist.

Aorteninsuffizienzen im Stadium 2 (Regurgitation z.B. bis 50%, vergrößertes Herzvolumen) ohne Myokardschaden sind meist ebenfalls asymptomatisch und normal belastbar. Ihre Prognose ist dann günstig, wenn die diastolischen Blutdruckwerte nicht unter 40 mm Hg liegen und das Herzvolumen 15 ml/kg nicht übersteigt. Die Prognose des Klappenfehlers in diesem Stadium wird vor allem bei größerer Regurgitation wegen der häufiger auftretenden Progredienz (Zunahme der Regurgitation, sich entwickelnder Myokardschaden durch pathologische Hypertrophie) getrübt, so daß Einschränkungen vor allem für körperliche Belastung im Beruf unbedingt geboten sind (Tab. 13.**6**).

Berufsunfähigkeit besteht im Aorteninsuffizienzstadium 2b (HV/kg > 15 ml, LVED > 65 mm) für folgende Berufsgruppen (Tab. 8.**11**):

Tabelle 13.**6**   Nichtoperationsbedürftige Aorteninsuffizienz (ohne myokardiale Schädigung)

HV/kg (ml)	LVED (mm)	Aorteninsuffizienz-Stadium	MdE, GdB (%)
normal	normal	1	0 – 10
< 15 ml	< 65	2 a	10 – 30
> 15 ml	> 65	2 b	30 – 50

1. Schmied, Waldarbeiter, Bergmann
2. Gießer, Former, Masseur
3. Landwirt, Gärtner, Winzer, Steinmetz, Krankengymnast u. a.

Nicht operationsbedürftige Aorteninsuffizienz – mit myokardialer Schädigung

Aorteninsuffizienzen mit myokardialer Schädigung (Gefügedilatation), die wegen ihrer geringen Regurgitationsfraktion nicht operationsbedürftig sind, muß wegen ihrer vom Myokardzustand bestimmten beeinträchtigenden Symptomatik, der ungünstigeren Prognose und der häufig auch besonderen Neigung zu komplexen Rhythmusstörungen eine höhere MdE zugebilligt werden (Tab. 13.**7**).

Für folgende Berufsgruppen besteht bei nicht operationsbedürftiger Aorteninsuffizienz mit myokardialer Schädigung Berufsunfähigkeit (Tab. 8.**11**):

1. Schmied, Waldarbeiter, Bergmann
2. Gießer, Former, Masseur, u. a.

Tabelle 13.**7**   Nichtoperationsbedürftige Aorteninsuffizienz (mit myokardialer Schädigung)

Symptomatik (A. p., Dyspnoe)	Funktionsstadium	Rhythmusstörungen* (Tachyarrhythmie, ventr. ES)	MdE, GdB (%)
–	2	–	30 – 50
–	2	+	40 – 60
+	2	–	40 – 60
+	2	+	50 – 70
+	3	–	70 – 90
+	3	+	100
+	4		100

* Selbstlimitierende ventrikuläre Tachykardien erhöhen die MdE und den GdB um 30%.

3. Landwirt, Gärtner, Winzer, Steinmetz, Krankengymnast u. a.
4. Keramiker, Glasarbeiter, Maurer, Betonarbeiter, Zimmerer, Isolierer, Ofenbauer u. a.
5. Schnellstahlhärter, Sägewerker, Berufskraftfahrer, Kellner, Drucker
6. Sattler, Tankwart, Flugbegleiter, Rangierarbeiter, Maschinentechniker, Lokomotivführer, Kranführer, Straßenbahner, Flugleiter, Pilot, Taxifahrer u. a.

Operationsbedürftige Aorteninsuffizienz

Operationsbedürftige Aorteninsuffizienzen bei Patienten im berufsfähigen Alter, die nicht einer Klappenoperation zugeführt worden sind, stellen heute eine ausgesprochene Rarität dar. Sie bewirken eine höhere MdE oder GdB. Für viele Berufe mit überwiegend körperlicher, aber auch geistig-intellektueller Belastung besteht Berufsunfähigkeit.

Ohne myokardiale Schädigung (Stadium 3)

In diesem Stadium der Förderinsuffizienz (hyperkontraktiler Zustand) mit erniedrigtem effektiven Schlagvolumen sind die Patienten in ihrer beruflichen Belastbarkeit durch Dyspnoe (Füllungsdrucksteigerung u. a.) und/oder Angina pectoris mehr oder weniger stark eingeschränkt. Die gutachterliche Beurteilung ist in Tab. 13.**8** dargestellt.

Tabelle 13.**8** Operationsbedürftige Aorteninsuffizienz (ohne und mit myokardialer Schädigung)

Aorteninsuffizienz- stadium	MdE, GdB (%)
3	60 – 80
4	100

Tabelle 13.**9** Aorteninsuffizienz nach Klappenersatz (ohne myokardiale Schädigung)

Mittl. Δ P der Aortenklappe (mmHg)	Funktions- stadium	MdE, GdB (%)
< 30	0	20 – 30
30 – 50	0	30 – 40
	1	40 – 50

*) Antikoagulation erhöht die MdE und den GdB um 10 %.

Mit myokardialer Schädigung (Stadium 4)

Besteht eine Kontraktionsinsuffizienz des linken Ventrikels (hypokontraktiler Zustand) mit Gefügedilatation, ist für alle Berufe Berufs- und Erwerbsunfähigkeit gegeben (Tab. 13.**8**).

Aorteninsuffizienz nach Klappenersatz

Ähnlich wie bei der Aortenstenose kommt es auch bei der Aorteninsuffizienz zu einem Rückgang der linksventrikulären Massenzunahme, dokumentiert durch Normalisierung des EKG und Abnahme des Herzvolumens. Die Septumdicke nimmt dagegen infolge des Rückgangs der linksventrikulären Dilatation zu. Nach etwa einem Jahr ist die architektonische Restitution des linken Ventrikels abgeschlossen, so daß es sinnvoll erscheint, Begutachtungen erst nach diesem Zeitraum durchzuführen. Der Begutachter hat zu bedenken, daß eine völlige Normalisierung der Ventrikelgeometrie durch den Klappenersatz nicht möglich ist, da stets ein Klappengradient von 20 bis 30 mm Hg im Sinne einer leichten Aortenstenose zurückbleibt.

In seltenen Fällen kann der Klappengradient bei sehr enger Klappenprothese noch höher liegen, so daß Druckbelastungen des linken Ventrikels wie bei mittelgradigen Aortenstenosen daraus resultieren können. Die Höhe von MdE und GdB wird nicht von der Art der Klappenprothese (Kunststoffprothese, biologische Prothese) beeinflußt.

Ohne Restschaden

Die Belastbarkeit eines Arbeitnehmers entspricht der beruflichen Belastbarkeit bei einer leichten Aortenstenose (Druckgradient 20 bis 30 mm Hg). Bei Kunststoffprothesen muß gegenüber Bioprothesen infolge der notwendigen Antikoagulation ein um 10 % höherer MdE-Wert zuerkannt werden. Eine ebenfalls 10 % höhere MdE sollte dann zugestanden werden, wenn der geringe Klappendurchmesser einen höheren Restgradienten bewirkt (Tab. 13.**9**).

Mit Restschaden

Bei einer Reihe von Patienten bilden sich postoperativ Linkshypertrophie und Gefügedilatation nicht oder nur unvollkommen zurück, so daß nach einem Jahr von einem irreversiblen Restschaden ausgegangen werden muß. Die

Prognose dieser Patienten ist quoad vitam eingeschränkt (Kapitel 13, Abschnitt „Prognose"). Rhythmusstörungen wie Tachyarrhythmien, ventrikuläre Extrasystolen (+10–20%) und selbstlimitierende ventrikuläre Tachykardien (+40%) erhöhen die MdE je nach Häufigkeit ihres Auftretens. Auch hier ist die Feststellung der myokardialen Reserven direkt mit Hilfe des Einschwemmkatheters oder indirekt mit Hilfe der Spiroergometrie (Herzvolumenleistungsquotient, max. O_2-Puls, anaerobe Schwelle) für den kardiologischen Begutachter von besonderer Wichtigkeit. MdE und GdB sind in Tab. 13.**10** wiedergegeben.

Für die Berufsgruppen 1 bis 5 (Tab. 8.**11**) besteht für symptomatische Arbeitnehmer schon im Funktionsstadium 1 (starke irreversible konzentrische Hypertrophie, regionale Kontraktionsstörung, Füllungsdrucksteigerung) auch ohne die oben beschriebenen Rhythmusstörungen Berufsunfähigkeit. Das gleiche gilt für folgende Berufe der Berufsgruppe 6 (Tab. 8.**11**): Flugbegleiter, Rangierarbeiter, Maschinentechniker, Lokomotivführer, Kranführer, Straßenbahner, Flugleiter, Pilot und bestimmte Arztgruppen.

Gutachterliche Beurteilung

Unfallversicherung

Für die Aorteninsuffizienz gelten die in Kapitel 12, Abschnitt „Gutachterliche Beurteilung" dargestellten Richtlinien in gleicher Weise. Bezüglich der akuten Aorteninsuffizienz durch Arbeitsunfall sei auf das Kapitel 36, „Stumpfes Herztrauma", verwiesen.

Rentenversicherung

Für Begutachtungen in der Rentenversicherung gelten die Tabellen 13.**6** bis 13.**10** (Kapitel 13, Abschnitt „Bemessung von MdE und GdB").

Entschädigungsrecht

Für Aorteninsuffizienzen gelten die in Kapitel 12, Abschnitt „Gutachterliche Beurteilung" beschriebenen Richtlinien. Die Festlegung der

Tabelle 13.**10**   Aorteninsuffizienz nach Klappenersatz (mit myokardialer Schädigung)

Symptomatik (A. p., Dyspnoe)	Funktionsstadium	MdE, GdB*) (%)
–	1	30–40
+	1	40–50
–	2	40–60
+	2	50–70
+	3	70–90
+	4	100

*) Rhythmusstörungen s. Text

MdE erfolgt nach den Tabellen 13.**6** bis 13.**10** (Kapitel 13, Abschnitt „Bemessung von MdE und GdB").

Schwerbehindertengesetz

Die Bemessung des GdB erfolgt ebenfalls nach den Tabellen 13.**6** bis 13.**10**.

Literatur

1. De Georges, M., J.F. Delzant: Elements de prognostic de l'insuffisance aortique insolée recueillis chez 206 malades agés de moins de 50 ans. Sam. Hop. Paris 42, 1172, 1966.
2. Horstkotte, P., F. Loogen, G. Kleikamp et al.: Der Einfluß des prothetischen Klappenersatzes auf den natürlichen Verlauf von isolierten Mitral- und Aortenklappenfehlern sowie Mehrklappenerkrankungen. Klinische Ergebnisse bei 783 Patienten bis zu 8 Jahre nach Björk-Shiley-Kippscheibenprothesen. Z. Kardiol. 72, 494, 1983.
3. Reindell, H., P. Bubenheimer, H.H. Dickhuth, L. Görnandt: Funktionsdiagnostik des gesunden und kranken Herzens. Georg Thieme-Verlag Stuttgart – New York 1988.
4. Spagnuolo, M., H. Kloth, A. Raranta, E. Doyle, B. Pasternak: Natural history of rheumatic aortic regurgitation. Criteria predictive of death, congestive heart failure and angina in young patients. Circulation 44, 368, 1971.
5. Turina, J., M. Turina, M. Rothlin, H.P. Krayenbühl: Improved late survival in patients with chronic aortic regurgitation by earlier operation. Circulation 11, 586. 1985.

14. Mitralstenose

Jürgen Barmeyer

Allgemeines

Mitralstenosen entstehen meist als Folge eines rheumatischen Fiebers durch eine rheumatische Endokarditis der Mitralklappe. Im Verlauf der postentzündlichen reparativen Veränderungen schrumpfen die Klappenschlußränder, die Kommissuren verkleben und verwachsen, die Sehnenfäden verkürzen sich – Veränderungen, die letztendlich eine zunehmende Einengung der Mitralklappe mit Behinderung des Blutzuflusses zum linken Ventrikel bewirken. Angeborene Mitralstenosen wie „Parachute Deformity" (Abgang aller Sehnenfäden aus einem Papillarmuskel) oder stenosierende Membranen sind Raritäten.

Das klinische Krankheitsbild wird dabei von folgenden Faktoren geprägt (Reindell et al. 1988):

➤ Schweregrad der Stenose (postkapilläre pulmonale Hypertonie)
➤ Myokardzustand (rheumatische Schädigung)
➤ reaktive Lungenveränderungen (präkapilläre pulmonale Hypertonie u.a.)
➤ Rhythmusstörungen (Tachyarrhythmien u.a.)
➤ Komplikationen (Embolien u.a.).

Zunehmende Einengung der Mitralklappe (normal 4 bis 6 cm²) führt zunächst unter Belastung, bei weiterer Einengung auch in Ruhe zur Entwicklung eines diastolischen Druckgradienten mit Druckerhöhung im linken Vorhof und im Lungenkreislauf, den der rechte Ventrikel überwinden muß (postkapilläre oder passive pulmonale Hypertonie).

Persistieren die Druckerhöhungen im kleinen Kreislauf über einen längeren Zeitraum, können in manchen Krankheitsverläufen zusätzlich reaktive stenosierende Veränderungen der kleinen Lungengefäße einsetzen, die die Druckbelastung des rechten Ventrikels weiter steigern („zweite Stenose", präkapilläre oder reaktive pulmonale Hypertonie).

In wieder anderen Fällen wird das Krankheitsbild in erster Linie durch die rheumatische Schädigung des Herzmuskels bestimmt. Die Stenose ist dabei nur gering ausgeprägt und tritt bei diesen Formen ganz in den Hintergrund.

Entsprechend solch einer sehr variablen Mitbeteiligung von Herzklappe, Myokard und Lungengerüst lassen sich prinzipiell vier Formen von Mitralstenose differenzieren, deren Trennung wegen des unterschiedlichen Therapieansatzes gerechtfertigt erscheint und für den Gutachter von großer Bedeutung ist:

➤ valvuläre Form   53%
➤ valvulär-myokardiale Form 11,5%
➤ myokardiale Form   31,0%
➤ pulmonale Form   4,5%

Eine Untersuchung von Wink et al. 1976 an 200 Mitralstenosen ergab, daß mehr als die Hälfte der Fälle überwiegend valvulären Formen entsprach, und daß rein pulmonale Formen vergleichsweise selten vorkommen.

Bei den **valvulären** Formen beherrscht die Klappeneinengung das Krankheitsbild. Röntgenologisch ist das Herz zwar asymmetrisch mitralkonfiguriert, das Herzvolumen infolge der fehlenden oder nur geringen rheumatischen Schädigung des Myokards nicht oder nur gering vergrößert. Häufig besteht ein Sinusrhythmus. Die Ruhehämodynamik entspricht nicht selten noch der Norm. Die Operation führt bei diesen Formen zu einer erheblichen Verbesserung der Belastbarkeit.

Die **myokardialen** Formen werden durch den schweren rheumatischen Myokardschaden bestimmt, die Stenose ist nur gering ausgeprägt. Das Herz ist meist erheblich, nicht selten auch unter Mitbeteiligung des linken Ventrikels vergrößert, so daß die Herzsilhouette ihre typische Mitralkonfiguration verloren hat. Häufig besteht eine absolute Arrhythmie und das Schlagvolumen ist schon in Ruhe erniedrigt. Operative Maßnahmen sind wegen des geringen Druckgradienten nicht sinnvoll.

Bei den selteneren **pulmonalen** Formen beherrscht die präkapilläre pulmonale Hypertonie das Erscheinungsbild. Pulmonale Formen kommen ausschließlich bei hohem Druckgradienten und nur geringer rheumatischer Myokardschädigung vor. Patienten mit dieser Verlaufsform können durch den Klappenersatz in ihrer Leistungsfähigkeit erheblich gesteigert werden.

Mischformen wie der **valvulär-myokardiale** Typ gehören ebenfalls zu den eher seltenen Verlaufsvarianten.

Diagnostik

Bei der **Auskultation** weisen die typischen Geräuschphänomene mit paukendem 1. Herzton, Mitralöffnungston sowie dem niederfrequenten Diastolikum auf die Mitralstenose hin.

Im **EKG** prägen mehr oder weniger diskrete Rechtsbelastungszeichen, P-mitrale oder absolute Arrhythmie die Stromkurve.

Im **Thorax-Röntgenbild** imponieren die typische Mitralkonfiguration mit Betonung der rechten Herzhöhlen und des linken Vorhofs bei eher kleinem linken Ventrikel (valvuläre Form), die starke Vergrößerung des gesamten Herzens (myokardiale Form) oder die Zeichen der pulmonalen Hypertonie (pulmonale Form), wie zentrale Erweiterung der Hilusgefäße mit „Hilusamputation" und Blutumverteilung in die Lungenoberfelder.

Echokardiographisch findet sich eine Verlangsamung der Rückbewegung des vorderen Mitralsegels (abgeflachter EF-Slope), die allerdings auch unter anderen Bedingungen (z.B. linksventrikulärer Füllungsdrucksteigerung) auftre-

ten kann, eine spiegelbildliche Bewegung der Echos des hinteren Mitralsegels sowie eine Vergrößerung des linken Vorhofes. Dopplerechokardiographisch läßt sich mit hoher Sensitivität mit Hilfe der Bernoulli-Formel der diastolische Druckgradient an der stenosierten Klappe bestimmen.

Die direkte Messung des Druckgradienten erfolgt mittels simultaner Rechts-Linksherzkatheterisierung.

Symptomatik und Belastbarkeit

Das zentrale klinische Symptom ist die Dyspnoe mit ihren unterschiedlichen Erscheinungsformen Belastungs-, Ruhedyspnoe und Orthopnoe bis hin zum alveolären Lungenödem, wobei mit zunehmender präkapillärer pulmonaler Hypertonie die Neigung zum Lungenödem eher abnimmt. Allgemeine Schwäche, Palpitationen durch tachykarde Rhythmusstörungen, arterielle Embolien sowie die Zeichen der Rechtsherzinsuffizienz komplettieren die Klinik dieses Klappenfehlers. Die körperliche Belastbarkeit wird in erster Linie durch den Grad der Stenose, den Zustand des rheumatisch geschädigten Herzmuskels, die sekundären Lungengerüstveränderungen und durch tachykarde Herzrhythmusstörungen beeinträchtigt.

Ergometrie und Spiroergometrie geben gute Einblicke in das körperliche Leistungsvermögen und sollten bei der Begutachtung eines Arbeitnehmers mit Mitralstenose unbedingt zur Quantifizierung der Leistungsreserven herangezogen werden.

Myokardialer Funktionszustand

Die myokardialen Funktionsreserven werden bei der rein valvulären und pulmonalen Verlaufsform ausschließlich vom Zustand des rechten Ventrikels, bei der myokardialen Form überwiegend vom Zustand des linken Ventrikels, bei der gemischten valvulär-myokardialen Form vom Zustand beider Herzkammern bestimmt. Schon sehr frühzeitig entwickelt sich auch bei den rheumatisch gering geschädigten Verlaufsformen bei relativ geringen körperlichen Belastungen eine Belastungsherzinsuffizienz (hämodynamisches Stadium 3), die bei körperlich arbeitenden Arbeitnehmern vorzeitige Berufsunfähigkeit bewirken kann.

▓ Prognose

Vom rheumatischen Fieber bis zum klinischen Vollbild einer Mitralstenose (NYHA-Stadium II, 1,5 – 2,5 cm² Öffnungsfläche) vergehen im Mittel 10 bis 20 Jahre. Das Zeitintervall zwischen dem NYHA-Stadium II und III beträgt etwa 5 bis 6 Jahre. Zwischen Beschwerdestadium und Überlebenszeit besteht eine recht gute Beziehung (Tab. 14.**1**).

Etwa 60 bis 80% versterben an myokardialem Pumpversagen, ca. 10 bis 20% an systemischen Embolien, 10% an pulmonalen Embolien und etwa 5% an einer infektiösen Endokarditis (Rowe et al. 1960, Horstkotte 1991). Die Operation senkt im Stadium III und IV die Letalität erheblich (Tab. 14.**2**).

Tabelle 14.1 Prä- und postoperative Letalität bei Mitralstenose – NYHA-Stadium III und IV –

	präoperativ	post-operativ
Rowe (1960)	10%	–
Meier (1965)	8%	–
Horstkotte (1991)	5 – 10%	–
Barnhorst (1975)	–	2,2%
Gohlke-Bärwolf (1992)	–	3%

Tabelle 14.2 Zehn-Jahres-Überlebenszeit bei Mitralstenose – NYHA-Stadium III und IV –

	Stadium III	Stadium IV
Rowe et al. (1960)	15%	0%
Olesen (1962)	33%	0%
Meier, Reindell (1965)	20%	–
Horstkotte et al. (1991)	50%	0%
Barnhorst (1975)	–	2,2%
Gohlke-Bärwolf (1992)	–	3%

▓ Bemessung von MdE und GdB

Arbeitnehmer mit Mitralstenose werden nach den folgenden 4 Gruppen beurteilt:

1. **Valvuläre, pulmonale Formen:**
   leicht: KÖF $> 2,5$ cm²
               PCP   5 (10) → 25 (35) mm Hg
                      Ruhe → Belastung
                      NYHA-Stadium I – II
   mittel: KÖF   1,0 – 2,5 cm²
               PCP   10 (15) → 30 (40) mm Hg
                      Ruhe → Belastung
                      NYHA-Stadium III
   schwer   KÖF $< 1,0$ cm²
               PCP   20 (30) → 40 mm Hg
                      (Belastung)
                      NYHA-Stadium IV

2. **Myokardiale Formen:**
   leichtgradig: hämodynamisches Stadium 2
   höhergradig: hämodynamisches Stadium 3
   schwergradig: hämodynamisches Stadium 4

Myokardiale Formen werden aufgrund ihrer im Vordergrund stehenden links- und rechtsventrikulären Schädigung ausschließlich hämodynamisch beurteilt.

3. **Valvulär-myokardiale Formen:**
   Wie valvuläre Formen unter Einbeziehung der Hämodynamik.

4. **Mitralstenosen nach Klappenersatz:**
   Von den kardialen Faktoren (Tab. 6.**1**) haben bei der Mitralstenose Symptomatik, Prognose, die Rhythmussituation (absolute Arrhythmie ?) sowie der Myokardzustand für die Begutachtung die größte Bedeutung. Bei diesem Klappenfehler muß bei den berufsspezifischen Faktoren die Art und Schwere der körperlichen beruflichen Belastung besonders beachtet werden.

1. Valvuläre, pulmonale Formen:

Leichtgradige Mitralstenosen mit einer Mitralklappenöffnungsfläche über 2,5 cm² und in Ruhe noch normalem oder nur gering erhöhtem linksatrialen Druck befinden sich ausschließlich im NYHA Stadium I oder II. Patienten mit diesem Krankheitsschweregrad sind somit durchaus gut belastbar, falls noch Sinusrhythmus besteht. Eine absolute Arrhythmie, schon in diesem Stadium keine Seltenheit, vermindert die Belastbarkeit um etwa einen klinischen Schweregrad. Eine präkapilläre pulmonale Hypertonie kommt bei leichten Mitralstenosen nicht vor. MdE und GdB sind in Tab. 14.3 dargestellt.

Für folgende schwer arbeitende Berufsgruppen besteht ab NYHA-Stadium II Berufsunfähigkeit (Tab. 4.1).

1. Schmied, Waldarbeiter, Bergmann
2. Gießer, Former, Masseur
3. Landwirt, Gärtner, Winzer, Steinmetz, Krankengymnast u. a.

Mittelgradige Mitralstenosen (KÖF 1,0 bis 2,5 cm^2) sind erheblich geringer belastbar (NYHA-Stadium III). Liegt gleichzeitig eine absolute Arrhythmie vor, wird die körperliche Leistungsfähigkeit weiter eingeschränkt. Die MdE und den GdB zeigt Tab. 14.4.

Auch für Berufe mit gelegentlich nur mittelschwerer körperlicher Belastung (50 bis 75 Wattäquivalent) besteht Berufsunfähigkeit (Tab. 4.1).

4. Keramiker, Glasarbeiter, Maurer, Betonarbeiter, Zimmerer, Isolierer, Ofenbauer u. a.
5. Schnellstahlhärter, Sägewerker, Berufskraftfahrer, Kellner, Drucker
6. Sattler, Tankwart, Flugbegleiter, Rangierarbeiter, Maschinentechniker, Lokomotivführer, Kranführer u. a.

Schwergradige Mitralstenosen (KÖF < 1,0 cm^2) verursachen wegen der erheblich erhöhten linksatrialen Drücke nicht selten mit einer beträchtlichen präkapillären pulmonalen Hypertonie schon in Ruhe Atemnot, so daß für alle Berufe Berufs- und Erwerbsunfähigkeit besteht. Bei den schwergradigen valvulären oder pulmonalen Mitralstenosen beträgt die MdE und der GdB grundsätzlich für alle Berufe 100%.

2. Myokardiale Formen

Bei den myokardialen Formen der Mitralstenosen wird das Krankheitsbild nicht durch den Grad der Klappeneinengung – die Öffnungsfläche beträgt stets über 2,5 cm^2 –, sondern durch die Schwere des rheumatischen Herzmuskelschadens bestimmt. Dementsprechend tritt der

Tabelle 14.**3** Leichtgradige valvuläre Mitralstenose (KÖF > 2,5 cm^2, PCP < 10 mmHg)

Klin. Stadium (NYHA)	PCP mmHg (max. Bel.)	abs. Arrhythmie	MdE, GdB (%)
I	bis 25	–	10 – 20
I	bis 25	+	20 – 40
II	> 25	–	30 – 50
II	> 25	+	40 – 60

Tabelle 14.**4** Mittelgradige valvuläre oder pulmonale Mitralstenose (KÖF 1,0 – 2,5 cm^2, PCP < 15 mmHg)

Klin. Stadium (NYHA)	PCP mmHg (max. Bel.)	abs. Arrhythmie	MdE, GdB (%)
II – III	bis 35	–	40 – 60
II – III	bis 35	+	50 – 70
II – III	> 35	–	60 – 80
II – III	> 35	+	70 – 90
IV	> 35	+	100

Stenosegrad für die gutachterliche Beurteilung in den Hintergrund, zugunsten einer fast ausschließlichen Bewertung nach dem hämodynamischen Stadium. Stets besteht eine absolute Arrhythmie als Conditio sine qua non. Sinusrhythmus schließt eine myokardiale Verlaufsform einer Mitralstenose ebenso aus wie ein hämodynamisches Stadium 1 (Tab. 14.**5**).

Leichtgradige, myokardiale Mitralstenose (hämodynamisches Stadium 2)

Der rheumatische myokardiale Schaden zeigt sich durch die Herzvergrößerung, in die auch der linke Ventrikel trotz der Druckentlastung durch die leichte Klappenstenose miteinbezogen ist. Die Hämodynamik ist bei allgemeinen Alltagsbelastungen noch grenzwertig normal. Für die Berufsgruppen 1 bis 5 (Tab. 8.**11**) besteht schon in diesem Stadium Berufsunfähigkeit, da die myokardialen Reserven gering sind und in diesen Berufen immer wieder zumindest mittelschwere Belastungen (bis 100 Wattäquivalent) vorkommen.

Höhergradige, myokardiale Mitralstenosen (hämodynamisches Stadium 3)

Arbeitnehmer in diesem Stadium sind schon bei geringer Belastung erheblich symptomatisch (NYHA Stadium III). Hämodynamisch befinden sich solche Patienten im Stadium 3 (Belastungsinsuffizienz), so daß Berufsunfähigkeit für alle Berufe gegeben ist, in denen wiederholt berufsspezifische Belastungen von minimal 50 Wattäquivalent erreicht werden (Tab. 4.**1**).

Schwergradige, myokardiale Mitralstenosen (hämodynamisches Stadium 4)

Im hämodynamischen Stadium 4 besteht Berufs- und Erwerbsunfähigkeit. MdE und GdB betragen in diesem Stadium grundsätzlich 100 % (Tab. 14.**5**).

3. Valvulär-myokardiale Form

Valvulär-myokardiale Formen der Mitralstenose sind relativ selten. Neben dem rheumatischen Myokardschaden wird das Leiden durch eine unterschiedlich ausgeprägte Stenosekomponente mitbestimmt, deren Öffnungsflächen in einem Bereich von 1 bis 2,5 cm^2, gelegentlich unter 1 cm^2 liegen. Klinisch und hämodynamisch befinden sich solche Patienten ausschließlich im Stadium III (3). Berufsunfähigkeit besteht für alle Arbeitnehmer mit wiederholten berufsspezifischen Belastungen ab 50 Wattäquivalent aufwärts (Tab. 4.**1**). Die MdE und der GdB beträgt beim Vorliegen eines hämodynamischen Stadiums 3 bei Alltagsbelastungen jeweils 80 % (10 % mehr als im Stadium 3 der myokardialen Verlaufsform, da wegen der höheren Stenosekomponente eine verstärkte Tendenz zu einem akuten Lungenödem besteht). Im hämodynamischen Stadium 4 besteht wie bei allen anderen Formen der Mitralstenose Berufs- und Erwerbsunfähigkeit.

4. Mitralstenose nach Klappenersatz

Der Klappenersatz bei Mitralstenose führt abhängig vom präoperativen klinischen Stadium zu einer unterschiedlichen Zunahme der Belastbarkeit des Patienten. 90 % der Patienten im NYHA-Stadium III und 50 % der Patienten im NYHA-Stadium IV verbessern sich um mindestens ein klinisches Stadium (Czer, Chaux, Matloff et al. 1990).

Bei 48 bis 84 % der operierten Mitralstenosen kommt es abhängig vom Typ des Klappenfehlers zu einer Abnahme des Herzvolumens (Lemke 1985).

Postoperativ bleibt ein Ruhegradient an der Klappe zwischen 2 bis 6 mm Hg zurück, so daß als Restzustand eine leichte Mitralstenose resultiert. Konnte jedoch nur eine kleine Klappe implantiert werden (< 23 mm), kann der Ruhedruckgradient durchaus über 6 mm Hg liegen. Die Kenntnis des Klappendurchmessers ist somit für den Gutachter von gewissem Nutzen. Da die Restitution des Herzmuskels erst nach Monaten abgeschlossen ist, erscheint es auch bei diesem Klappenfehler sinnvoll, Begutachtungen erst ein Jahr postoperativ durchzuführen.

In der Regel verbessern sich Patienten mit geringem Restschaden um zwei klinische Stadien. Entsprechend nimmt die Herzgröße ab. Rhythmusstörungen wie Tachyarrhythmien (+ 10 bis 20 %) erhöhen die MdE und den GdB. Ein Zustand nach Klappenersatz steigert die MdE und den GdB gegenüber leichtgradigen Mitralstenosen ohne Klappenersatz um 20 %, da das Thromboembolierisiko trotz Antikoagulation bei Patienten mit Klappenersatz höher liegt.

Bei höhergradigem Restschaden beträgt die Zunahme der Belastbarkeit postoperativ meist nur ein klinisches Stadium. Eine entscheidende Abnahme der Herzgröße tritt nicht ein. Die MdE und den GdB gibt Tab. 14.**6** wieder.

Für alle Berufe mit einem Belastungsäquivalent von mehr als 50 Watt (Tab. 4.**1**) besteht Berufsunfähigkeit. Eine Ausnahme bildet nur das postoperative Stadium I mit einer objektiven Belastbarkeit über 100 Watt. Hier sollte die Grenze bei

Tabelle 14.**5** Mitralstenose, myokardiale Form (KÖF > 2,5 cm^2) – hämodynamische Stadien –

Hämodyn. Stadium	MdE, GdB** (%)
2	30–50
3*	70–90
4	100

* bei Alltagsbelastungen
** Selbstlimitierende ventrikuläre Tachykardien erhöhen die MdE und den GdB um 30 %.

Tabelle 14.**6** Mitralstenose nach Klappenersatz

NYHA-Stadium (Ergometrie)	Herzgröße	MdE, GdB* (%)
I (> 100 Watt)	↓	20–30
I	–	30–50
II (> 50–100 Watt)	↓	30–50
II	–	50–60
III (< 50 Watt)		70–90
IV		100

* Vorliegen einer absoluten Arrhythmie erhöht die MdE und den GdB jeweils um 10%.
↓ Herzgrößenabnahme postoperativ
– Herzgröße postoperativ nicht reduziert

einem Belastungsäquivalent von 75 Watt angesetzt werden.

Gutachterliche Beurteilung

Unfallversicherung

Die Mitralstenose fällt dann in den Aufgabenbereich der Unfallversicherung, wenn Sie entweder als zugrunde liegende Erkrankung einen Unfall wesentlich mitverursacht hat (z.B. durch Schwindel oder Synkope bei Tachyarrhythmie oder Bradykardie) oder wenn ein Unfall oder die Art oder Schwere einer beruflichen Belastung geeignet waren, eine Verschlimmerung der Grundkrankheit herbeizuführen (akutes Lungenödem, Rechtsherzinsuffizienz). Die Festlegung der MdE richtet sich nach den Tabellen 14.**3** bis 14.**6**.

Rentenversicherung

Für die Begutachtung in der Rentenversicherung gelten ebenfalls die Tabellen 14.**3** bis 14.**6** (Kapitel 14, Abschnitt „Bemessung von MdE und GdB").

Entschädigungsrecht

Mitralstenosen sind im Versorgungsrecht als Kriegsopferfolgen anzunehmen, wenn der Klappenfehler mit großer Wahrscheinlichkeit als Folge einer als Versicherungsleiden anerkannten rheumatischen Herzerkrankung entstanden ist. Die Festlegung der MdE erfolgt nach den Tab. 14.**3** bis 14.**6** (Kapitel 14, Abschnitt „Bemessung von MdE und GdB").

Schwerbehindertengesetz

Der GdB ist in den Tabellen 14.**3** bis 14.**6** dargelegt.

Literatur

1. Barnhorst, D.A., H.A. Oxmann et al.: Long term follow-up of isolated replacement of the aortic or mitral valve with the Starr-Edwards-prothesis. Am. J. Cardiol. 35, 228, 1975.
2. Czer, L.S., A. Chaux, J.M. Matloff el al.: Ten year experience with St. Jude Medical valve for primary valve replacement. J. Thorac. Cardiovasc. Surg. 100, 44, 1990.
3. Gohlke-Bärwolf, C., H. Roskamm: Ergebnisse des Herzklappenersatzes. Prognose, Arbeits- und Leistungsfähigkeit – Berufliche Wiedereingliederung. Vers. Med. 44, 163, 1992.
4. Horstkotte, D., R. Niehues, B.E. Strauer: Pathomorphological aspects, etiology and natural history of acquired mitral valve stenosis. Eur. Heart J. 12 (Suppl. B), 55, 1991.
5. Lemke, B.: Prä- und postoperativer Verlauf bei Mitralstenosepatienten: Wertigkeit klinischer, nichtinvasiver und hämodynamischer Befunde. Inaugural Dissertation, Bochum 1988.
6. Meier, G., H. Reindell: Spätergebnisse operierter Mitralstenosen. Erg. Inn. Med. 23, 221, 1965.
7. Olesen, K.H.: The natural history of 271 patients with mitral stenosis under medical treatment. Brit. Heart J. 24, 349, 1962.
8. Reindell, H., P. Bubenheimer, H.H. Dickhuth, L. Görnandt: Funktionsdiagnostik des gesunden und kranken Herzens. Georg Thieme-Verlag Stuttgart, New York S. 439, 1996.
9. Rowe, J.C., E.F. Bland, H.B. Sprague, P.D. White: Course of mitral stenosis with surgery; ten und twenty years perspectives. Ann. Int. Med. 52, 741, 1960.
10. Wink, K., H. Reindell, M. Schweiger: Klinik und Hämodynamik verschiedener Formen der Mitralstenose. Herz/Kreislauf 8, 493, 1976.

15. Mitralinsuffizienz

Jürgen Barmeyer

▓ Allgemeines

Bei der Mitralinsuffizienz besteht eine Schlußunfähigkeit oder ein Defekt der Mitralklappe, so
daß während der Ventrikelsystole Blut in den
linken Vorhof und die Lungenvenen zurück-
fließt. Da das regurgitierte Blut während der
Diastole zusammen mit dem aus der Lunge
kommenden Blut dem linken Ventrikel erneut

Tabelle 15.1   Ursachen der Mitralinsuffizienz

I. Degenerativ
  1. Mitralklappenprolapssyndrom
  2. Chordae-Abriß
  – myxomatöse Mitralklappendegeneration
  – Marfan-Syndrom
  – Ehlers-Danlos-Syndrom
  3. Mitralklappenringverkalkung
II. Entzündlich
  1. rheumatische Herzerkrankung
  2. infektiöse Endokarditis
  – Klappenperforation
  – Chordae-Abriß
  3. systemischer Lupus erythematosus
  4. Sklerodermie
III. Ischämisch
  1. Papillarmuskeldysfunktion
  2. Papillarmuskelabriß
IV. Traumatisch
  1. stumpfes Thoraxtrauma
  2. paravalvuläres Leck nach Klappenoperation
V. Dilatativ
  1. Gefügedilatation
  – nach Herzinfarkt
  – bei dilatativer Kardiomyopathie
  – bei Druck- oder Volumenbelastung
  – nach primärer Schädigung
VI. Kardiomyopathisch
  1. hypertrophe Kardiomyopathie
  2. restriktive, obliterative Kardiomyopathie

zufließt, liegt eine Volumenüberlastung des linken Ventrikels vor, deren Ausmaß von der Menge des Pendelblutes abhängig ist. Die Ursachen
der Mitralinsuffizienz werden in Tab 15.1 dargestellt.

Folgende Faktoren bestimmen die Größe des
Regurgitationsvolumens:

➤ Ausmaß der Schlußunfähigkeit
➤ Größe des Mitralklappendefektes
➤ Gesamtkontraktilität
➤ Kontraktilität der den Mitralklappenring
  umgebenden Muskulatur
➤ Kontraktilität der Papillarmuskeln
➤ Systolisches Druckgefälle zwischen linkem
  Ventrikel und linkem Vorhof.

Bei schweren Mitralinsuffizienzen kann die regurgitierende Blutmenge so groß sein, daß die
Peripherie trotz gesteigerter Kontraktilität min-
derperfundiert wird (Förderinsuffizienz). Da die
Höhe des Rückflußvolumens in erheblichem
Maße auch von funktionellen Faktoren wie dem
kontraktilen Zustand und dem systolischen
Blutdruck bestimmt wird, kann das Ausmaß der
Mitralinsuffizienz unter verschiedenen Bedingungen (Ruhe, Belastung, Medikamente) großen Schwankungen unterliegen, die zwanglos
das manchmal wechselvolle klinische Bild erklären.

Pathogenetisch und pathophysiologisch ist es
notwendig, zwischen akuter und chronischer
Mitralinsuffizienz zu unterscheiden. Tritt eine
akute Mitralinsuffizienz auf (Sehnenfadenab-
riß, Klappenperforation, Papillarmuskelinfarkt
und/oder Abriß u.a.), liegt meist ein bedrohli-
ches klinisches Bild vor. Bei großem Reflux
kommt es zu einer akuten Erhöhung des linksventrikulären Füllungsdruckes und zum Reflux

in die Lungenvenen (Refluxlunge) mit Behinderung des Blutflusses zum linken Ventrikel. Starke Dyspnoe bis zum Lungenödem und akutes Rechtsherzversagen infolge der rechtsventrikulären Druckbelastung können daraus resultieren.

Bei der **chronischen Mitralinsuffizienz** haben sich rechter und linker Ventrikel an die pathologischen Druck- und Volumenbedingungen anpassen können, so daß gänzlich andere pathophysiologische Gegebenheiten vorliegen.

Ähnlich wie bei der Aorteninsuffizienz lassen sich vier Stadien unterscheiden. Im **Stadium 1** (geringe Regurgitation) wird die zurückfließende Blutmenge durch stärkere Entleerung des enddiastolischen Volumens ohne Vergrößerung des linken Ventrikels und des Herzvolumens voll kompensiert, so daß die Hämodynamik auch unter maximaler Belastung der Norm entspricht (Abb. 15.**1**).

Nimmt die regurgitierende Blutmenge zu, entwickelt sich eine regulative Dilatation des linken Ventrikels und des linken Vorhofs, wobei schon in diesem Stadium Vorhofflimmern auftreten kann. Auch in diesem **Stadium 2 a** (HV/kg < 15 ml, LVED < 65 mm) und 2 b (HV/kg > 15 ml, LVED > 65 mm) ist die Hämodynamik (Füllungsdruck, HMV) unter Belastung infolge der strukturellen Anpassung des ungeschädigten linken Ventrikels noch normal. Röntgenologisch zeigt sich ein vergrößertes, linksasymmetrisches Herz, dessen Größenzunahme in etwa dem Zweifachen der regurgitierenden Blutmenge entspricht (Abb. 15.**2**).

Beispiel

Der 62jährige Mann klagt über zunehmende Dyspnoe und Palpitationen (NYHA II). Mit P.m. über der Herzspitze läßt sich ein Click mit anschließendem Systolikum auskultieren. Das Echokardiogramm deckt einen Prolaps beider Mitralsegel mit Mitralinsuffizienz auf. Bei vergrößertem, linksasymmetrischem Herzen (HV/kg 14,4 ml) und noch normalem Anstieg von Schlagvolumen und Herzminutenvolumen befindet sich dieser Patient im pathophysiologischen Stadium 2 (Abb. 15.**3**, Tab. 15.**2**). ∎

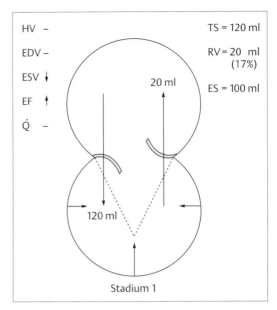

Abb. 15.1 Mitralinsuffizienz Stadium 1
HV (Herzvolumen), EDV (enddiastolisches Volumen) ESV (endsystolisches Volumen), EF = (Ejektionsfraktion, Q̇ (Herzminutenvolumen), TS (totales Schlagvolumen), RV (Regurgitationsvolumen), ES (effektives Schlagvolumen)

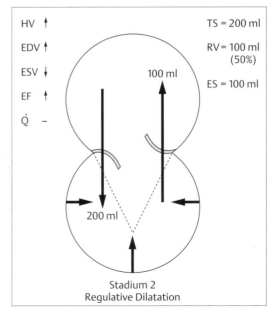

Abb. 15.2 Mitralinsuffizienz Stadium 2

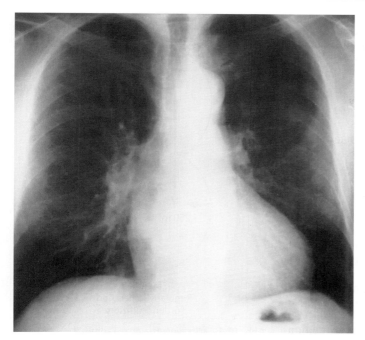

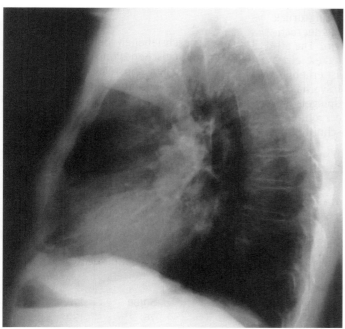

Abb. 15.**3** Röntgenthorax bei 62jährigem Patienten mit Mitralklappenprolapssyndrom und Mitralinsuffizienz. Linksasymmetrisch vergrößertes Herz. Mit freundlicher Genehmigung des Institutes für Radiologie und Nuklearmedizin (Dir. Dr. med. V. Wiebe) „Bergmannsheil", Bochum, Ruhruniversität

Tabelle 15.**2** Hämodynamik bei 62jährigem Mann mit Prolapssyndrom der Mitralklappe. Normaler Anstieg von Schlag- und Herzminutenvolumen bei mäßigem pulmonalen und linksatrialen Druckanstieg (pathophysiologisches Stadium 2)

Watt	Ruhe	50
RR	115/60	140/80
HF	57	106
PA (mmHg)	35/15	75/30
PC (mmHg)	14	28
$\dot{Q}$ (l · min^{-1})	5,7	12,3
SV (ml)	100	113

Im **Stadium 3** hat der Rückfluß an der Mitralklappe ein solches Ausmaß erreicht, daß trotz Ausschöpfung aller Regulationsmechanismen (weitere Größenzunahme des linken Herzens und des Herzvolumens) das effektive Schlagvolumen reduziert ist. Trotz ungeschädigter Ventrikelmuskulatur (normale Ejektionsfraktion) liegt jetzt eine Förderinsuffizienz des Herzens vor, bei der in der Regel auch der Füllungsdruck des linken Ventrikels erhöht ist, so daß der rechte Ventrikel mäßig druckbelastet wird. Die allgemeine körperliche Leistungsfähigkeit eines Arbeitnehmers in diesem Stadium ist erheblich eingeschränkt. Das zunehmende Mißverhältnis zwischen Herzgröße und Leistung spiegelt sich in einem pathologisch erhöhten Herzvolumenleistungsquotienten (Kapitel 5, Abschnitt „Diagnostik") wieder (Abb. 15.**4**).

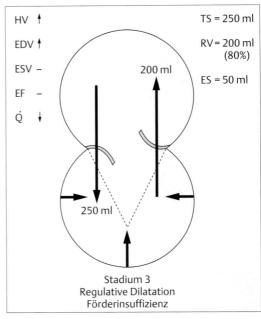

Abb. 15.**4** Mitralinsuffizienz Stadium 3

Die oben beschriebenen Befunde zusammen mit der pathologischen Hämodynamik entsprechen der typischen Konstellation eines pathophysiologischen Stadiums 3 einer Mitralinsuffizienz (Abb. 15.**5**, Tab. 15.**3**). ■

Das **Stadium 4** entspricht der Kontraktionsinsuffizienz des linken Ventrikels und später auch des rechten Ventrikels (Mitralisation). Die regu-

Beispiel

Die 50jährige Frau klagt über Luftnot auf niedriger Belastungsstufe. Gelegentlich verspürt sie Herzstolpern, begleitet von unangenehmen Palpitationen. Die Symptomatik wird als progredient empfunden. Es findet sich ein holosystolisches Geräusch mit einem protodiastolischen 3. Herzton als Folge einer Mitralinsuffizienz. Echokardiographisch sind linker Vorhof (60 mm) und linker Ventrikel (63 mm) erweitert, der linke Ventrikel zeigt ein hyperkontraktiles Verhalten (EF = 78 %). Das relative Herzvolumen (HV/kg) liegt mit 21,5 ml oberhalb der Norm. Bei der Linksherzkatheterisierung findet sich ein massiver Reflux an der Mitralklappe.

Tabelle 15.**3** Hämodynamik bei 50jähriger Frau mit Mitralinsuffizienz (pathophysiologisches Stadium 3). Inadäquater Anstieg des Herzminutenvolumens und Abfall des effektiven Schlagvolumens trotz hyperkontraktilem Zustand (Förderinsuffizienz), s. Text

Watt	Ruhe	50
RR	150/80	170/80
HF	76	132
PA (mmHg)	28/10	51/20
PC (mmHg)	11	22
$\dot{Q}$ (l · min^{-1})	5,3	8,2
SV (ml)	69	61

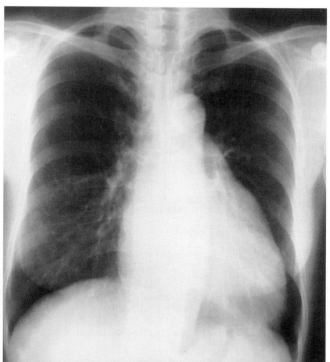

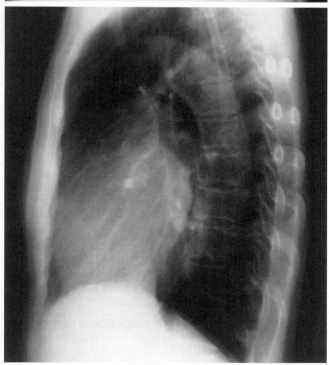

Abb. 15.**5** Röntgenthorax bei 50jähriger Patientin mit höhergradiger Mitralinsuffizienz (pathophysiologisch Stad. 3). Vergrößertes, linksasymmetrisches Herz. Mit freundlicher Genehmigung des Institutes für Radiologie und Nuklearmedizin (Dir. Dr. med. V. Wiebe) „Bergmannsheil", Bochum, Ruhruniversität

lative Dilatation ist übergegangen in eine Gefügedilatation mit Abfall der Ejektionsfraktion und weiterer Zunahme der Herzgröße. Als Ausdruck der ungünstigen Hämodynamik ist die körperliche Leistungsfähigkeit noch weiter eingeschränkt (Abb. 15.**6**).

Die Einteilung der Mitralinsuffizienz in die oben beschriebenen vier pathophysiologischen Stadien bildet ein allerdings nur sehr grobes Klassifikationsprinzip, dem gewisse Mängel anhaften. Gehen die Folgen des Klappenfehlers ausschließlich auf die Mechanik der Regurgitation zurück, hat eine solche Einteilung ihre volle Berechtigung. Kommt jedoch eine myokardiale Schädigung des linken Ventrikels hinzu, wie es fast regelhaft bei der rheumatischen Herzerkrankung geschieht, verwischen sich die vermeintlich so klaren Grenzen zwischen den Stadien. Will ein Gutachter der großen Komplexität dieses Klappenfehlers Rechnung tragen, muß er sich häufig eines besonders aufwendigen diagnostischen Instrumentariums bedienen.

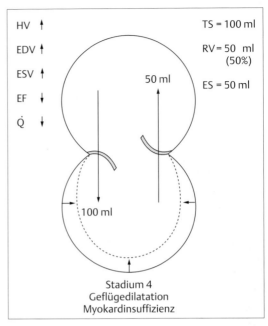

Abb. 15.**6**   Mitralinsuffizienz Stadium 4

▨ Diagnostik

Auffallend vor allem bei höhergradiger Mitralinsuffizienz ist ein breit pulsierender Herzspitzenstoß. Bei hageren Patienten finden sich häufig auch präkordiale Pulsationen als Zeichen der Volumenbelastung des linken Ventrikels.

Das systolische Geräusch ist von hochfrequentem, meist rauhem Charakter und findet sich am deutlichsten über der Herzspitze mit Fortleitung zur linken Axilla hin. Es hat bandförmigen Charakter und kann unmittelbar nach Aortenklappenschluß kurz in die Diastole hineinragen. Bei schweren Mitralinsuffizienzen findet sich fast immer ein 3. Herzton, häufig auch ein niederfrequentes Diastolikum als Zeichen für eine „relative" Mitralstenose bei hohem ventrikelwärts gerichteten Fluß.

Im **EKG** kommen häufig die Zeichen der Linksherzhypertrophie zur Darstellung. Auch tritt bei höherem Schweregrad nicht selten ein P-mitrale auf. Vorhofflimmern kann im Verlauf der Erkrankung recht früh einsetzen, vor allem, wenn eine rheumatische Herzerkrankung dem Klappenfehler zugrundeliegt.

Röntgenologisch imponiert ab dem pathophysiologischen Stadium 2 eine zunehmende Linksasymmetrie. Im Stadium 4 schließlich führt die Gefügedilatation auch des rechten Herzens röntgenologisch zur Mitralisation der Herzform, die sich von der globalen Vergrößerung aller Herzhöhlen wie bei einer dilatativen Kardiomyopathie nicht mehr unterscheiden läßt.

Der **echokardiographischen** Untersuchung kommt bei der Mitralinsuffizienz ganz besondere diagnostische Bedeutung zu. Die gesteigerte Amplitude und frühdiastolische Rückschlagbewegung des vorderen Mitralsegels sowie die Vergrößerung der linken Herzhöhlen in Kombination mit hyperkinetischen Myokardbewegungen gehören zu den typischen diagnoseweisenden Zeichen. Spezifische Formen wie das Prolapssyndrom lassen sich ebenso sicher erkennen wie das Ausmaß der Regurgitation mit Hilfe des Dopplerverfahrens.

Rechts- und Linksherzkatheterisierung klären den Schweregrad der Mitralinsuffizienz quantitativ.

Symptomatik und Belastbarkeit

Palpitationen durch einen hyperkinetischen, vergrößerten linken Ventrikel, aber auch durch paroxysmales Vorhofflimmern oder supraventrikuläre Tachykardien stehen ebenso im Vordergrund der subjektiven Symptomatik wie Dyspnoe unter Belastung.

Im pathophysiologischen Stadium 1 einer Mitralinsuffizienz ist der Patient auch während stärkster körperlicher Belastungen beschwerdefrei. Palpitationen können erstmals im Stadium 2 in Erscheinung treten. Die körperliche Leistungsfähigkeit ist jedoch noch nicht beeinträchtigt. Im Stadium 3 und 4 tritt infolge von Förderinsuffizienz oder Kontraktionsinsuffizienz des linken und im Stadium 4 auch des rechten Ventrikels zunehmend Luftnot auf, die sich bei hohen Schweregraden bis zum Lungenödem steigern kann.

Wie bei der Mitralstenose vermitteln Ergometrie und besonders die Spiroergometrie gute Informationen über das körperliche Leistungsvermögen eines Arbeitnehmers und eignen sich somit als nichtinvasive Verfahren besonders für die kardiologische Begutachtung.

Myokardialer Funktionszustand

Im pathophysiologischen Stadium 1 besteht keine Beeinträchtigung der myokardialen Funktion, so daß auch hämodynamisch ein Stadium 1 vorliegt. In den pathophysiologischen Stadien 1 und 2 wird spiroergometrisch bei 100 Watt mit belastungsadäquater Herzfrequenz von ca. 120/Min. ein normaler O_2-Puls von 12 ml bei männlichen und 9 ml bei weiblichen Arbeitnehmern erreicht.

Der Herzvolumenleistungsquotient (Kapitel 5, Abschnitt „Diagnostik"), der die enge Beziehung zwischen Herzgröße und maximaler O_2-Aufnahme unter Einbeziehung der Herzfrequenz angibt ($\frac{HV}{O_2 - Puls\ max}$) liegt jedoch nur noch im pathophysiologischen Stadium 1 und 2a im normalen Bereich (55 bis 60), im pathophysiologischen Stadium 2b fällt er schon eindeutig pathologisch aus, obgleich die Hämodynamik während der alltäglichen Belastungen noch völlig unauffällig erscheint. Der pathologisch erhöhte Herzvolumenleistungsquotient macht jedoch klar, daß sich bei solchen Patienten schon ein Mißverhältnis zwischen Herzgröße und Leistung (maximale O_2-Aufnahme) entwickelt hat, das prognostisch ungünstiger zu bewerten ist (hämodynamisches Stadium 2 = relative Herzinsuffizienz).

Das **pathophysiologische Stadium 3** (Förderinsuffizienz) ist identisch mit dem hämodynamischen Stadium 3. Ein belastungsentsprechender Anstieg des Herzminutenvolumens ist infolge des verminderten effektiven Schlagvolumens nicht mehr möglich, obgleich die normale Kontraktilität noch erhalten ist (normale Ejektionsfraktion).

Im **pathophysiologischen Stadium 4** besteht eine Kontraktionsinsuffizienz (hämodynamisches Stadium 4) zunächst des linken Ventrikels, später auch des rechten Ventrikels mit Abfall der Ejektionsfraktion. Ursächlich kommen zwei mögliche Grundbedingungen in Frage:

➤ eine massive Regurgitation
➤ eine geringe Regurgitation plus myokardiale Schädigung.

Die regulative Dilatation ist in diesem Stadium übergegangen in eine myogene Dilatation (Gefügedilatation) mit Anstieg des linksventrikulären Füllungsdruckes. Das hämodynamische Stadium 4 ist somit auch mit dem Stadium 4 der pathophysiologischen Klassifikation identisch.

Prognose

Die Prognose ist bei der akut auftretenden Mitralinsuffizienz ebenso wie bei der akuten Aortenklappeninsuffizienz äußerst ungünstig, wenn nicht eine sofortige Klappenrekonstruktion oder ein Klappenersatz den hämodynamischen Zusammenbruch verhindert.

Die Prognose der chronischen Mitralinsuffizienz wird von einer ganzen Reihe von Faktoren bestimmt, von denen der Schweregrad der Volumenbelastung, die durch die Grundkrankheit bedingte Ausprägung der myokardialen Schädigung (meist rheumatisch) und die Neigung zu

Rhythmusstörungen und Überleitungsstörung (Vorhofflimmern, ventrikuläre Tachykardien und Kammerflimmern bei Prolapssyndrom sowie AV-Blockierung) als besonders ungünstige prognostische Prädikatoren anzusehen sind. Während Rapaport (1975) für die leichtgradige rheumatische Mitralinsuffizienz Überlebenszeiten von 80 % für 5 Jahre und 60 % für 10 Jahre angibt, lebten bei operationsbedürftigen Mitralinsuffizienzen, die nicht einer Operation zugeführt werden konnten, nach 2 Jahren noch 50 % und nach 10 Jahren nur noch 30 % der Patienten (Horstkotte et al. 1983).

Lag präoperativ keine myokardiale Schädigung vor, verkleinerte sich postoperativ das Herzvolumen als günstiges prognostisches Zeichen innerhalb der nächsten Monate. Bei einer Operationsletalität von 1 bis 4 % für die Klappenrekonstruktion und 5 bis 10 % für den Klappenersatz, beträgt die ereignisfreie Überlebensrate nach 5 Jahren über 80 % für die Klappenrekonstruktion und zwischen 70 und 80 % für den Klappenersatz (Loop et al. 1991). Als wichtigste Determinanten für die Überlebensrate erwiesen sich die präoperative Ventrikelfunktion und das Lebensalter.

◾ Bemessung von MdE und GdB

Arbeitnehmer mit Mitralinsuffizienz werden nach folgenden Gruppen beurteilt:

➤ Nicht operationsbedürftige Mitralinsuffizienz (Stadium 1 und 2; Kapitel 15, Abschnitt „Allgemeines")
 – ohne myokardiale Schädigung
 – mit myokardialer Schädigung
➤ Operationsbedürftige Mitralinsuffizienz (Stadium 2 b, 3 und 4)
 – ohne myokardiale Schädigung
 – mit myokardialer Schädigung

Tabelle 15.**4** Nichtoperationsbedürftige Mitralinsuffizienz (ohne myokardiale Schädigung)

HV/kg (ml)	LVED (mm)	Mitralinsuffizienz-Stadium	MdE, GdB (%)
normal	normal	1	0 – 10
< 15	< 65	2 a	20 – 40

➤ Mitralinsuffizienz nach Klappenoperation
 – ohne Restschaden
 – mit Restschaden

Ähnlich wie bei der Aorteninsuffizienz ist bei der kardiologischen Begutachtung dieses Klappenfehlers der Symptomatik des Arbeitnehmers, der Prognose, der Pathomorphologie mit ihren Folgen (Ausmaß der Regurgitation, Myokardzustand) sowie dem pathophysiologischen Insuffizienzstadium besondere Bedeutung zuzumessen. Die Rhythmussituation spielt vor allem beim Prolapssyndrom und bei der rheumatischen Mitralinsuffizienz eine gutachterlich wichtige Rolle. Natürlich müssen von den arbeitsspezifischen Faktoren vor allem die Art und Schwere der beruflichen körperlichen Belastung eines Arbeitnehmers in den Beurteilungsprozeß miteinbezogen werden.

1. Nicht operationsbedürftige Mitralinsuffizienz (Stadium 1 und 2)

Mitralinsuffizienzen im pathophysiologischen Stadium 1 **ohne myokardiale Schädigung** weisen eine normale Hämodynamik auch bei höchster Belastung auf. Arbeitnehmer dieses Stadiums sind beschwerdefrei und beruflich normal belastbar. Dieses gilt auch für schwer körperlich arbeitende Berufsgruppen wie Schmied, Waldarbeiter, Bergmann, Gießer, Masseur, Landwirt, Gärtner, Steinmetz u. a. (Tab. 4.**1**). Für keinen Beruf besteht Berufsunfähigkeit. Da die Erkrankung jedoch progredient verlaufen kann, sollte nach 2 Jahren eine Nachbegutachtung erfolgen.

Mitralinsuffizienzen im pathophysiologischen Stadium 2 (EF übernormal, vergrößertes Herzvolumen) **ohne myokardiale Schädigung** sind ohne Rhythmusstörungen ebenfalls asymptomatisch und im Alltagsleben normal leistungsfähig. Erheblich höhere Volumenbelastung des linken Herzens (hämodynamisches Stadium 2 = relative Herzinsuffizienz) trübt die Prognose und macht ein Fortschreiten der Erkrankung wahrscheinlich. Einschränkungen der beruflichen körperlichen Belastung sind somit unumgänglich (Tab. 15.**4**).

Berufsunfähigkeit besteht im Mitralinsuffizienzstadium 2 b (HV/kg > 15 ml, LVED 65 mm) für folgende Berufsgruppen (Tab. 8.**11**):

Tabelle 15.5 Nichtoperationsbedürftige Mitralinsuffizienz (mit myokardialer Schädigung)

Symptomatik (Dyspnoe, Palpitationen)	Funktionsstadium	Rhythmusstörungen* (Tachyarrhythm., ventr. ES)	MdE, GdB (%)
–	2	–	30–50
–	2	+	40–60
+	2	–	40–60
+	2	+	50–70
+	3	–	70–90
+	3	+	100
	4		100

* Selbstlimitierende ventrikuläre Tachykardien erhöhen die MdE und den GdB um jeweils 30%.

1. Schmied, Waldarbeiter, Bergmann
2. Gießer, Former, Masseur
3. Landwirt, Gärtner, Winzer, Steinmetz, Krankengymnast u. a.

Patienten mit Mitralinsuffizienz **mit myokardialer Schädigung** (Gefügedilatation) bei nur geringem Reflux an der Mitralklappe ist eine höhere MdE und GdB zuzugestehen, da solche Arbeitnehmer bei ihren beruflichen Belastungen in der Regel symptomatisch sind und die Krankheit häufiger einen ungünstigen Verlauf nimmt. Auch besteht eine größere Neigung zu komplexen supraventrikulären und ventrikulären Rhythmusstörungen, die die Ausübung bestimmter Berufe erschwert oder gänzlich unmöglich macht (Tab. 15.**5**).

Für folgende Berufsgruppen besteht bei nicht-operationsbedürftiger Mitralinsuffizienz mit myokardialer Schädigung Berufsunfähigkeit (Tab. 8.**11**):

1. Schmied, Waldarbeiter, Bergmann
2. Gießer, Former, Masseur, u. a.
3. Landwirt, Gärtner, Winzer, Steinmetz, Krankengymnast u. a.
4. Keramiker, Glasarbeiter, Maurer, Betonarbeiter, Zimmerer, Isolierer, Ofenbauer u. a.
5. Schnellstahlhärter, Sägewerker, Berufskraftfahrer, Kellner, Drucker
6. Sattler, Tankwart, Flugbegleiter, Rangierarbeiter, Maschinentechniker, Lokomotivführer, Kranführer, Straßenbahner, Flugleiter, Pilot, Taxifahrer u. a.

2. Operationsbedürftige Mitralinsuffizienz (Stadium 2 b, 3 und 4)

Die Mitralinsuffizienz Stadium 2 b und 3, meist auch das Stadium 4, müssen der Klappenoperation zugeführt werden. Noch nicht operierte Patienten dieser pathophysiologischen Stadien sind heute ausgesprochen selten. Steht eine Operation bevor, sollte eine kardiologische Begutachtung erst nach dem Klappenersatz erfolgen.

Ohne myokardiale Schädigung

Im operationsbedürftigen Stadium 2 b, in dem hämodynamisch eine relative Herzinsuffizienz besteht (Kapitel 5, Abschnitt „Hämodynamisches Stadium 2"), da die Beziehung zwischen Herzgröße und max. O$_2$-Aufnahme und damit der Leistung nicht mehr übereinstimmt, kann ein Arbeitnehmer bei alltäglichen beruflichen Belastungen durchaus noch beschwerdefrei sein. Wegen der Gefahr eines ungünstigeren natürlichen Verlaufes ist die MdE und der GdB jedoch gegenüber dem Stadium 2 a höher festzulegen. Die quantitative gutachterliche Bewertung der Stadien 2 b, 3 und 4 findet sich in Tab. 15.**6**.

Mit myokardialer Schädigung (Stadium 4)

Bei Kontraktionsinsuffizienz des linken Ventrikels (erniedrigte Ejektionsfraktion) mit myogener Dilatation (Gefügedilatation) besteht für alle Berufe Berufs- und Erwerbsunfähigkeit (Tab. 15.**6**).

Tabelle 15.**6** Operationsbedürftige Mitralinsuffizienz

HV/kg (ml)	LVED (mm)	Mitralinsuffizienz-Stadium	MdE, GdB (%)
> 15	> 65	2 b	40 – 60
		3	60 – 80
		4	100

Tabelle 15.**7** Mitralinsuffizienz nach Klappenersatz und Rekonstruktion (ohne myokardiale Schädigung)

Operationsmethode	Funktionsstadium	MdE, GdB (%)
Rekonstruktion	0	10
	1	10 – 30
Klappenersatz	0/1	30 – 50

Tabelle 15.**8** Mitralinsuffizienz nach Klappenersatz und Rekonstruktion (mit myokardialer Schädigung)

Symptomatik (Dyspnoe, Palpitationen)	Funktionsstadium	MdE, GdB* (%)
–	1	20 – 30
+	1	30 – 40
–	2	40 – 50
+	2	50 – 60
+	3	70 – 80
+	4	100

* Selbstlimitierende ventrikuläre Tachykardien erhöhen die MdE und den GdB um 30 %.

3. Mitralinsuffizienz nach Klappenoperation

Nach Klappenrekonstruktion oder Klappenersatz der Mitralklappe bildet sich bei ungeschädigtem Myokard im Verlauf der nächsten Monate die Hypertrophie und Dilatation des linken Ventrikels weitgehend zurück. EKG und Herzvolumen normalisieren sich gleichermaßen. Nach etwa einem halben Jahr ist dieser Prozeß abgeschlossen, so daß erst nach diesem Zeitraum eine abschließende Begutachtung sinnvoll ist. Postoperativ bleibt ein transvalvulärer Mitralklappengradient von 4 bis 6 mm Hg in Ruhe zurück, der unter Belastung je nach Größe der Prothese bis auf 15 mm Hg ansteigen kann – in den

Bereich einer Druckbelastung für den rechten Ventrikel und linken Vorhof wie bei einer leichten Mitralstenose. Die Möglichkeit einer Rekonstruktion der Mitralklappe bewirkt in aller Regel günstigere Flußverhältnisse, so daß häufig in Ruhe kein Restgradient an der Klappe nachweisbar ist.

Nach Rekonstruktion der Klappe und **ohne Restschaden** besteht nach einem halben Jahr für einen Arbeitnehmer keine Einschränkung der beruflichen Belastbarkeit mehr. Bei Kunststoffprothesen mit Ruhegradienten zwischen 4 bis 6 mm Hg und Belastungsgradienten bis 15 mm Hg im Bereich leichtgradiger Mitralstenosen liegt eine leicht höhere MdE und GdB vor (Tab. 15.**7**).

Bildet sich nach der Operation die Linkshypertrophie und Gefügedilatation nicht oder nur unvollkommen zurück, ist von einem **bleibenden Restschaden** auszugehen. Die Prognose solcher Patienten ist eingeschränkt. Rhythmusstörungen wie Tachyarrhythmien, gehäufte ventrikuläre Extrasystolen (+ 10 bis 20 %) und selbstlimitierende ventrikuläre Tachykardien (+ 30 %) erhöhen die MdE und den GdB entsprechend. Die Feststellung der Herzmuskelreserven solcher Arbeitnehmer direkt mit Hilfe des Einschwemmkatheters oder indirekt mit Hilfe der Spiroergometrie (Herzvolumenleistungsquotient, max. O_2-Aufnahme, max. O_2-Puls, anaerobe Schwelle) ist für die kardiologische Beurteilung unerläßlich. MdE und GdB sind in Tab. 15.**8** wiedergegeben.

Für die Berufsgruppen 1 und 2 (Tab. 8.**11**) besteht für symptomatische Arbeitnehmer (Dyspnoe bei körperlicher Belastung) schon im Funktionsstadium 1 (irreversible konzentrische Hypertrophie, regionale Kontraktionsstörung, exzentrische Hypertrophie, Füllungsdrucksteigerung) auch ohne die oben genannten Rhythmusstörungen Berufsunfähigkeit. Gleiches gilt für die folgenden Berufe der Berufsgruppen 4 bis 6 (Tab. 8.**11**): Schnellstahlhärter, Sägewerker, Berufskraftfahrer, Flugbegleiter, Rangierarbeiter, Lokomotivführer, Kranführer, Straßenbahner, Flugleiter, Pilot, Taxifahrer.

▪ Gutachterliche Beurteilung

Unfallversicherung

Die chronische Mitralinsuffizienz fällt dann in den Aufgabenbereich der gesetzlichen Unfallversicherung, wenn sie entweder als zugrundeliegende Erkrankung einen Arbeits- oder Wegeunfall wesentlich mitverursacht hat (z. B. durch Schwindel oder Synkopen bei Rhythmusstörungen), oder wenn die Schwere einer beruflichen Belastung oder ein Unfall geeignet waren, eine Verschlimmerung im Zustand der Grunderkrankung herbeizuführen (z. B. akute Linksherzinsuffizienz).

Rentenversicherung

Für die Begutachtung in der Rentenversicherung gelten die Tab. 15.**4** bis 15.**8** (Kapitel 15, Abschnitt „Bemessung von MdE und GdB").

Entschädigungsrecht

Eine Mitralinsuffizienz ist nach dem Versorgungsrecht als Kriegsopferfolge anzuerkennen, wenn der Klappenfehler mit großer Wahrscheinlichkeit als Folge einer als Versicherungsleiden anerkannten rheumatischen Herzerkrankung entstanden ist. Die Festlegung der MdE richtet sich nach den Tabellen 15.**4** bis 15.**8** (Kapitel 15, Abschnitt „Bemessung von MdE und GdB").

Schwerbehindertengesetz

Die Bemessung des GdB erfolgt ebenfalls nach den Tabellen 15.**4** bis 15.**8**.

▪ Literatur

1. Horstkotte D., K. Haerten, A Krian: Der prothetische Herzklappenersatz: Natürlicher Verlauf operationswürdiger Herzklappenfehler. Möglichkeiten und klinische Ergebnisse der operativen Behandlung. Int. Welt 6, 137, 1983.
2. Loop F.D., D.M. Cosgrove, W.J. Stewart: Mitral valve repair for mitral insufficiency. Eur. Heart J. 12 (Suppl.): 30, 1991.
3. Rapaport E.: Natural history of aortic and mitral valve disease. Am. J. Cardiol. 35, 221, 1975.

16. Pulmonalstenose

Peter Grewe

Allgemeines

Bei der angeborenen Pulmonalstenose wird eine valvuläre von einer infundibulären Form unterschieden. Die Stenosierung des rechtsventrikulären Ausflußtraktes kann bei der valvulären Form durch eine Degeneration, Verdichtung und/oder durch eine unvollständige oder fehlende Separation der Semilunarklappenkommissuren bedingt sein. Als Extremvariante wölbt sich eine Membran mit zentraler Öffnung und rudimentär angelegten Kommissuren in den Stamm der A. pulmonalis vor (Riedel et al. 1989). Bei morphologisch unauffälligen Klappentaschen kann es durch eine Hypoplasie des Pulmonalklappenanulus zu einer Reduktion der Ausflußbahnquerschnittsfläche kommen. Die subvalvuläre, infundibuläre Form der Pulmonalstenose ist wesentlich seltener und fast ausschließlich mit anderen kongenitalen Vitien assoziiert (Kapitel 30). Von der klappenassoziierten, zentralen Obstruktion des rechtsventrikulären Ausflußtraktes ist die periphere Pulmonalstenose abzugrenzen, die singulär oder multipel auftreten kann. Wegen der pathophysiologisch identischen Bedingungen werden die verschiedenen Formen der Pulmonalstenose versicherungsmedizinisch gemeinsam abgehandelt.

Pathophysiologisch bewirkt die Einengung des rechtsventrikulären Ausflußtraktes, in Abhängigkeit vom transstenotischen Druckgradienten, eine Druckbelastung des rechten Ventrikels mit konsekutiver Entwicklung einer rechtsventrikulären Hypertrophie. In Abhängigkeit vom Schweregrad der Druckbelastung drohen komplexe Rhythmusstörungen und die Entstehung einer Rechtsherzinsuffizienz.

Diagnostik

Im Rahmen der körperlichen Untersuchung können in Abhängigkeit vom Schweregrad der Stenose folgende Befunde erhoben werden: **Auskultatorisch** findet sich eine atemabhängige, mit steigendem Druckgradienten weiter werdende Spaltung des 2. Herztones. Mit zunehmendem Schweregrad wird der 2. Herzton leiser und ist oft bei schwersten Stenosen nicht mehr hörbar. Mit dem Punktum maximum über dem 2. Interkostalraum links parasternal ist ein lautes, spindelförmiges, rauhes systolisches Geräusch auskultierbar. Bei höhergradigen Pulmonalstenosen liegt das Geräuschmaximum in der Spätsystole und kann gelegentlich als Schwirren getastet werden. Darüber hinaus zeigt sich dann bei der Inspektion und Palpation ein rechtsparasternales Heben.

Im **EKG** führt die rechtskardiale Druckbelastung zu einer Rechtsdrehung der elektrischen Herzachse. Bei hohen Gradienten lassen sich zusätzlich Zeichen der rechtsventrikulären Hypertrophie ableiten (R-Überhöhung der rechtspräcordialen Brustwandableitungen/Rechtsverspätung). Als Zeichen der eingetretenen Rechtsherzschädigung gilt das Auftreten von negativen T-Wellen von V1 bis V4 (-V6).

Die reine Druckbelastung im Stadium der konzentrischen Hypertrophie führt im **Röntgenthoraxbild** auch bei höhergradigen Pulmonalstenosen nicht zu einer Vergrößerung der Herzsilhouette. Bei erhaltener Pumpleistung bildet sich das Herz röntgenologisch häufig sogar kleiner als normal ab. In vielen Fällen ist eine linksseitige Erweiterung und eine rechtsseitige Verschmälerung des Pulmonalarterienhauptstammes das einzige Indiz für das Vorliegen einer

Stenose des rechtsventrikulären Ausflußtraktes. Der Herzschatten nimmt erst mit Beginn einer exzentrischen Hypertrophie (Gefügedilatation) zu. Erst in einem weit fortgeschrittenen Stadium der myokardialen Schädigung tritt eine rechtsasymmetrische Vergrößerung des Herzvolumens über die Norm auf.

Echokardiographisch kann neben einer Vermessung der rechtskardialen Herzhöhlen und einer Muskeldickenbestimmung bei guter Beschallbarkeit die Morphologie der Pulmonalklappe direkt dargestellt werden. In der linksparasternalen kurzen Achse läßt sich darüber hinaus dopplerechokardiographisch die Flußbeschleunigung im Bereich der Stenose bestimmen. Nach der vereinfachten Bernoulli-Gleichung kann daraus der transvalvuläre Druckgradient errechnet werden (Johnson et al. 1984).

Bei schlechter Beschallbarkeit kann in dieser Ebene noch die Klappenseparation mit der M-mode-Echokardiographie abgeschätzt werden. Eine wesentlich höhere diagnostische Sicherheit erhält man durch die transoesophageale Echokardiographie, mit welcher die Klappenmorphologie, Veränderungen des Klappenringes und des rechtsventrikulären Ausflußtraktes noch besser zu erkennen sind.

Die klinische Symptomatik und auch die Prognose des Vitiums korreliert gut mit der Höhe des invasiv gemessenen Druckes und des Herzminutenvolumens. So kann der Schweregrad der Pulmonalstenose auch im Hinblick auf versicherungsmedizinische Fragestellungen anhand von hämodynamischen Meßwerten sicher festgelegt werden.

Die Einteilung der Pulmonalstenose erfolgt nach dem Druckgradienten.

Leichtgradige Pulmonalstenose: Der rechtsventrikuläre systolische Druck liegt unter 65 mm Hg und der Druckgradient an der Pulmonalklappe beträgt weniger als 45 mm Hg. Herzminutenvolumen und Pulmonalarteriendruck sind in Ruhe und unter Belastung normal.

Mittelgradige Pulmonalstenose: Der rechtsventrikuläre Druck liegt zwischen 65 mm Hg und 100 mm Hg. Bei normalem Herzminutenvolumen in Ruhe findet sich ein transvalvulärer Druckgradient zwischen 50 und 80 mm Hg. Der Pulmonalarteriendruck ist in der Regel noch normal.

Hochgradige Pulmonalstenose: Der rechtsventrikuläre Druck liegt über 100 mm Hg. Herzminutenvolumen und pulmonalarterieller Druck sind bereits in Ruhe erniedrigt.

Symptomatik und Belastbarkeit

Patienten mit einer leichtgradigen Pulmonalstenose sind subjektiv durchweg beschwerdefrei und weisen keine Einschränkung ihrer körperlichen Belastbarkeit auf. Bei mittelgradigen Stenosen tritt erstmals Belastungsdyspnoe, eventuell Belastungsschwindel in Erscheinung. Atemnot auf niedrigem Belastungsniveau mit peripherer Zyanose prägt die Klinik der schwergradigen Pulmonalstenose im Stadium der myokardialen Insuffizienz. Schwindel und Belastungssynkopen sind in diesem Stadium häufige symptomatische Phänomene.

Myokardialer Funktionszustand

Die Pulmonalstenose kann infolge eines sich ändernden rechtsventrikulären Funktionszustandes einen dynamischen Krankheitsverlauf aufweisen. Aufgrund der allmählich entstehenden konzentrischen Hypertrophie des rechten Ventrikels bleibt die rechtsventrikuläre Funktion über einen langen Zeitraum unbeeinträchtigt (**hämodynamisches Stadium 0**).

Im **hämodynamischen Stadium 1** steigt der rechtsventrikuläre Füllungsdruck, ohne daß eine größere Leistungseinschränkung einsetzt, da das Herzminutenvolumen noch adäquat gesteigert werden kann. Die Belastbarkeit eines unter mittelgradiger körperlicher Belastung arbeitenden Arbeitnehmers ist noch nicht eingeschränkt.

Das **hämodynamische Stadium 2** (relative Herzinsuffizienz, Gefügedilatation mit noch normalem Anstieg des Herzminutenvolumens) kommt als chronischer Zustand bei der angeborenen Pulmonalstenose nicht vor. Die exzentrische Hypertrophie des rechten Ventrikels geht stets mit einem mangelhaften Anstieg des Herzminutenvolumens einher (**hämodynamisches Stadium 3**, Belastungsherzinsuffizienz).

Im **hämodynamischen Stadium 4** besteht eine Ruheherzinsuffizienz des rechten Herzens mit schon in Ruhe erniedrigtem Schlagvolumen, so daß Erwerbsunfähigkeit vorliegt.

Prognose

Der natürliche Verlauf und die Prognose der Pulmonalstenose hängt vom Ausmaß der rechtsventrikulären Druckbelastung ab. Bei der nicht behandelten schwergradigen Pulmonalstenose versterben die Patienten nicht selten in der zweiten Lebensdekade im terminalen Rechtsherzversagen. Die Lebenserwartung bei der leichten Pulmonalstenose ist hingegen kaum vermindert. Allerdings muß stets die Möglichkeit der Progredienz in Betracht gezogen werden.

Bei Gradienten von > 50 mm Hg ist die Indikation zur Valvuloplastie oder zur operativen Klappensprengung gegeben. Postoperativ kommt es bei der Mehrzahl der Fälle zu einer Normalisierung einer pathologischen Hämodynamik, zum Rückgang von Symptomatik und Hypertrophie, so daß nach Abschluß der Rekonvaleszenzphase ein Arbeitnehmer wieder uneingeschränkt in das Arbeitsleben zurückkehren kann. In einer Sechsjahres-Verlaufsuntersuchung traten nach chirurgischer Korrektur von Pulmonalstenosen keine Rezidive auf (Nugent et al. 1977).

Bemessung von MdE und GdB

Bei der Begutachtung von Patienten mit Pulmonalstenose kommt von den kardialen Faktoren (Tab. 6.**1**) der Symptomatik, Prognose, Pathomorphologie (Druckgradient), dem hämodynamischen Stadium sowie der Rhythmussituation besondere Bedeutung zu.

Unter den arbeitsspezifischen Faktoren spielen die Schwere der körperlichen Arbeit sowie eventuelle berufsspezifische Gefährdungen die größte Rolle. Die dargestellten Begutachtungskriterien des Pulmonalklappenfehlers entspre-chen weitestgehend denen bei der Begutachtung eines Arbeitnehmers mit Aortenstenose.

Folgende Gruppen von Patienten mit Pulmonalstenose sollten bei der Begutachtung unterschieden werden:

➤ Nichtoperationsbedürftige Pulmonalstenose (Druckgradient < 50 mm Hg)
➤ Operationsbedürftige Pulmonalstenose (Druckgradient > 50 mm Hg)
   – ohne myokardiale Schädigung
   – mit myokardialer Schädigung
➤ Pulmonalstenose nach operativer Korrektur

1. Nichtoperationsbedürftige Pulmonalstenose

Pulmonalstenosen mit niedrigem Druckgradienten ohne myokardiale Schädigung sind asymptomatisch und normal belastbar. Ihre Prognose ist quoad vitam nicht eingeschränkt. Komplexe Rhythmusstörungen kommen infolge des ungeschädigten rechten Ventrikels praktisch nicht vor. Die konzentrische Hypertrophie ist nur gering ausgeprägt und führt nur selten zu einer Füllungsdrucksteigerung (hämodynamisches Stadium 0 – 1). Entsprechend sind MdE und GdB niedrig anzusetzen (Tab. 16.**1**). Allerdings sind Nachbegutachtungen wegen der Möglichkeit der Progredienz der Pulmonalstenose erforderlich.

Berufsunfähigkeit besteht im hämodynamischen Stadium 1 bei einem Druckgradienten von 40 – 50 mm Hg nur für folgende Berufsgruppen (Tab. 8.**11**):

1. Schmied, Waldarbeiter, Bergmann
2. Gießer, Former, Masseur
3. Landwirt, Gärtner, Winzer u. a.

2. Operationsbedürftige Pulmonalstenose – ohne myokardiale Schädigung

Operationsbedürftige Pulmonalstenosen (Druckgradient > 50 mm Hg) ohne myokardiale Schädigung (hämodynamisches Stadium 0 – 1), bei denen keine Sprengung der Klappe durchgeführt worden ist, bewirken naturgemäß eine höhere MdE oder GdB (Tab. 16.**2**). Auch erweitert sich die Anzahl der Berufe, für die Berufsunfähigkeit besteht.

Tabelle 16.**1** MdE und GdB bei nichtoperationsbedürftiger Pulmonalstenose (ohne myokardiale Schädigung)

ΔP mmHg	MdE, GdB (%)
< 30	0 – 10
30 – 50	20 – 40

Tabelle 16.**2** MdE und GdB bei operationsbedürftiger Pulmonalstenose nach Symptomatik und Druckgradient (ohne myokardiale Schädigung)

Symptomatik (Dyspnoe, Schwindel)	Druckgradient (mmHg)	MdE, GdB (%)
–	> 50	60 – 80
+	> 50	80 – 100

Für folgende Berufsgruppen besteht bei operationsbedürftiger Pulmonalstenose ohne myokardiale Schädigung Berufsunfähigkeit (Tab. 8.**11**):

1. Schmied, Waldarbeiter, Bergmann
2. Gießer, Former, Masseur u. a.
3. Landwirt, Gärtner, Winzer, Steinmetz, Krankengymnast u. a.
4. Keramiker, Glasarbeiter, Maurer, Betonarbeiter, Zimmerer, Isolierer, Ofenbauer u. a.
5. Schnellstahlhärter, Sägewerker, Berufskraftfahrer, Kellner, Drucker u. a.
6. Sattler, Tankwart, Flugleiter, Flugbegleiter, Pilot, Rangierarbeiter, Maschinentechniker, Lokomotivführer, Straßenbahner, Taxifahrer u. a.

Tabelle 16.**3** MdE und GdB bei Pulmonalstenose nach Klappensprengung (mit präoperativer Schädigung)

Restschaden (exzentr. Hypertrophie kompl. Rhyth.-störungen)	Funktionsstadium	MdE, GdB (%)
–	0/1	10 – 20
+	2	40 – 60
+	3	70 – 90
+	4	100

– mit myokardialer Schädigung

Höhergradige Pulmonalstenosen mit myokardialer Schädigung (Gefügedilatation) befinden sich entweder im hämodynamischen Stadium 3 (Belastungsherzinsuffizienz) oder 4 (Ruheherzinsuffizienz). Es besteht bei geringer Belastung oder in Ruhe Luftnot. Die Prognose solcher Patienten ist ohne operative Korrektur des Klappenfehlers hochgradig eingeschränkt. Es besteht Berufs- und Erwerbsunfähigkeit für alle Berufe (MdE und GdB 100%).

3. Pulmonalstenose nach operativer Korrektur

Ähnlich wie bei der Druckbelastung des ungeschädigten linken Ventrikels setzt unmittelbar nach Sprengung der Pulmonalklappe die Regression der rechtsventrikulären Massenzunahme ein, die etwa nach sechs Monaten weitgehend abgeschlossen ist. Stets bleibt ein geringer Restgradient, meist unter 20 mm Hg zurück. Die volle Belastbarkeit ist ebenfalls nach einem halben Jahr erreicht, so daß Einschränkungen der beruflichen Belastbarkeit von diesem Zeitpunkt an nicht mehr bestehen. Entscheidende MdE und GdB sind somit nicht mehr gegeben.

Bestand präoperativ jedoch eine myokardiale Schädigung (Gefügedilatation, komplexe Rhythmusstörungen), sollte mit einer Begutachtung etwa ein Jahr gewartet werden. MdE und GdB richten sich nach Tab. 16.**3**.

■ Gutachterliche Beurteilung

Unfallversicherung

Die Pulmonalstenose fällt in den Aufgabenbereich der gesetzlichen Unfallversicherung, wenn sie als zugrundeliegende Erkrankung zur mittelbaren Mitursache eines Unfalls geworden ist oder wenn ein Unfall oder die Art und Schwere der beruflichen Belastung zu einer Verschlechterung des Klappenfehlers geführt hat. Somit gehört z. B. ein akuter Herztod bei Pulmonalstenose als einmalige Verschlimmerung des Leidens dann zu den Aufgaben der Unfallversicherung, wenn die Lebenserwartung durch einen Arbeitsunfall, Wegeunfall oder eine weit über das normale Maß hinausgehende berufliche Belastung (Betriebssport, extreme Schreck-situation u. a.) um wenigstens ein Jahr verkürzt wurde. Tritt der akute Herztod nur bei Gelegenheit einer üblichen beruflichen Belastung auf, fällt er als Gelegenheitsursache nicht in den Versorgungsrahmen der Unfallversicherung.

Rentenversicherung

Für Begutachtungen zur Rentenversicherung gelten die Tabellen 16.**1** bis 16.**3** (Kapitel 16, Abschnitt „Bemessung von MdE und GdB").

Entschädigungsrecht

Pulmonalstenosen fallen als angeborene Herzfehler nicht in den Versorgungsrahmen des sozialen Entschädigungsrechtes.

Schwerbehindertengesetz

Die Festlegung der GdB erfolgt nach den Tabellen 16.**1** bis 16.**3** (Kapitel 16, Abschnitt „Bemessung von MdE und GdB").

▮ Literatur

1. Johnson G.L., O.L. Kwan, S. Handshoe, J.A. Nooman, N.A. De Maria: Accuracy of combined two-dimension echocardiography and continuous wave Doppler recordings in the estimation of pressure gradient in right ventricular outlet obstruction. J. Am. Coll. Cardiol 3, 1013, 1984.
2. Nugent E.E., R.M. Freedom, J.J. Nova, R.C. Ellison, R.D. Rowe, A.S. Nadas: Clinical course in pulmonic stenosis. Circulation 56 (Suppl. I), 38, 1977.
3. Riedel U.N., H.E. Schaefer, H. Wehner: Allgemeine und spezielle Pathologie. Proximale Aorten- und Pulmonalstenose, S. 423. Georg Thieme Verlag Stuttgart – New York 1989.
4. H. Roskamm, H. Reindell: Herzkrankheiten, 4. Auflage. Pulmonalstenose, S. 1303. Springer Verlag Berlin, Heidelberg, New York, London, Paris, Tokio, Hongkong 1996.

17. Vorhofseptumdefekt

Abderrahman Machraoui

■ Allgemeines

Die verschiedenen Typen von Vorhofseptumdefekten werden nach ihrer Lokalisation differenziert. Der häufigste Typ ist der Vorhofseptumdefekt (ASD) vom **Sekundum-Typ** (69%), welcher durch eine Fehlentwicklung des Foramen ovale entsteht. Er ist entsprechend seiner entwicklungsgeschichtlichen Entstehung im Bereich der Fossa ovalis mehr posterior lokalisiert. Defekte in der Nähe der V. cava werden als **Sinus-venosus-Defekte** vom Typ **high septal defect** bzw. **low septal defect** bezeichnet, je nachdem, ob sie im Bereich der Einmündung der V. cava superior oder inferior liegen. Sie sind groß und mit 8% bzw. 20% aller Vorhofseptumdefekte relativ häufig (Schumacher, Bühlmeyer 1989). Der obere **Sinus-venosus-Defekt** ist in 90% der Fälle mit einer partiellen Lungenvenenfehlkonnektion vergesellschaftet. Seltener sind die in der Regel kleinen Defekte vom Typ **Koronarsinus-Defekt**, die im Bereich der Einmündung des Koronarvenensinus liegen. Davon zu unterscheiden ist der Vorhofseptumdefekt vom **Primum-Typ**, welcher zu den Endokardkissendefekten gehört. Bei dem singulären Vorhof oder **Cor uniauriculare** fehlt das gesamte Vorhofseptum. Die Kombination eines Vorhofseptumdefektes vom Primum-Typ mit einem posterioren Ventrikelseptumdefekt, in der Regel mit AV-Klappenanomalien assoziiert, wird als Atrioventrikular-Kanal oder kompletter Endokardkissendefekt bezeichnet. Er kommt recht häufig bei Patienten mit Trisomie 21 vor (Dupuis et al., 1995).

Pathophysiologisch steht die Volumenbelastung durch den Links-rechts-Shunt im Vordergrund. Diese führt zu einer Dilatation des rechten Vorhofs und rechten Ventrikels. Es besteht eine Beziehung zwischen der Größe des Defektes und der rechtsventrikulären Dilatation. Bei niedrigem Pulmonalarterienwiderstand ist der Lungendurchfluß erhöht. Dank der guten Compliance des arteriellen Lungenbettes können vierfach höhere Herzminutenvolumina erreicht werden, ohne daß der Pulmonalarterienwiderstand ansteigt. Eine pulmonale Hypertonie entwickelt sich bei sehr großen Defekten erst im höheren Lebensalter. Der vermehrte Fluß durch die Pulmonalklappe verursacht eine relative Pulmonalstenose. Eine begleitende organische Pulmonalstenose bewirkt eine rechtsventrikuläre Hypertrophie. Nicht selten findet sich zusätzlich eine Mitralinsuffizienz durch Mitralklappenprolaps oder Klappenspalt, deren hämodynamische Auswirkungen maskiert sein können, da der Vorhofseptumdefekt als Ventil funktioniert. Eine Lungenvenenfehlkonnektion verstärkt die Volumenbelastung der rechtskardialen Höhlen. Andererseits führt eine isolierte partielle Lungenvenenfehlkonnektion zu ähnlichen hämodynamischen Auswirkungen wie ein Vorhofseptumdefekt. Die linkskardialen Höhlen sind normal groß oder eher klein. Pathophysiologisch führen der Vorhofseptumdefekt vom Primum-Typ und der singuläre Vorhof zu bedeutenden Volumenbelastungen entsprechend einem großen Links-rechts-Shunt. Mitralklappendefekte sind hier häufiger und führen zusätzlich zu einer Volumenbelastung auch der linkskardialen Höhlen. Diese kommt auch bei dem AV-Kanal hinzu, wobei die systolisch vermehrte Lungenüberflutung früh zu einer pulmonalen Hypertonie führt.

■ Diagnostik

Die klinische Untersuchung deckt einen fixiert gespaltenen 2. Herzton und ein frühsystolisches Geräusch mit p.m. über dem 2. ICR links parasternal auf. Ein paukender 2. Herzton kann Ausdruck einer pulmonalen Hypertonie bei Patienten sein, die in Ruhe oder bei Belastung eine Zyanose aufweisen. Eine zusätzliche Pulmonalklappenstenose läßt sich nicht immer von der relativen Pulmonalstenose abgrenzen. Ein vom 1. Herzton abgesetztes systolisches Geräusch, welches einen rauhen Charakter bekommt und gelegentlich mit einem Schwirren bei der Palpation einhergeht, spricht für eine organische Pulmonalstenose. Bei extremer Dilatation des rechten Ventrikels findet sich zusätzlich das Systolikum einer Trikuspidalinsuffizienz im Trikuspidalklappenareal. Ein in die Axilla fortgeleitetes holosystolisches Geräusch weist auf die Kombination mit einer Mitralinsuffizienz hin. Auskultatorisch kann eine Pulmonalvenenfehlkonnektion von einem ASD nicht abgegrenzt werden. In seltenen Fällen findet sich linksparasternal auch ein kurzes diastolisches Geräusch, dessen Entstehung bisher nicht exakt geklärt ist.

Das **Thorax-Röntgenbild** zeigt eine vermehrte Lungendurchblutung, ein vergrößertes Herz mit angehobener Herzspitze, die vom rechten Ventrikel gebildet wird und eine angehobene rechtsventrikuläre Ausflußbahn auf der seitlichen Aufnahme.

Im **EKG** findet sich regelhaft ein inkompletter Rechtsschenkelblock. Je größer das Shuntvolumen ist, um so höher ist die Amplitude der R'-Zacke in Ableitung V_1. Ein überdrehter Linkstyp weist auf einen Endokardkissendefekt in Form eines Vorhofseptumdefektes vom Primum-Typ, eines singulären Vorhofes oder AV-Kanals hin.

Das **2D-Echokardiogramm** zeigt die Dilatation von rechtem Vorhof und Ventrikel, sowie eine paradoxe Septumbewegung, die am besten im eindimensionalen Streifen deutlich wird. Im subkostalen Schnitt läßt sich der Defekt in der Regel darstellen (Abb. 17.1). Während Defekte vom Sekundum- und Primum-Typ praktisch immer darstellbar sind, lassen sich Sinus-Venosus-Defekte häufig nur im transösophagealen Bild nachweisen (Abb. 17.2). Hier können auch fehlmündende Lungenvenen verfolgt werden. Die **Farb-Doppler-Echokardiographie** erlaubt, die Shuntrichtung zu bestimmen (Fehske 1988). In geeigneten Fällen läßt sich auch die Shuntgröße im CW-Doppler abschätzen. Dennoch gelingt es mit keinem echokardiographischen Verfahren, mittelgroße von großen, operationsbedürftigen Shunts sicher zu differenzieren (Kücherer et al. 1996). Wird ein systolisches Flußsignal hinter der Trikuspidalklappe abgeleitet, so kann über den systolischen transvalvulären

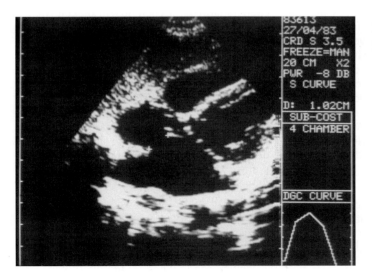

Abb. 17.**1** Vorhofseptumdefekt vom Sekundumtyp im subcostalen Vierkammerblick

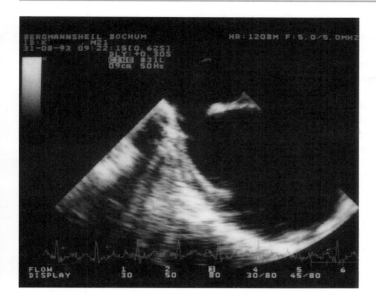

Abb. 17.**2** Sinus-venosus-Defekt im transösophagealen Echokardiogramm

Druckgradienten der Pulmonalarteriendruck bestimmt werden (Fehske, 1988). Wird der direkte Defektnachweis nicht geführt, so ist differentialdiagnostisch an Erkrankungen zu denken, die mit einer rechtskardialen Dilatation einhergehen (Tab. 17.**1**).

Die **Rechtsherzkatheteruntersuchung** dient zur Bestimmung des Shuntvolumens, des Ausschlußes von Begleitanomalien und einer pulmonalen Hypertonie. Die Oxymetrie erlaubt, die Lokalisation, Richtung und Größe des Shunts zu bestimmen. Anhand der Druckmessung im pul-

Tabelle 17.**1** Differentialdiagnose der rechtskardialen Dilatation

Anomalie	Diagnostik
ASD I	EKG: überdrehter Linkstyp UKG: Defektnachweis
Lungenvenenfehlkonnektion	UKG: kein Defektnachweis bei L-R-Shunt, TEE: Lungenvenenfehlkonnektion Herzkatheter: Sondierung der Lungenvenen vom rechten Vorhof aus
Ebstein'sche Anomalie	UKG: Trikuspidalklappen-Dystopie. Cave: ASD als Begleitanomalie möglich
Trikuspidalinsuffizienz	Herzauskultation: Systolicum über Trikuspidalklappenareal Farb-Doppler: Flußsignal RV → RA Cave: Trikuspidalinsuffizienz bei großem ASD
Sinus-Valsalvae-Ruptur in den RV	Herzauskultation: Diastolicum Farb-Doppler: Flußsignal Aorta → RV
Pulmonale Hypertonie	Herzauskultation: paukender 2. HT UKG: Hypertrophie des RV. CW-Doppler: Bestimmung des systolischen PA-Drucks. Farb-Doppler: R-L-Shunt bei offenem foramen ovale. Cave: pulmonale Hypertonie als Komplikation des ASD.

monalarteriellen und linksatrialen Bereich und der Herzminutenvolumenberechnung wird der Pulmonalarterienwiderstand berechnet. Der Defektnachweis gelingt durch Kontrastmittelinjektion in die rechte obere Lungenvene im sogenannten Vierkammerblick. Nach fehlmündenden Lungenvenen wird durch Kathetersondierung gefahndet. Eine persistierende linke obere Hohlvene muß angiographisch ausgeschlossen werden. Die Dextrokardiographie ist dann erforderlich, wenn eine relevante Trikuspidalinsuffizienz überprüft werden soll. Die Beurteilung einer Mitralinsuffizienz kann durch die Lävokardiographie erfolgen, wobei der linke Ventrikel entweder vom linken Vorhof aus erreicht oder im Rahmen einer bei älteren Patienten ohnehin erforderlichen Linksherzkatheterisierung sondiert wird.

Symptomatik und Belastbarkeit

Palpitationen durch supraventrikuläre Rhythmusstörungen sind die häufigsten Beschwerden, die bei Vorhofseptumdefekten angegeben werden. Häufigkeit und Schwere dieser Symptomatik scheint unabhängig von der Defektgröße zu sein. Der kleine und mittelgroße Vorhofseptumdefekt verursacht keine weiteren Beschwerden. Selbst der große Defekt ist häufig bis in das Erwachsenenalter asymptomatisch, abgesehen von belästigenden Rhythmusstörungen. Körperliche Leistungsminderung und Belastungsdyspnoe gehören zu den subjektiven Beschwerden, die im Zusammenhang mit großen Shunts und stärkerer Lungenüberflutung stehen.

Die Therapie besteht in dem operativen oder interventionellen Verschluß des Defektes (Sievert et al. 1996). Das Operationsrisiko ist gering (< 1 %). Die Ergebnisse sind gut, wenn noch keine Myokardschädigung vorgelegen hat. Supraventrikuläre Rhythmusstörungen scheinen jedoch postoperativ unbeeinflußt zu sein. Defektrezidive kommen gelegentlich entweder durch Nahtinsuffizienz oder durch Destruktion bzw. Degeneration des Patches vor.

Myokardialer Funktionszustand

Die chronische Volumenbelastung der rechtskardialen Höhlen bei Shuntvolumina von 40 % und mehr führt allmählich zu einer Rechtsherzinsuffizienz, die durch die relative Trikuspidalinsuffizienz verstärkt wird. Die Entwicklung einer pulmonalen Hypertonie im höheren Lebensalter (meist jenseits des 50. Lebensjahres) und die Shuntumkehr gehen mit einer Zyanose einher und beschleunigen das irreversible Rechtsherzversagen. In diesem Stadium ist ein operativer Verschluß kontraindiziert.

Bei kleinen Shunts wird die rechtsventrikuläre Funktion nicht beeinträchtigt (**hämodynamisches Stadium 0**). Bei mittelgroßen Defekten nimmt die rechtskardiale Volumenbelastung zu, so daß durch Erhöhung der diastolischen Wandspannung vor allem unter Belastung bei großem Flußvolumina der rechtskardiale Füllungsdruck ansteigen kann (**hämodynamisches Stadium 1**). Da die pulmonalarteriellen Widerstände niedrig sind, nimmt das Herzminutenvolumen auch unter hoher Belastung adäquat zu. Die Belastbarkeit eines Arbeitnehmers ist bei mittelgradiger körperlicher Arbeit nicht eingeschränkt.

Das **hämodynamische Stadium 2 (relative Herzinsuffizienz**) kommt bei dieser Art der Volumenbelastung wie beim Ventrikelseptumdefekt nicht vor.

Große Shunts können schließlich zu einer Kontraktilitätsabnahme infolge der jahrelangen Volumenbelastung des rechten Ventrikels oder einer sich entwickelnden pulmonalen Hypertonie zunächst unter Belastung (**hämodynamisches Stadium 3**), schließlich auch in Ruhe (**hämodynamisches Stadium 4**) führen. Im hämodynamischen Stadium 3 sind nur noch geringe körperliche Belastungen eines Arbeitnehmers zumutbar. Das hämodynamische Stadium 4 schließt jegliche berufliche Betätigung aus.

Prognose

Unbehandelt beträgt die Lebenserwartung des hämodynamisch wirksamen ASD 40–50 Jahre (Campbell 1970, Nadas 1972). In 4 % der Fälle entwickelt sich eine pulmonale Hypertonie vor dem 20. Lebensjahr, in 18 % zwischen dem 20. und 40. und bei 40 % nach dem 40. Lebensjahr (Campbell 1970, Schmalz 1994). Eine Herzinsuffizienz im Kleinkindesalter ist selten. Das Endokarditisrisiko ist sehr gering, wenn kein Mitralklappenprolaps vorliegt. Bei chirurgischer Korrektur im Erwachsenenalter ist die Zahl der Patienten mit normalisiertem EKG und Röntgenbild geringer als bei Korrektur vor dem 6. Lebensjahr. Auch die Belastbarkeit ist postoperativ häufiger eingeschränkt als bei Operation im Kindesalter. Bei der Ergometrie erreichen sie 81,2 % der maximalen Leistung im Vergleich zu 93,3 %, wenn früh operiert wurde (Huysmanns 1989).

Bemessung von MdE und GdB

Für die Begutachtung von Arbeitnehmern mit Vorhofseptumdefekt empfiehlt sich folgende Einteilung:

- ➤ kleiner ASD (Shunt < 30 %; < 2 l/min)
- ➤ mittelgroßer ASD (Shunt 30–50 %; bis 5 l/min)
- ➤ großer ASD (Shunt > 50 %; > 6 l/min)
- ➤ ASD mit präkapillärer pulmonaler Hypertonie
- ➤ ASD nach Defektverschluß.

1. Kleiner ASD

Arbeitnehmer mit kleinem Shunt sind im Beruf normal belastbar, da sie körperlich nicht eingeschränkt sind und ihre Prognose quoad vitam derjenigen der gesunden Normalbevölkerung entspricht. MdE und GdB sind niedrig anzusetzen.

2. Mittelgroßer ASD

Meist sind Arbeitnehmer in diesem Stadium ebenfalls beschwerdefrei. Liegt ein hämodynamisches Stadium 1 oder 3 vor, kann Luftnot die Arbeitsfähigkeit einschränken.

3. Großer ASD

Arbeitnehmer mit großem ASD sind praktisch immer durch Belastungsdyspnoe symptomatisch und somit in ihrer beruflichen und körperlichen Leistungsfähigkeit eingeschränkt, vor allem, wenn sich eine präkapilläre pulmonale Hypertonie entwickelt.

Beispiel

61jähriger Zahnarzt mit Belastungsdyspnoe entsprechend der NYHA-Klasse III, Zyanose bei Belastung und rechtskardialer Dilatation im UKG. Röntgenologisches Herzvolumen 15,6 ml/kg KG bei vermehrter Lungendurchblutung (Abb. 17.**3**). Im TEE Sinus-Venosus-Defekt nachweisbar. Links-rechts-Shunt 61 % bei geringem Rechts-links-Shunt. Mittlerer Pulmonalarteriendruck 34 mm Hg, Pulmonalarterienwiderstand 378 dyn · s · cm^{-5}. Nach Operation Rückgang, jedoch keine Normalisierung des Pulmonalarteriendrucks und -widerstandes. Subjektive Besserung auf die NYHA-Klasse II, somit keine Normalisierung der Leistungsfähigkeit. Patient leistet 100 Watt bei der Fahrradergometrie. Der Versicherte wird als noch berufsfähig beurteilt. ∎

Die MdE und GdB für die drei Schweregrade des Vorhofseptumdefektes gibt Tab. 17.**2** wieder.

4. ASD mit präkapillärer pulmonaler Hypertonie

Erhebliche pulmonale Hypertonie und eventuell Rechts-links-Shunt schließen jegliche berufliche Belastung aus (Tab. 17.**3**).

Tabelle 17.**2** MdE und GdB bei nichtoperiertem ASD (ohne präkapilläre Hypertonie)

Shuntgröße (l/min; %)	Funktionsstadium	MdE, GdB (%)
< 2; < 30 %	0	0–10
bis 6; 30–50 %	0	20–30
	1	40–50
> 6; > 50 %	1	50–60
	3	60–80
	4	100

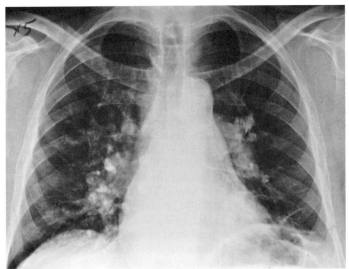

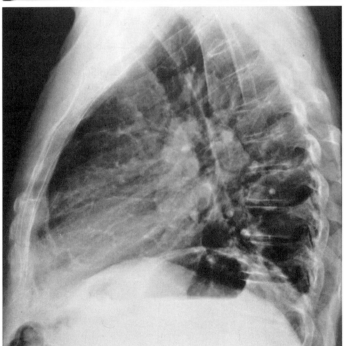

Abb. 17.3 Präoperativer Röntgen-Thorax bei 61jährigem Patienten mit großem Sinus-venosus-Defekt und pulmonaler Hypertonie. HV 15,6 ml/kg. Mit freundlicher Genehmigung des Institutes für Radiologie und Nuklearmedizin (Dir. Dr. med. V. Wiebe) „Bergmannsheil", Bochum, Ruhruniversität

5. ASD nach Defektverschluß

Die MdE und GdB richtet sich nach der Rückbildung vorbestehender hämodynamischer Folgen und des Herzvolumens. Ähnlich wie beim Ventrikelseptumdefekt sollte die Begutachtung möglichst erst ein Jahr nach dem Defektverschluß erfolgen, da die Regression der rechtskardialen Texturänderung längere Zeit in Anspruch nimmt. Die Festlegung der MdE und GdB erfolgt nach Tab. 17.4.

Tabelle 17.**3** MdE und GdB bei nichtoperiertem ASD (mit präkapillärer pulmonaler Hypertonie)

Lungengefäßwiderstand (dyn · sec^{-1} · cm^{-5})	Funktionsstadium	MdE, GdB (%)
bis 200	1	50 – 60
	3	70 – 90
> 200	3	100
	4	100
Rechts-links-Shunt	–	100

Tabelle 17.**4** MdE und GdB bei operiertem ASD (Restzustand)

Funktionsstadium	pulmonale Hypertonie	MdE, GdB (%)
0	–	0 – 10
1	–	10 – 20
	+	30 – 50
3	–	50 – 70
	+	80 – 100
4	+	100

Für folgende Berufsgruppen besteht bei mittelgroßem ASD ohne oder mit pulmonaler Hypertonie Berufsunfähigkeit (Tab. 8.**11**):

1. Schmied, Waldarbeiter, Bergmann
2. Gießer, Former u. a.
3. Landwirt, Gärtner, Winzer u. a.

Gutachterliche Beurteilung

Unfallversicherung

Es gelten die gleichen Richtlinien wie bei der Pulmonalstenose (Kapitel 16, Abschnitt „Gutachterliche Beurteilung").

Rentenversicherung

Für Begutachtungen zur Rentenversicherung gelten die Tab. 17.**2** bis 17.**4** (Kapitel 17, Abschnitt „Bemessung von MdE und GdB").

Entschädigungsrecht

Der Vorhofseptumdefekt fällt als angeborenes Vitium nicht in den Versorgungsrahmen des sozialen Entschädigungsrechtes.

Schwerbehindertengesetz

Die Festlegung der GdB richtet sich nach den Tab. 17.**2** bis 17.**4** (Kapitel 17, Abschnitt „Bemessung von MdE und GdB").

Literatur

1. Campbell, M.: Natural history of atrial septal defect. Br. Heart J. 32, 820, 1970.
2. Dupuis, C., J. Kachaner, R.M. Freedom, M. Payot, A. Davignon: Cardiologie Pédiatrique. 2e édition Flammarion Paris, S. 31, 1995.
3. Fehske W.: Praxis der konventionellen und farbcodierten Doppler-Echokardiographie. Verlag Hans Huber, Bern Stuttgart Toronto, S. 203, 1988.
4. Fehske W.: Praxis der konventionellen und farbcodierten Doppler-Echokardiographie. Verlag Hans Huber, Bern Stuttgart Toronto, S. 227, 1988.
5. Huysmans, H. A., M. Vrakking, W. J. P. van Boven: Late follow-up after surgical correction of atrial septal defect. Z. Kardiol. 78 (Suppl. 7), 43, 1989.
6. Kücherer, H., A. Eisenbarth, S. Hardt, M. El-Arousy: Beurteilung von Vorhofseptumdefekten im Erwachsenenalter mittels echokardiographischer Verfahren. Z. Kardiol. 85, 580, 1996.
7. Nadas, A. S., D. C. Fyler (eds.): Pediatric cardiology, 3 rd ed. Saunders, Philadelphia, S. 318, 1972.
8. Reindell H., H. Roskamm, K. Wink, J. Barmeyer, H. Eichstädt: Vorhofseptumdefekt. In: Roskam H., Reindell H. (Hrsg.) Herzkrankheiten. Springer Berlin Heidelberg New York London Paris Tokyo Hongkong, 1996.
9. Schmalz A. A., H. Singer: Sozialrechtliche Aspekte. In: Herzoperierte Kinder und Jugendliche. Wissenschaftliche Verlagsgesellschaft Stuttgart, S. 111, 1994.
10. Schmalz A. A., H. Singer: Vorhofseptumdefekt. In: Herzoperierte Kinder und Jugendliche. Wissenschaftliche Verlagsgesellschaft Stuttgart, S. 117, 1994.
11. Schumacher, G., K. Bühlmeyer: Diagnostik angeborener Herzfehler. Perimed Erlangen, S. 431, 1989.
12. Sievert, H., U. Babic, R. Enslen, H. Merle, P. Osypka, C. Rubel, D. Scherer, H. spies, T. Widerspahn, H. E. Zeplin: Verschluß des Vorhofseptumdefektes mit einem neuen Okklusionssystem. Z. Kardiol. 85, 97 – 103, 1996.

18. Ventrikelseptumdefekt

Peter Grewe

▣ Allgemeines

Der Ventrikelseptumdefekt (VSD) entsteht in der sechsten bis achten Schwangerschaftswoche infolge einer intraindividuell variablen Schlußstörung der Kammerscheidewand. Durch diese dysontogenetische Malformation können singuläre oder multiple Defekte des Septum interventriculare resultieren (Langman J. 1985). Singuläre, hochsitzende interventrikuläre Shunts befinden sich überwiegend im membranösen Teil des Septums. Die enge räumliche Beziehung dieser Defekte zur Trikuspidal- und zur Aortenklappe kann zu hämodynamisch ungünstigen Funktionsstörungen führen.

Da für die Ausbildung der Pars muscularis des Ventrikelseptums muskuläre Anteile aus unterschiedlichen Regionen des Atrioventrikularkanales zusammenfließen, kann es in diesem Bereich auch zur Ausbildung von multiplen, als „Swiss-cheese" bezeichneten Defekten kommen. Genau so stark, wie die morphologische Lage der Defekte variieren kann, variiert auch deren Größe. Der Durchmesser liegt zwischen 2 und 30 mm.

Der infolge des höheren systolischen linksventrikulären Druckes entstehende Links-rechts-Shunt erzeugt einerseits eine Druckvolumenbelastung des rechten Ventrikels und des pulmonalarteriellen Kreislaufes und andererseits eine Volumenbelastung des linken Herzens. In Abhängigkeit von der Defektgröße und dem transseptalen Druckgradienten entstehen Links-rechts-Shuntvolumina von wenigen Millilitern bis zu 20 Liter pro Minute. Kleine Defekte weisen ein Shuntvolumen von bis zu 3 l/min, mittelgroße von bis zu 4 – 7 l/min. auf. Bei sehr großen Defekten kann sich sehr früh eine Herz-in-

suffizienz oder durch Erhöhung des Lungengefäßwiderstandes (präkapilläre pulmonale Hypertonie) eine Reduktion des Links-Rechts-Shuntes bis hin zur Shuntumkehr (Eisenmenger-Reaktion) einstellen.

▣ Diagnostik

Richtungsweisend für die Erstdiagnose eines Ventrikelseptumdefektes ist der Auskultationsbefund. Charakteristisch ist bei kleinen und auch noch bei mittelgroßen Defekten ein lautes, spindelförmiges Systolikum, welches über allen Auskultationspunkten zu hören ist und dessen Punktum maximum im Bereich des 3. und 4. Interkostalraumes liegt. Dieses holosystolische Geräusch ist in der überwiegenden Zahl der Fälle mit Schwirren verbunden und auch am Rükken abzuleiten. Bei großen Septumdefekten wird das Geräusch bei sich angleichenden Drükken in beiden Ventrikeln allmählich leiser. Bei dieser Befundkonstellation ist dann in der Regel ein frühdiastolisches Decrescendogeräusch als Ausdruck einer relativen Pulmonalinsuffizienz hörbar.

Kleine, hämodynamisch unbedeutende Defekte führen in der Regel nicht zu Veränderungen des **EKG**. Zeichen der linksventrikulären Hypertrophie zeigen sich bei Defekten, die noch nicht zu einer pulmonalen Hypertonie geführt haben. Mit zunehmender Druckbelastung des rechten Ventrikels treten die Zeichen der Rechtsherzhypertrophie in Erscheinung.

Veränderungen des Herzschattens werden im **Röntgenthorax** in der Regel erst bei mittelgroßen, hämodynamisch bedeutenden Defekten beobachtet. Die Volumenbelastung der linken

Herzhälfte spiegelt sich in einer Linksasymmetrie wider, wobei als Ausdruck des erhöhten Lungendurchflusses die Pulmonalarterien dilatiert, die Aorta dagegen eher kleinkalibrig zur Darstellung kommt.

Für die genaue Lokalisation des Defektes eignet sich besonders die **zweidimensionale Echokardiographie**. Kontinuitätsunterbrechungen des Ventrikelseptums können bei guter Beschallbarkeit ab einem Durchmesser von ca. 2 mm dargestellt werden. Quantifizierbar ist die Größe des Defektes und das Ausmaß der Volumenbelastung durch die Vermessung der linkskardialen Herzhöhlen und die Auswirkungen des Shuntflusses auf den myokardialen Funktionszustand. Dopplerechokardiographisch läßt sich zudem das Shuntvolumen berechnen (Barron J. et al. 1984).

Die Durchführung einer **Rechtsherzkatheteruntersuchung** erfolgt zur Klärung mehrerer Fragestellungen. Zum einen kann durch die Quantifizierung des Sauerstoffsättigungssprunges zwischen V. cava superior und dem Pulmonalarterienhauptstamm der Schweregrad des Shuntflusses ermittelt werden. Zum anderen führt die Bestimmung der rechtskardialen Drücke zu einer Einschätzung der rechtsventrikulären Funktionsreserven. Darüber hinaus kann über die Berechnung des pulmonalarteriellen Gefäßwiderstandes die Prognose der Erkrankung nach einem Shuntverschluß abgeschätzt werden.

Symptomatik und Belastbarkeit

Die körperliche Belastbarkeit wird beim Ventrikelseptumdefekt in erster Linie durch das Ausmaß des Shuntvolumens determiniert. Symptome finden sich häufig erst bei mittelgroßen Defekten mit einem Shuntfluß von über 3 l/min. Das Leitsymptom bei älteren Patienten mit mittelgroßen Shunts ist die Belastungsdyspnoe. Mit steigenden Drücken im pulmonalarteriellen System entsteht eine zentrale Zyanose durch Übergang in einen Rechts-Links-Shunt. Die körperliche Leistungsfähigkeit ist dann stets hochgradig eingeschränkt.

Prognose

Die Auswirkungen eines Ventrikelseptumdefektes hängen in erster Linie von dessen Größe und seiner Lokalisation ab. So ist bei kleinen Defekten häufig ein Spontanverschluß im Laufe der Wachstumsphase zu registrieren. In diesen Fällen wirkt sich ein VSD auch nicht negativ auf die Lebenserwartung der Patienten aus. Mit einem Spontanverschluß nach dem ersten Lebensjahr ist allerdings nur noch in 25 % der Fälle zu rechnen.

Mit zunehmender Defektgröße steigt auch die Wahrscheinlichkeit, daß sich eine pulmonale Hypertonie und/oder eine Linksherzinsuffizienz manifestiert. Begünstigt wird die Entstehung eines Herzversagens durch eine konsekutive Aorteninsuffizienz, die durch ein Prolabieren einer Aortenklappentasche durch den Defekt hindurch auftreten kann. Neben den primären Folgen des Defektes haben auch sekundäre Einflußgrößen, wie die Entstehung einer Endokarditis oder das gehäufte Auftreten von pulmonalen Infekten, Auswirkungen auf die Prognose. Die Infektion vor allem der Aortenklappe als Komplikation des Ventrikelseptumdefektes wird in bis zu 10 % der Fälle beschrieben (Zacherl et al. 1996, Spyridopoulos et al. 1996). In Einzelfallmitteilungen werden auch Infektionen der Trikuspidalklappe beschrieben.

Ein operativer Verschluß ist nur bei mittelgroßen und großen Shunts erforderlich. Neben dem chirurgischen Verschluß mit direkter Naht oder Patch werden auch intraoperativ und semiinvasiv kathetergesteuerte Schirmsysteme zur Shuntbeseitigung eingesetzt (Mullen et al 1996; Chaturvedi et al. 1996). Die Korrektur am offenen Herzen führt bei bis zu 10 % der Patienten zu einer inkompletten Shuntentfernung. Es werden Schenkelblockierungen unterschiedlichen Ausmaßes beschrieben, die in bis zu 3 % der Fälle die Implantation eines permanenten Schrittmachersystemes erforderlich machen. Die perioperative Letalität liegt unter 5 %. Aber auch die semiinvasive Deckung der Defekte mit Schirmen birgt ihre Risiken. So kann der Schirm zu einer Destruktion der benachbarten Aortenklappe und zu einer hämodynamischen Aorteninsuffizienz führen (Vogel et al. 1996). Eventuelle Folgen müssen in die Begutachtung mit einbezogen werden.

■ Myokardialer Funktionszustand

Als Anpassung an das mit erhöhtem Druck einhergehende gesteigerte Kleinkreislauf-Minutenvolumen findet sich initial beim hämodynamisch wirksamen Ventrikelseptumdefekt rechtsventrikulär eine konzentrische Hypertonie und linksventrikulär eine regulative Dilatation der jeweiligen Kammer. Bei kleinem Links-Rechts-Shunt bleibt die links- und rechtsventrikuläre Funktion unbeeinträchtigt (**hämodynamisches Stadium 0**).

Bei mittelgroßen Defekten entwickelt sich einerseits eine weitere Zunahme der linksventrikulären Volumen- und rechtsventrikulären Druckbelastung, so daß zuerst ein Anstieg des rechtsventrikulären Füllungsdruckes bei noch unveränderten Druckverhältnissen im linken Ventrikel einsetzt (**hämodynamisches Stadium 0 – 1**). Das Herzminutenvolumen im kleinen Kreislauf kann in diesem Stadium auf das Mehrfache der Norm erhöht sein. Bei normalen pulmonalarteriellen Gefäßwiderständen ist keine größere Leistungseinschränkung zu erwarten. Die Belastbarkeit eines unter mittelgradiger körperlicher Belastung arbeitenden Arbeitnehmers ist noch nicht eingeschränkt.

Wie bei der angeborenen Pulmonalstenose kommt das **hämodynamische Stadium 2** (relative Herzinsuffizienz, Gefügedilatation des rechten Ventrikels mit normalem Anstieg des Herzminutenvolumens) praktisch nicht vor.

Mit weiterer Veränderung der Hämodynamik tritt die starke linksventrikuläre Volumenbelastung mehr und mehr in den Vordergrund. Diese kann über das Stadium des mangelhaften Anstieges des Herzminutenvolumens (**hämodynamisches Stadium 3** – Belastungsherzinsuffizienz) in eine linksventrikuläre Kontraktionsinsuffizienz (**hämodynamisches Stadium 4**) übergehen. Die Abnahme der linksventrikulären Kontraktilität, in Kombination mit einer im Verlauf fixierten Erhöhung des pulmonalarteriellen Gefäßwiderstandes, bewirkt einen Anstieg des rechtsventrikulären Druckniveaus über das des linken Ventrikels. In diesem Stadium hat sich die Blutflußrichtung im Bereich des Ventrikelseptumdefektes umgekehrt (Rechts-Links-Shunt). Die körperliche Leistungsfähig-

keit von Arbeitnehmern ist in diesem Stadium hochgradig durch Luftnot eingeschränkt.

■ Bemessung von MdE und GdB

Arbeitnehmer mit Ventrikelseptumdefekt werden für die Beurteilung sinnvollerweise in folgende Gruppen eingeteilt:

➤ kleiner VSD – Links-Rechts-Shunt < 3 l/min
➤ mittelgroßer VSD – Links-Rechts-Shunt 3 – 7 l/min
➤ großer VSD – Links-Rechts-Shunt > 7 l/min
➤ VSD mit Rechts-Links-Shunt
➤ VSD nach Operation

1. Kleiner VSD

Arbeitnehmer mit kleinem VSD (Shuntvolumen < 3 l/min) sind asymptomatisch und normal belastbar. Da ihre Prognose äußerst günstig ist und nur durch das etwas höhere Risiko für die Entwicklung einer infektiösen Endokarditis belastet wird, sind MdE und GdB sehr niedrig anzusetzen.

2. Mittelgroßer VSD (ohne präkapilläre pulmonale Hypertonie)

In aller Regel sind Arbeitnehmer in diesem Stadium ebenfalls beschwerdefrei, wenn im kleinen Kreislauf noch keine Widerstandserhöhung eingetreten ist. Ist letzteres jedoch der Fall, besteht Luftnot. Arbeitnehmern in diesem Stadium der Erkrankung ist eine höhere MdE und GdB zuzugestehen.

Tabelle 18.1 MdE und GdB bei nichtoperiertem VSD (ohne präkapilläre Hypertonie)

Shuntgröße (l/min)	Funktionsstadium	MdE, GdB (%)
< 3	0	0 – 10
3 – 7	0	20 – 30
	1	40 – 50
> 7*	1	50 – 60
	3	60 – 80
	4	100

* Ein Funktionsstadium 2 (relative Herzinsuffizienz) kommt wie bei der Pulmonalstenose beim Ventrikelseptumdefekt nicht vor.

3. Großer VSD (ohne präkapilläre pulmonale Hypertonie)

Bei Shuntvolumina über 8 l/min. besteht in der Regel Luftnot unter Belastung. Arbeitnehmer in diesem Stadium sind bei körperlicher Arbeit erheblich beeinträchtigt. Entsprechend sind MdE und GdB erheblich höher anzusetzen. Die MdE und GdB bei VSD ohne präkapilläre pulmonale Hypertonie gibt Tab. 18.**1** wieder.

4. VSD mit Rechts-Links-Shunt

Ein Rechts-Links-Shunt schließt jegliche berufliche Betätigung aus (Tab. 18.**2**).

5. VSD nach Operation

Eine Operationsindikation besteht bei mittelgroßen und großen Ventrikelseptumdefekten. Die Bemessung der MdE und GdB richtet sich nach dem Grad der Rückbildung eventueller hämodynamischer Folgen von Hypertrophie, regulativer Dilatation und eventueller präkapillärer pulmonaler Hypertonie. Da die Regression der Anpassungsprozesse mehr als ein halbes Jahr in Anspruch nehmen kann, sollte die postoperative Begutachtung frühestens nach einem Jahr erfolgen. Die Festlegung von MdE und GdB erfolgt nach Tab. 18.**3**.

Für folgende Berufsgruppen besteht beim mittelgroßen VSD ohne und mit pulmonaler Hypertonie Berufsunfähigkeit (Tab. 8.**11**):

1. Schmied, Waldarbeiter, Bergmann
2. Gießer, Former
3. Landwirt, Gärtner, Winzer u. a.

▦ Gutachterliche Beurteilung

Unfallversicherung

Siehe hierzu Kapitel 16, Abschnitt „Gutachterliche Beurteilung". Für Pulmonalstenose und Ventrikelseptumdefekt gelten die gleichen Richtlinien.

Rentenversicherung

Für Begutachtungen zur Rentenversicherung gelten die Tab. 18.**1** bis 18.**3**.

Tabelle 18.**2** MdE und GdB bei nichtoperiertem VSD (mit präkapillärer pulmonaler Hypertonie)

Lungengefäßwiderstand[*] $(dyn \cdot sec^{-1} \cdot cm^{-5})$	Funktionsstadium	MdE, GdB (%)
bis 200	1	50 – 60
	3	70 – 90
> 300	3	100
	4	100
Rechts-Links-Shunt	–	100

[*] Ein Funktionsstadium 2 (relative Herzinsuffizienz) kann beim VSD mit pulmonaler Hypertonie, wenn überhaupt, nur sehr kurz in Erscheinung treten und ist somit für die Begutachtung nicht von Bedeutung.

Tabelle 18.**3** MdE und GdB bei operiertem VSD (Restzustand)

Funktionsstadium	pulmonale Hypertonie	MdE, GdB (%)
0	–	0 – 10
1	–	10 – 20
	+	30 – 50
3	–	50 – 70
	+	80 – 100
4	+	100

Entschädigungsrecht

Der Ventrikelseptumdefekt fällt als angeborener Klappenfehler nicht in den Versorgungsrahmen des sozialen Entschädigungsrechtes.

Schwerbehindertengesetz

Die Festlegung der GdB richtet sich nach den Tab. 18.**1** bis 18.**3**.

▦ Literatur

1. Barron J.V., D.J. Sahn, L.M. Valdes-Cruz: Clinical utility of two-dimensional Doppler echocardiography techniques for estimating pulmonary to system blood flow rations in children with left to right shunting atrial septal defect, ventricular septal defect or patent ductus arteriosus. J. Am. Coll. Cardiol. 19, 3, 169, 1984.

2. Chaturvendi R.R., D.F. Shlore, M. Yacoub, A.N. Redington: Intraoperativ apical ventricular septal defect closure using a modified Rashkind double umbrella. Heart 76 (4), 367, 1996.

3. Langman J.: Medizinische Embryologie. Georg Thieme Verlag Stuttgart – New York 7. Auflage 1985.

4. Mullen J.C., G. Lemermeyer, S.A. Schliper, M.J. Bentley: Perimembranous ventricular septal defect repair: keeping it simple. Can. J. Cardiol. 12, 817, 1996.

5. Roskamm H., H. Reindell: Herzkrankheiten. 4. Auflage: Ventrikelseptumdefekt. Springer Verlag Berlin, Heidelberg, New York, London, Paris, Tokio, Hongkong, S. 1333, 1996.

6. Spyridopoulos I, U. Helber, C. Mewis, W. Voelker, B. Steinhilber, H.J. Schulze, P. Huppert, H.M. Hoffmeister: Tricuspid valve endocarditis due to a jet lesion detected by echocardiography in a 27 year old man with congenital ventricular septal defect. J. Cardiovasc. Surg. 37 (5), 517, 1996.

7. Vogel M., M. L. Rigby, D. Shore: Perforation of the right aortic valve cusp: complication of ventricular septal defect closure with a modified Rashkind umbrella. Pediatr. Cardiol. 17, 416, 1996.

19. Aortenisthmusstenose

Nicola Bruns

Allgemeines

Die Aortenisthmusstenose ist eine angeborene Erkrankung, die man in einen juvenilen oder präduktalen Typ (25%) und in den häufigeren postduktalen Erwachsenentyp (75%) einteilt. Der Aortenisthmus liegt zwischen dem Abgang der linken Arteria subclavia und der Einmündung des Ductus arteriosus Botalli. Die Stenose ist meist kurz und ringförmig und wird hervorgerufen durch eine Einstülpung der Aortenmedia in das Lumen. Liegt eine präduktale Aortenisthmusstenose vor, entwickeln circa 80% der Patienten bis zum 3. Lebensmonat eine manifeste Herzinsuffizienz. Zudem ist diese Form häufig mit anderen schweren Herz- und Gefäßanomalien assoziiert, so daß die Prognose ungünstig ist und somit in der Begutachtungsmedizin keine Rolle mehr spielt. Bei der Erwachsenenform können zusätzlich eine bicuspide Aortenklappe, eine Subaortenstenose und Aneurysmen des Circulus arteriosus cerebri Willisii vorkommen. Die Häufigkeit dieses Vitiums liegt bei 10% der angeborenen Herzerkrankungen, wobei das männliche Geschlecht 2 bis 5mal häufiger befallen ist als das weibliche.

Die Stenosierung im Bereich des Aortenisthmus bewirkt pathophysiologisch eine Druckerhöhung proximal und eine Druckreduktion distal der Stenose mit konsekutiver Ausbildung eines Kollateralkreislaufes zur Umgehung der Stenose über die Arteria thoracica interna, die thorakale und abdominale Aorta sowie über die Arteriae intercostales und -epigastricae inferiores. Die prästenotische Blutdruckerhöhung führt zu einer vom Grad der Stenose abhängigen Druckbelastung des linken Ventrikels, der konzentrisch hypertrophiert. Erst nach vielen Jahren ist mit einer Linksherzinsuffizienz auf dem Boden einer exzentrischen Hypertrophie zu rechnen. Eine Operation, bzw. Angioplastie sollte dann durchgeführt werden, wenn eine deutliche Hypertonie der oberen Körperhälfte mit einem signifikanten Druckgradienten vorliegt. Postoperativ normalisiert sich jedoch nicht bei allen Patienten der Blutdruck. Da es außerdem postoperativ zur Ausbildung lokaler Aneurysmen und/oder Restenosen kommen kann, sollte der Gutachter den postoperativen Verlauf verfolgen.

Diagnostik

Inspektorisch können Pulsationen über den Carotiden, der Fossa jugularis und am Rücken durch die Kollateralen festgestellt werden. Auffälligster Befund ist die Hypertonie der oberen Körperhälfte bei den meist jungen Patienten in Verbindung mit erniedrigtem Blutdruck und abgeschwächten oder fehlenden Pulsen der unteren Körperhälfte.

Das **EKG** kann völlig normal ausfallen. Ansonsten finden sich die unterschiedlich ausgeprägten Zeichen der Linkshypertrophie.

Das **Röntgenthoraxbild** ist bei konzentrisch hypertrophiertem Ventrikel wenig auffällig (Röntgenstadium I). Eine Linksasymmetrie (Röntgenstadium II) bis hin zur Herzvergrößerung (Röntgenstadium III bis IV) bildet sich erst im Rahmen einer exzentrischen Hypertrophie aus. Häufig sind durch Druck hervorgerufene Rippenusuren am Unterrand der 3. bis 10. posterioren Rippe festzustellen. Ferner kann sich eine dilatierte A. subclavia sinistra im mediastinalen Fenster sowie eine dilatierte Aorta ascendens darstellen. Die poststenotische Dilatation kommt im Ösophagus-Breischluck gut zur Darstellung.

Durch die **Echokardiographie** wird das Ausmaß der konzentrischen Hypertrophie festgestellt. Gelegentlich gelingt auch die direkte Anschallung der Aortenisthmusstenose durch den suprasternalen Zugang. Die Quantifizierung der Stenose erfolgt mittels **Dopplerechokardiographie**, durch die sich Turbulenzen und eine Zunahme der Blutflußgeschwindigkeit mit einer realistischen Abschätzung des Druckgradienten nachweisen lassen (Rao 1989).

Mit der **Linksherzkatheteruntersuchung** wird der Druckgradient quantifiziert; zudem können Begleitvitien ermittelt werden.

Symptomatik und Belastbarkeit

Die meisten Patienten haben selbst während körperlicher Belastung keine Beschwerden. Symptome als Folge der Hypertonie können sich in Kopfschmerzen, Schwindel, Ohrensausen, Nasenbluten oder Pulsationen äußern. Die verminderte Durchblutung der unteren Körperhälfte kann zu einer Claudicatio intermittens führen.

Myokardialer Funktionszustand

Bei der Aortenisthmusstenose liegt lange Zeit keine Beeinträchtigung der myokardialen Funktion vor, so daß ein **hämodynamisches Stadium 0 bis 1** anzunehmen ist. Die Patienten geben keinerlei Beschwerden an. Ihre körperliche Belastbarkeit ist in vollem Ausmaß erhalten.

Im weiteren Verlauf geht die konzentrische Hypertrophie über in eine exzentrische Hypertrophie mit der Entwicklung einer **hämodynamischen Funktionsstörung im Stadium 2** (beginnende Gefügedilatation mit noch normalem Herzminutenvolumen unter Belastung). Die körperliche Leistungsfähigkeit solcher Patienten ist infolge der hohen Füllungsdrücke durch Luftnot eingeschränkt.

Schließlich entwickelt sich das **hämodynamische Stadium 3 (Belastungsherzinsuffizienz)** mit weiterer Dilatation des linken Ventrikels. Die körperliche Belastbarkeit von Arbeitnehmern in diesem Stadium ist jetzt erheblich eingeschränkt.

Im **hämodynamischen Stadium 4** besteht bei Ruhebeschwerden eine Ruheherzinsuffizienz, in der Regel unter Mitbeteiligung des rechten Herzens.

Prognose

Die mittlere spontane Lebenserwartung der Aortenisthmusstenose liegt bei 35 Jahren, 80% der unbehandelten Patienten sterben bis zum 50. Lebensjahr (Campbell 1970). Intrakranielle Blutungen, Aortendissektion bzw. -ruptur, infektiöse Endokarditis oder eine terminale Herzinsuffizienz gelten als Hauptursachen der verkürzten Lebenserwartung.

Erst durch die Einführung operativer Maßnahmen 1944 ließ sich die ursprünglich ungünstige Spontanprognose verbessern. Allerdings bleibt die Lebenserwartung verkürzt (Clarkson 1983). Als Hauptgründe kommen auch postoperativ kardiovaskuläre Faktoren wie Aortenruptur, cerebrale Blutungen, terminale Herzinsuffizienz und koronare Herzerkrankung in Betracht (Maron 1973).

Trotz guter postoperativer Ergebnisse bleibt eine arterielle Hypertonie bei 11–35% der Patienten bestehen (Lerberg 1982). Die Reaortenisthmusstenose liegt mit 8–21% verhältnismäßig hoch, erscheint jedoch meist bei einem Operationsalter unter einem Jahr.

Bemessung von MdE und GdB

Arbeitnehmer mit Aortenisthmusstenose sollten nach der Schwere der arteriellen Hypertonie und deren Folgen (Symptomatik, myokardialer Funktionszustand, eventuelle Begleiterkrankungen) beurteilt werden. Es empfiehlt sich folgende Einteilung:

➤ Nicht korrigierte Aortenisthmusstenose
  – leichte Hypertonie (WHO-Stadium I ohne Organveränderungen)
    Druckgradient < 40 mm Hg
  – mittelschwere Hypertonie (WHO-Stadium II mit konzentrischer Linkshypertrophie)
    Druckgradient > 40 mm Hg

– schwere Hypertonie (WHO-Stadium III mit exzentrischer Linkshypertrophie, andere Organveränderungen) Druckgradient > 80 mm Hg
➤ Korrigierte Aortenisthmusstenose
   – Normotonie
   – leichte Hypertonie (WHO-Stad. I)
   – mittelschwere Hypertonie (WHO-Stad. II)
   – schwere Hypertonie (WHO-Stad. III)

1. Nicht korrigierte Aortenisthmusstenose

Nicht korrigierte, meist zufällig entdeckte Aortenisthmusstenosen sind im Erwachsenenalter heutzutage ausgesprochene Raritäten, so daß sie für die Begutachtungsmedizin kaum eine Rolle spielen. MdE und GdB richten sich nach Tab. 19.**1**.

2. Korrigierte Aortenisthmusstenose

Bei der korrigierten Aortenisthmusstenose hängt die gutachterliche Zuordnung in erster Linie von der Rückbildungstendenz der arteriellen Hypertonie ab, die trotz kompletter Beseitigung der Stenose durchaus unterschiedlich sein kann. Geschieht die Korrektur erst im Erwachsenenalter, sollte die Begutachtung nicht früher als ein Jahr nach dem Eingriff durchgeführt werden, da die restaurativen Veränderungen erst nach diesem Zeitraum abgeschlossen sind. MdE und GdB gibt Tab. 19.**2** wieder.

Da die Prognose der korrigierten Aortenisthmusstenose im Vergleich zur Normalbevölkerung statistisch eingeschränkt ist, sollte bei Patienten im postoperativen WHO-Stadium I und II frühestens nach zwei Jahren nachbegutachtet werden.

Berufsunfähigkeit und Erwerbsunfähigkeit besteht bei korrigierter Aortenisthmusstenose für alle Berufe im WHO-Stadium III.

▨ Gutachterliche Beurteilung

Unfallversicherung

In der Unfallversicherung gelten die gleichen Kriterien, die für die gutachterliche Beurteilung der Pulmonalstenose festgelegt wurden (Kapitel 16, Abschnitt „Gutachterliche Beurteilung").

Tabelle 19.**1**   MdE und GdB bei nichtkorrigierter Aortenisthmusstenose* (WHO-Stad. I–II)

WHO-Stadium od. Δ P	Funktionsstadium	MdE, GdB (%)
I (∅ Veränderungen) od. < 40 mm Hg	0	10–20
II (konz. Hypertr.) od. > 40 mm Hg	0	30–50
	1	40–60
III (exzentr. Hypertr.) od. > 80 mm Hg	2/3	70–90
	4	100

* Liegen zusätzliche Störungen (wie bikuspidale Aortenklappe, cerebrale Aneurysmen u. a.) vor, sind sie gutachterlich individuell bei der höheren Einordnung von MdE und GdB zu berücksichtigen.

Tabelle 19.**2**   MdE und GdB bei korrigierter Aortenisthmusstenose* (WHO-Stad. I–III)

WHO-Stadium	Funktionsstadium	MdE, GdB (%)
0	0	0–10
I	0	10–20
II	0	30–40
	1	40–50
III	2	60–80
	3	70–90
	4	100

* Liegen zusätzliche Störungen (wie bikuspidale Aortenklappe, cerebrale Aneurysmen u. a.) vor, sind sie gutachterlich individuell bei der höheren Einordnung von MdE und GdB zu berücksichtigen.

Rentenversicherung

Für die Rentenversicherung gelten die Tab. 19.**1** und 19.**2**.

Entschädigungsrecht

Die Aortenisthmusstenose fällt als angeborener Herzfehler nicht in den Versorgungsrahmen des sozialen Entschädigungsrechtes.

Schwerbehindertengesetz

Die Festlegung der GdB erfolgt nach den Tabellen 19.**1** und 19.**2** (Kapitel 19, Abschnitt „Bemessung von MdE und GdB").

■ Literatur

1. Balderston, S.M., E. Daberkow, D.R. Clarke: Maximal voluntary exercise variables in children J. Am. Coll.Cardio. 19, 154, 1992.
2. Campbell, M.: Natural history of coarctation of the aorta. Brit. Heart J. 32, 633, 1979.
3. Clarkson, P.M., M. Nicholson: Results after repair of coarction of the aorta. Am. J. Cardiol. 51, 1481, 1983.
4. Hutchins, G.M.:Coarctation of the aorta. Am. J. Pathl. 63, 203, 1971.
5. Kimball, T.R., J.M.Reynolds, W.A.Mays: Persistant cardiovascular state. J. Am. Coll. Cardio. 24, 194, 1994.
6. Maron, B.J., J.O. Humphries: Prognosis of surgically corrected coarctation of the aorta Circulation 47, 119, 1973.
7. Murphy, A.M., M.Blades, S. Daniels: Blood pressure in cardiac output during exercise. Am. Heart J. 117, 1327, 1989.
8. Perloff, J.K.: The clinical recognition of congenital heart disease. 4 th ed.Philadelphia, W.B.Saunders Company, 1994.
9. Rao, P.S., P. Carey: Doppler ultrasound in the prediction of pressure gradients across aortic coarctation. Am. Heart. J. 118, 299, 1989.

20. Fallot'sche Tetralogie

Waldemar Bojara

Allgemeines

Die Kombination aus **rechtsventrikulärer Ausflußbahnobstruktion** (valvulär und/oder infundibulär) mit konsekutiver **rechtsventrikulärer Hypertrophie**, einem **Ventrikelseptumdefekt** und einer das Ventrikelseptum **überreitenden nach rechts rotierten Aorta**, wurde 1888 von FALLOT als „Tetralogie" zusammengefaßt. Pathogenetisch liegt dieser komplexen Anomalie eine unzureichende Rotation des Infundibulumseptums in der frühen Embryonalentwicklung zugrunde. Mit etwa 10 % aller angeborenen Vitien stellt sie die häufigste Ursache zyanotischer Herzfehler dar.

Wesentliche Determinante der pathologischen Hämodynamik ist der Grad der rechtsventrikulären Ausflußbahnobstruktion mit der Folge verminderter Lungendurchblutung. Der daraus resultierende Rechts-links-Shunt führt, insbesondere unter Belastung, zu einer schweren zentralen Mischungszyanose, die durch die Dextroposition der Aorta begünstigt wird. Ohne korrigierende Maßnahmen beträgt die mittlere Lebenserwartung etwa 12 Jahre (Abbott 1936). Knapp 6 % der Betroffenen erreichen hochsymptomatisch das 30. Lebensjahr und kommen somit für eine Begutachtung nicht in Betracht. Eine gewisse Verbesserung dieser sehr ernsten Prognose konte durch die zunehmende Entwicklung moderner Operationsverfahren erzielt werden, so daß heute etwa 25 % der Patienten, nach operativer Totalkorrektur, das 30. Lebensjahr erreichen (Rautenburg 1986). Die Güte des Operationsergebnisses, hinsichtlich Lebensqualität und körperlicher Belastbarkeit, hängt dabei von sehr unterschiedlichen Faktoren ab. Die entscheidenden Prädiktoren für einen günstigen postoperativen Verlauf sind ein möglichst früher Operationszeitpunkt vor dem 3. bis 5. Lebensjahr, sowie das Ausmaß der Vollständigkeit der Korrektur.

Diagnostik

Wichtigste Methode in der postoperativen Diagnostik ist zweifellos die **Echokardiographie**. Neben der Darstellung der morphologischen Verhältnisse erlauben die doppler- und farbdopplerechokardiographischen Verfahren direkte Aussagen über den funktionellen Operationserfolg. So lassen sich Größe, Ausmaß der Hypertrophie und insbesondere die Funktion des rechten Ventrikels beurteilen. Abnormalitäten des linken Ventrikels sind selten und treten praktisch nur nach vorausgegangenen palliativen aortopulmonalen Shuntoperationen auf, die heute nicht mehr durchgeführt werden. Fortbestehende Obstruktionen des rechtsventrikulären Ausflußtrakts lassen sich gut dokumentieren und hinsichtlich ihres Schweregrades abschätzen. Gleichermaßen gelingt in einigen Fällen der Nachweis eines meist geringen Linksrechts-Shunts auf Ventrikelebene als Folge des Korrektureingriffs. Regurgitationen unterschiedlichen Ausmaßes über der Pulmonalklappenebene treten häufig in Erscheinung.

Elektrokardiographisch dominieren die Zeichen einer rechtsventrikulären Hypertrophie vom Typ der Druckbelastung mit Achsenabweichung nach rechts. In nahezu 90 % der Fälle besteht ein kompletter Rechtsschenkelblock. Eminente Bedeutung für die postoperative Verlaufsbeobachtung kommt der **24-Stunden-Langzeit-EKG-Registrierung** zu. Sehr häufig auftretende, prognostisch bedeutsame Rhythmusstörungen können aufgedeckt und quantifiziert werden. Polymorphe ventrikuläre Extrasystolen als Hinweis für eine elektrische Instabilität der Ventrikel imponieren in mehr als der Hälfte der Fälle trotz funktionell guter Operationsergebnisse. Neben höhergradigen Blockierungen der AV-Überleitung stellen ventrikuläre Tachyarrhythmien wahrscheinlich den bedeutendsten Risikofaktor für das Auftreten plötzlicher Todesfälle im Langzeitverlauf dar (Waien et al. 1992; Gatzoulis et al. 1995). Tachykarde Vorhofarrhythmien (Vorhofflimmern/-flattern, ektope Tachykardien), die in gewissem Ausmaß mit dem Auftreten ventrikulärer Tachyarrhythmien korrelieren, stellen oft die Ursache zunehmender Beschwerdesymptomatik dar. Andererseits erfolgt eine Schrittmachertherapie etwa doppelt so häufig aufgrund bradykarder Vorhofrhythmusstörungen, wie höhergradiger AV-Blockierungen (Roos-Hesselink et al. 1995).

Bei der **klinischen Untersuchung** kann ein rauhes, spindelförmiges Systolikum links parasternal als erster Hinweis für eine fortbestehende Pulmonalstenose gelten. Die Lautstärke des Geräusches korreliert in diesen Fällen umgekehrt proportional zum Schweregrad der Obstruktion.

Die **Nativ-Röntgenuntersuchung** des Thorax weist eine Rarefizierung der Pulmonalgefäße als Ausdruck einer verminderten Lungendurchblutung auf, sofern bedeutsame rechtsventrikuläre Ausflußtraktobstruktionen fortbestehen. Im Falle einer erheblichen Rechtsherzhypertrophie ergibt sich die typische, holzschuhartige Deformierung der Herzsilhouette („coeur en sabot").

Für die Abschätzung der absoluten körperlichen Leistungsfähigkeit, sowie der Beurteilung auftretender Rhythmusstörungen unter Belastung eignet sich die **Fahrradergometrie**.

Die Objektivierung der hämodynamischen Verhältnisse und damit der kardialen Leistungsreserven erfolgt jedoch anhand der **Einschwemmkatheteruntersuchung**. Hier kommt neben der Messung des effektiven Herzzeitvolumens und der Dokumentation der rechtskardialen Druckverhältnisse, insbesondere der Beurteilung einer Druckgradientenzunahme über der pulmonalen Ausflußbahn unter Belastung besondere Bedeutung zu. Ist eine in-

vasive Diagnostik nicht möglich, lassen sich durch die **Spiroergometrie**, anhand des Herzvolumenleistungsquotienten, des maximalen O_2-Pulses sowie der Bestimmung der anaeroben Schwelle verläßliche Aussagen über die myokardialen Reserven machen.

Symptomatik und Belastbarkeit

Leitsymptom trotz funktionell günstiger Langzeitergebnisse nach korrigierenden Eingriffen ist die Belastungsintoleranz durch auftretende Luftnot. Atriale Tachyarrhythmien führen sehr häufig zu unangenehmen Palpitationen und zusätzlicher Einschränkung der körperlichen Belastbarkeit. Daneben gründen sich Schwindelattacken und nicht selten Synkopen meist auf anhaltende supraventrikuläre oder ventrikuläre Tachyarrhythmien und seltener auf höhergradige AV-Blockierungen. Die maximale körperliche Belastbarkeit entspricht anhand hämodynamischer Untersuchungen, trotz optimaler Operationsergebnisse im Idealfall etwa 85 % der Norm (Mocellin et al. 1976).

Myokardialer Funktionszustand

Der operative Korrektureingriff mit Anbringen von Patchmaterial im Bereich des Ventrikelseptums und der rechtsventrikulären Ausflußbahn stellt immer auch eine erhebliche Störung der myokardialen Integrität, insbesondere des rechten Ventrikels dar. Selbst bei gutem funktionellen Operationsergebnis mit annähernder Normalisierung der intrakardialen Druckverhältnisse kommt es postoperativ regelhaft zu einer Vergrößerung der rechtsventrikulären enddiastolischen Volumina und Abnahme der Auswurffraktion des rechten Ventrikels. Im Gegensatz dazu ergibt sich meist eine Normalisierung der präoperativ zum Teil deutlich verkleinerten Volumina des linken Ventrikels und der linksventrikulären Auswurffraktion.

Hämodynamisch resultiert immer ein Füllungsdruckanstieg im rechten Ventrikel unter Belastung. Eine adäquate Steigerung des Herzzeitvolumens unter maximaler körperlicher Belastung wird meist nicht erreicht (hämodynamisches Stadium 3). Abhängig vom Ausmaß der myokardialen Schädigung oder Auftreten postoperativer Komplikationen wie zunehmender Pulmonalinsuffizienz, Fortbestehen einer rechtsventrikulären Ausflußbahnobstruktion, Entwicklung eines Links-rechts-Shunts mit und ohne pulmonaler Hypertonie kann das rechtsventrikuläre Schlagvolumen soweit absinken, daß eine ausreichende Versorgung des Systemkreislaufs in Ruhe nicht mehr gewährleistet ist (hämodynamisches Stadium 4).

Prognose

Gesicherte aktuelle Daten hinsichtlich der Überlebensdauer nach operativer Totalkorrektur liegen angesichts der relativ jungen, modernen Operationsverfahren nicht vor. Nach den bisherigen Beobachtungen ist davon auszugehen, daß etwa 50 % der Patienten bis zum 15. Lebensjahr und annähernd 75 % der Patienten bis zum 30. Lebensjahr verstorben sind. Eine wesentliche Determinante für diese insgesamt sehr ungünstige Prognose ist das Auftreten plötzlicher Herztode mit einer Häufigkeit von etwa 4 – 10 % (Gilette u. Garson 1992).

Bemessung von MdE und GdB

Angesichts der aktuellen Datenlage erreichen nur etwa 25 % der Betroffenen nach operativer Totalkorrektur das 30. Lebensjahr. Damit stellt die überaus ungünstige Prognose dieses Krankheitsbildes das wichtigste Kriterium bei der gutachterlichen Beurteilung dar und muß bei der Bemessung der MdE und GdB in besonderer Weise gewürdigt werden. Wesentliche Ursache dafür ist das häufige Auftreten maligner ventrikulärer Rhythmusstörungen und totaler AV-Blockierungen, so daß in jedem Falle Berufsunfähigkeit für alle Berufe besteht, bei denen sich durch die Art der Tätigkeit (z. B.: Arbeiten auf Gerüsten oder in großer Höhe, Führen von Fahrzeugen oder Maschinen) besondere Gefahren für die Person oder andere ableiten lassen. Ferner liegt stets eine so ausgeprägte Einschränkung der myokardialen Funktionsreserven vor, daß ebenso für alle Tätigkeiten, die körperliche Arbeit erfordern, Berufsunfähigkeit besteht. Für

Tabelle 20.1 MdE und GdB bei operativ korrigierter Fallot'scher Tetralogie – Funktionsstadien und Leistung

Funktions-stadium	Leistung (Watt)	MdE/GdB (%)
3	a*	70
	b*	90
4		100

* a = > 75 Watt, b = < 75 Watt.

alle anderen Berufe kann die Quantifizierung der MdE und GdB anhand des myokardialen Funktionsstadiums, sowie der absoluten körperlichen Belastbarkeit, wie in Tab. 20.1 wiedergegeben, erfolgen.

Beispiel

Bei dem jetzt 48jährigen Ingenieur wurde im Alter von 19 Jahren, in einem damals hochsymptomatischen späten Stadium, eine Totalkorrektur einer Fallot'schen Tetralogie durchgeführt. Postoperativ sei die körperliche Leistungsfähigkeit immer zufriedenstellend, jedoch gegenüber Gleichaltrigen stets etwas vermindert gewesen. Die kardiologische Begutachtung erfolgte aufgrund zunehmend rascher körperlicher Ermüdbarkeit und Belastungsdyspnoe. Im EKG (Abb. 20.1) fällt bei überdrehtem Rechtslagetyp ein ausgeprägter Rechtsschenkelblock und linksposteriorer Hemiblock auf. Echokardiographisch imponierten vergrößerte rechtsseitige Herzhöhlen. Ein persistierender Shunt sowie eine fortbestehende rechtsventrikuläre Ausflußbahnobstruktion konnten ausgeschlossen werden. Das relative Herzvolumen (Abb. 20.2) war mit 15,8 ml/kg Körpergewicht deutlich erhöht. Anhand der Einschwemmkatheteruntersuchung (Tab. 20.2) kann der Patient in das hämodynamische Stadium 3 (Belastungsherzinsuffizienz) eingeordnet werden. Belastbarkeit bis zur 75-Watt Stufe. Abbruch aufgrund erheblicher Dyspnoe. Bereits ab der 50-Watt-Stufe kann das Schlagvolumen nicht gesteigert werden. ∎

Unter Berücksichtigung des Funktionsstadiums und der körperlichen Leistungsfähigkeit liegen

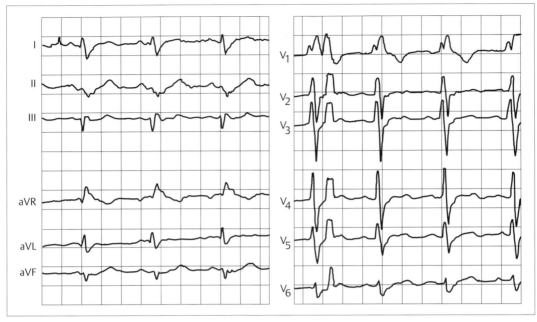

Abb. 20.**1**   EKG bei korrigierter Fallot'scher Tetralogie. 48jähriger Mann, 29 Jahre nach Totalkorrektur

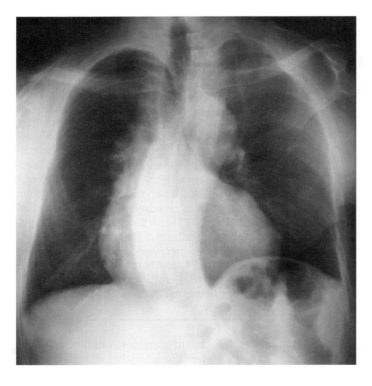

Abb. 20.**2**   Röntgen-Thorax bei 48jährigem Mann, 29 Jahre nach Totalkorrektur einer Fallot'schen Tetralogie. Mit freundlicher Genehmigung des Institutes für Radiologie und Nuklearmedizin (Dir. Dr. med. V. Wiebe) „Bergmannsheil", Bochum, Ruhruniversität

Tabelle 20.**2** Einschwemmkatheteruntersuchung bei 48jährigem Mann, 29 Jahre nach Totalkorrektur einer Fallot'schen Tetralogie

	HF (min^{-1})	PA$_m$ (mm Hg)	PC$_m$ (mm Hg)	Ad$_m$ (mm Hg)	SV (ml)	$\dot{Q}$ (l/min)
Ruhe	96	12	4	4	42	4,1
50 Watt	123	26	12	–	69	8,5
75 Watt	160	30	15	12	57	9,1

MdE undGdB in diesem Fall einer operativ korrigierten Fallot'schen Tetralogie bei mindestens 70 % (Tab. 20.**1**).

Gutachterliche Beurteilung

Unfallversicherung

Die Zuständigkeit der gesetzlichen Unfallversicherung ist gegeben, wenn die zugrundeliegende Erkrankung einen Arbeits- oder Wegeunfall mitverursacht hat. Beispielhaft ist hier das Auftreten brady- oder tachykarder Rhythmusstörungen zu nennen. In allen anderen Situationen ist ein ursächlicher Zusammenhang zwischen beruflicher Tätigkeit und Erkrankung nicht anzunehmen.

Rentenversicherung

Für die Begutachtung in der Rentenversicherung gilt Tab. 20.**1**.

Entschädigungsrecht

Angeborene Fehlbildungen wie die Fallot'sche Tetralogie fallen nicht in den Zuständigkeitsbereich des sozialen Entschädigungsgesetzes.

Schwerbehindertengesetz

Der GdB richtet sich nach Tab. 20.**1**.

Literatur

1. Abbot, M. E.: Atlas of congenital cardiac disease. American Heart Association, New York 1936.
2. Fallot, A.: Contribution á l<anatomie pathologique de la maladie bleue (cyanose cardiaque). Marseille Méd. 25 77,138,207,270,341,403,1888.
3. Gatuoulis, M. A., J. A. Till, J. Somerville, A. N. Redigton: Mechanoelectrical interaction in teralogy of Fallot. Circulation 92, 1,1995.
4. Gillette, P. C., A. Garson: Sudden cardiac death in the pediatric population. Circulation 85, I-64, 1992.
5. Mocellin, R., C. Bastanier, H. Hofacker, K. Bühlmeyer: Klinische und funktionelle Ergebnisse bei Kindern mit Fallot‹scher Tetralogie nach Korrekturoperation. Mschr. Kinderhk. 123, 363, 1976.
6. Roos-Hesselink, J., M. G. Perlroth, J. Mcghie, S. Spitaels: Atrial arrhythmias in adults after repair of tetralogy of Fallot: Correlations with clinical, exercise and echocardiographic findings. Circulation 91, 2214, 1995.
7. Waien, S. A., P. P. Liu, B. L. Ross et al.: Serial follow-up of adults with repaired tetralogy of Fallot. JAMA 20, 295, 1992.

21. Ebstein'sche Anomalie

Abderrahman Machraoui

Allgemeines

Die Ebstein'sche Anomalie entsteht infolge einer embryonalen Entwicklungsstörung der Trikuspidalklappe. Sie ist charakterisiert durch die dystope Lokalisation der Klappe innerhalb des rechtsventrikulären Arbeitsmyokards, mit dem sie mehr oder minder verwachsen ist. Durch das überschüssige Klappengewebe sitzt das anteriore Segel dennoch in Höhe des Klappenringes. Durch die nach distal und anterior versetzten Trikuspidalklappenanteile wird ein Teil des rechten Ventrikels atrialisiert. Die Herzklappe ist von minderer Funktion und häufig insuffizient. Je nach Ausprägung dieser Anomalie wird eine milde Form (**Typ I**) mit einer nahezu normalen Funktion von einer schweren Form (**Typ II**) mit erheblicher Dysgenesie bis hin zur Agenesie der Klappe unterschieden (Schumacher, Bühlmeyer, 1989).

Die pathophysiologischen Auswirkungen der Ebstein'schen Anomalie werden in erster Linie durch die Insuffizienz der minderwertigen Trikuspidalklappe hervorgerufen. Die Kombination mit einem persistierenden offenen Foramen ovale oder Vorhofseptumdefekt vom Sekundum-Typ führt zu einem Rechts-links-Shunt mit Zyanose oder, bei niedrigem rechtsatrialen Druck auch zu einem Links-rechts-Shunt. Verklebungen der Kommissuren können in seltenen Fällen zu einer Klappenstenosierung führen. Die Hypoplasie des rechten Ventrikels und der Pulmonalklappe sowie der überschüssige Klappenapparat gehen mit einer Ausflußbahnobstruktion einher.

Die Trikuspidalinsuffizienz, die Reduktion des Volumens des rechten Ventrikels, eine zusätzliche Trikuspidalstenose haben eine Stase im rechten Vorhof zur Folge, die im Falle einer pulmonalarteriellen Widerstandserhöhung akzentuiert wird. Der Pulmonalfluß ist entsprechend vermindert (Dupuis et al. 1981).

Mit dieser angeborenen Erkrankung ist häufig ein Präexzitationssyndrom vergesellschaftet. Paroxysmale Reentry-Tachykardien können dann die Symptomatik beherrschen.

Diagnostik

Die Ebstein'sche Anomalie wird selten aufgrund der **klinischen Untersuchung** erkannt. Bei der Herzauskultation fällt links parasternal das systolische Geräusch einer Trikuspidalinsuffizienz im 4. – 5. Interkostalraum auf. Ein 3. oder 4. Herzton kommt in mehr als 80 % der Fälle vor. Häufig ist ein frühsystolischer Klick durch die Anspannung der sich verzögert öffnenden Trikuspidalklappe zu hören. Als Ausdruck des Rechtsschenkelblocks kann gelegentlich eine Spaltung des 2. Herztones wahrgenommen werden. Die Zyanose ist diskret oder fehlt ganz. Bei schwerer Trikuspidalinsuffizienz fällt eine Halsvenenstauung mit Jugularpulsationen auf.

Richtungsweisend ist der **Thorax-Röntgenbefund** (Abb. 21.**1**) mit dem typischen Bild der Ebstein'schen Anomalie. Die Kardiomegalie mit einem Rugbyball-Aspekt, scharfen Konturen, heller Lunge bei schmalem Mediastinum, vom Zwerchfell abgehobener Herzspitze und betontem linken Rand ist pathognomonisch für diese kongenitale Anomalie

Das **Elektrokardiogramm** zeigt die Zeichen einer rechtsatrialen Überlastung mit hoher P-Welle in II und einen Rechtsschenkelblock von niedriger Amplitude. Gelegentlich findet sich

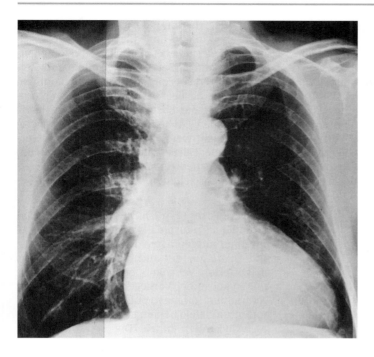

Abb. 21.**1** Thorax-Röntgenaufnahme in p.a. Typische Herzkonfiguration bei der Ebstein'schen Anomalie: Kardiomegalie mit einem Rugbyball-Aspekt, scharfen Konturen, vom Zwerchfell abgehobener Herzspitze und betontem linken Rand. Mit freundlicher Genehmigung des Insitutes für Radiologie und Nuklearmedizin (Dir. Dr. med. V. Wiebe) „Bergmannsheil", Bochum, Ruhruniversität

ein AV-Block 1°. In 10% der Fälle liegt ein WPW-Bild Typ B vor. Paroxysmale supraventrikuläre Tachykardien sind dann häufig.

Das **intrakardiale Elektrokardiogramm** ergibt eine Verlängerung der HV-Zeit. Bei simultanem Rückzug des Rechtskatheters und der Elektrode von der Spitze des rechten Ventrikels in den rechten Vorhof ist das V-Potential noch zu erkennen, wenn die Druckkurve bereits einen Vorhofdruck zeigt.

Echokardiographisch wird die Diagnose im apikalen Vierkammerblick gestellt (Abb. 21.**2**). Während die Trikuspidalklappenanulus an normaler Position geringfügig mehr anterior als der Mitralklappenanulus dargestellt wird, ist die Trikuspidalklappe selbst weiter nach vorne und

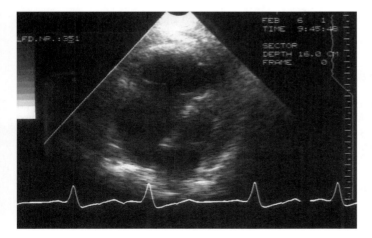

Abb. 21.**2** Echokardiographischer Vierkammerblick bei der Ebstein'schen Anomalie. Trikuspidalklappenanulus an normaler Position, geringfügig mehr anterior als der Mitralklappenanulus. Die Trikuspidalklappe selbst ist weiter nach vorne und links verlagert. Es besteht in der Regel eine Trikuspidalklappeninsuffizienz. Häufig ist ein ASD oder ein offenes Foramen ovale assoziiert

links verlagert. Im eindimensionalen Bild kommt die zeitliche Verzögerung der Trikuspidalklappenöffnung gegenüber der Mitralklappe zur Darstellung, wenn beide AV-Klappen gleichzeitig registriert werden. Durch die Verlagerung der Trikuspidalklappe entsteht der Eindruck vergrößerter Herzhöhlen. Die häufigste Fehldiagnose ist deshalb die eines Vorhofseptumdefektes. Tatsächlich erscheint der rechte Vorhof um den Anteil des rechten Ventrikels vergrößert, der durch die Verlagerung der Trikuspidalklappe „atrialisiert" ist. Besonders bei der häufigen Kombination der Ebstein'schen Anomalie mit dem Vorhofseptumdefekt ist die Identifizierung der führenden Anomalie erschwert. Diese Fehldiagnose kann vermieden werden, wenn die genaue Lokalisation der Trikuspidalklappe bei jeder Vergrößerung der rechtskardialen Höhlen überprüft wird.

Bei der Rechtsherzkatheteruntersuchung erscheint durch die Verlagerung der AV-Klappe nach links der rechte Vorhof extrem dilatiert. Der rechte Ventrikel sowie der Vorhofseptumdefekt sind schwer zu sondieren. Die V-Welle der Vorhofdruckkurve ist je nach Schwere der Trikuspidalinsuffizienz erhöht. Die a-Welle kann sich bis zur Pulmonalarterie fortpflanzen. Ein Druckgradient an der Trikuspidalklappe findet sich als Ausdruck einer Trikuspidalstenose oder einer schweren Trikuspidalinsuffizienz. Durch die Stase in den rechtskardialen Höhlen zeigt die Oxymetrie eine Untersättigung, die bei Rechts-links-Shunt verstärkt wird. Angiographisch fallen die Stagnation des Kontrastmittels, die Dilatation des rechten Vorhofs und die asynchrone Kontraktion der beiden Teile des rechten Ventrikels auf.

■ Symptomatik und Belastbarkeit

Milde Form (Typ I): Diese Form ist durch eine geringe Verlagerung der Trikuspidalklappe, fehlende oder geringe Trikuspidalinsuffizienz und fehlende Zyanose charakterisiert. Die Symptomatik ist entsprechend gering. Die Patienten sind durchaus normal oder nur gering eingeschränkt belastbar. Für die Beurteilung der Leistungsfähigkeit ist die Auswirkung einer Trikuspidalinsuffizienz unter Belastungsbedingungen sowie Herzrhythmusstörungen, die bei Erwachsenen in 42 % der Fälle vorkommen, maßgebend (Celermajer et al. 1994). Herzklopfenanfälle, Synkopen, Belastungsdyspnoe und Zeichen einer rechtskardialen Stauung kommen seltener vor als bei Typ II. Durch die Symptomarmut kann die Ebstein'sche Anomalie unerkannt bleiben. Ein hohes Lebensalter kann beim Typ I erreicht werden. Bei der Obduktion werden 70 % aller Fälle erstmalig entdeckt. In der Begutachtungsmedizin sind praktisch nur die, allerdings sehr seltenen, Fälle mit Typ I von Bedeutung.

Schwere Form (Typ II): Die ausgeprägte Verlagerung der Trikuspidalklappe geht in der Regel mit einer ausgeprägten Trikuspidalinsuffizienz und Dilatation des rechten Vorhofs und des atrialisierten Ventrikels einher. Meist besteht eine Zyanose bei Vorliegen einer interatrialen Verbindung (offenes Foramen ovale oder Vorhofseptumdefekt). Häufig kommen paroxysmale Tachykardien hinzu. Die Belastbarkeit ist durch die Rechtsherzinsuffizienz, Zyanose und Herzrhythmusstörungen erheblich eingeschränkt. Auch nach Klappenrekonstruktion wird keine normale Belastbarkeit wiederhergestellt. Typ II-Fälle kommen wegen der hohen Frühsterblichkeit dieser Patienten kaum zur Begutachtung.

■ Myokardialer Funktionszustand

Die Ebstein'sche Anomalie beinhaltet den Verlust eines Teils des rechtsventrikulären Arbeitsmyokards durch die Verlagerung der Trikuspidalklappe. Die Blutstase ist die Folge. Durch eine zunehmende Trikuspidalinsuffizienz erfahren der distale Teil des rechten Ventrikels und vor allem der rechte Vorhof und der atrialisierte rechte Ventrikel eine Dilatation. Daten über die Entwicklung der Herzgröße in Abhängigkeit von der Schwere der Trikuspidalinsuffizienz oder der Größe des begleitenden Vorhofseptumdefektes bei der Ebstein'schen Anomalie liegen nicht vor. Während Typ I das hämodynamische Funktionsstadium 4 ausschließt, sind Typ-II-Patienten häufig im Stadium 3 bis 4.

Prognose

Die Rechtsherzinsuffizienz und die Rhythmusstörungen sind die häufigsten Komplikationen der Ebstein'schen Anomalie im Erwachsenenalter. Auch Lungen- und Hirnembolien kommen gehäuft vor (Bühlmeyer, 1968). Unabhängig von der Herzgröße beträgt das Risiko des plötzlichen Herztodes 20%. Die mittlere Lebenserwartung beträgt 20 bis 30 Jahre (Keith et al., 1978). Besteht eine Zyanose, so sinkt die Lebenserwartung auf 12 Jahre. 80% der Patienten sterben vor dem 30. Lebensjahr (Gasul, 1966). Als prognostische Faktoren sollen der Lungenblutdurchfluß, die Zyanose und die systemische Sauerstoffsättigung entscheidend sein (Jaiswal et al., 1994). Die Operationsindikation besteht im klinischen Stadium III und IV. Die Klappenrekonstruktion oder der prothetische Klappenersatz, am günstigsten im 15.-20. Lebensjahr, sind allerdings mit einer Operationsletalität von 6–17% behaftet. Ein Vorhofseptumdefekt wird durch Naht oder Patch verschlossen. Palliative Maßnahmen führen zu keiner wesentlichen subjektiven Besserung. Paroxysmale Tachykardien bei WPW-Syndrom sollten heute durch Hochfrequenzablation kurativ behandelt werden (Calappo et. al. 1996).

Bemessung von MdE und GdB

Für die Bemessung der Minderung der Erwerbsfähigkeit ist neben dem Typ der Ebstein'schen Anomalie die Beurteilung der Schwere einer Trikuspidalinsuffizienz, das Vorhandensein einer interatrialen Verbindung, einer Zyanose sowie von Herzrhythmusstörungen maßgebend. Sollten Typ II-Patienten zur Begutachtung kommen, betragen MdE und GdB 80–100%. Für die Festlegung von MdE und GdB bei Typ I- und Typ II-Patienten gelten Tab. 21.1 (Funktionsstadium) und Tab. 21.2 (nichtinvasive Befunde).

Gutachterliche Beurteilung

Unfallversicherung

Es gelten die Richtlinien für andere angeborene Vitien (Kapitel 16).

Tabelle 21.1 MdE und GdB bei Ebstein'scher Anomalie nach Funktionsstadium (Typ I, Typ II)

Typ I, Typ II[*])	Funktionsstadium	MdE, GdB (%)
	0	10
	1	30
	2	40
	3	60–80
	4	80–100

[*] Zusätzliche Störungen wie ASD und Herzrhythmusstörung erhöhen die MdE und den GdB je nach Schweregrad.

Tabelle 21.2 MdE und GdB bei Epstein'scher Anomalie nach Symptomatik und nichtinvasiven Befunden (Typ I, Typ II)

NYHA-Stadium[*]	Trikuspidalinsuffizienz[**]	MdE, GdB (%)
I	1	10
II	1, 2	50
III	3, Vena cava	70–100
	1, 2	60
IV	3, Vena cava	80–100
	3, Vena cava	100

[*] Zusätzliche Störungen wie ASD und Herzrhythmusstörung erhöhen die MdE und den GdB je nach Schweregrad.

[**] Trikuspidalinsuffizienz 1 = Refluxklappen nah, 2 = Reflux bis maximal Vorhofmitte; Trikuspidalinsuffizienz 3 = Reflux bis Vorhofdach und/oder mangelhafter inspiratorischer Kollaps der Vena cava.

Rentenversicherung

Nur beim Typ I in der NYHA-Klasse I und bei Fehlen von Rhythmusstörungen, ASD und Zyanose besteht Erwerbsfähigkeit für alle Berufe. Bei Herzrhythmusstörungen sollten Tätigkeiten auf Gerüsten und das Führen von öffentlichen Kraftfahrzeugen unterbleiben. Beim Typ II mit Trikuspidalinsuffizienz, ASD und/oder Herzrhythmusstörungen in den NYHA-Klassen II und III kommen nur Tätigkeiten mit geringer körperlicher Belastung wie z.B. Büro- oder Aufsichtstätigkeiten in Betracht. Tab. 21.1 gibt die MdE bei Typ I und Typ II je nach Funktionsstadium, Tab. 21.2 nach invasiven Befunden wieder.

Entschädigungsrecht

Die Ebstein'sche Anomalie fällt als angeborenes Vitium in der Regel nicht in den Versorgungsrahmen des sozialen Entschädigungsrechtes.

Schwerbehindertengesetz

Der GdB richtet sich nach den Tab. 21.**1** und 21.**2**.

■ Literatur

1. Bühlmeyer K. T., T. Mehrpuyan: Klinik und Diagnostik der Ebstein'schen Anomalie. Münch. Med. Wschr. 110, 552, 1968.
2. Cappato R., M. Schlüter, C. Weiß, M. Mantz, D. H. Koschyk, T. Hoffmann, K-H. Kuck:: Radiofrequency current catheter ablation of accessory atrioventricular pathways in Ebstein's anomaly. Circulation 94, 376, 1996.
3. Celermajor D. S., C. Bull, J. A. Till, S. Cullen, V. P. Vassillikos, I. D. Sullivan, L. Allan, P. Nihoyannopoulos, J. Somerville, J. E. Deanfield: Ebstein's anomaly: presentation and outcome from fetus to adult. J.Am.Coll.Cardiol. 23, 170, 1994.
4. Dupuis, C., J. Kachaner, C. Pernot, M. Quero-Jimenez, C. Rey: Maladie d'Ebstein. In: Cardiologie Pédiatrique. Flammarion Paris, 324, 1981.
5. Gasul B. M., R. A. Arcilla, M. Lev: Heart disease in children. Diagnosis and treatment. Lippincott, Philadelphia Montreal, 734, 1966.
6. Jaiswal P. K., K. G. Balakrishnan, A. Saha, C. G. Venkitachalam, J. Tharakan, T. Titus: Clinical profile and natural history of Ebstein's anomaly of tricuspid valve. Int. J. Cardiol. 46, 113, 1994.
7. Keith J. D.: Ebstein's disease. In: Keith J. D., J. Rowe, P. Vlad (eds). Heart disease in infancy and childhood. 3 rd ed. Macmillan Co, New York, 874, 1978.
8. Lin F.-Y., J.-H. Huang, J.-L.Lin, W.-J. Chen, H.-M. Lo, S. -0H. Chu: Atrial compartment surgery for chronic atrial fibrillation associated with congenital heart defects. J. Thorac. Cardiovasc. Surg. 111, 231, 1996.
9. Schmalz A. A. , Singer H.: Sozialrechtliche Aspekte. In: Herzoperierte Kinder und Jugendliche. Wissenschaftliche Verlagsgesellschaft Stuttgart, 111, 1994.
10. Schmalz A. A. , Singer H.: Ebstein'sche Anomalie. In: Herzoperierte Kinder und Jugendliche. Wissenschaftliche Verlagsgesellschaft Stuttgart, 135, 1994.
11. Schumacher, G., Bühlmeyer, K.: Ebstein'sche Anomalie. In: Diagnostik angeborener Herzfehler. Perimed Erlangen, 407, 1989.

Kardiomyopathien

22. Dilatative Kardiomyopathie (DCM)

Detlev Jäger

▓ Allgemeines

Die dilatative Kardiomyopathie kann als diffuse Myokarderkrankung unbekannter Ursache verstanden werden, die sich in regional oder global verminderter Kontraktilität, gelegentlich verzögerter Reizleitung und häufig auch in einer Relaxationsstörung manifestiert. Anfänglich findet sich nur eine Störung der systolischen Funktion; später kommt die Dilatation hinzu, die dem Krankheitsbild den Namen gibt. Die Dilatation des linken Ventrikels maskiert häufig die erhebliche Hypertrophie und Bindegewebszunahme des Herzmuskels.

Bisher konnte kein einheitliches ätiologisches Prinzip der dilatativen Kardiomyopathie gefunden werden. Kontrovers wird diskutiert, ob eine Virusmyokarditis über ein subakutes oder chronisches Stadium in eine dilatative Kardiomyopathie übergehen kann (Kühl et al. 1997). Nach diesem Konzept wäre die dilatative Kardiomyopathie als Restschaden einer ausgeheilten Myokarditis zu deuten. In anderen Fällen dient die Vorstellung einer „small vessel disease" als Erklärung für die progrediente systolische Funktionseinschränkung (Kemp 1973; Langes et al. 1997). Ob den häufig festgestellten herzmuskelspezifischen Antikörpern eine kausale Bedeutung zukommt, muß ebenso offen bleiben wie eine immer wieder diskutierte spezifische, durch Lymphozyten vermittelte Zytotoxität oder veränderte T-Zellaktivität. Das Vorliegen einer genetischen Disposition kann ebenfalls als gesichert gelten.

▓ Diagnostik

Die **anamnestischen Daten** zum Leistungsvermögen, zum Grad der Belastungsdyspnoe oder anginaartigen Symptomatik erlauben, den Versicherten einem klinischen Stadium (nach NYHA) zuzuordnen. Bei der **klinischen Untersuchung** muß auf Zeichen der Links- und/oder Rechtsherzinsuffizienz geachtet werden. Ein Mitral- und/oder Trikuspidalinsuffizienzgeräusch weist auf die links- und/oder rechtsventrikuläre Dilatation hin. Ein protodiastolischer Galopprhythmus belegt die systolische, ein präsystolischer Galopp die diastolische Funktionsstörung.

Das **EKG** dient zur Dokumentation von Herzfrequenz, Reizbildungs- und Leitungsstörungen und Schädigungszeichen. Hohe Amplituden der QRS-Komplexe können auf eine Hypertrophie hinweisen; QRS-Verbreiterung und -Verplumpung gelten als Hinweise auf myokardiale Schädigung. Kammerendteilveränderungen, die morphologisch veränderten QRS-Komplexen folgen, dürfen keinesfalls als myokardiale Ischämien gedeutet werden (Schröder 1976).

Die Durchführung einer dynamischen Belastungsuntersuchung durch die (Spiro-)Ergometrie dient der Objektivierung der Leistungsfähigkeit, der Reproduktion von beschriebenen Symptomen und der Dokumentation der Frequenz- und Blutdruckregulation und ist bei der Spiroergometrie indirekter Parameter für die Pumpleistung (Herzleistungsquotient, max. O_2-Puls, anaerobe Schwelle). So können als einfachste Parameter inadäquate Frequenzzunahme und/oder Blutdruckabfall unter Belastung eine schwere systolische Funktionsstörung des linken Ventrikels deutlich machen.

Echokardiographisch lassen sich die Größe, Form und Wandstärke der Herzhöhlen beschreiben. Differentialdiagnostisch bei systolischen Geräuschen zu erwägende Vitien können ausgeschlossen werden. Insbesondere bei diffuser Kontraktilitätsstörung des linken Ventrikels kann die Ejektionsfraktion recht gut abgeschätzt werden. Die Vermessung des enddiastolischen und endsystolischen Volumens erlaubt die Bestimmung des Schlagvolumens, das jedoch auch **dopplerechokardiographisch** mittels Flußmessungen an der Mitralklappe oder im linksventrikulären Ausflußtrakt ermittelt werden kann. Eine mit dem Doppler darstellbare relative Mitralklappeninsuffizienz ist häufig das morphologische Korrelat der Belastungsdyspnoe. Kann eine Trikuspidalinsuffizienz nachgewiesen werden, läßt die Bestimmung der retrograden Flußgeschwindigkeit die Abschätzung der Höhe des systolischen pulmonalarteriellen Drucks zu.

Während das hämodynamische Stadium 4 (Ruheherzinsuffizienz) mit Hilfe der dopplerechokardiographischen Technik ausreichend genau diagnostiziert werden kann, benötigt die hämodynamische Klassifikation noch belastbarer Patienten die Messung der Belastungshämodynamik mittels **Einschwemmkatheterisierung.** Grobe Bedeutung kommt dabei dem Schlagvolumen in Ruhe und bei Belastung unter Berücksichtigung der Ventrikelgröße zu (hämodynamische Stadieneinteilung, Kapitel 5, Abschnitt „Myokardialer Funktionszustand"). Die hämodynamische Messung dient nur der Graduierung der hämodynamischen Funktionsstörung. Differentialdiagnostische Schlüsse auf die Ätiogenese können daraus nicht gezogen werden.

Die koronare Herzerkrankung als Ursache der systolischen Funktionsstörung (dilatative Verlaufsform) muß bei Versicherten, die keine oder nur wenige Vorbefunde zur Verlaufsbeurteilung gesammelt haben, als Differentialdiagnose solange vermutet werden, als sie nicht durch selektive **Koronarangiographie** definitiv ausgeschlossen worden ist.

Ergeben sich aus aktueller Anamnese und klinischem Verlauf differentialdiagnostische Hinweise auf eine (sub)akute Myokarditis, sollte die Durchführung einer **Endomyokardbiopsie** und/oder **Antimyosinszintigraphie** erwogen werden (Dec et al. 1990). Die Annahme, daß sich unter dem klinischen Bild der dilatativen Kardiomyopathie eine chronische Myokarditis (Autoimmunmyokarditis) verbirgt, sollte zu erweiterter immunserologischer Diagnostik Anlaß geben (Lauer u. a. 1995; Maisch u. a. 1995).

▪ Symptomatik und Pathophysiologie

Im frühesten Stadium der dilatativen Kardiomyopathie sind die Betroffenen nahezu asymptomatisch. Bei der apparativen Untersuchung lassen sich nur diskrete, teils regionale Wandbewegungsstörungen und geringfügige Füllungsdruckanstiege unter hoher Belastung feststellen. Mit zunehmender Dilatation des linken Ventrikels, dem Verlust kontraktiler Substanz, der möglicherweise reaktiven Hypertrophie und vermehrten Fibrosierung nehmen die Füllungsdrücke des compliancegestörten linken Ventrikels zu. Hierdurch und infolge der relativen Mitralklappeninsuffizienz steigt der pulmonalkapillare Verschlußdruck schon bei mittlerer Belastungsstufe an, was sich klinisch als leistungslimitierende Belastungsdyspnoe manifestiert. In Relation zu seiner Größe fördert der dilatierte Ventrikel bei Belastung, in einem späten Stadium auch in Ruhe, ein zu niedriges Schlagvolumen, was der Patient als weitere erhebliche Leistungsreduktion mit frühzeitig einsetzender Belastungsdyspnoe erlebt. Mit zunehmender Kammererweiterung und schließlich irreversibler Gefügedilatation kann das Herzminutenvolumen kaum noch über Hubraumveränderung, sondern ausschließlich über die sympathoadrenerg gesteuerte Frequenz reguliert werden. Erhöhte Wandspannung des dilatierten Ventrikels, erhöhte Frequenz und erniedrigter effektiver Perfusionsdruck (bei erhöhtem Füllungsdruck) bedingen die relative Minderperfusion des Myokards, was weitere Myozytolysen induziert und dem Patienten Angina pectoris-ähnliche Beschwerden bereitet. Dem prognostisch ungünstigen klinischen Stadium IV der Ruheherzinsuffizienz liegt letztlich das hämodynamische Stadium 4 mit dem niedrigen Schlag- und Herzminutenvolumen eines erheblich dilatierten Ventrikels zugrunde, das pharmakologisch nicht mehr beeinflußbar ist.

Myokardialer Funktionszustand

Wie bei anderen myokardialen Erkrankungen bekannter oder unbekannter Ätiologie finden sich bei der dilatativen Kardiomyopathie alle vier myokardialen Funktionsstadien (Stadium 1–4).

Ein **Stadium 1** (Wandbewegungsstörung und/ oder Füllungsdruckanstieg) wird meist nur zufällig entdeckt, da es einem Arbeitnehmer kaum Beschwerden macht, solange der Füllungsdruck nicht ansteigt.

Im **Stadium 2** (Ventrikelvolumen in Relation zur maximalen Leistung zu groß) besteht meist schon ein erheblicher Anstieg des Füllungsdruckes, so daß Arbeitnehmer in diesem Stadium in ihrer Belastbarkeit durch Dyspnoe eingeschränkt sind.

Das **Stadium 3** (Belastungsherzinsuffizienz) läßt stärkere körperliche Arbeit nicht mehr zu.

Im **Stadium 4** besteht Berufs- und Erwerbsunfähigkeit.

Prognose

Die Prognose hängt in erster Linie vom hämodynamischen Stadium, dem Lebensalter und dem Ventrikelvolumen oder der Herzgröße ab. Ob die im EKG oder Langzeit-EKG häufig beobachteten ventrikulären Rhythmusstörungen von prognostischer Bedeutung sind, muß zur Zeit als ungeklärt gelten (Meinertz et al. 1989).

Als gesichert jedoch kann gelten, daß Patienten mit manifester Herzinsuffizienz (Funktionsstadium 4) eine besonders ungünstige Prognose aufweisen. 57 % der Cleveland-Studie verstarben innerhalb von 5 Jahren (Shirey et al. 1980).

Bemessung von MdE und GdB

Die gutachterliche Beurteilung der Leistungsfähigkeit und Belastbarkeit des Versicherten mit dilatativer Kardiomyopathie orientiert sich an der kardial begründeten Symptomatik (Leistungsbegrenzung durch Dyspnoe und/oder Angina pectoris), dem reproduzierbaren kardiopulmonalen Leistungsvermögen (hämodynamisches Stadium der Funktionseinschränkung) und pathomorphologischen Daten (Dilatation der Ventrikel, Fibrosierungsgrad, relative Klappeninsuffizienz, Schädigung des Reizbildungs- und Reizleitungssystems).

Unverzichtbar sind hierfür folgende Untersuchungen: EKG, (Spiro-)Ergometrie, Echokardiographie inkl. Dopplerechokardiographie, Einschwemmkatheter.

Fakultativ werden die Koronarangiographie zum Ausschluß der vermuteten koronaren Herzkrankheit und Endomyokardbiopsie mit immunhistologischer und immunserologischer Diagnostik zum Ausschluß der vermuteten (sub)akuten Myokarditis durchgeführt.

Entsprechend der Konstellation der Befunde ergeben sich die in Tab. 22.1 dargestellten Bemessungswerte.

Tabelle 22.1   MdE und GdB bei dilatativer Kardiomyopathie

Sympto- matik (NYHA)	Herzgröße Ventrikel- größe	Funktions- stadium	MdE, GdB* (%)
I	n	1	0 – 10
II	n	1	20 – 30
	+	2	40 – 50
III	n	3	50 – 60
	+	3	60 – 90
IV	+	4	100

* Bei hämodynamisch wirksamen Rhythmusstörungen (Vorhofflimmern, komplexen ventrikulären Ektopien) erhöhen sich MdE und GdB um 10 – 30 %.

▦ Gutachterliche Beurteilung

Unfallversicherung

Die dilatative Kardiomyopathie ist nicht Gegenstand der Unfallversicherung. Ergeben sich jedoch bei einem Arbeitnehmer mit dem Bild einer dilatativen Kardiomyopathie klinisch-anamnestisch Hinweise auf ein potentiell myokardschädigendes Unfallereignis mit nachfolgend erstmals festgestellter Myokarderkrankung, muß zur Frage einer kausalen Beziehung zwischen Unfall und Erkrankung ein erweitertes diagnostisches Programm durchgeführt werden. Beispiele entschädigungspflichtiger sekundärer Kardiomyopathien sind: entzündliche Myopathien nach berufsbedingter Infektionsfolge, toxische Myopathien durch Chemikalien und Umweltgifte (Tetrachlorkohlenstoff, Kobalt, Nickel), Myopathie nach stattgehabter Contusio cordis (Kapitel 29 und 36).

Rentenversicherung

Bei Begutachtungen für die Rentenversicherung gilt Tab. 22.**1**.

Entschädigungsrecht

Die dilatative Kardiomyopathie fällt nicht in den Versorgungsrahmen des Entschädigungsrechtes. Eine sekundäre Kardiomyopathie ist dann entschädigungspflichtig, wenn ein potentiell myokardschädigendes Ereignis, das im Rahmen des Entschädigungsrechtes versorgungspflichtig ist, im weiteren Verlauf zu einer manifesten Störung geführt hat. Die MdE richtet sich nach Tab. 22.**1**.

Schwerbehindertengesetz

Die Festlegung des GdB erfolgt nach Tab. 22.**1**.

▦ Literatur

1. Dec, G.W., I. Placios, T. Yasuda et al.: Antimyosin antibody cardiac imaging: its role in the diagnosis of myocarditis. J. Am. Coll. Cardiol. 16, 97, 1990.
2. Kemp, H.G.: Left ventricular function in patients with the anginal syndrome and normal coronary arteriograms. Am. J. Cardiol. 32, 375, 1973.
3. Kühl, U., M. Pauschinger, H.-P. Schultheiss: Neue Konzepte zur Diagnostik der entzündlichen Herzmuskelerkrankung. Dtsch. Med. Wschr. 122, 690, 1997.
4. Langes, K., C.A. Nienaber, T. Meinertz: Angina pectoris bei normalen Koronararterien (Mikrovaskular-Angina/Syndrom X). Dtsch. Med. Wschr. 122, 33, 1997.
5. Lauer, B. K. Padberg, H.-P. Schultheiss, B.E. Strauer: Autoantikörper gegen kardiales Myosin bei Patienten mit Myokarditis und dilatativer Kardiomyopathie. Z. Kardiol. 84, 301, 1995.
6. Maisch, B., U. Schönian, M. Herzum, G. Hufnagel: Immunserologische und immunhistologische Untersuchung bei Myokarditis und Perikarditis. Internist 36, 448, 1995.
7. Meinertz, T., W. Kasper: Dilatative Kardiomyopathie. In: Myokarderkrankungen, Perikarderkrankungen, Herztumoren. Handbuch der inneren Medizin. Hrsg. von P. Schölmerich, H. Just, T. Meinertz. Springer-Verlag Berlin, Heidelberg, New York, S. 40, 1989.
8. Schröder, K.: Praktische EKG-Auswertung. Schattauer, Stuttgart 1976.
9. Shirey, E.K., W.L. Proudfit, W.A. Hawk: Primary myocardial disease. Am. Heart J. 99, 198, 1980.

23. Hypertrophe Kardiomyopathie (HCM)

Detlev Jäger

Allgemeines

Als eigenständige myokardiale Erkrankung wurde die hypertrophe Kardiomyopathie (hypertrophe, nicht obstruktive Kardiomyopathie – HNCM, hypertrophe obstruktive Kardiomyopathie – HOCM) von Brock (1957) und von Braunwald et al. (1960) beschrieben. Im Unterschied zum nur hypertrophierten linken Ventrikel findet sich bei der HCM eine regional massiv ausgeprägte Hypertrophie, die gelegentlich in der Systole eine Obstruktion des Blutflusses bewirkt (HOCM). Dabei werden aufgrund unterschiedlicher Morphologie die typische (subaortale) von der atypischen (medioventrikulären oder apikalen) HCM unterschieden. Die Erkrankung wird meistens beim Erwachsenen im dritten bis vierten Lebensjahrzehnt diagnostiziert. Bei der familiären Form (20%) wird ein autosomal-dominanter Erbgang angenommen. Zuverlässige Daten über die Inzidenz der Erkrankung liegen nicht vor. Die Ursache der Erkrankung ist unbekannt. Fehlanordnung der Myokardzellen (Epstein 1974) mit sekundärer Hypertrophie werden ebenso vermutet wie eine mögliche Fehlinnervation des adrenergenen Systems (Maron et al. 1979).

Diagnostik

Die **anamnestischen Daten** zum Leistungsvermögen, zum Grad der Belastungsdyspnoe oder zur Angina pectoris-ähnlichen Symptomatik erlauben, den Versicherten einem bestimmten klinischen Stadium (nach NYHA) zuzuordnen. Geschilderte Symptome sind Palpitationen, Schwindel und Synkopen als Folge von Rhythmusstörungen, Belastungsdyspnoe und Angina

pectoris. Bei der Auskultation fällt vor allem bei Patienten mit Ausflußbahnobstruktion ein hochfrequentes Systolikum linksparasternal im 3.–4. ICR auf. Nach einer durch eine Extrasystolie bedingten kompensatorischen Pause nimmt die Lautstärke des Geräusches zu (Brockenbrough et al. 1961). Auf Zeichen der Rechts- und/oder Linksherzinsuffizienz muß bei der **klinischen Untersuchung** geachtet werden. Ein Mitral- und/oder Trikuspidalinsuffizienzgeräusch weist auf eine links- und/oder rechtsventrikuläre Dilatation hin. Ein protodiastolischer Galopprhythmus belegt die systolische, ein präsystolischer Galopp die diastolische Funktionsstörung (Compliancestörung, Füllungsdruckanstieg).

Das **EKG** dient besonders zur Dokumentation von Reizbildungs- und Reizleitungsstörungen. In ca. 70% der Fälle bestehen Zeichen einer linksventrikulären Hypertrophie (Schröder et al. 1976), in ca. 30% der Fälle ähnelt die QRS-Morphologie derjenigen des WPW-Syndroms. In 30–60% finden sich tiefe, breite Q-Zacken mit nachfolgend hoher R-Zacke in den Abl. II, III, aVF sowie $V_4 - V_6$ (DD: Infarktnarbe). Tiefe negative T-Wellen in den inferioren Extremitäten-und den linkspräkordialen Brustwandableitungen werden bei ca. $^2/_3$ der Patienten mit atypischer und $^1/_3$ der Patienten mit typischer HCM beobachtet (Kuhn et al. 1983).

Die Durchführung einer **dynamischen Belastungsuntersuchung** dient der Objektivierung der Leistungsfähigkeit, der Reproduktion von beschriebenen Symptomen und der Dokumentation der Frequenz- und Blutdruckregulation bei betroffenen Arbeitnehmern.

Echokardiographisch lassen sich Größe, Form und regionale Schwankungen der Wandstärke des linken Ventrikels im Ausflußtrakt oder anderen Wandbereichen beschreiben. Eine eindeutige systolische Vorwärtsbewegung der Mitralsegel (sog. SAM-Phänomen) kann bei der Hälfte der HOCM-Patienten, eine zumindest gering ausgeprägte systolische Vorwärtsbewegung bei allen typischen HOCM-Patienten erwartet werden (Kuhn et al. 1983). **Dopplerechokardiographisch** wird die Flußbeschleunigung im obstruierten Ventrikelsegment oder im obstruierten Ausflußtrakt gemessen, wodurch unter Verwendung der Bernoulli-Gleichung der intraventrikuläre Gradient nichtinvasiv bestimmt werden kann.

Die **Einschwemmkatheterisierung** dient der Graduierung der HCM-bedingten hämodynamischen Funktionseinschränkung.

Die **Linkskatheterisierung** mit Sondierung des linken Ventrikels und Dokumentation der Rückzugskurve von der Herzspitze bis in die Aorta ascendens erlaubt die Lokalisation einer eventuellen Obstruktion und deren Gradientenbestimmung. Die Obstruktion besitzt hämodynamisch funktionelle Bedeutung, wenn sich bei Extrasystolie das sog. Brockenbrough-Phänomen in der Druckkonstellation nachweisen läßt.

Pathophysiologie, Symptomatik und Belastbarkeit

Den vom Patienten beschriebenen Symptomen liegen morphologische und funktionelle Veränderungen zugrunde: die linksventrikuläre Hypertrophie bewirkt durch eine Dehnbarkeitsstörung einen Füllungsdruckanstieg mit Auslösung von Dyspnoe. Aus einer zunehmenden Obstruktion resultiert eine eingeschränkte Schlagvolumensteigerung mit resultierender Leistungsminderung und vor allem unter Belastung auftretender Luftnot. Erhöhte Wandspannung und abnehmender effektiver Perfusionsdruck tragen zur Perfusionsminderung des hypertrophierten Myokards bei, welche sich klinisch in Form von Angina pectoris und Rhythmusstörungen manifestiert. Die Verschlechterung der diastolischen und systolischen Funktion des linken Ventrikels bewirkt einen weiteren pulmonalarteriellen Druckanstieg, der bei

Progression der linksventrikulären Erkrankung auch zu einer Rechtsherzinsuffizienz führen kann. Die Belastbarkeit eines Arbeitnehmers wird somit parallel zur abnehmenden systolischen und diastolischen Funktion mehr und mehr eingeschränkt.

Mit fortschreitender Erkrankung (Hypertrophie) nimmt die Neigung zu Vorhofarrhythmien (absolute Arrhythmie) und ventrikulären malignen Arrhythmien (ventrikuläre Tachykardien, Kammerflimmern) zu, die einen plötzlichen Herztod verursachen können. Schwindel und Synkopen bilden die klinische Symptomatik dieser sich anbahnenden Entwicklung.

Myokardialer Funktionszustand

Wie bei allen primär myokardialen Erkrankungen finden sich abhängig vom Zustand des Myokards alle vier Funktionsstadien.

Prognose

Die HCM muß nach Verlaufsbeobachtung als progrediente Erkrankung mit zunehmender Verschlechterung (myokardiale Funktion, Rhythmussituation) angesehen werden (Kuhn 1989). Der klinische Status und die objektiven Befunde lassen eine prognostische Beurteilung nur schwer zu. Auch elektrophysiologische Untersuchungen konnten Risikopatienten für den plötzlichen Herztod nicht sicher identifizieren (Kuck et al. 1988).

Als gesichert kann jedoch gelten, daß die Myektomie die Prognose der HOCM gegenüber der rein pharmakologischen Therapie eindeutig verbessert.

Bemessung von MdE und GdB

Die gutachterliche Beurteilung der Leistungsfähigkeit und Belastbarkeit eines Versicherten mit hypertropher Kardiomyopathie orientiert sich an der kardial begründeten Symptomatik (Leistungsbegrenzung durch Dyspnoe und/oder Angina pectoris), dem reproduzierbaren kardiopulmonalen Leistungsvermögen (hämodynamisches Stadium der Funktionseinschränkung) und an pathomorphologischen Daten (Ausmaß der Hypertrophie des Ventrikels, Gradient im obstruierten Segment, Fibrosierungsgrad, relative Klappeninsuffizienz, Schädigung des Reizbildungs- und Reizleitungssystems) sowie der Inzidenz von Rhythmus- und Überleitungsstörungen.

Entsprechend der Konstellation der Befunde ergeben sich die in den Tab. 23.**1** und 23.**2** dargestellten Bemessungswerte.

Nach Behandlung der HOCM (medikamentös, Myektomie, interventionelle Septalastokklusion) muß der Versicherte erneut klassifiziert werden (Bestimmung des verbliebenen Gradienten, Bestimmung des Funktionsstadiums). Dabei müssen auch therapiebedingte Folgen berücksichtigt werden:

➤ permanente Elektrostimulation
➤ myektomiebedingtes Remodeling des Ventrikels.

Die posttherapeutischen subjektiven Beschwerden, der Restgradient, das jetzige Funktionsstadium sowie die aktuelle Rhythmussituation bestimmen die Nachbegutachtung eines Arbeitnehmers.

■ Gutachterliche Beurteilung

Unfallversicherung

Die Begutachtung im Rahmen der Unfallversicherung richtet sich nach den in Kapitel 16, Abschnitt „Gutachterliche Beurteilung" dargelegten Kriterien.

Rentenversicherung

Für Begutachtungen zur Rentenversicherung gelten die Tab. 23.**1** und 23.**2**.

Entschädigungsrecht

Die hypertrophen Kardiomyopathien fallen nicht in den Versorgungsrahmen des Entschädigungsrechtes.

Tabelle 23.1   MdE und GdB bei HOCM (hypertrophe obstruktive Kardiomyopathie)

Symptom (NYHA)	Gradient	Funktionsstadium	MdE/GdB* (%)
I	gering	0	0 – 10
		1	10 – 20
II	gering	1	20 – 30
	mittelhoch	3	40 – 70
III	mittelhoch	1	50 – 80
	hoch	3	70 – 90
IV	sehr hoch	4	100

* Bei hämodynamisch und prognostisch wirksamen Rhythmus- oder Überleitungsstörungen (Vorhofflimmern, komplexe ventrikuläre Ektopien) erhöhen sich MdE/GdB um 10 – 70 %.

Tabelle 23.2   MdE und GdB bei HNCM (hypertrophe, nicht obstruktive Kardiomyopathie)

Symptomatik (NYHA)	Funktionsstadium	MdE/GdB* (%)
I	0	0
	1	10
II	1	20 – 30
	3	40 – 70
III	1	30 – 50
	3	60 – 90
IV	4	100

* Bei hämodynamisch und prognostisch wirksamen Rhythmus- oder Überleitungsstörungen (Vorhofflimmern, komplexe ventrikuläre Ektopien) erhöhen sich MdE/GdB um 10 – 70 %.
Anmerkung: Ein hämodynamisches Stadium 2 (relative Herzinsuffizienz – zu großes Ventrikelkavum in Relation zur Leistung bei im Alltagsleben erhaltener ausreichender Pumpfunktion) kommt bei der HCM nicht vor (Kapitel 23, Myokardialer Funktionszustand).

Schwerbehindertengesetz

Die Festlegung des GdB erfolgt nach den Tab. 23.**1** und 23.**2**.

■ Literatur

1. Braunwald, E., A.G. Morrow, W.F. Cronell, M.M. Aygen, T.F. Hilbisch: Idiopathic hypertrophic subaortic stenosis: Clinical, hemodynamic and angiographic manifestations. Am. J. Med. 26, 924, 1960.
2. Brock, R.C.: Functional obstruction of the left ventricle. Guys Hosp. Rep. 106, 221, 1957.
3. Brockenbrough, E.C., E. Braunwald, A.G. Morrow: A hemodynamic technique for the detection of hypertrophic subaortic stenosis. Circulation 23, 189, 1961.
4. Epstein, S.E., W.L. Henry, C.E. Clark, W.C. Roberts, B.J. Maron: Asymmetric septal hypertrophy. Ann. Int. Med. 81, 650, 1974.
5. Kuhn, H.: Hypertrophisch obstruktive Kardiomyopathie (HOCM). In: Myokarderkrankungen, Perikarderkrankungen, Herztumoren. S. 92. Ed. P. Schölmerich, H. Just, T. Meinertz. Springer Verlag 1989.
6. Kuhn, H., F. Gietzen, J. Mercier, B. Lösse, E. Köhler, H.D. Schulte, W. Bircks, F. Loogen: Untersuchungen zur Klinik, zum Verlauf und zur Prognose verschiedener Formen der hypertrophischen Kardiomyopathie. Z. Kardiol. 72, 83, 1983.
7. Kuck, K.H., K.P. Kunze, M. Schlüter et al.: Programmed electrical stimulation in hypertrophic cardiomyopathy. Results in patients with and without cardiac arrest or syncope. Eur. Heart J. 9, 177, 1988.
8. Maron, B.J., W.C. Roberts: Quantitative analysis of cardiac muscle cell disorganization in the ventricular septum of patients with hypertrophic cardiomyopathy. Circulation 59, 689, 1979.
9. Schröder, R., K.P. Schüren: Praktische EKG-Auswertung. Schattauer, Stuttgart-New York 1976.

24. Restriktive Kardiomyopathie (RCM)

Waldemar Bojara

Allgemeines

Die pathologischen Prozesse, die zum Bild einer restriktiven Kardiomyopathie führen können, sind vielgestaltig und stellen eine sehr heterogene Gruppe von Erkrankungen dar, die durch Einlagerungen unterschiedlichster Substanzen in Herzmuskelzellen und/oder Zellen des Interstitiums entstehen (Tab. 24.1).

Allen gemeinsam ist eine meist ausgeprägte Wanddicken- und Massenzunahme. Die daraus resultierende vermehrte Steifigkeit des Herzmuskels mit der Folge einer **diastolischen Funktionsstörung** charakterisiert diesen Formenkreis der Kardiomyopathien in funktioneller Hinsicht. Neben meist diffuser Myokardinfiltration existieren Formen mit überwiegend rechts- oder linksventrikulärem Befall. Eine Beteiligung des Endo- und/oder Perikards ist nicht selten, was insbesondere bei der differentialdiagnostischen Abgrenzung der Pericarditis constrictiva Probleme bereiten kann. Zahlenmäßig stellen die restriktiven Kardiomyopathien die kleinste Gruppe unter den Kardiomyopathien in den westlichen Ländern dar. Bei den sehr seltenen angeborenen Speicherkrankheiten kommt es aufgrund zugrundeliegender Enzymdefekte zu Einlagerungen pathologischer Stoffwechselprodukte. In der Erwachsenenkardiologie spielen sie aufgrund ihrer außerordentlich ungünstigen Prognose kaum eine Rolle. Demgegenüber stellen die verschiedenen Formen der **Amyloidose** (primäre Amyloidose, sekundäre Amyloidose und Altersamyloidose) durchaus relevante Erkrankungen dar, die in schweren Fällen mit Herzgewichten von 500–900 g in eine restriktive Kardiomyopathie einmünden können. Dabei kommt es durch unterschiedliche Mechanismen zur Bildung pathologischer Eiweißverbindungen, die sich überwiegend dem Sarkolemm und den Basalmembranen anlagern. Die Kardiomyozyten selbst sind nicht betroffen.

Eisenablagerungen in Kardiomyozyten und interstitiellem Bindegewebe finden sich bei der sehr seltenen **Hämochromatose** und der **hereditären Atransferrinämie**, den verschiedenen Formen der angeborenen und erworbenen **sideroachrestischen- und hämolytischen Anämien** sowie nach jahrelanger Transfusionsbehandlung. Pathophysiologisch kommt dabei der

Tabelle 24.1 Ursachen restriktiver Kardiomyopathien

Störungen des Kohlenhydratstoffwechsels	
Glykogenspeicherkrankheiten	Glykogen
Morbus Hurler	Mukopolysaccharide
Störungen des Fettstoffwechsels	
Morbus Fabry	Zerebroside
Morbus Gaucher	Zerebroside
Störungen des Eiweißstoffwechsels	
Amyloidose (primär/sekundär)	Amyloid
Störungen des Eisenstoffwechsels	
Hämochromatose/-siderose	Eisen
Kollagenosen	
Sklerodermie	Fibrose
Granulomatöse Erkrankungen	
Sarkoidose	fibrotische, granulomatöse Narben
Physikalische Myokardschäden	
Strahlentherapie	Fibrose

direkt toxischen Wirkung freier Eisenradikale wahrscheinlich größere Bedeutung zu als der diffusen Infiltration durch gebundenes Eisen mit erheblicher Steigerung des spezifischen Gewichts des Myokards (Liu und Olivieri 1994). Zu der anfangs rein restriktiven myokardialen Funktionsstörung kann sich daher mit zunehmender Krankheitsdauer und Menge des eingelagerten Eisens eine diffuse kontraktile Dysfunktion mit Dilatation des Herzens hinzugesellen (Cechetti et al. 1991).

Weniger als 5 % aller meist jungen Patienten mit **Sarkoidose** weisen eine klinisch manifeste Beteiligung des Herzens auf (Sharma et al. 1993). Stehen dabei neben der granulomatösen Infiltration narbig-fibrotische Veränderungen des Myokards im Vordergrund, kann eine restriktive Kardiomyopathie daraus resultieren.

Ebenso kann es in sehr seltenen Fällen einer **progressiven Sklerodermie**, wenn die Überproduktion von Kollagen mit diffuser Infiltration des Mesenchyms gegenüber der obliterativen Mikroangiopathie im Vordergrund steht, zu einer überwiegend restriktiven kardialen Funktionsstörung kommen.

Befindet sich im Rahmen einer Strahlentherapie das Herz im Strahlengang, kann es abhängig von der applizierten Dosis, als Ausdruck einer mesenchymalen Mitreaktion, zu einer Fibrosierung des Myo- und Endokards kommen, in dessen Folge sich eine restriktive Kardiomyopathie entwickeln kann.

Insgesamt stellt der Formenkreis der restriktiven Kardiomyopathien eine Gruppe von Erkrankungen dar, bei denen meist extrakardiale Manifestationen die klinische Symptomatologie und die Prognose des Patienten bestimmen. Dennoch gibt es schleichende Verläufe mit im Vordergrund stehender kardialer Beteiligung, die lange Zeit klinisch inapparent bleiben. Diese gilt es aufzudecken und hinsichtlich myokardialer Reserven, körperlicher Belastbarkeit und Prognose zu beurteilen.

▦ Diagnostik

Wichtigster Stützpfeiler der nichtinvasiven Diagnostik ist die **Echokardiographie**. Bei normaler systolischer Funktion und Beteiligung beider Ventrikel ergibt sich ein charakteristisches Bild. Die Kammerwände sind bei kleinem rechts- und linksventrikulären Cavum diffus verdickt und von meist **inhomogener** Echogenität. Als Ausdruck der Füllungsbehinderung sind beide Vorhöfe stark vergrößert. Mitbeteiligungen des Peri- und Endokards in Form fibrotischer Verdickungen, mit gleichzeitigem Befall der AV-Klappen und unterschiedlich stark ausgeprägten Regurgitationen sind gut zu erkennen und bei der differentialdiagnostischen Abgrenzung von einer hypertrophen Kardiomyopathie hilfreich. Die genaue Analyse der perikardialen Strukturen und die gezielte Suche nach Kalzifizierungen können das Vorliegen einer Pericarditis constrictiva wahrscheinlich machen. Ebenso kommen sympathische Perikardergüsse, wie sie bei der Amyloidose häufig festzustellen sind, gut zur Darstellung. Die dopplerechokardiographischen Flußprofile über der Mitral- und Trikuspidalklappe sind in typischer Weise verändert. Überhöhte frühdiastolische Flußgeschwindigkeiten mit hohen spitzen E-Gipfeln, beschleunigter Dezeleration und kleinen A-Gipfeln, sofern noch Sinusrhythmus vorliegt, dokumentieren die biventrikuläre Dehnbarkeitsstörung.

Auch wenn sich erste Hinweise über das Ausmaß der gestörten Hämodynamik aus den echokardiographischen Methoden ergeben, erfolgt die Quantifizierung der myokardialen Funktionseinschränkung und in den meisten Fällen die objektive Diagnose der **diastolischen Funktionsstörung** durch die **Einschwemmkatheteruntersuchung**.

Kennzeichnend ist der rasche und tiefe Abfall des rechtsventrikulären Druckes zu Beginn der Diastole, der von einem steilen Anstieg mit frühdiastolischer Plateaubildung gefolgt wird (Dip-Plateau-Phänomen). Die atrialen Mitteldrücke sind erhöht. Formanalytisch ergibt sich durch die rasche und unvollständige Ventrikelfüllung mit prominenten a- und v-Wellen typischerweise eine M-förmige Deformierung mit Angleichung des rechtsatrialen Mitteldrucks an den diastolischen Druck in der rechten Kammer. All diese hämodynamischen Phänomene finden sich gleichermaßen bei der chronischen Perikarditis constrictiva und können anhand der folgenden Merkmale, die für eine **restriktive myokardiale Funktionsstörung** charakteristisch sind, nach Vaitkus und Kussmaul (1991) in 75% der Fälle von der Perikarditis constrictiva abgegrenzt werden:

➤ Der linksatriale Mitteldruck übersteigt den des rechten Vorhofs in Ruhe um meist mehr als 5 mm Hg. Diese Druckdifferenz nimmt unter Belastung zu, wohingegen sich die Vorhofdrücke bei der konstriktiven Funktionsstörung der Pericarditis constrictiva unter Ruhe und Belastung ausgleichen.
➤ Der systolische pulmonalarterielle Druck übersteigt in Ruhe oft einen Wert von 50 mm Hg. Im Gegensatz dazu liegt er bei der Pericarditis constrictiva in der Regel darunter.
➤ Das Niveau des rechtsventrikulären Plateaudrucks beträgt meist weniger als ein Drittel des systolischen Drucks, wohingegen dieses Verhältnis bei der Pericarditis constrictiva den Wert von einem Drittel meist deutlich übersteigt.

Gelingt es anhand der echokardiographischen Befunde und hämodynamischen Daten der Einschwemmkatheteruntersuchung nicht, die eindeutige Diagnose einer restriktiven Kardiomyopathie, insbesondere in Abgrenzung zur Pericarditis constrictiva zu stellen, kommen **bioptische Methoden** (Fibrose, Narben, Infiltrationen) oder zusätzliche hochauflösende bildgebende Verfahren, wie die **Computertomographie** oder die **Magnetresonanztomographie** (Perikardverdickung), in Betracht. Die Notwendigkeit zur Differenzierung zwischen diesen beiden Krankheitsbildern ergibt sich aus der Tatsache, daß spezifische Behandlungsmethoden bei den restriktiven Kardiomyopathien nicht zur Verfügung stehen, eine chronische Pericarditis constrictiva jedoch in manchen Fällen durch einen herzchirurgischen Eingriff (Perikardektomie) in Symptomatik, Belastbarkeit und Prognose gebessert werden kann.

Obwohl das **Elektrokardiogramm** in den meisten Fällen verändert ist, leistet es keinen spezifischen Beitrag zur Diagnosestellung einer restriktiven Kardiomyopathie. Relativ häufig sind diffuse Amplitudenverminderungen bis hin zur Niedervoltage oder infarktähnliche Bilder.

Dagegen können mit dem **24-Stunden-Langzeit-EKG** die insgesamt sehr häufig vorkommenden Rhythmusstörungen aufgedeckt werden. Das Spektrum reicht vom Sinusknotensyndrom über AV-Leitungsstörungen bis zu komplexen ventrikulären Rhythmusstörungen. Meistens liegt intermittierendes oder chronisches Vorhofflimmern vor.

Die **Nativ-Röntgen-Untersuchung des Thorax** ist meist unergiebig, sofern eine bedeutsame systolische Dysfunktion noch nicht vorliegt.

▨ Symptomatik und Belastbarkeit

Leitsymptom der Patienten mit restriktiver Kardiomyopathie ist die Dyspnoe. In frühen Stadien, solange eine rein restriktive myokardiale Funktionsstörung vorliegt, tritt sie nur unter Belastung in Erscheinung. Meist liegt bereits eine erhebliche Einschränkung der körperlichen Belastbarkeit vor, zumal eine adäquate Anhebung des Herzminutenvolumens durch Steigerung der Herzfrequenz mit der Folge zunehmender Beeinträchtigung der ventrikulären Füllung nicht möglich ist. In fortgeschrittenen Stadien, insbesondere dann, wenn sich eine zunehmende systolische Funktionsstörung einstellt oder Vorhofflimmern einsetzt, werden die Patienten häufig durch nächtliche Luftnotattacken oder Auftreten von Ruhedyspnoe symptomatisch. Gleichzeitig bestehen dann meist Zeichen der Rechtsherzinsuffizienz mit Halsvenen- und Leberstauung, peripheren Ödemen und Anasarka.

▨ Myokardialer Funktionszustand

Entsprechend der Wandinfiltration der Ventrikel entwickelt sich zu Beginn der Erkrankung zunächst eine diastolische Dehnbarkeitsstörung mit ansteigenden Füllungsdrücken unter Belastung, wobei das Herzzeitvolumen anfangs noch durch Kontraktilitäts- und Frequenzzunahme adäquat gesteigert wird (hämodynamisches Stadium 1). Durch einsetzende Dyspnoe kann die körperliche Belastbarkeit jedoch bereits deutlich vermindert sein.

Mit fortschreitender Massenzunahme und Verkleinerung der Ventrikelvolumina verringert sich das Schlagvolumen mit ansteigender Herzfrequenz, so daß das Herzzeitvolumen auch bei normaler systolischer Funktion unter Belastung nicht mehr gesteigert werden kann oder sogar absinkt (hämodynamisches Stadium 3). Die Folge ist eine schwergradige Beeinträchtigung der körperlichen Belastbarkeit.

Ohne daß zwingend eine systolische Pumpfunktionsstörung vorliegen muß, führt die extreme Verringerung der Hubvolumina zu einem erniedrigten Herzzeitvolumen in Ruhe (hämodynamisches Stadium 4). Die Betroffenen sind tachykard und schwerst beeinträchtigt. Es besteht meist Ruhedyspnoe. Körperliche Belastung ist nicht mehr möglich.

Im Sinne der Definition einer restriktiven myokardialen Funktionsstörung kommt ein hämodynamisches Stadium 2 (relative Herzinsuffizienz) nicht vor, da ein Mißverhältnis zwischen Herzgröße (Ventrikelvolumina) und Leistung nicht besteht.

Prognose

Abgesehen von einigen Verfahren mit dem Ziel der Eisenelimination bei der Hämochromatose, die in einzelnen Fällen auch zu Verbesserungen einer kardialen Beteiligung führen kann, gibt es keine spezifisch therapeutischen Ansätze zur Behandlung einer restriktiven Kardiomyopathie. Hinsichtlich des klinischen Verlaufs zeichnen sie sich alle durch eine außerordentlich ungünstige Prognose mit hoher Mortalität aus, wobei Rhythmusstörungen, insbesondere ventrikuläre Tachyarrhythmien eine nicht unbedeutende Rolle spielen dürften (Wilmshurst und Katritsis 1990).

Bemessung von MdE und GdB

Grundlage der gutachterlichen Beurteilung hinsichtlich des kardialen Funktionszustandes ist die Einteilung in die hämodynamischen Stadien 1, 3 und 4. Gemäß den pathophysiologischen Mechanismen, mit meist früh einsetzender begleitender kontraktiler Dysfunktion, besteht bei Auftreten klinischer Symptomatik in der Regel bereits eine Belastungsherzinsuffizienz (hämodynamisches Stadium 3). Ein hämodynamisches Stadium 1 (gestörte Myokardfunktion) kommt somit bei der gutachterlichen Tätigkeit praktisch nicht vor.

Im hämodynamischen Stadium 3 besteht für alle Berufe, die körperliche Arbeit erfordern, Berufsunfähigkeit.

Darüber hinaus ist in besonderem Maße der insgesamt ungünstigen Prognose der restriktiven Kardiomyopathien Rechnung zu tragen. Ventrikuläre Tachyarrhythmien scheinen für die hohe Mortalität der restriktiven Kardiomyopathien eine Rolle zu spielen, so daß der Nachweis komplexer ventrikulärer Rhythmusstörungen in jedem Falle Berufs- und Erwerbsunfähigkeit zur Folge hat. Die Quantifizierung der MdE und des GdB ist in Tab. 24.**2** wiedergegeben.

Angesichts der meist raschen Progression der restriktiven Kardiomyopathien und der damit verbundenen ungünstigen Prognose ist in den Funktionsstadien 1 und 3 eine jährliche Nachbegutachtung erforderlich.

Gutachterliche Beurteilung

Unfallversicherung

Die Begutachtung von Patienten mit restriktiven Kardiomyopathien fällt dann in den Zuständigkeitsbereich der gesetzlichen Unfallversicherung, wenn die zugrundeliegende Erkrankung einen Arbeits- oder Wegeunfall mitverursacht hat (zum Beispiel: brady- oder tachykarde Rhythmusstörungen). Andererseits ist ein ursächlicher Zusammenhang zwischen berufli-

Tabelle 24.**2** MdE und GdB bei restriktiver und obliterativer Kardiomyopathie – Funktionsstadien und Leistung

Funktions-stadium	Leistung (Watt)	MdE/GdB (%)
1	> 75	30
	< 75	50
3	> 75	70
	< 75	90
4		100

cher Tätigkeit und Erkrankung oder richtungsweisender Verschlechterung der Erkrankung und beruflicher Belastung, Arbeits- oder Wegeunfall, nicht denkbar.

Rentenversicherung

Für die Begutachtung in der Rentenversicherung gilt Tab. 24.**2**.

Entschädigungsrecht

Restriktive Kardiomyopathien fallen als Krankheiten schädigungsunabhängiger Ursachen nicht in den Versorgungsrahmen des sozialen Entschädigungsrechtes. Eine Ausnahme bildet die sekundäre Amyloidose, die nach heutigem Wissen als Folge einer entschädigungspflichtigen Osteomyelitis entstehen kann. Die MdE findet sich in Tab. 24.**2**.

Schwerbehindertengesetz

Die Festlegung des GdB erfolgt ebenfalls nach Tab. 24.**2**.

▦ Literatur

1. Cecchetti, G., A. Binda, A. Piperno et al.: Cardiac alterations in 36 consecutive patients with idiopathic hemochromatosis: Polygraphic and echocardiographic evaluation. Eur. Heart J. 12, 224, 1991.
2. Liu, P., N. Olivieri: Iron overload cardiomyopathies: New insights into an old disease. Cardiovasc. Drugs. Ther. 8, 101, 1994.
3. Sharma, O. P., A. Maheshwarie, K. Thaker: Myocardial sarcoidosis. Chest 103, 253, 1993.
4. Vaitkus, P. T., W. G. Kussmaul: Constrictive pericarditis versus restrictive cardiomyopathy: A reapraisal and update of diagnostic criteria. Am. Heart J. 122, 1431, 1991.
5. Wilmshurst, P. T., D. Katritsis: Restrictive cardiomyopathy. Brit. Heart J. 63, 323, 1990.

25. Obliterative Kardiomyopathie (OCM)

Waldemar Bojara

▦ Allgemeines

Das gemeinsame morphologische Kriterium der obliterativen Kardiomyopathien im fortgeschrittenen Stadium ist eine starke fibröse Verdickung des parietalen Endokards, die meist beide Ventrikel betrifft, aber auch isoliert oder unter Einbeziehung der Vorhöfe auftreten kann. Daneben kann es in Abhängigkeit von der Ätiologie zu einer mehr oder weniger stark ausgeprägten Beteiligung des Myokards kommen. Diese Erkrankungen, die unter dem Begriff der **Endokard- oder Endomyokardfibrosen** (Tab. 25.**1**) geführt werden, gehören somit streng genommen nicht zu den Kardiomyopathien, da sie ihren Ausgang stets vom Endokard nehmen.

Tabelle 25.**1**   Endokard- oder Endomyokardfibrosen

Endocarditis fibroplastica Löffler
Tropische Endomyokardfibrose
Endomyokardiale Fibroelastose
Carcinoidsyndrom

Tabelle 25.**2**   Histopathologische Stadieneinteilung der Endocarditis fibroplastica Löffler (Olsen 1978)

Stadium I (Nekrosestadium) Dauer: ca. 5 Wochen	Eosinophile, Endomyokarditis mit Nekrosen, Blutungen, Endotheldefekte und frische Thromben
Stadium II (Thrombosestadium) Dauer: ca. 10 Monate	Reparative Vorgänge, Endokardverdickungen, organisierte Thromben
Stadium III (Fibrosestadium) Dauer: ca. 2 Jahre	Endokardfibrose

Die morphologischen Veränderungen führen in erster Linie, den restriktiven Kardiomyopathien vergleichbar, zu einer **diastolischen Dehnbarkeitsstörung** des Herzens. Gleichzeitig resultiert eine, in der Regel von der Spitze der Ventrikel ausgehende Obliteration, die gewissermaßen zu einer „Verstopfung" der Ventrikelhöhlen führt und dieser Gruppe von Kardiomyopathien ihren Namen gegeben hat (Goodwin 1970). Abhängig vom Ausmaß der Obliteration besteht neben der Füllungsbehinderung der Ventrikel immer auch eine Entleerungsstörung (systolische Funktionsstörung).

Bei der von Löffler 1936 beschriebenen **Endocarditis fibroplastica Löffler** spielt ätiologisch die toxische Wirkung degranulierender eosinophiler Granulozyten auf das Endo- und Myokard eine entscheidende Rolle. Die Ursache der Bluteosinophilie (Hypereosinophilie-Syndrom) bleibt meist unklar. In der Mehrzahl der Fälle (einige Hundert in der Weltliteratur) sind Männer zwischen dem 30. und 50. Lebensjahr betroffen. Die Erkrankung läßt sich histopathologisch in drei Stadien gliedern (Tab. 25.**2**) und führt meist innerhalb weniger Jahre zum Tod. Da die Erkrankung in den westlichen Ländern äußerst selten ist, spielt sie in der Begutachtungsmedizin praktisch keine Rolle, es sei denn, die zu begutachtenden Arbeitnehmer stammen aus den tropischen Regionen Afrikas und Südamerikas.

Während die Löffler'sche Endokarditis nur in gemäßigten Klimazonen beobachtet wird, tritt die **tropische Endomyokardfibrose** in den subtropischen Regionen Afrikas und Südamerikas endemisch auf und ist dort in 20 – 30% Ursache kardialer Todesfälle (Spyrou und Foale 1994). Das Erkrankungsalter ist weit gespannt und liegt zwischen 4 und 70 Jahren. Obwohl die ätiopathogenetischen Zusammenhänge letztlich nicht geklärt sind, sprechen auch bei dieser Form der obliterativen Kardiomyopathie viele Befunde für eine zentrale Bedeutung der eosinophilen Granulozyten (Parrillo 1990). Kennzeichnend für den Verlauf der in der Regel nur wenige Jahre andauernden Erkrankung ist die rasche Progredienz.

In sehr seltenen Fällen eines **metastasierenden Karzinoids** kann die Entwicklung einer Endokardfibrose beobachtet werden. Fast immer ist ausschließlich das rechte Herz unter Einbeziehung der Klappen betroffen.

Die häufigste Kardiomyopathie im Kindesalter ist die **endomyokardiale Fibroelastose**. Gesicherte Daten über die Pathogenese existieren nicht. In der Erwachsenenkardiologie spielt sie keine Rolle.

Die therapeutischen Möglichkeiten bei der Behandlung der Endomyokardfibrosen sind, abgesehen von der rein symptomatischen Therapie, sehr begrenzt und hinsichtlich der Prognoseverbesserung ernüchternd. Gewisse Erfolge konnten bei Frühformen der **Endocarditis fibroplastica Löffler** durch zytostatische Therapie (Weller und Bubley 1994) und/oder Interferonapplikation (Butterfield und Gleich 1994) erzielt werden. Ähnliche Ergebnisse liegen über die Behandlung mit Somatostatinanaloga bei Patienten mit Karzinoidsyndrom und Endokardfibrose vor (Connolly et al. 1995). Ist die Fibrose des Endokards als gemeinsames pathomorphologisches Endstadium dieser Erkrankungen manifest, stellt die operative Endokardexzision eine therapeutische Alternative dar. Dabei müssen jedoch Mortalitätsraten von bis zu 25 % in Kauf genommen werden (Spyrou und Foale 1994).

■ Diagnostik

Die Diagnose der Endomyokardfibrosen stützt sich wesentlich auf **echokardiographische Befunde**. So können Ausmaß und Lokalisation der Endokardveränderungen, die als Wandverdikkungen imponieren, gut dokumentiert werden. Die betroffenen Ventrikel erscheinen durch die Obliteration klein. Thrombotisches Material im

Bereich der apikalen Kammerregionen ist ein häufiger Begleitbefund. Ferner werden die im Frühstadium zum Teil großen Perikardergüsse als Ursache einer radiologisch imponierenden Herzvergrößerung auf diese Weise aufgedeckt. Die im Verlauf immer einsetzende kontraktile Dysfunktion des Ventrikelmyokards kann gut beurteilt werden. In Abhängigkeit vom Ausmaß der Obliteration, sowie von begleitenden Regurgitationen an den oft mitbetroffenen AV-Klappen, sind meist beide Vorhöfe erheblich vergrößert. Dopplerechokardiographisch ergibt sich das typische Muster einer diastolischen Funktionsstörung, wie in Kapitel 24, Abschnitt „Diagnostik" beschrieben.

Die **Herzkatheteruntersuchung** mit intrakardialer Druckregistrierung und Kardangiographie objektiviert die meist immense Füllungsdrucksteigerung und macht Füllungsdefekte im Bereich der Kammern sichtbar. Mit Hilfe der **Einschwemmkatheteruntersuchung**, bei der analoge Befunde zu den restriktiven Kardiomyopathien erhoben werden können (Kapitel 24, Abschnitt „Diagnostik"), gelingt die Einteilung in die hämodynamischen Schweregrade.

Die perkutane **Endomyokardbiopsie** bestätigt häufig die Verdachtsdiagnose, bleibt aber in frühen Stadien mit ausgedehnten Thrombosierungen unergiebig und birgt zudem ein hohes Risiko thromboembolischer Komplikationen in sich.

Im **Elektrokardiogramm** werden spezifische Auffälligkeiten nicht beobachtet. Meist liegen unspezifische Veränderungen des ST-T-Segments vor. Etwas häufiger sind AV-Leitungsstörungen, ein Rechtsschenkelblock oder chronisches Vorhofflimmern.

Die **Nativ-Röntgenuntersuchung** des Thorax zeigt in fortgeschrittenen Fällen eine Herzvergrößerung, insbesondere des rechten Vorhofs bei überwiegend rechtsventrikulärem Befall. Im Gegensatz dazu finden sich bei vorwiegend linksventrikulärer Beteiligung Zeichen der pulmonalen Stauung. Selten sind pulmonale Infiltrate zu finden.

Eine ausgeprägte Bluteosinophilie mit mehr als 1500 eosinophilen Granulozyten/mm^3 im **Differentialblutbild** ist bei der **Endocarditis fibroplastica Löffler** richtungsweisend.

Symptomatik und Belastbarkeit

Zum Zeitpunkt der Diagnose weisen nahezu alle Patienten kardiale Symptome auf. Bei überwiegend linkskardialer Beteiligung stehen die Auswirkungen der Lungenstauung mit schwerer Belastungsdyspnoe im Vordergrund. Führt der Befall des rechten Ventrikels, kommt es zu Halsvenen- und Leberstauung, Beinödemen und Aszites, dem klinischen Bild einer Pericarditis constrictiva vergleichbar. In jedem Fall sind die Betroffenen hinsichtlich ihrer körperlichen Belastbarkeit schwergradig eingeschränkt.

Myokardialer Funktionszustand

Abhängig von Ausmaß und Lokalisation der Obliteration besteht neben der Füllungsbehinderung der Ventrikel (diastolische Dehnbarkeitsstörung) immer auch eine Entleerungsstörung (systolische Funktionsstörung). Einziger Kompensationsmechanismus bleibt die Frequenzsteigerung, die ihrerseits durch Verkürzung der Diastolendauer zu einer weiteren Beeinträchtigung der Füllungsphase führt. Daneben bewirken die häufig gleichzeitig bestehenden Regurgitationen an den AV-Klappen eine weitere Reduktion des effektiven Schlagvolumens. Zum Zeitpunkt der Diagnose befinden sich nahezu alle Patienten bereits im **hämodynamischen Stadium 3** (Belastungsherzinsuffizienz), in dem ein ausreichendes Herzzeitvolumen unter Belastung nicht mehr aufgebracht werden kann. Im **hämodynamischen Stadium 4** (Ruheherzinsuffizienz) ist das Schlagvolumen so weit reduziert, daß eine adäquate Versorgung des Systemkreislaufs nicht mehr gewährleistet ist.

Ein **hämodynamisches Stadium 2** (relative Herzinsuffizienz) kommt nicht vor, da die Abnahme der maximalen Sauerstoffaufnahme der Verkleinerung der Ventrikelvolumina entspricht und der Herzleistungsquotient somit im Normbereich bleibt.

Prognose

Alle Endomyokardfibrosen zeichnen sich durch eine außerordentlich **ungünstige Prognose** aus. Dabei ist die Lokalisation der morphologischen Veränderungen (überwiegend rechts-/linksventrikulär oder biventrikulär) ohne besonderen Einfluß. Der klinische Verlauf ist in aller Regel rasch progredient und führt unabhängig von der Therapie, meist unter dem Bild einer nicht beherrschbaren Herzinsuffizienz, innerhalb weniger Jahre zum Tod. Berichte über einzelne Fälle eines plötzlichen Herztods liegen vor. Für die **Endocarditis fibroplastica Löffler** wurde eine durchschnittliche Krankheitsdauer von $1^1/_2$ bis 4 Jahren angegeben (Olsen 1978). Der klinische Verlauf der **tropischen Endomyokardfibrose** unterscheidet sich davon nicht wesentlich, obwohl hier Überlebensdauern von bis zu 12 Jahren beobachtet worden sind. In fortgeschrittenen Stadien muß mit einer 2-Jahres-Mortalität von 35–50% gerechnet werden (Gupta et al. 1989; Baretto et al. 1989).

Bemessung von MdE und GdB

In Analogie zu den restriktiven Kardiomyopathien richtet sich die Begutachtung in erster Linie nach den hämodynamischen Funktionsstadien. Die zum Zeitpunkt der Diagnose praktisch immer bestehende schwergradige Belastungsherzinsuffizienz (hämodynamisches Stadium 3) bedingt Berufsunfähigkeit für alle Tätigkeiten mit körperlicher Beanspruchung. Lebensbedrohliche ventrikuläre Rhythmusstörungen scheinen insgesamt selten zu sein und spielen für die Begutachtung keine entscheidende Rolle. Die rasche Progredienz der obliterativen Kardiomyopathien und die damit einhergehende sehr ernste Prognose erfordern bei der Bemessung von MdE und GbB besondere Würdigung.

Entsprechend den Vorgaben zu den restriktiven Kardiomyopathien kann die Quantifizierung der MdE und des GdB nach den Angaben in Tab. 24.**2** (Kapitel 24, Abschnitt „Bemessung von MdE und GdB") erfolgen.

Gutachterliche Beurteilung

Unfallversicherung

Die Zuständigkeit der gesetzlichen Unfallversicherung ergibt sich aus den gleichen Überlegun-

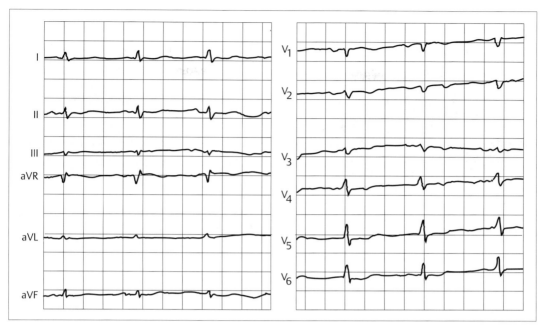

Abb. 25.**1**   EKG bei einem 42jährigen Mann mit Endocarditis parietalis fibroplastica: Sinusrhythmus, unvollständiger Rechtsschenkelblock mit S-Zacken bis V 6 und diskordanten Kammerendteilen

gen, wie im Kapitel 24, Abschnitt „Gutachterliche Beurteilung" über die restriktiven Kardiomyopathien ausgeführt.

Rentenversicherung

Für die Begutachtung in der Rentenversicherung gilt Tab. 24.**2**.

Entschädigungsrecht

Obliterative Kardiomyopathien fallen als Krankheiten unbekannter, schädigungsunabhängiger Ursachen nicht in den Versorgungsrahmen des sozialen Entschädigungsrechtes.

Schwerbehindertengesetz

Für die Begutachtung im Schwerbehindertengesetz gilt Tab. 24.**2**.

Beispiel

Bei dem 42jährigen Patienten wurde vor 9 Jahren erstmals die Diagnose eines Hypereosinophilen Syndroms mit kardialer Beteiligung im Sinne einer „Endokarditis fibroplastica Löffler" gestellt. Auch unter Therapie mit Alpha-Interferon zunehmende Verminderung der körperlichen Belastbarkeit mit Auftreten von Beinödemen seit 6 Monaten.   ■

Anhand der morphologischen Befunde ist von einer überwiegend den rechten Ventrikel betreffenden Obliteration auszugehen (Abb. 25.**1**, 25.**2**). Hämodynamisch liegt eine schwergradige restriktive Funktionsstörung des rechten Herzens mit erheblicher Füllungsdrucksteigerung in Ruhe vor (Tab. 25.**3**). Die Kombination aus diastolischer Dehnbarkeitsstörung und kontraktiler Dysfunktion des rechten Ventrikels führt zu einem hämodynamischen Stadium 4 (Ruheherzinsuffizienz), so daß aus gutachterlicher Sicht Berufs- und Erwerbsunfähigkeit vorliegt.

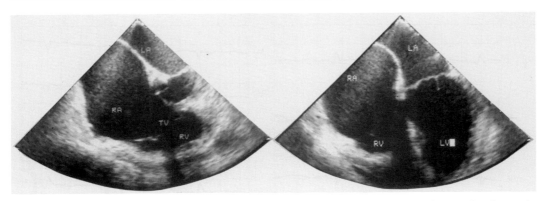

Abb. 25.2   Echokardiographie bei gleichem Patienten wie in Abb. 25.**1**: Verkleinerung des wandstarken rechten Ventrikels, welcher in seiner Kontraktilität diffus eingeschränkt ist. Linker Ventrikel normal groß. Auffällige Vergrößerung beider Vorhöfe

Tabelle 25.3   Hämodynamik bei einem 42jährigen Mann mit Endocarditis parietalis fibroplastica Löffler

	HF (min^{-1})	PA (mm Hg)	PC$_m$ (mm Hg)	Ad$_m$ (mm Hg)	SV (ml)	Q (l/min)
Ruhe	75	19/9/14	14	15	50	3,7

■ Literatur

1. Baretto, A. C., P. L. Da Luz, S. A: De Oliveira, et al.: Determinants of survival in endomyocardial fibrosis. Circulation 80, I 177, 1989.
2. Butterfield, J. H., G. J. Gleich: Interferon-alpha treatment of six patients with idiopathic hypereosinophilic syndrome. Ann. Intern. Med. 121, 648, 1994.
3. Connolly, H. M., R. A. Nishimura, H. C. Smith et al.: Outcome of cardiac surgery for carcinoid heart disease. J. Am. Coll.Cardiol. 25, 410, 1995.
4. Goodwin, J. F.: Congestive hypertrophic cardiomyopathies Lancet I, 731, 1970.
5. Gupta, P. N., M. S. Valiathan, K. G. Balakrishnan, et al.: Clinical course of endomyocardial fibrosis. Br. Heart J. 62, 450, 1989.
6. Olsen, E. G. J.: Zur Pathologie der Kardiomyopathien. Schwerpunkt Medizin 2, 103, 1978.
7. Parillo, J. E.: Heart disease and the eosinophil. N. Engl. J. Med. 323, 1560, 1990.
8. Spyrou N., R. Foale: Restrictive cardiomyopathies. Curr. Opin. Cardiol. 9, 344, 1994.
9. Weller P. F., G. J. Bubley: The idiopathic hypereosinophilic syndrome. Blood 83, 2759, 1994.

26. Latente Kardiomyopathie (LCM)

Waldemar Bojara

Allgemeines

Bei einer kleinen Anzahl häufig klinisch gesunder Patienten ergeben sich anhand eines abnormen Elektrokardiogramms, regionaler Wandbewegungsstörungen im Echokardiogramm oder eines Füllungsdruckanstieges unter Belastung in der Einschwemmkatheteruntersuchung Hinweise für eine myokardiale Funktionsstörung, ohne daß diese objektiv zu einer stärkeren Einschränkung der körperlichen Belastbarkeit führt. Loogen (1976) prägte für diese Gruppe von Patienten mit normaler Herzgröße, ungestörter Hämodynamik in Ruhe und unauffälligem Koronarangiogramm, den Begriff der **latenten Kardiomyopathie**. Die pathomorphologischen Veränderungen, die dabei gefunden werden können, sind unspezifisch, diskret ausgeprägt und denen der dilatativen Kardiomyopathien qualitativ vergleichbar. Ätiologisch handelt es sich dabei vermutlich um sehr unterschiedliche Erkrankungen, die in ihrer gemeinsamen Endstrecke zur Ausbildung eines minimalen, schwer faßbaren Myokardschadens führen. Dementsprechend finden sich in der Literatur eine Reihe sehr unterschiedlicher Bezeichnungen, die zum Teil ätiopathogenetische Erkenntnisse suggerieren, obwohl die Genese dieser Gruppe von Kardiomyopathien wahrscheinlich vielgestaltig und letztlich unklar ist. Zu ihnen gehören: Verdacht auf small vessel disease, Verdacht auf Zustand nach Myokarditis, Syndrom der Angina pectoris bei normalen Koronararterien, Syndrom X und andere mehr.

Diagnostik

Elektrokardiographisch fallen, meist als Zufallsbefund, Veränderungen im Sinne einer Myokardschädigung auf. Dabei kann es sich um eine Linksverspätungskurve, einen Rechts- oder Linksschenkelblock oder infarktähnliche Umformungen der QRS-Gruppe handeln. Eher selten ist der Nachweis von Rhythmusstörungen in Form gehäufter supraventrikulärer oder ventrikulärer Extrasystolen, die mittels **24-Stunden-Langzeit-EKG-Registrierung** quantifiziert werden können.

Echokardiographisch finden sich gelegentlich regionale Kontraktilitätsstörungen. Meist treten sie als umschriebene Hypokinesien des Septums auf. Die Diameter der Herzhöhlen liegen ebenso wie die Wanddicken im Normbereich. Eine geringe Verdickung des Septums kann gelegentlich auftreten. Einschränkungen der globalen systolischen oder diastolischen Funktion bestehen nicht.

Die **Einschwemmkatheteruntersuchung** demaskiert in der überwiegenden Mehrzahl der Fälle eine „latente myokardiale Funktionsstörung", die erst unter maximaler körperlicher Belastung manifest wird und dieser Gruppe von Kardiomyopathien ursprünglich zu ihrem Namen verholfen hat (Loogen 1976). Ausgehend von einer normalen Ruhehämodynamik kommt es dabei zu einem Füllungsdruckanstieg im rechten und/oder linken Ventrikel, bei adäquatem maximalen Herzzeitvolumen. Im Gegensatz dazu beschrieben Reindell et al. 1988 eine Gruppe von Patienten mit normaler Hämodynamik unter Belastung.

Obwohl der **Myokardszintigraphie** keine differentialdiagnostische Bedeutung zukommt, konnten in Einzelfällen unspezifische, fleckige Speicherdefekte nachgewiesen werden. Im übrigen weisen, ebenso wie der klinische Untersuchungsbefund, alle anderen invasiven und nichtinvasiven Befunde keine Abweichungen von der Norm auf und haben somit für die Begutachtung keine richtungsweisende Bedeutung.

Symptomatik und Belastbarkeit

Da eine objektive Einschränkung der maximalen körperlichen Belastbarkeit nicht vorliegt, weisen die meisten Betroffenen keinerlei Symptomatik auf. Bei den übrigen Patienten steht, sofern es zu einem ventrikulären Füllungsdruckanstieg unter körperlicher Beanspruchung kommt, in der Regel Belastungsdyspnoe im Vordergrund. Demgegenüber klagen einige Patienten über unspezifische, Angina pectoris-ähnliche Beschwerden oder allgemeine Leistungsschwäche. In seltenen Fällen werden als unangenehm empfundene Palpitationen, aufgrund gehäufter supraventrikulärer oder ventrikulärer Extrasystolen angegeben.

Myokardialer Funktionszustand

Hinsichtlich der myokardialen Funktion lassen sich zwei Gruppen voneinander unterscheiden. Ein nicht geringer Anteil von Patienten weist neben einem abnormen EKG-Befund und/oder einer Wandbewegungsstörung im Echokardiogramm keinerlei pathologische Befunde auf. Insbesondere ergibt die direkte Messung der myokardialen Funktion in der Einschwemmka-

theterdiagnostik Normwerte. Eine Einschränkung der myokardialen Funktionsreserve besteht somit nicht. Der wahrscheinlich überwiegende Teil der Patienten entwickelt in Abhängigkeit vom Ausmaß der myokardialen Schädigung einen Anstieg des rechts- und/oder linksventrikulären Füllungsdrucks unter Belastung bei adäquatem maximalen Herzzeitvolumen und normaler Herzgröße (hämodynamisches Stadium 1). Die Ursache der gestörten Hämodynamik ist uneinheitlich und kann Ausdruck einer Dehnbarkeitsstörung durch Narbenbildung oder einer kontraktilen Dysfunktion einzelner Myokardsegmente sein.

Prognose

Das Datenmaterial über Langzeitverläufe von Patienten mit latenter Kardiomyopathie ist spärlich, zumal ein Großteil der Betroffenen asymptomatisch ist und somit einer systematischen Erfassung entgeht. Eine wissenschaftlich gesicherte Aussage über die Prognose kann somit nicht erfolgen. Dennoch kann mit einiger Berechtigung in Anlehnung an den stets guten myokardialen Funktionszustand prinzipiell von einer günstigen Prognose quoad vitam ausgegangen werden. Demgegenüber stehen Einzelfälle, bei denen schleichende Übergänge in eine dilatative Kardiomyopathie beobachtet worden sind. Ob einem vorbestehenden Linksschenkelblock in diesem Zusammenhang prädiktive Bedeutung zukommt, ist unklar.

Bemessung von MdE und GdB

Für die Begutachtung von Arbeitnehmern mit einer latenten Kardiomyopathie kommt von den **kardialen Faktoren** nur dem hämodynamischen Funktionsstadium und der Rhythmussituation Bedeutung zu. Bei der Berücksichtigung **arbeitsspezifischer Faktoren** können berufsspezifische Gefährdungen durch Rhythmusstörungen eine gewisse Rolle spielen (Tab. 6.1). Eine Einschränkung der beruflichen Belastbarkeit ist bei der geringen Beeinträchtigung der Hämodynamik (hämodynamisches Stadium 1) und der günstigen Prognose dieser Erkrankung kaum gegeben. Das Vorliegen von rezidivieren-

Tabelle 26.1 MdE und GdB bei latenter Kardiomyopathie

Funktions-stadium	Rhythmus-störungen*	MdE, GdB (%)
0	Kapitel 34	–
1	–	10
	+	20 – 30
	++	20 – 70

* Rhythmusstörungen: supraventrikulär +, ventrikulär ++.

den Rhythmusstörungen kann jedoch für bestimmte Berufe wie Monteure, Dachdecker u. a., die in großen Höhen arbeiten, für Maschinisten oder Verkehrsberufe Berufsunfähigkeit verursachen. MdE und GdB gibt Tab. 26.**1** wieder.

Gutachterliche Beurteilung

Unfallversicherung

Die latente Kardiomyopathie fällt nur dann in den Versorgungsrahmen der gesetzlichen Unfallversicherung, wenn sie als bekannte zugrundeliegende Erkrankung über Rhythmusstörungen zur Mitursache eines Wege- oder Arbeitsunfalles geworden ist.

Rentenversicherung

Für die Begutachtung in der Rentenversicherung gilt Tab. 26.**1**.

Entschädigungsrecht

Die latente Kardiomyopathie fällt nicht in den Versorgungsrahmen des sozialen Schädigungsrechts.

Schwerbehindertengesetz

Die Festlegung des GdB erfolgt ebenfalls nach Tab. 26.**1**.

Literatur

1. Loogen, F., H. Kuhn, L. K. Neuhaus: Störungen der Ventrikelfunktion bei Kardiomyopathien. Verh. Dtsch. Ges. Kreisl.-Forsch. 42, 63, 1976.
2. Reindell, H., L. Görnandt, P. Bubenheimer, H. H. Dickhuth: Kardiomyopathien. In: Funktionsdiagnostik des gesunden und kranken Herzens. Thieme, Stuttgart, S. 230, 1988.

27. Rechtsventrikuläre Dysplasie

Bernd Lemke

Allgemeines

Unter rechtsventrikulärer Dysplasie und dem Oberbegriff der arrhythmogenen rechtsventrikulären Erkrankung werden primäre Herzmuskelerkrankungen des rechten Ventrikels zusammengefaßt. Diese können eine unterschiedliche Ausprägung aufweisen, wobei die rechtsventrikuläre Dysplasie eine Degeneration des rechtsventrikulären Myokards durch Fettgewebe bezeichnet. Bei allen Erkrankungsformen ist die Neigung zu rezidivierenden ventrikulären Tachykardien charakteristisch. Die Patienten klagen häufig über Palpitationen, Herzrasen und Synkopen und haben ein erhöhtes Risiko, einen plötzlichen Herztod zu erleiden (Rizzon et al. 1989).

Die Ätiologie der Erkrankung ist nicht geklärt. Familiäre Häufungen kommen ebenso vor wie sporadische Formen. Eine Verursachung durch Noxen (Alkohol, Viren) wird ebenfalls diskutiert. Die Häufigkeit der Erkrankung ist nicht bekannt. Sie wird aber zunehmend als Ursache von ventrikulären Rhythmusstörungen bei jungen Patienten identifiziert. Im selektionierten Krankengut der Universitätsklinik Münster betrug der Anteil der Patienten mit arrhythmogener rechtsventrikulärer Erkrankung am Gesamtkollektiv der Patienten unter 45 Jahren, die wegen ventrikulärer Tachykardien, Kammerflimmern, Synkopen oder überlebtem plötzlichen Herztod abgeklärt wurden, immerhin 37 % (Wichter et al. 1991). Dabei kann die Ausprägung der Erkrankung sehr unterschiedlich sein. Bei der diffusen Form findet sich ein dilatierter hypokontraktiler rechter Ventrikel. Als Extremvariante wird der Morbus Uhl angesehen, obwohl es sich hierbei um eine kongenitale Anlagestörung des rechtsventrikulären Myokards

handelt. Die dilatative Kardiomyopathie des rechten Ventrikels und die Lipomatosis cordis sind nicht eindeutig abgrenzbar. Typisch für die rechtsventrikuläre Dysplasie sind die Prädilektionsstellen im rechtsventrikulären Ausflußtrakt, an der Ventrikelspitze sowie unterhalb der Trikuspidalklappe – „triangle of dysplasia" (Marcus et al. 1982). Bei Formen mit minimaler myokardialer Beteiligung ist die Abgrenzung zur idiopathischen ventrikulären Tachykardie schwierig (Kapitel 30, Abschnitt „Diagnostik").

Diagnostik

Schon im Oberflächen-EKG finden sich gelegentlich Hinweise auf eine rechtsventrikuläre Repolarisationsstörung. In den rechtspräkordialen Ableitungen erscheinen dann sogenannte Epsilon-Potentiale am Beginn der ST-Strecke, zum Teil besteht eine T-Negativierung. Häufiger sind Spätpotentiale im signalgemittelten EKG nachweisbar. Der Stellenwert zur Erfassung rhythmusgefährdeter Patienten ist unklar. Ein großer Teil der ventrikulären Tachykardien läßt sich durch körperliche Belastung induzieren. Das Langzeit-EKG spielt bei der hohen Spontanvariabilität der Tachykardien nur eine untergeordnete Rolle. Bei der Erfassung der Ektopiehäufigkeit kann die Registrierung dagegen hilfreich sein. Ein Teil der Tachykardien ist im Rahmen einer elektrophysiologischen Untersuchung durch programmierte Ventrikelstimulation auslösbar. Ektopien und Tachykardien sind linksschenkelblockartig konfiguriert und weisen zum Teil extrem lange Verzögerungen der initialen Abwärtsbewegung in den rechtspräkordialen Ableitungen auf. Liegt der Ursprungsort im rechtsventrikulären Ausflußtrakt, entspricht die elektrische Herzachse einem Steil- oder Rechtstyp. Kommen die Rhythmusstörungen aus dem Bereich der Herzspitze, besteht ein überdrehter Linkstyp.

Der morphologische Nachweis der rechtsventrikulären Erkrankung gelingt nur selten durch eine echokardiographische Untersuchung. Aussagekräftiger ist die **Magnetresonanz-Tomographie (MRT)**, mit der es gelingt, regionale Aussackungen und tumoröse Wandverdickungen nachzuweisen. Charakteristische Veränderungen im „Dreieck der Dysplasie" lassen sich durch **Dextrokardiographie** darstellen. Der histologische Nachweis gelingt durch eine **Myokardbiopsie** aus dem erkrankten, hypokontraktilen Areal. Hämodynamische Veränderungen infolge einer Kontraktionsstörung des rechten Ventrikels lassen sich durch eine Einschwemmkatheteruntersuchung verifizieren.

Symptomatik und Belastbarkeit

Die Patienten klagen infolge permanenter ventrikulärer Extrasystolie oder Salven über unangenehme Palpitationen, bei nicht anhaltenden oder anhaltenden Tachykardien über Herzrasen, Präsynkopen und Synkopen. Die körperliche Leistungsfähigkeit der Patienten ist in der Regel nicht herabgesetzt. Es gibt Patienten, die Leistungssport betreiben. Zu einer Schonhaltung kann es kommen, wenn die Tachykardien vermehrt unter körperlicher Belastung auftreten.

Prognose

Die Prognose der arrhythmogenen rechtsventrikulären Erkrankung wird in erster Linie durch das Auftreten ventrikulärer Tachykardien bestimmt. Bei Patienten mit ventrikulärer Extrasystolie wird die Prognose günstiger eingeschätzt. Die Erkrankung neigt zur Progredienz (Higuchi et al. 1984), das morphologische Substrat ist instabil und der individuelle Verlauf der Erkrankung nicht sicher vorhersehbar. Bei Patienten mit bekannter arrhythmogener rechtsventrikulärer Erkrankung betrug die 10-Jahres-Mortalität 15–25% (Deal et al. 1986; Wichter et al. 1991). Allerdings kann der plötzliche Herztod

auch die Erstmanifestation der Erkrankung sein (Thiene et al. 1988).

Ob durch eine antiarrhythmische Therapie, kontrolliert durch elektrophysiologische Testung, die Prognose verbessert werden kann, ist unklar. Die Katheterablation ist mit einem relativ hohen Akuterfolg durchführbar. Jedoch bedingt die Progredienz der Grunderkrankung eine hohe Rezidivrate. In Einzelfällen ist bei nicht beherrschbaren ventrikulären Tachykardien auch eine operative Ausschaltung des arrhythmogenen Substrats durchgeführt worden. Durch die **Implantation eines Kardioverter/Defibrillator** kann der plötzliche Herztod zuverlässig verhindert werden. Durch die gleichzeitige hochdosierte Gabe des Klasse-III-Antiarrhythmikums Sotalol läßt sich die Tachykardiehäufigkeit unterdrücken. Permanente ventrikuläre Ektopien können durch gezielte Katheterablation ausgeschaltet werden.

Gefährdungen

Patienten mit arrhythmogener rechtsventrikulärer Erkrankung haben ein erhöhtes Risiko, Präsynkopen oder Synkopen zu erleiden. Eine vollständige Rezidivfreiheit kann durch eine medikamentöse Therapie (z. B. mit Sotalol) häufig nicht erreicht werden. Synkopen treten insbesondere nach körperlicher Belastung auf. Die ventrikulären Tachykardien können zu Kammerflimmern degenerieren und einen plötzlichen Herztod herbeiführen. Der implantierbare Kardioverter/Defibrillator verhindert zwar plötzliche Herztodesfälle, nicht aber Synkopen.

Bemessung von MdE und GdB

Bei der Begutachtung von Arbeitnehmern mit einer rechtsventrikulären Dysplasie sollten folgende Unterscheidungskriterien angewandt werden:

➤ vermehrte Ektopieneigung mit und ohne Palpitation
➤ nicht anhaltende ventrikuläre Tachykardien unter Therapie
➤ rezidivierende anhaltende ventrikuläre Tachykardien ohne Synkopen

Tabelle 27.1 MdE und GdB bei rechtsventrikulärer Dysplasie – arrhythmogene Verlaufsform

	Palpitation	Schwindel	MdE/GdB (%)
Ektopieneigung	–		0 – 10
	+		10 – 20
nichtanhaltende ventrikuläre Tachykardien	–		20 – 30
	+		40
anhaltende ventrikuläre Tachykardien			50 – 70
Synkopen			100

Tabelle 27.2 MdE und GdB bei rechtsventrikulärer Dysplasie – myokardiale Verlaufsform

Dyspnoe NYHA-Stadium	Funktionsstadium	MdE/GdB (%)
I	1	10 – 20
II	1	20 – 30
	2	40 – 60
III	2, 3	60 – 90
IV	4	100

➤ rezidivierende anhaltende ventrikuläre Tachykardien mit Synkopen
➤ dilatative hypokontraktile Verlaufsform mit hämodynamischer Beeinträchtigung.

Tab. 27.**1** und 27.**2** geben die MdE und den GdB nach den obigen Kriterien wieder.

Für folgende Berufsgruppen, die mit besonderer körperlicher Belastung, erhöhter psychischer Anspannung und Gefährdung verbunden sind, besteht, entsprechend den obengenannten Unterscheidungskriterien, Berufseinschränkung oder Berufsunfähigkeit:

1. Schmied, Waldarbeiter, Bergmann
2. Gießer, Former, Gußputzer, Masseur
3. Landwirt, Gärtner, Winzer, Steinmetz, Krankengymnast u.a.
4. Keramiker, Zimmerer, Isolierer, Ofenbauer u.a.
5. Schnellstahlhärter, Sägewerker, Berufskraftfahrer, Kellner, Drucker
6. Sattler, Tankwart, Flugbegleiter, Koch, Bäcker, Rangierarbeiter, Ingenieur, Lokomotivführer, Kranführer, Straßenbauer, Flugleiter, Pilot, Taxifahrer, Busfahrer

▌ Gutachterliche Beurteilung

Unfallversicherung

Da die Ätiologie der arrhythmogenen rechtsventrikulären Erkrankung unklar ist, entfallen in der Regel Beurteilungen im Rahmen der Unfallversicherung. Allerdings fällt die rechtsventrikuläre Dysplasie dann in den Rahmen der durch die Unfallversicherung abzugeltenden Schädigungsfolgen, wenn die Erkrankung infolge Rhythmusstörungen oder einer schweren myokardialen Verlaufsform zur wesentlichen Mitursache eines Arbeitsunfalls geworden ist. Das gilt besonders dann, wenn ein akuter Herztod infolge eines Unfalls oder einer physischen oder psychischen Belastung, die weit über die durchschnittliche berufliche Belastung hinausgeht, eingetreten ist und die vermutliche Lebenserwartung um mindestens ein Jahr verkürzt hat.

Rentenversicherung

Für die rentenversicherungsrechtliche Begutachtung von Patienten mit arrhythmogener rechtsventrikulärer Erkrankung sind berufsspezifische Gefahren (Absturzgefahr, offenes Feuer, Starkstrom, schnell laufende Maschinen) sowie Gefährdungen bei der Personenbeförderung (Pilot, Busfahrer) und in Sicherheitsbereichen (Stellwerk, Flugsicherung) zu berücksichtigen. Darüber hinaus gehört stärkere körperliche Belastung zu den Auslösemechanismen und muß vermieden werden. Die Festlegung der MdE erfolgt nach Tab. 27.**1** und 27.**2**.

Entschädigungsrecht

Begutachtungen im Entschädigungsrecht entfallen bei der rechtsventrikulären Dysplasie.

Schwerbehindertengesetz

Der GdB richtet sich ebenfalls nach Tab. 27.**1** und 27.**2**.

Erteilung und Gültigkeit von Fahrerlaubnissen

Zur Erteilung und Gültigkeit von Fahrerlaubnissen siehe jeweils den Abschnitt „Erteilung und Gültigkeit von Fahrerlaubnissen" der Kapitel 33, 34 und 35.

Literatur

1. Deal, B.J., S.M. Miller, D. Scagliotti, D. Prechel, J.L. Gallastegui, R.J. Hariman: Ventricular tachycardia in a young population without overt heart disease. Circulation 76, 1111, 1986.
2. Fitchett, D.H., D. D. Sugrue, C.G. Arthur, C.M. Oakley: Right ventricular dilated cardiomyopathy. Brit. Heart J. 51, 25, 1984.
3. Higuchi, S., N.M. Caglar, R. Shimada, A. Yamada, A. Takeshita, M. Nakamura: 16-year-follow up of arrhythmogenic right ventricular dysplasia. Am. Heart J. 108, 1363, 1984.
4. Marcus, F.I., G.H. Fontaine, G. Guiraudon, R. Frank, J.L. Laurenceau, C. Malergue, Y. Grosgogeat: Right ventricular dysplasia: A report of 24 cases. Circulation 65, 384, 1982.
5. Rizzon, P., G. Breithardt, A. Chiddo (eds): Symposion on: Arrhythmogenic right ventricle. Eur. Heart J. 10, Suppl D, 1989.
6. Thiene, G., A. Nava, D. Corrado, L. Rossi, N. Penelli: Right ventricular cardiomyopathy and sudden death in young people. N. Engl. J. Med. 318, 129, 1988.
7. Trappe, H.J, P. Brugada, M. Talajic, P.D. Bella, R. Lezaun, R. Mulleeneers, H.J.J. Wellens: Prognosis of patients with ventricular tachycardia and ventricular fibrillation: role of the underlying etiology. J. Am. Coll. Cardiol. 12, 166, 1988.
8. Wichter, T., M. Borggrefe, G. Breithardt: Die arrhythmogene rechtsventrikuläre Erkrankung. Z. Kardiol. 80, 107, 1991.

Entzündliche Herzerkrankungen

28. Pericarditis constrictiva

Alfried Germing

▤ Allgemeines

Die Pericarditis constrictiva ist das Erscheinungsbild einer chronisch verlaufenden Form einer perikardialen Entzündungsreaktion, die durch infektiösen, toxischen oder mechanischen Reiz ausgelöst worden ist und durch immunologische Mechanismen unterhalten wird. Sie manifestiert sich meist als Folgeerkrankung einer vorhergegangenen akuten Perikarditis. Etwa 20 % der Patienten, die an einer rekurrenten idiopathischen Perikarditis leiden, entwickeln im Verlauf der Erkrankung eine perikardiale Konstriktion. Jede infektiöse Affektion des Perikards – viral, bakteriell oder mykotisch – kann zu einer chronischen Konstriktion führen. In etwa 40 bis 50 % der Fälle bleibt die Ursache jedoch unbekannt. Bis vor wenigen Jahren war die Tuberkulose die häufigste Ursache einer Pericarditis constrictiva (Wood 1961). Seit der effektiveren tuberkulostatischen Therapie gewinnen andere Erkrankungen an Bedeutung. Eine erhöhte Korrelation mit der Morbidität besteht bei chronischer Niereninsuffizienz (Urämie) und Bindegewebserkrankungen (insbesondere rheumatoide Arthritis). Weitere Ursachen sind mediastinale Bestrahlungen, neoplastische Erkrankungen mit perikardialer Infiltration oder Metastasierung. Gewebliche Reaktionen nach traumatischer Herzschädigung und nach Herzoperationen können über hämorrhagische Insufflationen zur Entwicklung einer Pericarditis constrictiva führen.

In der Abheilung der fibrinösen oder serösen perikardialen Entzündungsreaktion nach akuter Perikarditis kann es durch Formation granulomatösen Gewebes zur Obliteration des Peri-

kardraumes kommen. In die pathomorphologischen Umbauvorgänge ist meist das ganze Perikard einbezogen, lokalisierte Verkalkungen sind selten. Aus einer langsam fortschreitenden Kalzifizierung des perikardialen Gewebes resultiert eine zunehmende Ummauerung des Herzens, wodurch die Füllung der Ventrikel – vor allem des rechten Ventrikels – beeinträchtigt wird. Es kommt zur biventrikulären diastolischen Funktionsstörung mit Auswirkungen auf klinisches Erscheinungsbild und Hämodynamik.

Unter Einbeziehung von Anamnese, körperlicher Untersuchung, nichtinvasiver und invasiver Diagnostik sowie prognostischer und gutachterlicher Überlegungen können Patienten mit Pericarditis constrictiva in drei Gruppen unterteilt werden (Tab. 28.**1**).

Gruppe I:

Die isolierte diastolische Funktionsstörung ist bei der Pericarditis constrictiva die am häufigsten vorliegende Beeinträchtigung des Myokards und entspricht dem hämodynamischen Stadium 1. In der frühen Diastole erfolgt der normale oder beschleunigte ventrikuläre Einfluß, bis das perikardiale Dehnungsvermögen aufgrund des bindegewebigen Pannus und der Kalzifizierungen meso- bis spätdiastolisch abrupt endet und der Blutfluß abbricht. Zum einen steigt der enddiastolische Druck in beiden Ventrikeln an; des weiteren resultiert ein Druckangleich in beiden Vorhöfen, den Pulmonal- und den herznahen Körpervenen. Das erhöhte Druckniveau unterscheidet sich in allen Abschnitten um höchstens 5 mm Hg (Hirschmann 1978). Ungeachtet der beeinträchtigten diastolischen Hämodynamik bleibt das myokardiale Verhalten während der Systole hierbei ungestört, das Schlagvolumen ist nicht wesentlich reduziert.

Gruppe II:

Bei Voranschreiten der Erkrankung kommt es erst bei Belastung, dann auch unter Ruhebedingungen zum Absinken des Schlagvolumens. Durch eine reflektorische Tachykardie bleibt das Herzminutenvolumen jedoch zunächst noch aufrechterhalten. Diese pathophysiologischen hämodynamischen Veränderungen beschreiben den Übergang zur kombinierten diastolischen und systolischen Funktionsstörung und entsprechen den hämodynamischen Stadien 3 und 4. Wenn kompensatorische Mechanismen im weiteren Verlauf ein ausreichendes Herzminutenvolumen nicht mehr gewährleisten können, entwickeln sich über eine myokardiale Atrophie zusätzlich zur diastolischen Funktionsstörung die klinischen Zeichen der systolischen Linksherzinsuffizienz.

Gruppe III:

Der Funktionszustand des Myokards nach operativer Perikardektomie ist von den beiden vorbeschriebenen abzugrenzen. Durch lange währende präoperative pathophysiologische Vorgänge, wie Vorhofvergrößerung, Druckangleiche, myokardiale Hypo- bis Atrophie, kann eine hämodynamische Beurteilung in den ersten Wochen nach der Operation den zu erwartenden Nutzen für den Patienten nur selten richtig einordnen. Häufig kann eine Funktionsdiagnostik erst nach mehreren Monaten oder einem Jahr postoperativ eine entscheidende Änderung zu präoperativen Befunden zeigen (Shabetai et al. 1970, Viola 1973). Daher ist der myokardiale Funktionszustand und die Prognose nach einer Operation erst im Verlauf durch Kontrolluntersuchungen richtig zu werten. Bei rechtzeitig und erfolgreich durchgeführter Operation kann eine vollständige und langfristige Wiederherstellung der kardialen Leistungsfähigkeit erwartet werden (Copeland et al. 1975, Lajos et al. 1975, Zuchermann et al. 1977). Bei Patienten, die präoperativ eine sehr eingeschränkte Myokardfunktion aufweisen, kann kein entscheidender und langfristiger Therapieerfolg erreicht wer-

Tabelle 28.1   Einteilung der Pericarditis constrictiva

Gruppe I	isolierte diastolische Funktionsstörung (hämodynamisches Stadium 1)
Gruppe II	kombinierte diastolische und systolische Funktionsstörung* (hämodynamische Stadien 3 und 4)
Gruppe III	myokardialer Funktionszustand nach Perikardektomie

* Ein hämodynamisches Stadium 2 (vergrößerte Herzkammern – normale Herzminutenvolumina) kommt bei der Pericarditis constrictiva nicht vor.

den – die perioperative Letalität steigt umgekehrt proportional mit der präoperativen Hämodynamik (Dalton et al. 1956, Portal et al. 1966, Hermann 1983).

▨ Diagnostik

Anamnese, klinisches Erscheinungsbild, Echokardiographie und invasive Untersuchungsmethoden ergeben die Diagnose einer Pericarditis constrictiva. Elektrokardiographie, Phonokardiographie und bildgebende Verfahren können zusätzliche Informationen bringen.

Bei der **klinischen Untersuchung** stehen die Zeichen Einflußstauung, Aszites und Lebervergrößerung im Vordergrund. Während der **Inspektion** fallen die deutliche Füllung der Halsvenen und insbesondere die Kussmaulsche Atmung auf, bei der es paradoxerweise inspiratorisch zur Abnahme der Venenfüllung kommt. Bei etwa 70 % der Patienten ist eine systolische Retraktion im Bereich des Herzspitzenstoßes sichtbar (Boicourt et al. 1965). Bei der **Auskultation** kann ein 3. Herzton auffallen. Frühdiastolisch wird minimal nach dem Schluß der Aortenklappe die plötzliche Perikardanspannung beim einschießenden Blutfluß in den linken Ventrikel hörbar. Dieses Phänomen ist distal links parasternal am besten zu hören und kann phonokardiographisch verifiziert werden (Luisada 1953, Holldack et al. 1974). Die **Herzperkussion** ist meist unauffällig. Die weitere körperliche Untersuchung ergibt neben einer Hepatomegalie und Aszitesbildung möglicherweise eine Splenomegalie und periphere Ödeme.

Im **EKG** findet sich durch eine myokardiale Atrophie und die Kalzifizierung bei etwa 90% eine Niedervoltage (Levine 1973), bei den meisten Patienten fällt eine T-Inversion in den Extremitätenableitungen (insbesondere in Ableitung I und II) auf. Bei meist normalem Lagetyp liegt bei 80% der Patienten Sinusrhythmus vor (Chesler et al. 1976). Als Zeichen der atrialen Belastung findet sich gelegentlich ein P cardiale.

Die **Echokardiographie** erbringt wesentliche Merkmale bei der Diagnostik. In der zweidimensionalen Untersuchung kommen linker und rechter Vorhof vergrößert zur Darstellung, beide Ventrikel hingegen sind eher klein (Lewis 1982). Aufgrund des Druckangleiches ist das interatriale Septum auffallend steif, das interventrikuläre Septum weist dagegen eine diastolische Pendelbewegung auf. Die Atemabhängigkeit der Vena cava inferior fehlt; ebenso wie die Venae hepaticae ist die untere Hohlvene stauungsbedingt erweitert. Im M-mode lassen sich im parasternalen Schallfenster meist zwei intensive, voneinander abgrenzbare Echos – viszerales und parietales Perikard – darstellen, es liegt eine Verdickung und Verhärtung der Perikardblätter vor (Horowitz et al. 1974, Schnittger et al. 1978, Teicholz 1978). Die diastolische Beweglichkeit der posterioren Wand des linken Ventrikels kann als Ausdruck der behinderten Ventrikelfüllung reduziert sein, wobei die systolische Gesamtkontraktilität ungestört ist. Die linksventrikuläre Funktionsstörung mit abruptem Ende des diastolischen Einstroms erklärt ebenso das im M-mode auslösbare „Quadratwurzel-Phänomen", bei dem die linksventrikuläre Hinterwand während der Diastole eine plötzliche, nach dorsal gerichtete Bewegung macht (Voelkel et al. 1978). Bei der Dopplerechokardiographie läßt sich das unterschiedliche diastolische Füllungsverhalten nachvollziehen (Agatston et al. 1984, Oh et al. 1994). Frühdiastolisch ist die Einstromgeschwindigkeit in den linken Ventrikel hoch, was sich in einem steilen EF-slope widerspiegelt (Schnittger et al. 1978); die spätdiastolische Öffnungsamplitude wird aufgrund der eingeschränkten aktiven Vorhofkontraktion geringer, häufig ist die A-Welle nicht mehr sichtbar.

Eine **Röntgenaufnahme** des Thorax einschließlich des Herzvolumens zeigt bei vielen Patienten ein normal großes, gelegentlich kleines, in ca. 50% der fortgeschrittenen Fälle ein vergrößertes Herz. Je nach Ausprägungsgrad der Erkrankung lassen sich Kalzifizierungen erkennen, die am häufigsten im Sulcus coronarius, im Bereich der linken Herzkante und an den anterioren oder diaphragmalen Seite des rechten Ventrikels zur Abbildung kommen (Plus et al. 1957). Für die Diagnostik entscheidend ist der Nachweis von Kalzifizierung bei normal großem Herz.

Eine **Magnetresonanztomographie** (MRT) des Herzens läßt die Ausprägung der perikardialen Verkalkung genauer abschätzen, ist aber für die Routinediagnostik nicht zwingend erforderlich.

Die definitive Diagnosestellung gelingt durch invasive Untersuchungstechniken (Hansen et al. 1951, Shabetai et al. 1970). Die bei der **Herzkatheteruntersuchung** zu messenden Drücke zeigen charakteristische Werte und Kurvenverläufe. Auffällig ist der frühdiastolische „dip" mit der sich anschließenden Plateauphase auf einem erhöhten meso- und enddiastolischen Niveau. Eine deutliche Vorhofwelle zeigt die bei Sinusrhythmus verstärkte Vorhofkontraktion, der rechtsatriale Kurvenverlauf zeigt keine typische Atemabhängigkeit.

▪ Symptomatik und Belastbarkeit

Der Ausprägungsgrad der Beschwerden der Patienten richtet sich nach dem Ausmaß der Konstriktion und der Geschwindigkeit des Krankheitsprozesses. Patienten mit ausgeprägter Pericarditis constrictiva sind im allgemeinen schwer krank, leiden an unspezifischen Symptomen, wie Schwäche, Müdigkeit und Gewichtsverlust. Das Leitsymptom ist Aszites – häufig ohne periphere Ödeme (Ascites praecox). Die allmähliche Zunahme des Bauchumfangs ist hier häufig das erste dem Patienten auffallende Zeichen. Gastroenterale Beschwerden, wie Übelkeit, Dyspepsie, postprandiale abdominelle Krämpfe oder Flatulenz, können hinzukommen. Dyspnoe, insbesondere belastungsinduziert, ist ein weiteres wesentliches Symptom. Neben einer mäßig ausgeprägten pulmonalen Hypertonie können auch ein begleitender Pleuraerguß oder ein aszitesbedingter Zwerchfellhochstand die Dyspnoe verursachen. Symptome der systolischen Linksherzinsuffizienz, wie anfallsweise nächtliche Luftnot oder stauungsbedingter Husten (Asthma cardiale) durch pulmonale Ödeme sind nicht typisch für eine konstriktive Perikarditis und treten erst bei myokardialer Schädigung auf.

Ebenso richtet sich die Belastbarkeit der Patienten nach dem Ausprägungsgrad der Erkrankung. Nur bei einem geringen Anteil Erkrankter besteht über einen längeren Zeitabschnitt eine normale Belastbarkeit. Fast alle Patienten, bei denen die Diagnose einer Pericarditis constrictiva vermutet bzw. gestellt wird, weisen bereits wesentliche Symptome auf und sind somit in ihrer körperlichen Belastbarkeit zunächst unter höherer Belastung (Gruppe I), dann auch bei geringerer Belastung und in Ruhe (Gruppen I und II) eingeschränkt. Bei Patienten, die einer Perikardektomie unterzogen wurden (Gruppe III), gelingt eine Beurteilung der Myokardfunktion und der Belastbarkeit erst nach Monaten.

◼ Myokardialer Funktionszustand

In Gruppe I (isolierte diastolische Funktionsstörung) – hämodynamisches Stadium 1 – besteht eine normale systolische Funktion. Trotz der Behinderung der Ventrikelfüllung bleibt das Schlagvolumen zunächst unbeeinträchtigt. Wenn im weiteren Verlauf der Erkrankung das Schlagvolumen abnimmt und kompensatorische Mechanismen ein ausreichendes Herzminutenvolumen nicht mehr gewährleisten können, beginnt der Übergang in Gruppe II, die durch eine kombinierte diastolische und systolische Funktionsstörung gekennzeichnet ist (hämodynamische Stadien 3 und 4). Der postoperative myokardiale Funktionszustand (Gruppe III) ist erst im Verlauf zu beurteilen. Zu erwarten ist jedoch eine langfristige Normalisierung der kardialen Hämodynamik ohne wesentliche Funktionsstörung.

◼ Prognose

Der Krankheitsprozeß der Pericarditis constrictiva ist fortschreitend und führt ohne konsequente therapeutische Maßnahmen zur diastolischen und systolischen Globalherzinsuffizienz mit ausgeprägter Ruhesymptomatik und aufgehobener körperlicher Belastbarkeit. Nur bei wenigen Patienten kann der Gesundheitszustand durch medikamentöse Therapie wesentlich gebessert oder über viele Jahre erhalten werden. Alleinige konservative Behandlungsmaßnahmen können im allgemeinen nur vorübergehend eingesetzt werden. Die Therapie der Wahl ist die Operation. Hierbei wird das Perikard reseziert und dadurch der ursächliche Pathomechanismus der kardialen Konstriktion unterbrochen. Das postoperative funktionelle Ergebnis hängt wesentlich vom Operationszeitpunkt ab. Insbesondere zu spätes Operieren bedeutet eine erhöhte Operationsletalität und wesentlich schlechtere Langzeitergebnisse, da ein über lange Zeit myokardial geschädigtes rechtes Herz den plötzlichen Wegfall der perikardialen Konstriktion nicht tolerieren kann und durch Dilatation kurz- oder längerfristig dekompensiert. Bei rechtzeitiger Perikardektomie ist die Operationsletalität gering; zwischen 60 und 75 % der Patienten profitieren nachhaltig und langfristig (Walsh et al. 1982).

◼ Bemessung von MdE und GdB

Besondere gutachterliche Bedeutung kommen den kardialen Faktoren Symptomatik, Prognose, Pathomorphologie des rechten Ventrikels sowie funktionelles Stadium zu. Hieraus kann die Beurteilung der zumutbaren Art und Schwere der körperlichen Arbeit entnommen werden. Arbeitnehmer sollten nach folgenden Gruppen beurteilt werden:

➤ operationsbedürftige Perikarditiden (Gruppen I, II)
➤ nicht operationsfähige Perikarditiden (Gruppe II)
➤ Patienten nach Perikardektomie (Gruppe III)

Operationsbedürftige Perikarditiden

Diese Gruppe von Patienten stellt den zahlenmäßig größten Anteil Erkrankter dar. Da beschwerdefreie, bzw. langfristig symptomarme Patienten eine Ausnahme sind, ist die Belastbarkeit durch Luftnot eingeschränkt, Berufe mit mittelschweren und schweren körperlichen Belastungen können nicht ausgeübt werden. Für alle Berufe mit schwerer körperlicher Arbeit mit einem Wattäquivalent zwischen 100 und 200 Watt besteht im Funktionsstadium 1, für alle körperlich leicht arbeitenden Berufe unter 100 Watt im Funktionsstadium 3 und 4 Berufsunfähigkeit (Tab. 4.1). Die MdE und den GdB gibt Tab. 28.2 wieder.

Nicht operationsfähige Perikarditiden

In dieser Gruppe werden Patienten zusammengefasst, bei denen bereits eine erhebliche myokardiale Schädigung vorliegt. Eine diastolische und systolische Globalherzinsuffizienz ist feststellbar. Hier würde eine operative Behandlung nicht zu einer längerfristigen Besserung der Symptomatik führen, die Operationsletalität wäre erhöht. Auch durch konservativ-medikamentöse Behandlungsmaßnahmen kann die Belastbarkeit des Patienten nicht entscheidend gesteigert werden. Dementsprechend besteht für diese Patienten Berufs- und Erwerbsunfähigkeit.

Patienten nach Perikardektomie (ohne Restschaden)

Bei rechtzeitig und erfolgreich durchgeführter Operation mit gutem funktionellen Ergebnis (hämodynamische Stadien 0 und 1) besteht praktisch keine Einschränkung der Erwerbsfähigkeit (MdE, GdB bei leichtem Füllungsdruck unter Belastung nicht mehr als 10%).

Tabelle 28.2   MdE und GdB bei operationsbedürftiger Pericarditis constrictiva – Funktionsstadien

Funktions-stadium	Füllungsdruck (Ruhe) (mm Hg)	MdE/GdB* (%)
0	–	0 – 10
1	–	10 – 20
3	< 10	20 – 40
	> 10	40 – 90
4		100

* Tachyarrhythmien erhöhen die MdE und den GdB um 10%.

Zustand nach Perikardektomie (mit Restschaden)

Patienten, die bereits präoperativ eine reduzierte Myokardfunktion aufwiesen, sind auch postoperativ in ihrer Berufsfähigkeit weiterhin stark eingeschränkt. In den Funktionsstadien 3 und 4 nach Perikardektomie gelten die in Tab. 28.2 festgelegten MdE und GdB.

Welche Arbeitsbelastung für Patienten nach Perikardektomie zugelassen werden kann, ist nur nach den Verlaufsuntersuchungen des postoperativen myokardialen Funktionszustandes zu entscheiden. Zur exakten gutachterlichen Beurteilung sind daher kardiologische Kontrolluntersuchungen erforderlich.

■ Gutachterliche Beurteilung

Unfallversicherung

Da es sich bei der Pericarditis constrictiva um eine chronische Erkrankung handelt, ist ihre Bedeutung im Rahmen der Unfallversicherung gering. Bezüglich der Entwicklung einer konstriktiven Perikarditis nach einem Arbeitsunfall gelten die in Kapitel 36, Abschnitt „Bemessung von MdE und GdB" gemachten Aussagen.

Rentenversicherung

Für gutachterliche Beurteilungen im Rahmen der Rentenversicherung gelten die in Tab. 28.2 festgelegten MdE-Werte.

Entschädigungsrecht

Eine versicherungsrechtliche Bedeutung einer Perikarditis constrictiva als Versorgungsfall im Entschädigungsrecht ist nicht zu erwarten.

Schwerbehindertengesetz

Im Rahmen von Begutachtungen nach dem Schwerbehindertengesetz gelten die GdB-Werte der Tab. 28.2.

▨ Literatur

1. Agatston, A.S., A. Rao, R.J. Price E, E.L. Kinney: Diagnosis of constrictive pericarditis by pulsed Dopplerechocardiography. Am. J. Cardiol. 54, 929, 1984.
2. Boicourt, O.W., R.E. Nagle, J.P. Mounsey: The clinical significance of systolic retraction of the apical impulse. Brit. Heart J. 27, 379, 1965.
3. Chesler, E., A.S. Mitha, R.E. Matisonn: The ECG of constrictive pericarditis – pattern resembling right ventricular hypertrophy. Am. Heart J. 91, 420, 1976.
4. Copeland, J.G., E.B. Stinson, R.B. Griepp, N.E. Shumway: Surgical treatment of chronic constrictive pericarditis using cardiopulmonary bypass. J. Thorac. Cardiovasc. Surg. 69, 236, 1975.
5. Dalton, J.C., R.J. Pearson, P.D. White: Constrictive pericarditis: A review and long-term follow-up of 78 cases. Ann. Intern. Med. 45, 445, 1956.
6. Hansen, A.T., P. Eskildsen, H. Gotzsche: Pressure curves from the right auricle and the right ventricle in chronic constrictive pericarditis. Circulation 3, 881, 1951.
7. Herrmann, G., K.Gahl, R. Simon, H.G. Borst, P.R. Lichtlen: Pericarditis constrictiva: Ergebnisse und Probleme konservativer und operativer Behandlung. Z. Kardiol. 72, 504, 1983.
8. Hirschmann, J.V.: Pericardial constriction. Am. Heart. J. 96, 110, 1978.
9. Holldack, K., D. Wolf: Extratöne. Phonokardiographie. Thieme, Stuttgart 1974.
10. Horowitz, M.S., C.S. Schultz, E.B. Stinson, D.C. Harrison, R.L. Popp: Sensitivity and specificity of echocardiographic diagnosis of pericardial effusion. Circulation 50, 239, 1974.
11. Lajos, T.Z., H.E. Black, R.G. Cooper, J. Wanka: Pericardial decompression. Ann. Thorac. Surg. 19, 47, 1975.
12. Lewis, B.S.: Real time two dimensional echocardiography in constrictive pericarditis. Am. J. Cardiol. 49, 1789, 1982.
13. Levine, H.D.: Myocardial fibrosis in constrictive pericarditis. Electrocardiographic and pathologic observations. Circulation 48, 1268, 1973.
14. Luisada, A.A.: The heart beat. Hoeber, New York 1953.
15. OH, J.K., L.K. Hatle, J.B. Seward, G.K. Danielson, H.V. Schaff, G.S. Reeder, J. Tajik: Diagnostic role of Doppler echocardiography in constrictive pericarditis. J. Am. Coll. Cardiol. 23, 154, 1994.
16. Plus, G.E., A.J. Brower, O.T. Clagett: Chronic constrictive pericarditis: Roentgenologic findings in 35 surgically proved cases. Proc. Staff. Meet. Mayo Clin. 32, 555, 1957.
17. Portal, R.W., E.M. Bestermann, R.J. Chambers, T.H. Sellors, W. Somerville: Prognosis after operation for constrictive pericarditis. Brit. Med. J. 1, 563, 1966.
18. Schnittger, I., R.E. Bowden, J. Abrams, R.L. Popp: Echocardiography: pericardial thickening and constrictive pericarditis. Am. J. Cardiol. 42, 388, 1978.
19. Shabetai, R., N.O. Fowler, W.G. Guntheroth: The hemodynamics of cardiac tamponade and constrictive pericarditis. Am. J. Cardiol. 26, 480, 1970.
20. Teicholz, L.E.: Echocardiographic evaluation of pericardial diseases. Progr. Cardiovasc. Dis. 21, 133, 1978.
21. Viola, A.R.: The influence of pericardiectomy on the hemodynamics of chronic constrictive pericarditis. Circulation 48, 1038, 1973.
22. Voelkel, A.G., D.A. Pietro, E.D. Folland, M.L. Fisher, A.F. Parisi: Echocardiographic features of constrictive pericarditis. Circulation 58, 871, 1978.
23. Walsh, T.J., K.L. Baugham, T.J. Gardner, B.H. Bulkley: Constrictive epicarditis as a cause of delayed or absent response to pericardiectomy. J. Thorac. Cardiovasc. Surg. 83, 126, 1982.
24. Wood D, P: Chronic constrictive pericarditis. Am. J. Cardiol. 7, 48, 1961.
25. Zuchermann, J.F., P.A. Rubio, G.A Guinn, F.L. Korompai: Rational use of operation in pericardial constriction. Int. Surg. 62, 204, 1977.

29. Entzündliche und nichtentzündliche Myokardiopathien

Stefan von Dryander

▨ Allgemeines

Unter **Myokardiopathien** (Roskamm, Reindell 1996) werden myokarditische Erkrankungen bekannter Ätiologie verstanden (früheres Synonym: sekundäre Kardiomyopathien). Sie werden den Kardiomyopathien unbekannter Ursache (Synonym: primäre Kardiomyopathien) gegenübergestellt (Tab. 29.1).

Entzündliche Myokarderkrankung (Myokarditis)

Die Entzündung von Myozyten, Interstitium, myokardialem Gefäßsystem mit oder ohne Beteiligung des Perikards wird als **Myokarditis** bezeichnet. Meistens ist die Ursache eine allgemeine Infektionskrankheit, in deren Verlauf eine Mitbeteiligung des Myokards auftritt. Dabei kann die Herzmuskelerkrankung auch mit Verzögerung nach der eigentlichen Infektion eintreten, oder sie macht sich erst zu einem späteren Zeitpunkt bemerkbar, was bei gutachterlichen Fragen die Zusammenhangsbeurteilung erschweren kann.

Drei Pathomechanismen sind bei der Myokarditis beteiligt:

➤ der eigentliche Befall des Myokards durch das infektiöse Agens
➤ Ausschüttung eines Kardiotoxins wie zum Beispiel bei Diphtherie
➤ die immunologisch bedingte myokardiale Schädigung.

Tabelle 29.1 Einteilung der Myokardiopathien

1. entzündliche Myokardiopathien (z. B. Myokarditis)
2. metabolische Myokardiopathien
3. toxische Myokardiopathien

Im Folgenden werden die wesentlichen Auslöser von Myokarditiden besprochen und ihre jeweiligen Besonderheiten hervorgehoben. Nur die genaue Kenntnis der Krankheitsentstehung und ihres Verlaufs erlaubt – oft auch im nachhinein, trotz unvollständiger Untersuchungsbefunde – die Beurteilung, ob eine Myokarditis vorgelegen hat. Letztlich ist erst dann die Entscheidung möglich, ob sich sozial- oder versicherungsrechtliche Konsequenzen ergeben.

Die wesentlichen Ursachen für Myokarditiden sind:

➤ Infektion
➤ toxische Noxe
➤ physikalische Noxe
➤ Hypersensitivität.

Die Erkennung der Myokarditis erfolgt in erster Linie aufgrund klinischer Befunde. Laborchemisch gelingt die eigentliche Virusidentifikation selten (Stuhlproben, Rachenabstriche bzw. -spülungen, Blut oder Myokardproben). Letztlich beweisend ist nur ein Verlauf des Virusantikörpertiters mit vorübergehend mindestens vierfacher Erhöhung. Auch die Myokardbiopsie kann zur Ursachenforschung wenig beitragen. Sie gibt nur Auskunft über die entzündliche Aktivität im Myokard. Routine-Histologien allein verschaffen keine Sicherheit hinsichtlich der Differenzierung zwischen viraler, bakterieller oder immunologischer Ursache der Myokarditis. Negative Biopsien schließen eine noch aktive oder auch stattgefundene Myokarditis nicht aus.

Die wohl häufigste **Ursache für eine Myokarditis** in Mitteleuropa ist eine Virusinfektion, gefolgt von den toxischen Formen, hier in erster Linie die alkoholbedingte Kardiomyopathie. Andere Infektionen als Auslöser von Myokarditiden spielen in unseren Regionen keine wesentliche Rolle, sollten aber bekannt sein, weil sie – auch im Zuge des expandierenden Tourismus – zunehmend an Bedeutung gewinnen könnten. Hier sind Bakterien, Pilze, Parasiten, Rickettsien und Spirochäten zu nennen.

Tab. 29.**2** gibt einen Überblick über die Infektionskrankheiten mit häufiger Myokardbeteiligung.

Die **virale Myokarditis** tritt oft in einem Intervall von mehreren Wochen bis Monaten nach einer systemischen Infektion auf. Häufig verläuft die Herzbeteiligung inapparent, so daß die myokardiale Beteiligung und möglicherweise auch Schädigung erst zu einem wesentlich späteren Zeitpunkt erkannt wird. In Fragen eines ursächlichen Zusammenhangs muß dann auf indirekte Hinweise wie EKG Verläufe, Röntgenbilder und gegebenenfalls echokardiographische Befunde zurückgegriffen werden. Das verzögerte Auftreten kann ein Zeichen dafür sein, daß immunologische Phänomene bei der Entstehung der Myokardschädigung beteiligt waren. Als prädisponierende Faktoren werden eine vorangegangene oder fortbestehende Bestrahlungstherapie beschrieben, sowie Fehlernährung, immunsuppressive Behandlung, vorbestehende myokardiale Verletzung durch Trauma oder starke körperliche Anstrengungen. Die Virulenz der viralen Myokarditiden scheint erhöht bei Kleinkindern und Schwangeren (Peters et al. 1991).

Die häufigsten viralen Erreger sind die **Coxsackie B**, offenbar wegen einer besonderen Affinität der Membranrezeptoren von Myozyten zu Virusanteilen, weniger häufig **Coxsackie A**-Viren. Bei B-Infektionen kommt es im Neugeborenenalter häufig zu deletären Verläufen mit schwerer Myokardschädigung: regelmäßige Befunde sind eine erhebliche linksventrikuläre Dilatation, ein Perikarderguß und häufig auch Pleuraergüsse. Bei Erwachsenen ist die Erkrankung oft weniger aggressiv, zahlreiche Fälle verlaufen inapparent. Klinisch stehen im Vordergrund Gelenk- und Muskelschmerzen, Erkältungssymptome mit oder ohne Pleurodynie. Im Fall einer Herzbeteiligung werden Rhythmusstörungen, Palpitationen, Beklemmungsgefühl, Dyspnoe und Fieber, seltener auch pleuritische

Tabelle 29.**2**   Erreger und Infektionskrankheiten, die mit einer Myokarditis assoziiert sein können

Viren	Adeno, Arbo, Coxsackie, Cytomegalie, Echo, Hepatitis, HIV, Mononukleose, Influenza, Mumps, Mykoplasma pneumoniae, Poliomyelitis, Psitakkose, RSV, Rabies, Rubeola, Varizellen, Gelbfieber
Bakterien	Streptokokken, Staphylokokken, Pneumokokken, Meningokokken, Hemophilus, Gonokokken, Brucellose, Diphtherie, Salmonellose, Tuberkulose, Tularämie
Pilze	Aspergillose, Aktinomykose, Blastomykose, Candidamykose, Coccidiomykose, Cryptokokkose, Histoplasmose
Spirochäten	Leptospiren, Lyme-Krankheit, Syphilis
Parasiten	Cystizerkose, Schistosomiasis, Toxoplasmose, Trichinose, Trypanosomen
Rickettsien	Q-Fieber, Typhus

und perikarditische Reizzustände beschrieben (Reyes et al. 1985).

Der Verlauf einer Coxsackie-Myokarditis ist schwer vorhersagbar. In den meisten Fällen kommt es zu einer vollständigen Restitution. Tödliche Verläufe sind sehr selten. In einem geringen Prozentsatz bleibt die Myokardschädigung, und es entwickelt sich das Bild einer dilatativen Kardiomyopathie. Dabei ist das Zeitfenster zwischen ursprünglicher Erkrankung und späterer Symptomatik bzw. Feststellung der myokardialen Schädigung außerordentlich variabel.

Als weitere virale Erreger einer Myokarditis kommen in Betracht das Cytomegalievirus, das Dengue Virus und die Hepatitisviren (Ursell et al. 1984). Die **Cytomegalie**-Myokarditis kommt in der Regel nur bei immungeschwächten Patienten vor (Tumorkranke während Chemotherapie, Transplantationspatienten und HIV-Infizierte). Der Verlauf ist bland mit passageren EKG Veränderungen und gutartigen Rhythmusstörungen. Fulminante Verläufe mit Pankarditis, mit zum Teil auch tödlichem Ende, wurden berichtet, sind aber sehr selten. Das **Denguefieber** mit Myokarditis verläuft gutartig mit EKG-Veränderungen und Rhythmusstörungen.

Tabelle 29.**3** Myokardbeteiligung bei HIV-Infektion

Myokarditis	
viral	Cytomegalie, Human immundeficiency virus (HIV)
opportunistisch	Pneumocystis carinii, Mycobacterium tuberculosis, Mycobacterium avium intracellulare, Cryptococcus neoformans, Aspergillus fumigatus, Candida albicans, Histoplasma, Toxoplasma gondii, Herpes simplex
lymphozytäre Myokarditis	
nichtentzündliche myokardiale Nekrose	
Endokarditis	
marantische, nichtbakterielle;	
bakterielle, abgeheilte Endokarditis	
Aspergillus	
Perikarditis	
infektiös (tuberkulös, Herpes)	
nichtinfektiös	
abakterieller Perikarderguß	
Herzvergrößerung	
rechtsventrikuläre Hypertrophie oder Dilatation	
biventrikuläre Dilatation (dCMP)	
Gefäßläsionen	
Vaskulitiden einschließlich Myokardinfarkt	
Neoplasien	
Karposi Sarkom	
Lymphom	
Medikamentös bedingte Myokardiopathie (toxisch)	

In den seltenen Fällen, in denen während einer **Hepatitis** eine Myokardbeteiligung auftritt, sind die Verläufe klinisch auffälliger. Häufig kommt es zu Palpitationen, Luftnot und Oppressionsgefühl. Im EKG finden sich Erregungsrückbildungsstörungen, Bradykardien und Tachykardien mit häufigeren ventrikulären Extrasystolen. Meistens bilden sich diese Symptome spontan vollständig zurück, dennoch sind auch hier in einzelnen Fällen fatale Verläufe beschrieben worden (Ursell et al. 1984).

Besondere Aufmerksamkeit verlangen die in letzter Zeit häufiger beobachteten **Myokarditiden im Zusammenhang mit intravenösem Drogenkonsum** (HIV- und Hepatitis-Myokarditis). Diesen dürfte mit zu erwartender zunehmender Häufigkeit auch versicherungsrechtlich

mehr Bedeutung zukommen. Eine Herzbeteiligung tritt wohl bei nahezu 50% der HIV-Erkrankten auf, wie auf Grund von Echokardiographie, Myokardbiopsie und Autopsie-Daten vermutet werden kann. Schließlich sind die kardialen Manifestationen aber nur bei 10% der HIV-Erkrankten klinisch apparent (Levy et al. 1989, Anderson et al. 1988). In der Regel handelt es sich dann um eine diffuse linksmyokardiale Pumpstörung, zurückzuführen auf eine diffuse Infiltration des Myokards (Corallo et al. 1988). Es sind bei HIV-Infektionen durchaus schwere kardiomyopathische Verläufe von Myokarditiden beobachtet worden, auch wenn die Betroffenen letztlich nur selten an der Herzerkrankung versterben. Die klinisch sehr häufig zu beobachtende Luftnot des HIV-Kranken kann also durchaus auch auf eine kardiale Ursache zurückzuführen sein und muß nicht unbedingt primär pulmonal bedingt sein. Weitere kardiale Manifestationen der HIV-Infektion sind Perikarderguß, ventrikuläre Rhythmusstörungen, Repolarisationsstörungen im EKG, marantische Endokarditis sowie rechtsventrikuläre Dilatation und Hypertrophie.

Tatsächlich sind die meisten der beobachteten Myokarditiden bei HIV durch das Virus selbst bedingt und nicht durch opportunistische Infektionen, wie sie häufig bei HIV-Erkrankungen beobachtet werden. In Tabelle 29.**3** sind noch einmal alle möglichen Manifestationen einer Herzbeteiligung bei HIV aufgelistet.

HIV-Viren können ohne Zutun der Betroffenen passiv, z.B. bei Blutern oder im Rahmen von Traumata durch Gabe von Plasmaprodukten, auf die Empfänger übertragen werden. Dabei kann es erst im späteren Verlauf der Erkrankung zu kardialen Manifestationen des Virusbefalls kommen.

Die Herzbeteiligung allgemein wie die myokarditische Verlaufsform mit Herzmuskelschwäche muß in diesen Fällen im Gesamtkontext der gutachterlichen Beurteilung der HIV-Erkrankung Berücksichtigung finden. Eine myokardiale Beteiligung mit Pumpschwäche ist funktionell wie eine dilatative Kardiomyopathie mit erhöhten Füllungsdrücken und erniedrigtem Herzzeitvolumen einzuordnen. Bedingung für eine Anerkennung des Schadensfalls ist natürlich der nachgewiesene Zusammenhang mit der HIV-Erkrankung.

Bei Feststellung einer dilatativen Kardiomyopathie mit erhöhten Füllungsdrücken mit Vergrößerung aller Höhlen kann von einem irreversiblen Zustand ausgegangen werden, so daß eine dauerhafte Minderung der kardialen Leistungsfähigkeit angenommen werden muß. Die funktionelle Beurteilung bei Beteiligung anderer kardialer Strukturen wie zum Beispiel des Perikards (Perikarditisfolgen) kann erst nach Abheilung (Residualzustand) endgültig erfolgen. Gleichermaßen gilt das für die Folgezustände einer HIV-assoziierten Endokarditis („Erworbene und angeborene Herzfehler", Kapitel 12 ff).

Zahlreiche Medikamente und Umweltgifte sind als Auslöser **toxisch bedingter Myokarditiden** bekannt. Direkt toxisch oder indirekt über Autoimmunmechanismen, wozu auch die Hyperreagibilität zu zählen ist, rufen sie chronische, aber auch zum Teil reversible Formen der Myokardiopathie hervor (z.B. diphterische Myokarditis).

Allergische Reaktionen mit Beteiligung des Myokards (**allergische Myokarditis**) sind für eine Vielzahl von Substanzen bekannt. Besonders bei Penicillin, Sulfonamiden und Methyldopa sind myokardiale, vorwiegend perivaskuläre Infiltrate mit Eosinophilen, multinukleolären Riesenzellen und Leukozyten beschrieben worden. Sicher ist, daß diese Krankheitsbilder sehr selten erkannt werden, obwohl zum Teil erhebliche myokardiale Schädigungen und vor allem komplexe tödlich verlaufende Rhythmusstörungen im Zusammenhang mit einer Hypersensitivitätsmyokarditis auftreten können (Kounis et al. 1989). Tab. 29.**4** listet die bis heute bekannten Auslöser einer Hypersensitivitätsmyokarditis auf.

Nicht entzündliche Myokarderkrankung (Myokardiopathie)

Anhaltender exzessiver Alkoholkonsum ist häufig mit einer arteriellen Hypertonie, aber auch mit Herzrhythmusstörungen, plötzlichem Herztod und der Entstehung einer **alkoholisch bedingten Myokardiopathie** assoziiert. 70–80%

Tabelle 29.**4** Hypersensitivitätsmyokarditis

Antibiotika	Penicillin, Ampicillin, Sulfonamide, Tetracyclin, Streptomycin, Chloramphenicol
Diuretika	Acetazolamid, Chlorthalidon, Hydrochlorothiazid, Spironolactone
Antituberkulotika	Isoniazid, Paraaminosalizylsäure
Antiphlogistika	Indometacin, Oxyphenbutazon, Phenylbutazon
Antikonvulsiva	Phenindion, Phenytoin, Carbamazepin
Andere	Amitriptylin, Methyldopa, Sulfonylharnstoff, Tetanus Toxoid

der erwachsenen Bevölkerung konsumieren regelmäßig Alkohol. Insgesamt etwa 10%, in einigen Regionen bis zu 25% müssen als exzessive Alkoholtrinker bezeichnet werden. Die kardialen Folgen repräsentieren hierbei nur den kleineren Teil der deletären Folgen des chronischen Alkoholmißbrauchs (Lebererkrankungen, obere gastrointestinale Blutungen, alkoholbedingte Unfälle usw.).

Mindestens drei mögliche Auslöser der Myokardschädigung durch Alkohol werden diskutiert:

➤ ein direkter toxischer Effekt des Alkohols und seiner Metabolite
➤ Aspekte der Fehlernährung, ganz im Vordergrund der Thiaminmangel, der die Beriberi-Krankheit mit Myokardbeteiligung auslösen kann
➤ toxische Effekte durch Additiva der Alkoholica wie zum Beispiel Kobalt, die ebenfalls als Auslöser einer Myokardschädigung bekannt sind.

Der genaue Mechanismus des depressorischen Effektes auf die myokardiale Kontraktilität wie auch der direkte kausale Zusammenhang zwischen Alkohol und der Entstehung der dilatativen Myokardiopathie ist noch nicht aufgeklärt. Bekannt sind Auswirkungen auf den Mitochondrienstoffwechsel, den Calciumrelease und den Fettstoffwechsel der Myokardzelle wie Auswirkungen auf die Elektromonostase (Hypokaliämie, Hypophosphatämie und Hypomagnesiämie). Gegenregulatorisch zum depressorischen Effekt des Alkohols kommt es zu einer Sympathikusüberaktivität, die sich ebenfalls ungünstig auf den weiteren Verlauf der Alkoholmyokardiopathie auswirkt. Wahrscheinlich ist es die Kombination der Effekte, die eine dauerhafte Schädigung des Myokards verursacht.

Physikalische Noxen gehen neben anderen Manifestationen auch mit einer myokardialen Schädigung einher und können, da es sich um auch im Arbeitsleben vorkommende Ereignisse handelt durchaus arbeits- und sozialrechtlich relevant werden.

Bei sehr hohen Umgebungstemperaturen mit konsekutiver zentraler Regulationsstörung (**Hitzschlag**) kann es neben den bekannteren Erscheinungen einer zentralnervösen Störung und sehr hohen Körpertemperaturen zu einem zirkulatorischen Kollaps kommen, der nicht allein hypovolämisch bedingt ist, sondern ein unmittelbares myokardiales Korrelat hat. Es findet sich bei schweren Verläufen eine in der Regel ausgeprägte Dilatation der rechtskardialen Höhlen mit RV-Versagen infolge Zelluntergang und subendo- und subepikardialen Einblutungen der rechts-, aber auch linkskardialen Kammer. Bei weniger schweren Verläufen finden sich EKG-Veränderungen der ST-Strecke und T-Welle und Verlängerungen des QT-Intervals, die zum Teil über Monate nach dem Ereignis persistieren können (Zahger et al.1986).

Infolge Unterkühlung (**Hypothermie**) kann ebenfalls durch einen schockähnlichen Kreislaufzusammenbruch eine Mikrozirkulationsstörung mit Hämokonzentration und Sludging von Zellen eintreten, was letztlich Mikroinfarzierungen des LV zur Folge hat. Es werden Verläufe mit Dilatation der Herzhöhlen mit epikardialen und subendokardialen petechialen Blutungen beschrieben. Hierdurch ausgelöst kommt es zu Sinusbradykardien, Vorhof- oder Kammerarrhythmien bis hin zu Kammerflimmern sowie bleibenden Veränderungen des QRS-Komplexes (Solomon et al. 1989).

▪ Diagnostik

Im **Elektrokardiogramm** fallen ST-Strecken und T-Wellen-Veränderungen auf, die häufig nur flüchtig sind und innerhalb weniger Stunden oder Tage variieren können. Häufig finden sich supraventrikuläre und ventrikuläre Rhythmusstörungen. Atrioventrikuläre Leitungsstörungen sind in der Regel passager, können aber bei totalem AV-Block unter Umständen lebensbedrohlich werden.

Die **Röntgenuntersuchung des Thorax** zeigt bei isolierter, noch mäßiger Vergrößerung des linken Ventrikels einen unauffälligen Befund. Im akuten Entzündungsstadium einer Myokarditis mit Dekompensation findet sich eine Lungenstauung. Bei fortgeschrittener Erkrankung mit Linksherzinsuffizienz tritt zusätzlich eine zunehmende Herzvergrößerung auf.

Die **Echokardiographie** erlaubt die exakte Vermessung der Herzbinnendurchmesser, der Wanddicken und Kontraktilität des linken und rechten Ventrikels in allen Wandabschnitten. Häufig finden sich zunächst regionale Wandbewegungsstörungen, noch nicht die diffuse Hypokontraktilität der fortgeschrittenen dilatativen Form. Im Akutstadium kann eine deutliche – wenig echogene – Wandverdickung (Ödem) in den entzündeten Wandabschnitten des linken Ventrikels beobachtet werden. **Nuklearmedizinische Untersuchungen** können helfen, den Entzündungsprozeß am Myokard zu identifizieren und semiquantitativ zu analysieren. Am geeignetsten hierfür ist die Positronen-Emissions-Tomographie, eventuell eine Magnet-Resonanz-Tomographie; aber auch die Gabe von Radionucliden wie Gallium[67] und Indium[111] Antimyosin Antikörpern kann helfen, entzündliche Aktivität zu identifizieren.

Symptomatik und Belastbarkeit

Die Myokardbeteiligung, zum Beispiel im Rahmen von Infektionskrankheiten, ist wahrscheinlich wesentlich häufiger als klinisch vermutet wird. Oft treten keinerlei Symptome auf oder die Beschwerden sind indifferent, so daß eine Herzbeteiligung nicht vermutet wird. Der Verlauf ist glücklicherweise meistens gutartig. Oft finden sich lediglich diskrete oder auch gar keine EKG-Veränderungen, die allerdings bei nicht durchgeführter EKG-Ableitung unter häuslichen Bedingungen unter Umständen nicht wahrgenommen werden. Herzrhythmusstörungen bei unauffälligem Koronarogramm und guter LV-Kontraktilität können Ausdruck einer durchgemachten Myokarditis sein, wie auch anhaltende Oppressionsbeschwerden (Angina pectoris-ähnliche Beschwerden) im Gefolge von Myokarditiden beobachtet wurden. Eindeutig wird die Symptomatik bei thorakalem Druckgefühl, Herzschmerzen, Palpitationen, Dyspnoe und Abgeschlagenheit, manchmal assoziiert mit perikardialen Reibegeräuschen und anhaltenden linkspräkordialen Schmerzen. Selten ähneln die Befunde einer akuten Myokardischämie mit ST-Strecken-Veränderungen, Thoraxschmerzen, erhöhten myokardialen Enzymen und regionalen Wandbewegungsstörungen.

Bei der **körperlichen Untersuchung** im akuten Myokarditisstadium finden sich je nach Lokalisation und Schwere des Befalls unterschiedliche Befunde. Hier ist besonders zu achten auf den Rhythmus, gehäufte Extrasystolie oder neu aufgetretene absolute Arrhythmie als Hinweis auf myokardiale Beteiligung. Systolisch-diastolische Reibegeräusche als Ausdruck einer perikardialen Beteiligung, Hinweise für eine Druckbelastung mit einem protodiastolischen Galopp und Zeichen der Kammerdilatation mit Insuffizienz der Atrioventrikularklappen und Rasselgeräuschen über der Lunge bei Linksherzinsuffizienz erhärten den Verdacht.

Bei Folgestadien der Myokarditis, **im Rahmen von gutachterlichen Untersuchungen**, kommt es besonders auf die Zeichen der links- und rechtsventrikulären Belastung und Schädigung an, ebenso wie auf fortbestehende Herzgeräusche, zentrale und periphere Stauungszeichen und bleibende Herzrhythmusstörungen.

Myokardialer Funktionszustand

Je nach Erreger und Verlauf der Infektion findet sich eine unterschiedliche myokardiale Schädigung. Der Verlauf ist nicht vorhersagbar. Eine Myokarditis, die frühzeitig erkannt und entsprechend medikamentös und durch absolute körperliche Schonung behandelt wird, hat einen günstigeren Verlauf als eine unerkannte Infektion, bei der körperliche Belastungssituationen, z. B. Sport, fortbestehen. Daß eine myokardiale Mitbeteiligung oft nicht erkannt wird, weil die eigentlichen Auslöser als relativ harmlose „grippale Infekte" imponieren, hat auch zur Folge, daß das Intervall zwischen Infektion und Entwicklung der myokardialen Schädigung oft nicht mehr feststellbar ist. Bezogen auf Zusammenhangsfragen ist somit ein genauer Entstehungszeitpunkt der Muskelschädigung, zumal dann, wenn der auslösende Infekt bland verlief, nur noch schwer bestimmbar. Tatsächlich verlaufen die meisten Fälle klinisch inapparent, so daß der Muskelschaden oft erst zu einem späteren Zeitpunkt anläßlich einer Routineuntersuchung auffällt, zumal wenn der myokardiale Infekt nur passager mit nur geringer vorübergehender Beeinträchtigung der Pumpfunktion oder harmlosen passageren Herzrhythmusstörungen einherging. In Einzelfällen entwickelt sich schon früh eine schwere myokardiale Schädigung, die schließlich als dilatative Kardiomyopathie bezeichnet und behandelt wird. In anderen Fällen entstehen arrhythmogene Foci in Narbenregionen nach durchgemachter Infektion mit gesteigerter Automatie und gehäuften komplexen Herzrhythmusstörungen, die unter Umständen lebensbedrohlich sein können, ohne daß eine Beeinträchtigung der linksventrikulären Pumpfunktion vorliegt. Weiterhin kann infolge einer abgelaufenen Myokarditis mit Beteiligung von Epi- und Perikard eine Perikarditis mit nachfolgender Konstriktion mit erheblichen funktionellen Folgen und Beschränkung der körperlichen Belastbarkeit auftreten. Die Beeinträchtigungen der myokardialen Pumpfunktion bei Übergang in eine dilatative Kardiomyopathie entsprechen exakt dem in Kapitel 22 dargestellten Krankheitsbild (Abschnitt „Myokardialer Funktionszustand"). Die gutachterliche Einschätzung orientiert sich somit an den Richtlinien dieses Kapitels.

▨ Prognose

Der weitere Verlauf richtet sich in erster Linie nach der Schwere des myokardialen Restschadens und der vitalen Bedeutung eventueller Herzrhythmusstörungen. Alle Möglichkeiten zwischen vollständiger Abheilung und schwerster Herzmuskelschädigung sind denkbar, so daß sich die Beurteilung einer Myokarditis oder einer alkoholischen Myokardiopathie im Folgestadium an den objektiven Befunden der links- oder rechtsventrikulären Funktionsstörung orientiert, insbesondere bei der Rechtsherzkatheteruntersuchung, der Spiroergometrie und der Echokardiographie (Kapitel 22, Abschnitt „Prognose").

▨ Bemessung von MdE und GdB

Die Festlegung von MdE und GdB erfolgt nach den Richtlinien, die in Kapitel 22, Abschnitt „Bemessung von MdE und GdB" festgelegt wurden (Tab. 22.**1**).

▨ Gutachterliche Beurteilung

Entzündliche und nichtentzündliche Myokardiopathien führen – bleibt eine restitutio ad integrum aus – zu einem unterschiedlich ausgeprägten Myokardschaden mit oder ohne komplexe Rhythmusstörungen, dessen Folgen auf die myokardialen Reserven durch den Gutachter möglichst quantitativ bestimmt werden müssen. Im ungünstigsten Fall findet der Gutachter ein Krankheitsbild vor, das von einer dilatativen Kardiomyopathie nicht unterschieden werden kann.

Unfallversicherung

Eine Myokarditis, die im Rahmen beruflicher Exposition (z. B. während Auslandsaufenthalten oder als Folge einer erlittenen Verletzung (Arbeits- oder Wegeunfall) aufgetreten ist, muß als berufsbedingte Erkrankung angesehen und durch die Unfallversicherung entschädigt werden. Ursächlich kommen, in erster Linie im außereuropäischen Ausland – insbesondere bei Aufenthalten in afrikanischen, mittel- oder südamerikanischen Staaten – bakterielle oder parasitäre Infektionen in Betracht. Hierzulande ist eher an virale Infektionen durch Ansteckung im Rahmen beruflicher Exposition, oder durch Übertragung von Blutprodukten zu denken. Auch toxische Auslöser sind unter beruflichen Bedingungen möglich, durch Unfälle im Zuge von Produktionsprozessen, aber auch als Folge von medikamentösen oder physikalischen Therapien. Privatrechtlich gilt die Entschädigungspflicht auch für die nicht selbstverschuldete Akquisition von Infektionskrankheiten im Rahmen ärztlicher Behandlung, wie zum Beispiel die HIV-Infektion bei Blutern durch verunreinigte Plasmaprodukte oder durch fahrlässige Handhabung von infektiösen Materialien im Krankenhaus oder in Praxen mit nachfolgender Infektion (McEniery et al. 1987, Iarussi et al. 1995, Köhler et al. 1996).

Ein kausaler Zusammenhang zwischen einem beruflichen Kontakt mit einem Myokarditis-verursachenden Auslöser und den Folgen einer gesicherten Myokarditis muß wahrscheinlich sein. Die Möglichkeit einer kausalen Beziehung bewirkt noch keine Entschädigungspflicht.

Die Prüfung der Möglichkeit eines Zusammenhangs berücksichtigt neben allen vorliegenden Befunden seit dem Ereignis insbesondere all die Vorbefunde aus der Zeit vor dem fraglichen auslösenden Umstand. Hierbei sind insbesondere EKG-Verläufe und echokardiographische Befunde von herausragender Bedeutung. Bei fehlenden Vorbefunden muß anhand des klinischen Verlaufs beurteilt werden, ob eine Myokarditis vorgelegen haben kann.

Die MdE orientiert sich an der kardialen Funktionseinschränkung, der Prognose und an Art und Schweregrad von eventuellen Herzrhythmusstörungen.

Die Festlegung der MdE erfolgt nach Tab. 22.**1** (Kapitel 22, Abschnitt „Bemessung von MdE und GdB").

Rentenversicherung

Für Begutachtungen zur Rentenversicherung gilt Tab. 22.**1**.

Entschädigungsrecht

Entzündliche Myokardiopathien mit ihren Folgen fallen dann in den Versorgungsrahmen des Entschädigungsrechts, wenn die gesicherte Myokarditis im engen zeitlichen Zusammenhang mit Bedingungen eingetreten ist, für die die staatliche Gemeinschaft einsteht (nach Gewalttaten, in der Bundeswehr, beim Zivildienst oder nach Impfungen). Die Bemessung der MdE erfolgt nach Tab. 22.**1** (Kapitel 22, Abschnitt „Bemessung von MdE und GdB").

Schwerbehindertengesetz

Die Festlegung der GdB erfolgt nach Tab. 22.**1**.

■ Literatur

1. Abelman,W.H.: Myocarditis and dilated cardiomyopathy (editorial). West.J.Med. 150,458, 1989.
2. Acierno,L.J.: Cardiac complications in acquired immunodeficiency syndrome (AIDS). JACC 13,1144, 1989.
3. Anderson,D.W., R. Virmani, J.M. Reilly: Prevalence of myocarditis in necropsy in the acquired immunodeficiency syndrome. JACC I1, 792, 1988.
4. Corallo, S., M.R. Mutinelli, M. Moroni: Echocardiography detects myocardial damage in AIDS: Prospective study in 102 patients. Eur. Heart J. 9, 887, 1988.
5. Dawood, M.M., E. Soto, G.M. Saperia: Epitome of myocarditis. Circulation 94, 113, 1996.
6. Giampalmo A., S. Ardoino, M.R. Borghesi: Anatomo-pathologic findings in 25 autopsy cases of AIDS. Pathologica 81, 1, 1989.
7. Iarussi, D., S. Gualtieri, M.A.Tedesco: Cardiovascular toxic effects of drugs not used in cardiology. Cardiologia 40, 105, 1995.
8. Köhler, J.P., J. Koudstaal: Lethal hypersensitivity myocarditis associated with the use of intravenous gammaglobulin for Guillain-Barrè syndrome, in combination with phenytoin. J. Neurol. 234, 366, 1996.
9. Kounis, N.G., G.M. Zavras, G.D. Soufras: Hypersensitivity myocarditis. Ann. Allergy 62, 71, 1989.
10. Levy, W.S., G.L. Simon, J.C. Rios, A.M. Ross: Prevalence of cardiac abnormalities in human immunodeficiency virus infection (AIDS). JACC 63, 86, 1989.
11. Matsumori, A., T. Yamada , S. Sasayama: Antimyosin antibody imaging in clinical myocarditis and cardiomyopathy: principle and application. Int. J. Cardiol. 54, 183, 1996.
12. McEniery, P.T.,K. Dorosti, W.A. Schiavone: Clinical and angiographic features of coronary artery disease after chest irradiation. Am. J. Cardiol. 60, 1020, 1987.
13. Peters, N.S.,P.A. Poole-Wilson: Myocarditis-continuing clinical and pathological confusion. Am. Heart J. 121, 942, 1991.
14. Regan T.J.: Alcoholic cardiomyopathy. In D.P. Zipes and D.J. Rowlands (eds.): Progress in cardiology. Philadelphia, Lea and Febiger, 129, 1989.
15. Reyes, M.P., A.M. Lerner: Coxsackievirus myocarditis – with special reference to acute and chronic effects. Prog. Cardiovasc. Dis. 27, 373, 1985.
16. Roskamm, H., H. Reindell: Herzkrankheiten. Springer, Berlin, Heidelberg, New York 1996.
17. Solomon, A., R.A. Barish, B. Browne The electrocardiographic features of hypothermia. J. Emerg. Med. 7, 169, 1989.
18. Ursell, P.C., A. Habib, P. Sharma: Hepatitis B virus and myocarditis. Hum. Pathol. 15, 481, 1984.
19. Wilke, A., . W. Kaiser, I. Ferency, B. Maisch: Alkohol und Myokarditis. Herz 21, 248, 1996.
20. Wynne, J., E. Braunwald: Myokarditis aus 'Heart Disease' by E.Braunwald Saunders-Verlag 1992.
21. Zahger, D., A. Moses, A.T. Weiss: Evidence of prolonged myocardial dysfunction in heat stroke. Chest.95, 1089, 1986.

30. Endokarditis

Stefan von Dryander

Allgemeines

Die infektiöse Endokarditis entsteht in der Regel bakteriell, selten ist sie durch Pilze oder andere Erreger wie Chlamydien oder Rickettsien bedingt. Über eine virale Ursache ist bisher nichts bekannt. Bei **Nativklappenendokarditis** werden in 50–70% Streptokokken, in etwa 25% Staphylokokken und in 10% Enterokokken gefunden. Die **Kunstklappenendokarditis** muß unterschieden werden nach Frühformen (innerhalb der ersten 2 Monate postoperativ) und Spätformen (später als 2 Monate postoperativ), die ein etwas unterschiedliches Erregerspektrum aufweisen und unterschiedliche Verläufe zeigen.

Früher wurde die Endokarditis in subakute und akute Formen je nach Erregerspektrum und auch Schwere der Erkrankung unterteilt. Unter **akuter** Endokarditis verstand man die Infektion einer normalen nativen Herzklappe mit hochvirulenten Erregern wie Staphylococcus aureus, Streptococcus pneumoniae, Neisseria gonorrhoeae, Streptococcus pyogenes oder Haemophilus influenzae. **Subakut** dagegen nannte man die Infektion einer vorgeschädigten Klappe (meist rheumatisch) mit relativ avirulenten Erregern wie Streptococcus viridans oder Staphylococcus epidermidis. Letztere zeigte einen günstigeren Verlauf, der meist chronifizierte und häufig spontan abheilte, während die akute Form innerhalb weniger Wochen durch Klappendestruktion, Herzinsuffizienz und assoziierte Komplikationen wie Embolien, metastatische Abszesse und Sepsis zum Tode führte. Heute in Zeiten antibiotischer Therapie wird unterschieden nach **Erregern** und **Klappentyp** (nativ oder Prothese) sowie hinsichtlich des **Immunstatus** des Betroffenen (Drogenkonsum, HIV-infiziert).

Nach diesen Kriterien wird letztlich auch die Therapie festgelegt, die aufgrund der derzeitigen Erfahrungen je nach Konstellation unterschiedlich dosiert und kombiniert wird.

In 85% der Endokarditiden ist die Mitralklappe erkrankt. Dabei überwiegen Frauen in einem Verhältnis von 2:1 in den Fällen, wo allein eine Mitralklappenendokarditis vorliegt. Die Aortenklappe ist in 50% betroffen (teilweise Befall beider Klappen), mit einem Überwiegen der Männer im Verhältnis 4:1 bei isoliertem Aortenklappenbefall. Bei älteren ist die Mitralklappe, bei jüngeren die Aortenklappe häufiger erkrankt. Besonders im höheren Lebensalter gewinnen die degenerativen Veränderungen der Klappen, wobei Hypertonie oder unerkannte Infekte als prädisponierende Faktoren für eine Endokarditis wirken, zunehmend an Bedeutung (Weinberger et al. 1990, Daschner et al. 1996, Korzeniowski et al. 1992).

Die rechtskardialen Klappen sind in der Regel nur bei gleichzeitigem Befall auch der linksseitigen Klappen betroffen: Einzige Ausnahme ist der intravenöse Drogenabusus, bei dem auch ein isolierter Befall der Trikuspidal- oder Pulmonalklappe beschrieben wird.

Pathophysiologie

Wesentliche Voraussetzung für eine bakterielle Besiedlung des Endothel ist die Veränderung der Gefäßoberflächen. Bei Freisetzung von Kollagen nach Endothelverletzung entsteht ein starker thrombogener Reiz mit Anlagerung von Thrombozyten und Fibrin. Die entstehenden Thromben werden im Verlauf von Bakterien besiedelt. Drei wesentliche hämodynamische

Phänomene begünstigen die Endothelverletzung, den bindegewebigen Umbau und damit die Entstehung von Endokarditiden im Rahmen von Bakteriämien:

➤ eine hochfrequente turbulente Blutflußbeschleunigung
➤ Fluß von einem Hoch- in ein Niederdrucksystem mit Turbulenzen
➤ eine Engstelle am Übergang Hoch- zu Niederdruck mit Entstehung eines zusätzlichen Druckgradienten.

Die Endothelverletzung entsteht distal im Jet im Bereich der maximalen Engstelle, also im Niederdrucksystem im Bereich des Ostium durch Sogwirkung auf die Gefäßwand und Verwirbelungen des Blutes mit Blutflußverlangsamung bis hin zur Stase in sogenannten Totraumzonen.

Prädilektionsstellen für Endothelverletzungen sind auch die Klappenränder, Klappentaschen sowie bei hochfrequenten Jets in Biegungen oder Gefäßen die gegenüberliegenden Wandabschnitte, auf die der Jet mit hoher Geschwindigkeit auftrifft. An solchen Stellen kann es im Verlauf zu Absiedelungen von Bakterien kommen. Einen typischen Prädilektionsort stellt der proximale Abschnitt des Septums bei hypertropher obstruktiver Cardiomyopathie oder der offene Ductus Botalli dar (Stulz et al. 1989, Weinberger et al. 1990).

Entsprechend den zu erwartenden mittleren Drücken auf den vier Herzklappen im Verlauf des Herzzyklus mit dem höchsten Mitteldruck an der Mitralklappe mit 116 mm Hg gegenüber 72 mm Hg an der Aortenklappe ist die Mitralklappe am häufigsten – mit 86% gegenüber 55% (Aortenklappe) – und die Pulmonalklappe am seltensten mit 1,1% befallen (Lipeschkin).

Ähnlich haben auch nichtvalvuläre Defekte mit kleinen Öffnungen und hohen Flußgeschwindigkeiten sowie maximaler Turbulenz eine höhere Inzidenz von Endokarditis (VSD, AV-Fistel, Koarktation der Aorta oder Ductus Botalli) als Defekte mit großen Öffnungen und geringerem Drucksprung (großer VSD oder ASD). Das gleiche gilt für Thromben in Regionen mit niedrigen Flußgeschwindigkeiten wie im linken Vorhof oder im linken Ventrikel apikal bei Vorderwandaneurysma. Hier kommt es nur selten zu einer bakteriellen Absiedlung.

Für die Entstehung des initialen Thrombus, auf den sich letztlich die Endokarditis aufpfropft, gibt es prädisponierende Faktoren. Die wichtigsten sind systemische Infektionen, Neoplasien, Niereninsuffizienz mit Urämie, Autoimmunerkrankungen, liegende venöse oder arterielle Katheter (McKinsey et al. 1987, Rayfield et al. 1982).

Bakteriämien entstehen immer dann, wenn Organsysteme, die dicht mit Bakterien besiedelt sind, im Rahmen von Manipulationen oder auch spontan (entzündete Wunden) offenen Zugang zum Gefäßsystem erlangen. Der Grad der Bakteriämie ist dem Ausmaß der Bakterienbesiedlung des Ausgangsortes proportional. Intravaskulär halten sich Bakterien nach dem Eindringen maximal 15–30 min. In dieser Zeit kommt es entweder zur Absiedlung oder zur Zerstörung der Bakterien.

Tab. 30.**1** gibt die häufigsten Auslöser und Ursprungsorte von Bakteriämien wieder (Griffin et al. 1985, Finkielman et al. 1996).

▪ Diagnostik

Die Diagnostik stützt sich ganz wesentlich auf die Klinik, die je nach Schwere der Erkrankung sehr variabel verläuft (Kapitel 31, Abschnitt „Symptomatik und Belastbarkeit"), die **Laboruntersuchungen** und die **Echokardiographie**, transthorakal und transösophageal (Korzeniowski et al. 1992).

Zur Beurteilung der Klinik, insbesondere auch im Zusammenhang mit gutachterlichen Fragen, gehört die Kenntnis der **prädisponierenden Faktoren** und Krankheitszustände, die im Folgenden dargestellt werden (Tab. 30.**2**; Lacassin et al. 1995).

In etwa 70% der Endokarditiden einer nativen Herzklappe wird eine Vorschädigung der Klappe angenommen. Früher fand sich als Hauptursache ein **postrheumatischer Klappenschaden** (in 35–70%)(McKinsey et al. 1987). Heute geht man davon aus, daß nur noch 30% der Endokarditiden auf postrheumatisch geschädigten Klappen entstehen (meist im mittleren und höheren Lebensalter). Weitere, heute häufigere Ursachen für Vorschädigungen von Nativklappen sind

Tabelle 30.1 Prädisponierende Faktoren und Keime bei infektiöser Endokarditis

Eingriff	Bakteriämie (%)	Erregerspektrum
Zahnbehandlung		
Zahnextraktion	34	Streptokokken, Diphtheroide,
Gingivitis	75	Anaerobier, Streptococcus epidermidis
Zähneputzen	40	
Zahnbehandlung	35–80	
obere Atemwege		
Tonsillektomie	28–38	Streptokokken, Diphtheroide,
Nasotracheale Intubation	16	Hämophilus sp., Streptococcus
Bronchoskopie	0–15	pneumoniae, Staph. epidermidis
oberer Gastrointestinaltrakt		
Gastroskopie	5	Streptokokken, Diphtheroide,
Ösophagus Bougierung u. Sklerosierung	50	Staph. epidermidis und Staph. aureus
ERCP	5	
unterer Gastrointestinaltrakt		
Sigmoidoskopie	5	Enterokokken, aerobe GNB
Proktoskopie	2	
Hämorrhoidenverödung	8	
Kontrasteinlauf	10	
Koloskopie	5	
Leberbiopsie	3–13	
urologisch		
Urethraaufdehnung	28–33	Enterokokken, GNB und
Urethrachirurgie	33–85	Staph. aureus
Harnblasenkatheterisierung	8–26	
Transurethrale oder	10–80	
retropubische Prostatektomie	(je nach Urin-befund)	
suprapubische Prostatektomie	7	
Zystoskopie	0–17	
gynäkologisch		
unkomplizierte Geburt	1–5	Streptokokken, Anaerobier
Cervix Biopsie	0	Enterokokken
endometriale Biopsie	4	
Herzkatheter	0	
transösophageale Echokardiographie	0–2	

langjährige Hochdruckkrankheit, oft in Kombination mit Stoffwechselstörungen (Diabetes mellitus, Hyperlipidämie und KHK), die myxomatös veränderte Klappe, speziell das Mitralklappenprolapssyndrom, und der intravenöse Drogenkonsum. Eine implantierte Kunst- oder Bioprothese bedeutet gegenüber einer gesunden Herzklappe als Fremdkörper ein wesentlich erhöhtes Endokarditisrisiko.

Gerade auch für Beurteilungen zu Zusammenhangsfragen sind Untersuchungen interessant, die vorbestehende Schädigungen von Nativklappen bei Endokarditis in folgender Häufigkeit gefunden haben:

➤ Mitralklappenprolaps
➤ keine erkennbare Vorschädigung
➤ degenerative Veränderungen der Aorten- und Mitralklappe

➤ koronare Herzkrankheit
➤ rheumatische Vorerkrankungen (Griffin et al. 1985).

Die Prävalenz des **Mitralklappenprolaps** bei Patienten mit Endokarditis wird mit 30–50% angegeben, womit dieser Fehler als der führende prädisponierende Faktor für eine Nativklappenendokarditis angesehen werden muß (Korzeniowski et al. 1992). Liegt jedoch kein Herzgeräusch vor, ist das Risiko auch bei nachgewiesenem Mitralklappenprolaps nur unwesentlich größer als in der Normalbevölkerung gleichen Alters (0,45%/Jahr gegen 0,4%/Jahr). Bei vorhandenem systolischen Geräusch erhöht sich das Risiko auf 0,52%/Jahr. Männliches Geschlecht in Verbindung mit einem Alter über 45 Jahren und einem systolischen Geräusch bedeutet die ungünstigste Konstellation für die Entstehung einer infektiösen Endokarditis.

Eine weitere wichtige Gruppe mit einer Häufung von Klappenaffektionen sind Patienten **mit angeborenen Herzfehlern**. Hier sind vor allem Patienten mit bikuspider Aortenklappe, persistierendem Ductus Botalli, Ventrikelseptumdefekt, Koarktation der Aorta und Pulmonalstenose betroffen. Die bikuspide Aortenklappe prädisponiert besonders im höheren Lebensalter zur Entwicklung einer Endokarditis. Auch bei der hypertrophen obstruktiven Kardiomyopathie besteht ein erhöhtes Risiko für eine Endokarditis: In 5% aller Fälle kommt es zu einem Befall der Aorten- oder Mitralklappe oder des interventrikulären Septum unmittelbar oberhalb der Ausflußbahnobstruktion (Stulz et al. 1989).

Als weiterer wichtiger prädisponierender Faktor für eine Endokarditis nicht nur im höheren Lebensalter wird der **Diabetes mellitus** genannt. Infolge von metabolischen, immunologischen und vaskulären Komplikationen ist das Risiko zur Entwicklung einer Endokarditis signifikant erhöht (Rayfield et al. 1982). Häufigere Infekte des Urogenitaltraktes oder der Haut mit Enterokokken, Streptokokken und Staphylokokken bei früh einsetzenden degenerativen Veränderungen von Gefäßen oder Herzklappen schaffen günstige Voraussetzungen für die Absiedelung von Bakterien infolge rezidivierender Bakteriämien. Möglicherweise handelt es sich auch hier eher um die Kombination von Stoffwechselstörung, Hypertonie und Gefäßsklerose, die ein erhöhtes Infektionsrisiko bedeutet.

Das früher höhere Risiko **Schwangerer**, insbesondere bei komplikativen Schwangerschaften und Geburten, meist in Assoziation mit vorbestehenden Herzfehlern, ist in Zeiten der verbesserten Hygiene und der Schwangerschaftsbetreuung mit den Möglichkeiten der modernen antibiotischen Behandlung zurückgegangen.

Tabelle 30.**2** Prädisponierende Faktoren bei Endokarditis auf Nativklappen

1. Mitralklappenprolaps
2. Minimalläsionen (degenerativ)
3. erkennbare degenerative Veränderungen der Klappen (Hypertonie)
4. Hypertonie mit koronarer Herzkrankheit
5. rheumatische Klappenschädigung
6. kongenitales Vitium
7. Diabetes mellitus
8. Operationen oropharyngeal
9. gefäßchirurgische Eingriffe
10. Weichteilverletzungen

Tab. 30.**3**

Symptome und Befunde	Häufigkeit (%)
Herzgeräusche	99
neues Herzgeräusch	36–52
Herzinsuffizienz	90
Klappendysfunktion	80
Myokarditis	
Nierenbefall	> 90
Glomerulonephritis	bis 80
embolische Infarkte	50
Splenomegalie	30
Petechien	20–40
Clubbing	10–20
Osler Knoten	10–20
neurologische Symptome	20–30
Embolien in die A. cerebri media	20 der neurologischen Symptome
mykotische Aneurysmata	2–10
Kopfschmerzen	50
intracerebrale Blutung	< 5

Im **Labor** imponiert eine mehr oder weniger ausgeprägte Entzündungsreaktion mit Anstieg des CRP, der BSG, einer meist hyperchromen Anämie und, besonders bei schweren Formen der Endokarditis, einer Leukozytose. Bei leichteren Formen findet sich nur eine geringe Linksverschiebung. Hinzu kommen Veränderungen der Proteinelektophorese mit Anstieg der Gammaglobuline und der Akutphaseproteine. Seltener sind Zeichen der Hämolyse mit LDH-Anstieg, erhöhtem Haptoglobin und Bilirubin. Blutkulturen bleiben in 5–20% der Fälle negativ. Dabei spielt der Zeitpunkt der Abnahme keine Rolle. Allerdings erhöht sich die Zahl der positiven Kulturbefunde mit der Zahl der analysierten Blutkulturen: sie liegt zwischen 60% bei einer Abnahme und 95% bei 6 Abnahmen (Waldvogel et al. 1975).

Die **Echokardiographie** erlaubt die direkte Beurteilung der Herzklappen mit einem Auflösungsvermögen von etwa 1–2 mm, wobei in einigen Fällen, insbesondere bei kleineren Vegetationen oder vorbestehenden ausgeprägten Verkalkungen von Klappenstrukturen, eine sichere Identifizierung der Endokarditis nicht möglich ist. Durch die Möglichkeit der transösophagealen Untersuchung, bei der ein hochauflösender Schallkopf (5–7 mHz) bis auf wenige Zentimeter an die Klappenstrukturen herangebracht werden kann, wird die Sensitivität der Echokardiographie hinsichtlich Endokarditis von 75% auf 90% verbessert. Ergänzt wird diese Untersuchungstechnik durch die farbcodierte Dopplerechokardiographie, die eine hochempfindliche Funktionsanalyse der Klappen ermöglicht, so daß im Zusammenspiel von morphologischer und funktioneller Analyse der Klappe nahezu 98% der Endokarditiden echokardiographisch gesichert werden können.

Symptomatik und Belastbarkeit

Die mittlere Inkubationszeit beträgt etwa 8 Tage, erste klinische Symptome treten nach circa 14 Tagen auf. Fast immer kommt es im Initialstadium zu einer Körpertemperaturerhöhung, meist unter 39°C. Afebrile Verläufe werden bei soeben beendeter oder noch laufender Antibiose, Nieren- oder schwerer Herzinsuffizienz gesehen. In der Regel findet sich ein remittierendes Fieber. Weniger aggressive Formen können auch subfebril verlaufen. Die Patienten klagen über allgemeine Abgeschlagenheit, Inappetenz mit Gewichtsverlust und Nachtschweiß. Aggressivere Formen gehen mit akut einsetzenden schwersten Allgemeinsymptomen einher. Regelmäßig tritt Schüttelfrost mit septischen Temperaturen und sich rasch verschlechterndem Allgemeinzustand auf. Nicht selten kommt es zu extrakardialen Begleitsymptomen, wie zentralnervösen Auffälligkeiten, die häufig auf septische Embolien zurückzuführen sind.

Auch wenn in einem gewissen Prozentsatz die Diagnosestellung aufgrund der blanden Klinik erheblich, gelegentlich monatelang verzögert sein kann, führt die klassische Kombination von Herzgeräusch, hohen septischen Temperaturen und erheblicher Beeinträchtigung des Allgemeinbefindens in etwa 50% der Fälle zu einer raschen Diagnose. Je nach Klappenbefall und Funktionseinbuße der Klappe sowie bereits vorbestehendem Myokardschaden kann das Befinden sich innerhalb weniger Stunden bis Tage rapide verschlechtern und ist dann ganz wesentlich von den Zeichen der akuten schwersten Herzschwäche geprägt. Tab. 30.**3** zeigt die Häufigkeit und Lokalisation der Organbefunde auf.

Bei Residualzuständen nach Endokarditis ist die Symptomatik und Belastbarkeit wesentlich abhängig vom Grad der funktionell wirksamen Klappenschädigung und der dadurch bedingten sekundären myokardialen Schädigung (Kapitel 12–15).

Myokardialer Funktionszustand

Die Myokardfunktion ist im Akutstadium der Endokarditis nicht beeinträchtigt. Ausnahmen bilden der Mitbefall des Myokards durch myokardiale Abszedierungen oder einen rheumatischen Prozeß, der akut oder vorbestehend mit oder ohne Beeinträchtigung der Klappenfunktion im Zuge der aktuellen Infektion zu einer Verschlechterung der Ventrikelfunktion beitragen kann. Die Beeinträchtigung der myokardialen Funktion als Folge von Klappenveränderungen ist ausführlich in den Kapiteln 12–15 abgehandelt worden.

Prognose

Der Erfolg der Behandlung hängt davon ab, um welchen Klappentyp (nativ oder Prothese), welche Lokalisation und welchen Erreger es sich handelt. Natürlich spielt auch die Schwere des Lokalbefundes im Bereich der Klappe (umschrieben, ausgedehnte Vegetationen, Abszedierung, Streuherde) eine wesentliche Rolle (Bisno et al. 1989, Fridmodt et al. 1987).

Die Erfolgsraten einer antibiotischen Behandlung sind bei **Nativklappenbefall** 90 % bei Streptokokken, 75 – 90 % bei Enterokokken und 60 – 75 % bei Staphylococcus aureus. Todesfälle sind bei Streptokokken- und Enterokokkeninfektionen in der Regel auf Komplikationen der Erkrankung selbst wie Herzinsuffizienz, Embolien, Ruptur von Aneurysmata oder Folgen der Herzchirurgie zurückzuführen, nicht auf ein Versagen der antibiotischen Therapie. Im Unterschied dazu kommt es insbesondere bei Staphylococcus aureus-Endokarditis immer wieder zu Todesfällen infolge nicht beherrschbarer fulminanter Infektion trotz Antibiose. Weniger erfolgreich ist die antibiotische Therapie bei Infektionen mit Pilzen, gramnegativen Enterobakterien und Pseudomonas wegen häufiger Antibiotikaresistenz.

Insgesamt ist die Prognose älterer und sehr junger Patienten ungünstiger. Auch Aortenklappenbefall, linksseitige Endokarditis, myokardialer Abszeß, Embolien, Herzinsuffizienz, Niereninsuffizienz und Herzchirurgie bei noch aktiver Endokarditis trüben die Prognose.

Bei **Klappenprothesen** hat die Spätendokarditis (> 60 Tage postoperativ) mit einer Mortalität von 20 – 50 % eine bessere Prognose als die frühen Formen mit Mortalitätsraten von 40 – 80 % (Cowgill et al. 1987, Leport et al. 1987). Die Streptokokkenendokarditis weist auch hier die beste Prognose auf. Besonders durch Pilze, koagulasenegative und koagulasepositive Staphylokokken, Corynebakterien, gramnegative Enterobakterien und Pseudomonas ausgelöste Infektionen haben eine sehr schlechte Prognose. Indikatoren für einen ungünstigen Verlauf sind persistierende Temperaturen, Entzündungsherde wie embolisch bedingte myokardiale und periphere Abszesse sowie neu aufgetretene Klappendysfunktion.

Bemessung von MdE und GdB

Die Bemessung der MdE und GdB richtet sich nach dem sekundären Restschaden (myokardiale Schädigung, schwere des Klappenfehlers (Kapitel 12 – 15, 22, 29).

Gutachterliche Beurteilung

Unfallversicherung

Die Beurteilung einer Endokarditis und deren irreversibler Folgen im Rahmen der Unfallversicherung kann aus verschiedenen Gründen außerordentlich schwierig sein:

➤ Die sichere Diagnosestellung kann akut, aber vor allem auch im Nachhinein große Probleme bereiten, da vor allem im letzten Fall die vorliegenden Unterlagen häufig nur spärliche Hinweise liefern.
➤ Bei gesicherter Endokarditis und deren Folgen kann die Überprüfung einer zu fordernden kausalen Beziehung zwischen einer durch Wege- oder Arbeitsunfall bedingten Infektion, die eine Endokarditis mit ihren sekundären Folgen induziert, dem Gutachter große Schwierigkeiten bereiten.

Letztendlich muß das Gutachten klären, ob es infolge des Primärereignisses (Verletzung) und dessen Nachfolgeerscheinungen (Wundinfektion mit Sepsis) zu einer Bakteriämie mit Klappenbefall kommt und ob dieser Vorgang anhand der Befunde auch gesichert nachvollzogen werden konnte. Hier spielen Fragen des zeitlichen Zusammenhangs von Trauma, Behandlung (Operation) und entsprechender Klappenerkrankung anhand der vorliegenden Unterlagen des klinischen Verlaufs, der Laborbefunde und des positiven Erregernachweises eine Rolle. Gleichzeitig muß geklärt werden, ob und wenn ja welche Klappenvorschädigung bei dem Versicherten bestanden hat, da ein Vorschaden zur Entwicklung einer Endokarditis prädisponiert. Hier wäre es wichtig zu wissen, wann und wodurch die Vorschädigung der Klappe zustandegekommen ist. Im Falle eines rheumatischen Klappenschadens, der während des Krieges akquiriert und auch als solcher anerkannt wurde, ergibt sich die versicherungsrechtlich wichtige

Frage, ob die jetzige Klappenentzündung nicht letztlich als Folge der damaligen Erkrankung (Entschädigungsrecht) und nicht als Folge des Unfalls zu werten ist (Fritze et al. 1996, Spang et al. 1949). Eine Vielzahl von Variablen ist zu berücksichtigen. Sicher läßt sich die Frage nach dem Kausalzusammenhang um so sicherer beantworten, je mehr objektive Daten zum aktuellen Krankheitsgeschehen zur Verfügung stehen. So können zum Beispiel Daten zur Aggressivität der jetzigen Entzündung und damit auch zur Wahrscheinlichkeit von neu aufgetretenen Klappendestruktionen besonders hilfreich sein. Dieses gilt insbesondere dann, wenn zur Vorerkrankung nur unvollständige und oft wenig aussagekräftige Untersuchungsergebnisse vorliegen. Eine ausführliche Diagnostik des Klappenfehlers zu einem früheren Zeitpunkt erleichtert gleichermaßen die gutachterliche Beurteilung.

Eine ganz wesentliche Schwierigkeit der gutachterlichen Beurteilung der Endokarditis liegt somit in der Trennung alter und neuer Veränderungen, was den Gutachter mit den herkömmlichen Darstellungsverfahren vor große Probleme stellen kann. So hat der Gutachter anhand zahlreicher, oft unvollständiger oder wenig aussagekräftiger Vorbefunde und Angaben des Versicherten zur Vorerkrankung und den aktuellen Befunden zu entscheiden, was war und was im Zuge der jetzigen Infektion hinzugekommen ist und welchem Ereignis die wesentliche Bedeutung hinsichtlich des aktuell zu beurteilenden Zusammenhangs zugemessen werden muß.

Zwei Beispiele sollen die Schwierigkeit der gutachterlichen Beurteilung der Endokarditis beleuchten.

1. Beispiel

„Fehlender Erregernachweis. Klinisch blander, offenbar schleichender Krankheitsverlauf. Der Erregernachweis gelingt nicht, was bei der Endokarditis in bis zu 30% der Fälle vorkommt (Waldvogel et al. 1975)."
Bei dem 51jährigen Mann tritt bei vorbestehendem Klappenfehler im Rahmen eines entschädigungspflichtigen Ereignisses (Arbeitsunfall mit Verbrennungen) Fieber und Luftnot auf. Das Fieber kann mit einem Breitspektrum-Antibiotikum beherrscht werden. Die Untersuchungen

ergeben eine Lungenstauung bei Aorteninsuffizienz, eine Leukozytose von 15.000/µl, ein erhöhtes CRP und eine beschleunigte BSG. Alle Blutkulturen bleiben steril. Auskultatorisch findet sich ein Systolikum (3/6) abgesetzt vom 2. Herzton über Aorta und ein mittellautes Diastolikum über dem Erb'schen Punkt.
In alten Unterlagen war ein leises Systolikum und ein „fragliches" Diastolikum vorbeschrieben. Neuere EKGs sind gegenüber Vor-EKGs nahezu unverändert. Die transthorakale und transösophageale Echokardiographie zeigt verdickte echodichte Aortenklappensegel mit etwas verminderter Öffnungsamplitude, frei flottierende, vegetationsverdächtige Strukturen konnten nicht nachgewiesen werden. Die Einschwemmkatheteruntersuchung ergibt eine myokardiale Funktionsstörung im hämodynamischen Stadium 2 mit einem Anstieg des Pulmonalkapillardrucks von in Ruhe 15 auf 25 mm Hg bei 50 Watt. Eine supravalvuläre Aortographie zu einem späteren Zeitpunkt zeigt eine höhergradige Aorteninsuffizienz im pathologischen Stadium 3 (Kapitel 13; Aorteninsuffizienz).
Die abschließende Beurteilung lautet: Vorliegende Befunde des Hausarztes und früherer Klinikaufenthalte beschreiben ein leichtgradiges Aortenklappenvitium mit geringgradiger Aorteninsuffizienz ohne klinische Beeinträchtigung. Die Ursache der Klappenvorschädigung muß offenbleiben. Funktionell befand sich der Patient laut seinen eigenen Angaben und Informationen der mitbehandelnden Ärzte **vor** der jetzigen Verschlechterung im NYHA-Stadium I. Die Nachuntersuchungen nach dem Unfall zeigen den Patienten durch Luftnot auf leichtem bis mittlerem Belastungsniveau limitiert (NYHA-Stadium II-III). Die Rechtsherzeinschwemmkatheteruntersuchung bestätigt die LV-Funktionsstörung auf niedriger Belastungsstufe (hämodynamisches Stadium 2). Der LV ist auf 65 mm enddiastolisch vergrößert. Pathophysiologisch liegt ein operationsbedürftiges Stadium 3 vor. ∎

Die im Zusammenhang mit der bakteriellen Infektion im Rahmen der Verbrennung eingetretene Verschlechterung der Belastbarkeit und Hämodynamik mit anhaltender Belastungsdyspnoe muß trotz fehlendem Erregernachweis als unfallabhängige Verschlechterung des Aortenvitiums beurteilt werden, die mit hoher Wahrscheinlichkeit auf eine im Zuge der Allgemeininfektion entstandene bakterielle Endokarditis zurückzuführen ist. Ein kausaler Zusammenhang kann auch ohne direkten Erregernachweis aufgrund der vorliegenden Untersuchungsergebnisse zweifelsfrei nachvollzogen werden. Die MdE richtet sich nach den im Kapitel 13 dargelegten Kriterien (Abschnitt „Bemessung von MdE und GdB").

2. Beispiel

„Sepsis bei Schnittverletzung (Streptococcus viridans), Ventrikelseptumdefekt VSD), leichtgradige Aorteninsuffizienz, pulmonale Hypertonie"

Ein 55jähriger Mann erleidet durch einen Arbeitsunfall eine Schnittverletzung im Bereich der Hand. Es kommt zur Ausbildung einer Phlegmone und Symptomen der Sepsis mit hohen remittierenden Temperaturen und Schüttelfrost. Im weiteren Verlauf fällt ein lautes Systolikum und ein leises Diastolikum über dem Erb'schen Punkt auf. Nach erfolgreicher antibiotischer Therapie über 6 Wochen unter der Verdachtsdiagnose einer Endokarditis haben sich die Allgemeinsymptome vollständig zurückgebildet. Es besteht Fieberfreiheit, die Hand ist reizlos abgeheilt. Als Nebenerkrankung besteht eine ausgeprägte Varikose mit chronisch venöser Insuffizienz.

Der Untersuchte beklagt jetzt Dyspnoe bei mittleren körperlichen Belastungen und eine leichte Ermüdbarkeit. Eine Anämie mit einem Hb von 10,5 g/% wird durch Eisensubstitution kontinuierlich korrigiert. Die Luftnot persistiert. Eine ausführliche kardiologische Diagnostik schließt sich an. Echokardiographisch ist der LV hypertrophiert, von guter Kontraktilität. Enddiastolischer und endsystolischer Durchmesser liegen im Normbereich. Die Aortenklappe erscheint etwas verdickt, das Bewegungsmuster ist unauffällig. Farbdopplerechokardiographisch findet sich ein zentraler Insuffizienzjet entsprechend einer leichtgradigen Aorteninsuffizienz. Unmittelbar unterhalb der Aortenklappe findet sich ein kleiner VSD mit Links-rechts-Shunt von 22%. Der rechte Ventrikel ist stark hypertrophiert, ebenfalls gut kontraktil und von norma-

ler Größe. Beide Vorhöfe sind altersentsprechend, der linke mit 46 mm endsystolisch grenzwertig groß. Zusammengefaßt ergibt diese Untersuchung einen hochsitzenden, kleinen Ventrikelseptumdefekt, etwas verdickte, nicht akut entzündlich veränderte Aortenklappentaschen mit einer geringen Aorteninsuffizienz und eine postkapilläre pulmonale Hypertonie mit einem pulmonalarteriellen Mitteldruck von 45 mm Hg. Der Pulmonalkapillardruck beträgt in Ruhe 15 mm Hg und steigt unter Belastung mit 50 W auf 20 mm Hg an. Das Herzminutenvolumen kann adäquat gesteigert werden. Die Shuntberechnung ergibt einen Links-rechts-Shunt von 22%.

Die gutachterliche Frage betraf den Zusammenhang zwischen Streptokokkensepsis, dem „neu" aufgetretenen lauten systolischen Herzgeräusch, möglicherweise einem VSD zuzuordnen, und der klinischen Verschlechterung mit Dyspnoe schon bei leichten bis mittleren Belastungen. ∎

Die akute Endokarditis im Bereich der Aortenklappe und des VSD muß aufgrund des zeitlichen Zusammenhangs, der typischen Klinik und des positiven Blutkulturbefundes auf die Sepsis nach dem Unfall zurückgeführt werden. Sie konnte aufgrund der sofort eingeleiteten antibiotischen Therapie schnell beherrscht und vollständig ausgeheilt werden.

Aufgrund des günstigen klinischen Verlaufs und der postkapillären pulmonalen Hypertonie kann nicht davon ausgegangen werden, daß der VSD erst durch die Endokarditis entstanden ist. Er hat mit größter Wahrscheinlichkeit schon vorbestanden, möglicherweise als Auslöser der länger bestehenden postkapillaren pulmonalen Hypertonie, die wiederum den ursprünglich höheren Shunt reduzierte. Internistische Voruntersuchungen hatten nicht stattgefunden, so daß ein VSD auch längere Zeit unerkannt bleiben konnte. Die Aorteninsuffizienz ist angiographisch und Dopplerechokardiographisch als geringgradig einzuordnen. Sie kann durchaus Folge der Endokarditis, aber keineswegs Ursache für die zunehmenden Beschwerden des Versicherten sein, da die beobachtete linksventrikuläre Funktionsstörung nur geringgradig ausgeprägt ist. Die Luftnot ist am ehesten mit der pulmonalen Hypertonie in Zusammenhang zu bringen, die möglicherweise als Folge eines früher größeren Shunts anzusehen ist. Der noch normal große, konzentrisch hypertrophierte rechte Ventrikel spricht nicht unbedingt gegen einen früher größeren Shunt.

Die unfallbedingte MdE infolge Endokarditis mit geringer Aorteninsuffizienz und leichtgradiger linksventrikulärer Funktionsstörung betrug daher 30 v. H. Der VSD mit geringem Links-rechts-Shunt sowie die postkapilläre pulmonale Hypertonie wurden als unfallunabhängige, vorbestehende Erkrankungen eingeordnet, ohne erkennbare Verschlimmerung im Rahmen der versicherungspflichtigen unfallbedingten Endokarditis.

Zusammenfassend sind im Rahmen der Unfallversicherung folgende Fragen bei der gutachterlichen Beurteilung der Endokarditis zu klären:

➤ Ist die eingetretene Infektion zweifelsfrei auf ein entschädigungspflichtiges Ereignis zurückzuführen?
➤ Ist der Zusammenhang zwischen Infektion und infektiöser Endokarditis eindeutig, oder sind andere Auslöser denkbar?
➤ Hat eine Vorschädigung der betroffenen Klappen bestanden? Hier wäre wichtig, wann und unter welchen Umständen die Ersterkrankung bzw. die Vorschädigung von Herzklappen eingetreten ist.
➤ Hat es sich bei der Ersterkrankung um ein entschädigungspflichtiges Geschehen gehandelt? Falls ja, würde sich die Situation unter Umständen versicherungsrechtlich anders darstellen? Wenn die neue Erkrankung mit der Ersterkrankung in kausalem Zusammenhang steht, könnte der verantwortliche Versicherungsträger durchaus ein anderer und nicht die Unfallversicherung sein. Im Falle eines anerkannten Kriegsfolgeschadens würde bei einer späteren Endokarditis mit Destruktion der vorgeschädigten Klappe ein Kriegsfolgeschaden angenommen werden müssen (Spang et al. 1949).

Rentenversicherung

Die Höhe der MdE richtet sich nach dem myokardialen und klappendefektbedingten Restschaden (Kapitel 12 – 15, 22).

Entschädigungsrecht

Eine auf dem Boden einer entschädigungspflichtigen Klappenerkrankung entstandene infektiöse Endokarditis mit ihren chronischen, klinischen und hämodynamischen Folgen ist als entschädigungspflichtiges Leiden anzuerkennen (Kapitel 12 – 15, 22).

Schwerbehindertengesetz

Der GdB richtet sich nach dem irreversiblen Restschaden (Kapitel 12 – 15, 22).

▉ Literatur

1. Bayer, A.S.: Revised diagnostic criteria for infective endocarditis. Cardiol. Clin. 14, 345, 1996.
2. Bisno, A.L., W.E. Dismukes, D.T. Durack: Antimicrobal treatment of infective endocarditis due to viridans streptococci, enterococci and staphylococci. JAMA 261, 1471, 1989.
3. Cowgill, L.D., V.P. Addonizio, A.R. Hopeman, A.H. Harken: Prosthetic valve endocarditis. Curr. Probl. Cardiol. 11, 617, 1986.
4. Cowgill, L.D., V.P. Addonizio, A.R. Hopeman: A practical approach to prosthetic valve endocarditis. Ann. Thorac. Surg. 43, 450, 1987.
5. Daschner, F.: Infektiöse Endokarditis aus 'Herzkrankheiten' von Roskamm H. und Reindell H. Springer Verlag Berlin 4. Auflage, 1179, 1996.
6. Finkielman, J.D., M.Gimenez, C. Pietrangel: Endocarditis as a complication of a transjugular intrahepatic portosystemic stent shunt. Clin. Infect. Dis. 22, 385, 1996.
7. Fridmodt-Moller, N., F. Espersen, V.T. Rosdahl: Antibiotic treatment of staphylococcus aureus endocarditis. A review of 119 cases. Acta Med. Scand. 222, 175, 1987.
8. Fritze, E. und Barmeyer J.: Rheumatische und infektiöse Endokarditis, subakute Endokarditis in „Die ärztliche Begutachtung". 5. Auflage. Steinkopff Verlag Darmstadt, 1996.
9. Griffin, M.R., W.R. Wilson, W.D. Edwards: Infective endocarditis. Olmstead County, Minnesota 1950 through 1981. JAMA 254, 1199, 1985.

10. Grinberg, M.: How iatrogenic and preventable is infective endocarditis ? (editorial). Eur Heart J. 16, 1968, 1995.

11. Korzeniowski, O.M., D. Kaye: „Infective endocarditis" „Heart Disease" by E.Braunwald 1078, 1992.

12. Lacassin, F., B. Hoen, C. Leport, C. Selton Suty: Procedures associated with infective endocarditis in adults. A case control study. Eur. Heart J. 16, 1756, 1995.

13. Leport, C., J.L. Vilde, F. Bricaire: Fifty cases of late prosthetic valve endocarditis: Improvemnet in prognosis over a 15 year period. Brit. Heart J. 58, 66, 1987.

14. Lipeschkin, N.: On the relation between the site of valvular involvement in endocarditis and the blood pressure resting on the valve. Am. J. Med. Sci 244, 318, 1952.

15. Malquarti, V., W. Sradarian, J. Etienne: Prognosis of native valve infective endocarditis: A review of 253 cases. Eur. Heart J. 5 (Suppl C), 11, 1984.

16. McKinsey, D.S., T.E. Ratts, A. L. Bisno: Underlying cardiac lesions in adults with infective endocarditis: The changing spectrum. Am. J. Med. 8,: 681, 1987.

17. Pelletier, L.L.: Infective Endocarditis: update 1996. Compr. Ther. 22, 471, 1996.

18. Prendergast, B.D., A.P. Banning, R.J. Hall: Valvular heart disease : recommendations for investigation and management. Summary of guidelines produced by a working group of the British Cardiac Society and the Research Unit of the Royal College of Physicians. Journal of the R. Coll. of Phys. 3,: 309, 1996.

19. Rayfield, E., M.J. Ault, G.T. Keusch: Infection and diabetes. The case for glucose control. Am. J. Med. 72, 439, 1982.

20. Sergi, C., J. Weitz, W.J. Hofmann et al.: Aspergillus enodcarditis, myocarditis and pericarditis complicating necrotizing fasciitis. Case report and subject review. Virchow Archives 429, 177, 1996.

21. Spang, K., A. Gabele: Über die Nachkriegsendokarditis, eine Sonderform der Endokarditis lenta. Arch. Kreislaufforsch. 16, 52, 1949.

22. Stulz, P., W. Zimmerli, J. Mihatsch, E. Gradel: Recurrent infective endocarditis in idiopathic hypertrophic subaortic stenosis. Thorac. Cardiovasc. Surg. 37, 99, 1989.

23. Waldvogel, F.A.: Mikrobiologie der Endokarditis. Schweiz. Med. Wschr. 105, 1427, 1975.

24. Weinberger, I., Z. Rotenberg, D. Zacharovitch: Native valve infective endocarditis in the 1970's versus the 1980's. Underlying cardiac lesions and infecting organisms. Clin. Cardiol. 13, 94, 1990.

Hypertonie (systemisch, pulmonal)

31. Hypertensive Herzerkrankung

Detlev Jäger

▦ Allgemeines

Definition und Epidemiologie

Ein systolischer Blutdruck > 160 mm Hg und/
oder ein diastolischer Blutdruck > 95 mm Hg erfüllt die WHO-Kriterien der Hypertonie. Liegen
systolischer Blutdruck zwischen 140 und
160 mm Hg und/oder diastolischer Blutdruck
zwischen 90 und 95 mm Hg, wird von einer
Grenzwerthypertonie gesprochen. Die „Deutsche Liga zur Bekämpfung des Bluthochdrucks"
nennt 140 mm Hg als Obergrenze für den systolischen Blutdruck bis zum 64. Lebensjahr und
läßt danach Werte bis 150 mm Hg zu; als Grenze
für den diastolischen Blutdruck gelten 90 mm
Hg altersunabhängig. Die gebräuchliche Stadieneinteilung nach WHO-Kriterien unterscheidet drei Stadien:

➤ Stadium I: keine Anzeichen hypertensiver
Organveränderungen vorhanden
➤ Stadium II: objektivierbare Organbeteili-
gung vorhanden
➤ Stadium III: hypertensive Organschäden
nachweisbar, die nicht mehr vollständig reversibel sind.

In den westlichen Industrienationen haben bis
zu 20% der Erwachsenen eine essentielle Hypertonie, wobei die Inzidenz nach Alter, Geschlecht und Rasse erheblich variiert. So findet
sich z.B. in der Altersklasse bis 35 Jahre bei 8%
der Männer und 4% der Frauen, in der Altersklasse der 45- bis 55jährigen bei 26% der Männer und 22% der Frauen eine arterielle Hypertonie (Whelton et al. 1994).

Sekundäre Hypertonieformen

Der Verdacht auf eine sekundäre Hypertonie-
form gründet auf anamnestischen Daten und
charakteristischen klinischen Zeichen, die wiederum die gezielte Anwendung spezieller Untersuchungsmethoden induzieren. Als Ursache
sekundärer Hypertonien finden sich Erkrankungen der Nieren, des Endokriniums und des kardiovaskulären Systems. Nach Abschluß der Diagnostik und unter der Therapie gilt es, in der Begutachtungsmedizin eventuell irreversible Organschäden des Herzens zu bewerten.

▦ Diagnostik

Erste Hinweise auf Dauer und Schwere der Erkrankung sowie stattgehabte Komplikationen
werden bei der **Anamneseerhebung** erfragt.
Zusammen mit den bei der **klinischen Untersuchung** erhobenen Daten kann dann meistens
schon ausreichend sicher zwischen der essen-
tiellen (90%) und der sekundären Hypertonie
unterschieden werden. Zeichen einer manifesten Herzinsuffizienz werden bei der klinischen
Untersuchung festgestellt; ein systolisches Geräusch kann schon auf eine deutliche LV-Dilata-
tion mit relativer Mitralklappeninsuffizienz
hinweisen. Ein diastolischer Galopp deutet auf
eine systolische Pumpstörung hin.

Die **Blutdruckmessung** erfolgt unblutig nach
der Methode von Riva-Rocci, die Meßergebnisse
sollten reproduzierbar sein. Eine **24-Stunden-
Blutdruckmessung** gibt Auskunft über die zir-
kadiane Schwankung des Blutdrucks und die
Qualität der Blutdruckeinstellung.

Manifeste mikrovaskuläre Schäden sollten durch **Spiegelung des Fundus** oder durch **Fluoreszenzangiographie** festgestellt werden.

Ein verhältnismäßig schmales Programm an **Laboruntersuchungen** reicht aus, extrakardiale Hypertoniefolgen zu diagnostizieren oder bei entsprechenden klinischen Befunden die Arbeitshypothese der sekundären Hypertonie zu unterstützen: Elektrolyte, Harnretentionsparameter, Serum-Eiweiß und Elektrophorese, Schilddrüsenhormone, Steroidhormone, Renin, ACTH, STH, Prolaktin, PTH. Bestimmungen der Katecholamine und ihrer Metaboliten erweisen sich auch bei dringendem Verdacht auf ein Phäochromozytom häufig als diagnostisch unergiebig.

Das **EKG** dient zur Dokumentation der Herzfrequenz, Überleitungszeiten und Rhythmusstörungen, letzteres in Verbindung mit der **Langzeit-EKG-Registrierung**. Die Sensitivität und Spezifität von Hypertrophiezeichen im EKG ist gering, ihre Aussagekraft angesichts der aussagekräftigeren echokardiographischen Methoden nicht mehr erheblich. Endstreckenveränderungen müssen in Verbindung mit linksventrikulärer Hypertrophie und/oder Verzögerung der Depolarisation (QRS-Verbreiterung) als sekundäre oder auch unspezifische Endstreckenveränderungen verstanden werden, die eine myokardiale Ischämie nicht zwingend beweisen (Schröder 1976).

Endstreckenabsenkungen im **Arbeitselektrokardiogramm** dürfen ebenfalls bei Hypertonie und insbesondere bei solcher mit nachgewiesener linksventrikulärer Hypertrophie nicht zur Ischämiediagnostik herangezogen werden. Die **Fahrradergometrie** oder andere dynamische Belastungsprüfungen dienen in erster Linie zur Feststellung der Leistungsfähigkeit, der mit der Belastung verbundenen Beschwerden wie Dyspnoe oder Angina pectoris und der Dokumentation der Frequenz- und Blutdruckregulation.

Echokardiographisch lassen sich morphologische Daten wie Größe der Herzhöhlen, Wanddicke und Klappenstruktur beschreiben. Wandbewegungsstörungen können lokalisiert und quantifiziert werden. Die Abschätzung der linksventrikulären Muskelmasse ist ebenso

möglich wie mit Hilfe der **Dopplerfunktion** eine globale Beschreibung der Hämodynamik. So lassen sich diastolische und systolische Funktionsstörungen eindeutig unterscheiden. Mittels Dopplerechokardiographie kann auch als Ausdruck einer deutlichen myokardialen Funktionsstörung des Hypertonieherzens eine relative Mitral- und Trikuspidalinsuffizienz registriert werden.

Mit dem **Einschwemmkatheter** läßt sich der Grad der Abweichung der Hämodynamik vom Normbereich bestimmen und eine Zuordnung zu einem der Funktionsstadien treffen (Wiechmann 1990). Als differentialdiagnostisches Instrument zur Unterscheidung zwischen koronarbedingter und hypertoniebedingter Funktionsstörung ist der Einschwemmkatheter dagegen ungeeignet (Jehle 1983; Franz 1992).

Ist eine dynamische Belastungsuntersuchung nicht möglich, bietet sich die Durchführung der Streßechokardiographie an (Haug 1994), die möglicherweise die Unterscheidung zwischen hypertensiver und koronarer Herzerkrankung zuläßt (v. Dryander 1996).

Mittels der ^{201}**TI-Szintigraphie** können perfusionsgestörte Myokardareale lokalisiert und die Ausdehnung der Ischämieareale semiquantitativ erfaßt werden; jedoch ist der Rückschluß auf das Bestehen einer Makroangiopathie nicht möglich (Jäger 1992).

Muß aufgrund klinisch anamnestischer Daten das Bestehen einer koronaren Herzkrankheit differentialdiagnostisch erwogen werden, läßt sich die **selektive Koronarangiographie** zum Ausschluß oder definitiven Nachweis der KHK nicht umgehen.

▓ Symptomatik und Belastbarkeit

Die typische „Hypertoniesymptomatik" gibt es nicht. Als typische Symptome einer fortgeschrittenen Hypertonie können Kopfschmerzen und Schwindelerscheinungen verstanden werden. Häufig finden sich Zeichen vegetativer Labilität mit vermehrter Schweißneigung und Schlafstörungen. Manchmal fallen Herzrhythmusstörungen auf. Zeichen schon manifester kardialer Funktionsstörungen stellen Angina pectoris und/oder Belastungsdyspnoe dar. Mitunter wird die Diagnose erst im Zusammenhang mit einer bedrohlichen Komplikation gestellt (Lungenödem bei hypertensiver Krise oder Hochdruckenzephalopathie).

Kommt es auf dem Boden der fortschreitenden Massenzunahme des linken Ventrikels zur Entwicklung einer diastolischen Funktionsstörung (Füllungsdruckanstieg), wird die Belastbarkeit eines Arbeitnehmers durch Belastungsdyspnoe zunehmend eingeschränkt. Schon in diesem Stadium der noch konzentrischen Hypertrophie können Rhythmusstörungen (intermittierende oder permanente absolute Arrhythmie bei Vorhofflimmern, komplexe ventrikuläre Rhythmusstörungen) die Leistungsfähigkeit eines Arbeitnehmers zusätzlich beeinträchtigen.

Der optimal behandelte Hochdruckpatient ohne Organschäden ist uneingeschränkt belastbar. Tritt beim Übergang der konzentrischen in die exzentrische Hypertrophie eine Störung der systolischen Funktion auf, fällt das Schlagvolumen ab. Die einsetzende Herzinsuffizienz macht jetzt in der Regel jegliche berufliche Körperarbeit unmöglich.

Pathogenese der hypertensiven Herzerkrankung

Hypertensive Blutdruckregulation bedeutet für den linken Ventrikel eine Nachlasterhöhung, die eine konzentrische linksventrikuläre, symmetrische oder asymmetrische Hypertrophie auslöst. Als erste Funktionsbeeinträchtigung tritt eine diastolische Funktionsstörung auf, die Füllungsdrücke steigen bei höherer, später schon bei geringerer Belastung an. Mit Zunahme der Hypertrophie verschlechtern sich die Bedingungen der myokardialen Perfusion, meßbar nimmt die Koronarreserve ab (Strauer 1991). Mit der allmählichen Dilatation des linken Ventrikels (exzentrische Hypertrophie) nimmt die Wandspannung zu. Diese Wandspannungszunahme bedeutet zum einen Verschlechterung der energetischen Bilanz (Zunahme des myokardialen Sauerstoffverbrauchs), zum anderen perpetuiert sie die Hypertrophieentwicklung. Regionale Minderperfusion des Myokards (verursacht durch ein Mißverhältnis zwischen Myokardmenge, Kapillardichte und hypertensiver Mikroangiopathie mit Intimaproliferation) führt zur teilreversiblen diastolischen und systolischen Funktionsverschlechterung. Myozytolysen und disseminierter Ersatz durch Bindegewebe mindern die Qualität des Myokards schrittweise weiter; zuletzt findet sich ein dilatierter, verhältnismäßig dünnwandiger linker Ventrikel, der nur noch ein ungenügendes Schlagvolumen bewältigen kann. Nach dem Stadium der diastolischen Funktionsstörung ist jetzt das Stadium der systolischen Funktionsstörung erreicht.

Mit zunehmender Wandspannung, abnehmender linksventrikulärer Ejektionsfraktion und abnehmender Koronarreserve (Bethge 1987) nimmt die Inzidenz komplexer supraventrikulärer und ventrikulärer Rhythmusstörungen bei Hypertonikern mit normalem Koronarangiogramm zu. Ein arrhythmogener Faktor ist dabei die mikrozirkulatorisch bedingte Ischämie, zum anderen die schon frühzeitige Aktivierung des Sympathicus (Goldstein 1983). Hochdruckkranke erleben mit Einschränkung der Hämodynamik eine weitere sympathoadrenerge Aktivierung mit resultierendem Anstieg der Plasmakatecholamine. Patienten mit schwerwiegender irreversibler linksventrikulärer Schädigung (WHO-Stadium III) erfüllen bei Auftreten primären Kammerflimmerns oder hämodynamisch nicht tolerierter ventrikulärer Tachykardien die Indikationskriterien zur ICD-Therapie (Andresen 1994).

▓ Myokardialer Funktionszustand

Abhängig vom Grad der myokardialen Schädigung finden sich bei der hypertensiven Herzerkrankung alle vier myokardialen Funktionsstadien (Stadium 1–4).

Sehr lange im Verlauf der sich entwickelnden Hypertonie bleibt die Funktion des linken Ventrikels unbeeinträchtigt. Auch unter hoher Belastung fehlt jegliche Luftnot. Der Füllungsdruck liegt im Normbereich (**Stadium 0**).

Mit zunehmender konzentrischer Hypertrophie bildet sich allmählich eine Dehnbarkeitsstörung aus, die bei höhergradigem Füllungsdruckan-

Tabelle 31.1   MdE und GdB bei hypertensiver Herzerkrankung

Symptomatik NYHA-Stad.	Blutdruck unter Therapie	Echokardiographie (konz.*, exz.)	Funktionsstadium	MdE, GdB** (%)
I	–	konz. +	0	0–10
	+	konz. ++	1	10–30
II/III	+	konz. +	1	30–40
	++	konz. ++	1	40–60
III	für Beurteilung unerheblich	exz.	2	60–80
		exz.	3	80–100
IV	für Beurteilung unerheblich	exz.	4	100

* bis 15 mm +, > 15 mm ++

** bei Rhythmusstörungen (Vorhofflimmern, höhergradigen ventrikulären Rhythmusstörungen) erhöht sich die MdE und der GdB um 10–30%.

stieg einen Arbeitnehmer in seiner körperlichen Belastbarkeit durchaus einschränken kann (**Stadium 1**).

Das **Stadium 2** ist gekennzeichnet durch Vergrößerung des linken Ventrikels (exzentrische Hypertrophie) bei noch unter Alltagsbedingungen adäquatem Anstieg des Herzminutenvolumens. Arbeitnehmer in diesem Stadium sind bei körperlicher Arbeit meist stärker eingeschränkt, zumal der Füllungsdruck in der Regel unter Belastung stark erhöht ist.

Im **Stadium 3** (Belastungsherzinsuffizienz) ist stärkere körperliche Arbeit kaum mehr möglich.

Im **Stadium 4** besteht Berufs- und Erwerbsunfähigkeit.

Prognose

Verlauf und Prognose werden durch den Grad der irreversiblen linksventrikulären Schädigung sowie durch die therapieabhängige Progression der Erkrankung bestimmt. Unbehandelt leben nach 5 Jahren noch 85 % der Patienten des WHO-Stadiums I, 50 % des Stadiums II und 30 % des Stadiums III.

Bemessung von MdE und GdB

Bei der gutachterlichen Beurteilung der Leistungsfähigkeit und Belastbarkeit eines Arbeitnehmers mit hypertensiver Herzerkrankung kommt von den kardialen Faktoren (Tab. 6.1) der Symptomatik (Dyspnoe, eventuell Angina pectoris), der Rhythmussituation, der Pathomorphologie (konzentrische oder exzentrische Hypertrophie) und dem hämodynamischen Stadium besondere Bedeutung zu. Unverzichtbar sind dabei folgende technische Untersuchungsmethoden: EKG, (Spiro)ergometrie, 24-Stunden-Blutdruckmessung, 24-Stunden-Langzeit-EKG, Echokardiographie und, bei pathologischen, nichtinvasiven Befunden, die Mikroherzkatheterisierung.

Nach der unterschiedlichen Ausprägung der hypertensiven Herzerkrankung ergeben sich die in Tab. 31.1 dargestellten Bemessungswerte.

Gutachterliche Beurteilung

Unfallversicherung

Die hypertensive Herzerkrankung fällt in den Versicherungsrahmen der Unfallversicherung, wenn sie als zugrundeliegende Erkrankung zur Mitursache eines Unfalls geworden ist (z. B. Unfall durch Rhythmusstörung), oder wenn die Art und Schwere der beruflichen Belastung zu einer Verschlechterung der hypertensiven Herzerkrankung geführt hat (Kapitel 12, Abschnitt „Gutachterliche Beurteilung"). In den Rahmen der Unfallversicherung fallen auch Schäden, die unfallbedingt zu einer sekundären Hypertonie mit Folgen für das Herz geführt haben (z.B. renale Hypertonie durch Nierenverletzungen).

Rentenversicherung

Bei Begutachtungen für die Rentenversicherung gilt Tab. 31.**1**.

Entschädigungsrecht

Die hypertensive Herzerkrankung fällt nur dann in den Versorgungsrahmen des Entschädigungsrechtes, wenn sie aufgrund einer sekundären Hypertonie entstanden ist, die als Folge einer entschädigungspflichtigen Grundkrankheit anerkannt worden ist. Die MdE richtet sich dann nach den in Tab. 31.**1** angegebenen Bemessungswerten.

Schwerbehindertengesetz

Die Festlegung des GdB erfolgt nach Tab. 31.**1**.

■ Literatur

1. Andresen, D., M. Block, M. Borggrefe, J. Brachmann, L. Goedel-Meinen, B.-D. Gonska, S. Hohnloser, K.-H. Kuck, K.-P. Kunze, K.-P. Kunze, J. Trappe, N. Treese, H.J. Volkmann: Empfehlung zur Implantation von Defibrillatoren der Kommission für klinische Kardiologie unter Mitwirkung der Arbeitsgruppe „Interventionelle Eklektrophysiologie" der Deutschen Gesellschaft für Herz- und Kreislaufforschung. Z. Kardiol. 83, 242,1994.
2. Bethge, C., W. Motz, A.v. Hehn, B.E. Strauer: Ventricular arrhythmias in hypertensive heart disease with and without heart failure. J. Cardiovasc. Pharm. 10, Suppl. 6, 119, 1987.
3. Dryander, S.v., J. Beauport, A. Machraoui, D. Jäger, B. Lemke, W. Bojara, J. Barmeyer: Dopplerechokardiographie in Systole und Diastole bei hypertensiver Herzkrankheit ohne Koronarstenosen. Z. Kardiol. 85, Suppl. 5, 26, 1996.
4. Franz, I.W., U. Tönnesmann, D. Erb: Ischämiebedingte Pumpfunktionsstörung bei Hypertonikern mit unauffälligem Koronarangiogramm. Klin. Wschr. 69, Suppl. 28, 160, 1992.
5. Goldstein, D.S.: Plasma catecholamines and essential hypertension. An analytical review. Hypertension 5, 86, 1983.
6. Haug, G.: Indikationen und Differentialindikationen zur Streßechokardiographie. In: Haug, G. (Hrsg): Streßechokardiographie. Steinkopff Darmstadt 1994.
7. Jäger, D., A. Vogel, S. v. Dryander, D. Großkurth, M. Hinrichsen, D. Lemke, A. Machraoui, F. Melz, V. Wiebe, J. Barmeyer: Bedeutung der [201]Thallium-. Myokardszintigraphie beim Hypertoniker. Dtsch. Med. Wschr.. 117, 1423, 1992.
8. Jehle, J., V. Hoffmann, P. Spiller, F. Loogen: Wertigkeit der Einschwemmkatheteruntersuchung in der kardiologischen Diagnostik. Z. Kardiol. 72, 514, 1983.
9. Schröder, R., K. P. Schüren: Praktische EKG-Auswertung. Schattauer, Stuttgart, 1976.
10. Strauer, B.E.: Das Hochdruckherz. Springer, Berlin-Heidelberg-New Yort; 3. Aufl. 1991.
11. Wiechmann, H.-W.: Ruhe- und Belastungshämodynamik bei essentieller Hypertonie. Dtsch. Med. Wschr. 115, S 163, 1990.

32. Cor pulmonale

Abderrahman Machraoui

▦ Allgemeines

Morphologische und funktionelle Mechanismen führen bei verschiedenen broncho-pulmonalen und pulmonalarteriellen Erkrankungen zur präkapillären Form der pulmonalen Hypertonie. Eine Druckbelastung des rechten Ventrikels ist die Folge. Die Grundlage zur Beurteilung der Leistungsminderung bei der pulmonalen Hypertonie ist der Kompensationsgrad des resultierenden Cor pulmonale. Der Funktionszustand des rechten Herzens ist nicht invasiv, vor allem durch die zweidimensionale Ultraschallkardiographie und invasiv durch die Einschwemmkatheteruntersuchung beurteilbar.

Der Lungenkreislauf ist im Vergleich zum Systemkreislauf durch die Besonderheit gekennzeichnet, daß das gesamte Blutvolumen des Körperkreislaufs das eine Organ, die Lunge, passieren muß. Die Lungendurchblutung muß daher dem Herzzeitvolumen entsprechen, sofern keine Shuntverbindungen vorliegen. Dies wird durch eine enorme Aufnahmekapazität des Lungengefäßbettes gewährleistet, welche durch einen im Vergleich zum Systemkreislauf wesentlich niedrigeren Arterienwiderstand ermöglicht wird. Entsprechend sind die Pulmonalarteriendrücke wesentlich niedriger, so daß die Bezeichnung „Niederdrucksystem" ihre volle Berechtigung hat.

Im Lungenkapillarsystem findet der Gasaustausch statt. Das arterialisierte Blut gelangt über den linken Vorhof und linken Ventrikel in den Großkreislauf.

Der Bronchialkreislauf spielt dagegen eine untergeordnete Rolle, da nur 1 bis 2 % des Herzzeitvolumens über die Bronchialarterien fließen. Ein Teil dieses Volumens erreicht über die Bronchialvenen und das Pulmonalkapillarnetz die Lungenvenen, ohne das rechte Herz zu passieren; ein anderer Teil gelangt direkt über systemische Venen in das rechte Herz. Erst unter pathologischen Bedingungen erlangt der Bronchialkreislauf eine größere Bedeutung.

Unter Ruhebedingungen beträgt der systolische Pulmonalarteriendruck 25 bis 30, der diastolische 8 bis 12 und der Mitteldruck 15 bis 20 mm Hg. Unter körperlicher Belastung liegt der Pulmonalarterienmitteldruck bei 25 bis maximal 30 mm Hg.

Der Pulmonalarterienmitteldruck (PAMP) kann vereinfacht dargestellt werden als die Summe aus mittlerem Pulmonalkapillardruck (PCMP) und dem Produkt aus Herzminutenvolumen (HMV) und Pulmonalarterienwiderstand (Rp) entsprechend der Formel:

$$PAMP = PCMP + (HMV \cdot Rp)$$

Definition

Eine pulmonalarterielle Hypertonie liegt vor, wenn der Pulmonalarterienmitteldruck unter Ruhebedingungen 20 mm Hg überschreitet. Ein Wert von über 28 mm Hg unter körperlicher Belastung wird als latente **pulmonale Hypertonie** bezeichnet.

Da sich diese Definition nur nach der Höhe des pulmonalarteriellen Drucks orientiert, ist eine Klassifizierung der pulmonalen Hypertonie nach dem Entstehungsort erforderlich.

Einteilung der pulmonalen Hypertonie

Postkapilläre pulmonale Hypertonie: Diese Form der pulmonalen Hypertonie findet sich bei

Linksherzerkrankungen. Charakteristisch für diesen Typ ist, daß der Pulmonalkapillardruck mit Werten über 12 mm Hg erhöht ist. Je nachdem, ob gleichzeitig der Pulmonalarterienwiderstand erhöht ist oder nicht, wird die pulmonale Hypertonie als **passiv** oder **reaktiv** bezeichnet.

Präkapilläre pulmonale Hypertonie: Sie ist durch einen normalen Pulmonalkapillardruck und eine Erhöhung des Widerstandes in den Lungenarteriolen charakterisiert.

Kapilläre pulmonale Hypertonie: Diese Form entsteht durch Anstieg des Widerstandes in den alveolären Gefäßen, der nicht der arterio-venösen, sondern der arterio-alveolären Druckdifferenz unterliegt. Sie kommt bei großen pulmonalen Volumenschwankungen vor, wie z.B. bei der Überdruckbeatmung (Daum, 1983).

Pathophysiologie der pulmonalen Hypertonie

Aus dem Laplace'schen Gesetz läßt sich ableiten, daß der Pulmonalarterienwiderstand (Rp) umgekehrt proportional zum Gefäßradius (r) und proportional zur Blutviskosität $<(\eta)>$ ist:

$$Rp = (\eta \cdot 8 \, l) / r^4.$$

Dabei ist l die Länge der Blutkapillaren. Die Abnahme des Gefäßradius (z.B. durch Reduktion des Gefäßbettes) wie die Erhöhung der Blutviskosität (z.B. durch Polyglobulie) führt gleichermaßen zu einer Widerstandserhöhung.

Die Reduktion des Lungengefäßbettes kann morphologisch oder funktionell bedingt sein.

Morphologische Mechanismen

Eine pulmonale Hypertonie entwickelt sich erst nach einer Reduktion des Pulmonalgefäßbettes von mindestens 70 bis 80%. Dies läßt sich erklären durch die enorme Aufnahmekapazität des Niederdrucksystems, ermöglicht einerseits durch die Vasodilatation und andererseits durch Eröffnung des vorhandenen Gefäßreservoirs. Ist die pulmonale Hypertonie einmal eingetreten, so wird sie chronisch und damit praktisch irreversibel. Dieser morphologisch begründete Mechanismus kommt vor bei rezidivierenden Lungenembolien, Lungenfibrosen sowie bei den sel-

tenen Pulmonalarteriitiden. Die chronisch-obstruktive Atemwegserkrankung führt in der Regel nicht zu einer erheblichen Reduktion des Lungengefäßbettes. Auch ein Lungenemphysem bewirkt nur eine mäßige Reduktion des Lungengefäßbettes, so daß zumindest unter Ruhebedingungen durch solche Mechanismen allein keine pulmonale Hypertonie zu erwarten ist.

Funktionelle Mechanismen

Vasokonstriktion: Diesem Mechanismus liegt eine arterioläre präkapilläre Vasokonstriktion zugrunde. Sie kann im Frühstadium reversibel sein. Der wesentliche pathophysiologische Mechanismus ist in dem von Euler und Liljestrand beschriebenen Effekt zu sehen (von Euler und Liljestrand 1946). Im Tierexperiment führte die Atmung eines sauerstoffarmen Gasgemisches zu einer pulmonalen Hypertonie. Dieser Effekt wurde in gleicher Form beim Menschen bestätigt. Diese Formen der pulmonalen Hypertonie lassen sich dagegen beeinflussen: Durch Sauerstoffatmung kommt es zu einer Abnahme des pulmonalen Arteriendruckes und -widerstandes. Weitere Hinweise für eine hypoxiebedingte Vasokonstriktion ergeben sich aus den negativen Korrelationen zwischen dem Sauerstoffpartialdruck und dem Pulmonalarteriendruck. Die niedrige Sauerstoffkonzentration der Atmungsluft in der Höhe führt zur pulmonalen Hypertonie und konsekutiv zur Polyglobulie. Azidose und Hyperkapnie können nur bei gleichzeitiger Hypoxie eine pulmonale Hypertonie verstärken. Eine hypoxisch bedingte Vasokonstriktion kann durch endotheliale NO- und Prostazyklinbildung verhindert werden.

Eine Reihe von chemischen Substanzen können eine pulmonalarterielle Vasokonstriktion verursachen und eine pulmonale Hypertonie auslösen, so z.B. der Appetitzügler Aminorex, Alkaloide der Pflanzen Crotalaria spectabilis und fulva sowie Pyrrolizidin. Offenbar auch über diesen Mechanismus führte ein toxisches Olivenöl in Spanien zu pulmonalen Hypertonien neben Leberschädigungen und Blutbildveränderungen. Derartig toxisch bedingte pulmonale Hypertonien könnten in der Begutachtungsmedizin von Bedeutung sein.

Die Lunge spielt eine wesentliche Rolle bei der Homöostase des Blutdrucks. Sie eliminiert das hypotensiv wirkende Bradykinin, während sie Angiotensin I in das blutdrucksteigernde Angiotensin II umwandelt (Ryan et al. 1982). Angiotensin II ist eine der potentesten systemischen und wahrscheinlich auch pulmonalen Vasokonstriktoren (Niarchos et al. 1979). Eine Hypoxie kann das Angiotensin-Konverting-Enzym aktivieren und dadurch den Gehalt an Bradykinin und Angiotensin II beeinflussen (Kenetra et al. 1981). Im Tierexperiment konnte nachgewiesen werden, daß die Blockierung der Angiotensin II-Bildung durch ACE-Hemmung die Entwicklung der pulmonalen Hypertonie und der rechtsventrikulären Hypertrophie verhindern kann (Zakheim et al. 1975).

Hyperkinesie: Shuntvitien führen durch das vermehrte Volumenangebot zunächst zu einem Anstieg des systolischen Pulmonalarteriendrucks, ohne daß es zu einem wesentlichen Anstieg des diastolischen Drucks kommt, eine Form der pulmonalen Hypertonie, die als hyperkinetisch bezeichnet wird. Eine chronische hyperkinetische pulmonale Hypertonie führt jedoch zu morphologischen Gefäßveränderungen mit Mediahypertrophie und bisweilen zu einer Vasokonstriktion, die über die Reduktion des pulmonalen Gefäßbettes in die präkapilläre Form der pulmonalen Hypertonie übergehen kann.

Obstruktion: Rezidivierende Lungenembolien führen zu einer obstruktiven pulmonalen Hypertonie. Der genaue Mechanismus der Druckerhöhung ist allerdings nicht restlos geklärt. Reflektorische Mechanismen werden zusätzlich vermutet.

Obliteration: Durch chronisch entzündliche Prozesse und fibrosierende pulmonale Erkrankungen kann es zu einer Obliteration der großen bzw. kleinen Pulmonalgefäße und somit zu der sogenannten obliterativen pulmonalen Hypertonie kommen.

Rolle der Blutviskosität: Erhöhung der Blutviskosität kann zum Anstieg des Pulmonalarterienwiderstandes beitragen. Die Viskosität korreliert eng mit dem Hämatokrit, so daß die Höhe der Blutviskosität an diesem Parameter abgelesen werden kann.

Mischformen der pulmonalen Hypertonie: Verschiedene morphologische und funktionelle Faktoren können gemeinsam eine pulmonale Hypertonie verursachen. In diesen Formenkreis gehört die pulmonale Hypertonie bei der chronisch-obstruktiven Atemwegserkrankung. Bei Lungenüberblähung und Erhöhung des Atemwegswiderstandes kommt es zum Verlust von Lungengewebe sowie von Alveolarkapillaren, wodurch der Druck im kleinen Kreislauf allmählich ansteigt. Neben diesem morphologisch bedingten Mechanismus sind funktionelle Mechanismen hervorzuheben (Nolte 1984):

➤ Die Druckerhöhung innerhalb der Alveolen bewirkt einen Anstieg des Druckes in den Alveolarkapillaren.
➤ Die atemsynchronen Druckschwankungen im Brustkorb beim Asthmaanfall bringen Füllungsdruckschwankungen im rechten Ventrikel mit sich. Dadurch nimmt die rechtsventrikuläre Herzarbeit zu, so daß eine Wandhypertrophie entstehen kann.
➤ Der von Euler-Liljestrand-Mechanismus ist hier, bedingt durch die alveoläre Hypoventilation, ebenfalls wirksam.

Pathogenese des Cor pulmonale

Die folgende ultraschallkardiographische Einteilung des Cor pulmonale richtet sich nach dem Vorschlag von Machraoui et al. 1996. (Tab. 32.**1**). Bei nur leicht erhöhten Pulmonalarteriendrücken (PAMP 20 – 25 mm Hg), vor allem wenn sie nur intermittierend auftreten, kann die Wanddicke des rechten Ventrikels normal sein, oder es besteht schon eine nur geringe, elektrokardiographisch und ultraschallkardiographisch nicht faßbare Hypertrophie (UKG-Stadium I).

Die chronisch-persistierende Druckbelastung des rechten Ventrikels führt zu einem nachweisbaren Cor pulmonale. Es entwickelt sich eine konzentrische Hypertrophie des rechten Ventrikels mit Verkleinerung des rechtsventrikulären Cavum. Röntgenologisch erscheint das Herz normal groß und nicht umgeformt (Reindell und Doll 1966). Echokardiographisch ist der rechte Ventrikel hypertrophiert, jedoch nicht vergrößert (UKG-Stadium II). Eine Compliancestörung durch eine ausgeprägte Hypertrophie des rechten Ventrikels kann jedoch zum Anstieg

Tabelle 32.**1** Echokardiographische Stadien des Cor pulmonale (UKG-Stadium) (nach Machraoui et al. 1996)

UKG-Stadium I	rechter Ventrikel normal groß, nicht hypertrophiert, Cor pulmonale echokardiographisch nicht erkennbar
UKG-Stadium II	rechter Ventrikel normal groß, konzentrisch hypertrophiert
UKG-Stadium III	rechter Ventrikel vergrößert, exzentrisch hypertrophiert, nicht größer als linker Ventrikel, Ventrikelseptum nicht verdrängt
UKG-Stadium IV	rechter Ventrikel größer als linker Ventrikel, Ventrikelseptum nach posterior verdrängt

des diastolischen rechtsventrikulären Drucks und zu einer Dilatation des rechten Vorhofs führen. Insbesondere unter Belastungsbedingungen oder bei akuter Exazerbation einer chronisch-obstruktiven Atemwegserkrankung können Episoden von rechtskardialen Stauungen entstehen, obwohl kein Vorwärtsversagen in diesem Stadium besteht. Die Pulmonalarterienmitteldrücke liegen gewöhnlich noch unter 30 mm Hg (Tab. 32.**2**). Außerhalb der Episoden der rechtskardialen Stauung sind die rechtsatrialen Drücke im Normbereich (Tab. 32.**2**).

Im weiteren Verlauf der pulmonalen Grunderkrankung und bei weiterem Anstieg des Pulmonalarteriendruckes und -widerstandes und abnehmendem Sauerstoffpartialdruck geht die konzentrische Hypertrophie des rechten Ventrikels in das Stadium der exzentrischen Hypertrophie (Gefügedilatation) über. Das Stadium der **hämodynamischen Dekompensation** ist erreicht. Der rechte Ventrikel ist dilatiert und kann die Größe des linken Ventrikels erreichen, ohne sie zunächst zu überschreiten. Im apikalen Vierkammerblick ist das Ventrikelseptum noch nicht verdrängt und zeigt ein noch normales Kontraktilitätsverhalten (UKG-Stadium III). In diesem Stadium kann der rechtsatriale Druck in Ruhe noch normal sein; er ist jedoch stets bei Belastung erhöht. Bedingt durch Dilatation des Trikuspidalklappenrings kann eine Trikuspidalinsuffizienz entstehen. Die Pulmonalarterienmitteldrücke liegen gewöhnlich zwischen 30 und 40 mm Hg (Tab. 32.**2**). Dennoch kann das Herzminutenvolumen in Ruhe noch normal und nur bei Belastung eingeschränkt sein. Als Ausdruck einer fast normalen Myokardkontraktilität des rechten Ventrikels ist der Kontraktilitätsindex dp/dtmax normal oder sogar erhöht und folgt noch dem Anstieg des Pulmonalarteriendrucks wie im Stadium der konzentrischen Hypertrophie (Tab. 32.**3**).

Im Spätstadium (UKG-Stadium IV) der pulmonalen Hypertonie erscheint der rechte Ventrikel im echokardiographischen apikalen Vierkammerblick größer als der linke Ventrikel, wobei das interventrikuläre Septum nach hinten verdrängt ist und eine abnorme Bewegung aufweist. Der rechte Vorhof ist ebenfalls vergrößert (Abb. 32.**1**). Die Vergrößerung der rechtskardialen Höhlen und die Umformung des Herzschattens ist jetzt röntgenologisch eindeutig erkennbar. Die Pulmonalarteriendrücke können das systemische Druckniveau erreichen, der Pulmonalarterienmitteldruck liegt meist über 40 mm Hg (Tab. 32.**3**). Die rechtsatrialen Drücke sind deutlich erhöht. Eine Trikuspidalinsuffizienz ist in diesem Stadium ein regelhafter Befund. In mehr als 50% der Fälle kollabiert die Vena cava inferior als Ausdruck der erhöhten rechtsatria-

Tabelle 32.**2** Pulmonalarterieller Mitteldruck (PAMP), rechtsatrialer Mitteldruck (RAMP) und PaO$_2$ (Mittelwert und Standardabweichung) bei den UKG-Stadien I–IV (nach Machraoui 1996)

UKG-Stadium	n	PAMP (mmHg)	RAMP (mmHg)	PaO$_2$ (mmHg)
I	26	$18,8 \pm 4,8$	$3,5 \pm 1,8$	$68,6 \pm 6,2$
II	33	$25,6 \pm 10,8$	$4,0 \pm 2,5$	$63,7 \pm 10,4$
III	10	$34,5 \pm 10,5$	$4,6 \pm 2,2$	$58,1 \pm 8,4$
IV	6	$52,3 \pm 14,3$	$9,5 \pm 4,7$	$54,5 \pm 10,9$

$P < 0,001$ (Kruskal-Wallis)

len Drücke bei Inspiration nicht mehr vollständig (Abb. 32.**2**). Dieses Zeichen kündigt das **klinische Dekompensationsstadium** mit Halsvenenstauung, Hepatomegalie und Beinödemen an. Erst hier ist das Herzminutenvolumen auch in Ruhe vermindert und der Kontraktilitätsindex dp/dtmax unter Belastung nicht mehr steigerbar. Er beginnt abzufallen (Tab. 32.**3**). Vom echokardiographischen Stadium I bis IV ist eine kontinuierliche Abnahme des Sauerstoffpartialdrucks zu verzeichnen (Tab. 32.**2**).

Liegt bei einer schwergradigen pulmonalen Hypertonie ein offenes Foramen ovale vor, so kann eine Hypoxämie durch Rechts-links-Shunt zum dominierenden Faktor werden, der die Leistungsminderung bestimmt, lange bevor rechtskardiale Dekompensationszeichen aufgetreten sind. Das offene Foramen ovale fungiert als Druckventil auf Vorhofebene.

Tabelle 32.**3** Kontraktilitätsindex dp/dmax (Mittelwert und Standardabweichung) bei den UKG-Stadien I – IV (nach Machraoui 1996)

UKG-Stadium	n	dp/dtmax (mmHg/s)
I	14	250,0 ± 95,6
II	19	301,3 ± 108,0
III	6	454,2 ± 196,5
IV	6	437,5 ± 144,7

▊ Diagnostik

Die klinische Symptomatik beim Cor pulmonale wird in den frühen Stadien von der bronchopulmonalen Grundkrankheit beherrscht. Dyspnoe, Husten und Auswurf bleiben so lange führend und maskieren die Zeichen einer zunehmenden Rechtsherzinsuffizienz, bis sich rechtskardiale Stauungszeichen eingestellt haben. Halsvenenstauung, Hepatomegalie und Beinödeme weisen dann auf ein bereits fortgeschrittenes Stadium des Cor pulmonale hin.

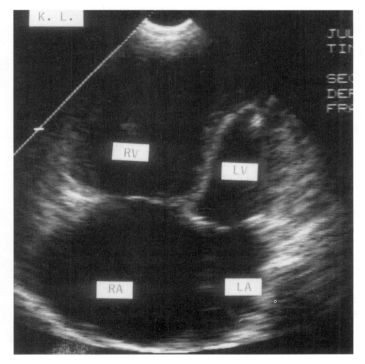

Abb. 32.**1** Echokardiographisches Stadium IV (UKG-Stadium IV). Rechter Ventrikel stark dilatiert; er erscheint im Vierkammerblick größer als der linke Ventrikel, wobei das interventrikuläre Septum nach hinten verdrängt ist. Der rechte Vorhof ist ebenfalls stark vergrößert. LA: linker Vorhof. LV: linker Ventrikel. RA: rechter Vorhof RV: rechter Ventrikel

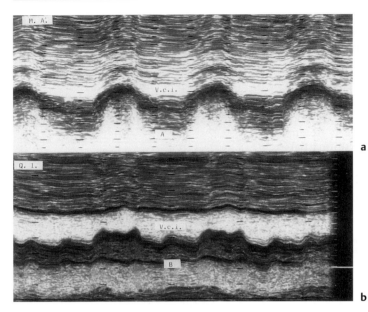

In der **Thorax-Röntgenuntersuchung** weisen folgende Zeichen auf eine pulmonale Hypertonie hin:

➤ Dilatation der rechten absteigenden Pulmonalarterie auf einen Durchmesser von mehr als 1,5 cm
➤ Vergrößerung des Hilusindex: Quotient aus Hilusbreite und Transversaldurchmesser des Thorax von 3,6 und mehr
➤ Vergrößerung des transpulmonalen Arterienabstandes: Bifurkationsabstand zwischen der rechten und linken Hauptpulmonalarterie von mehr als 9,5 cm.

Folgende Zeichen weisen auf die Rückwirkungen der pulmonalen Hypertonie auf das rechte Herz hin:

➤ Anhebung der rechtsventrikulären Ausflußbahn im rechten schrägen und im seitlichen Bild
➤ Dilatation des rechten Ventrikels mit Verdrängung des linken Ventrikels nach dorsal im Seitenbild. Im p.a.-Bild wird die Herzspitze vom rechten Ventrikel gebildet.
➤ Dilatation des rechten Vorhofes mit Vorwölbung des rechten Herzrandes im p.a.-Bild lateral- und gelegentlich kranialwärts.

Wie zuverlässig die pulmonalarteriellen Zeichen für die Diagnose einer pulmonalen Hypertonie und für die Abschätzung ihrer Schwere sind, wird in der Literatur unterschiedlich beurteilt.

Das **EKG** ist zur Erkennung einer rechtskardialen Überlastung zwar hochspezifisch (80–100%); die Sensitivität der üblichen EKG-Zeichen eines Cor pulmonale (Tab. 32.**4**) ist jedoch gering (< 50%).

Die **Echokardiographie** gilt heute als die Methode der Wahl zur Beurteilung der rechtsventrikulären Funktion bei Verdacht auf Cor pulmonale. Die Hypertrophie der freien Vorderwand (> 4 mm) und der Trabekel sowie die Dilatation des rechten Ventrikels sind die Hauptveränderungen durch die pulmonale Hypertonie. Es besteht eine gute Korrelation zwischen den morphologischen rechtskardialen Veränderungen und dem Pulmonalarteriendruck (Machraoui et al. 1993). Bei Patienten mit Lungenemphysem empfiehlt sich die Darstellung des Vierkammerblicks, welcher 1–2 ICR tiefer abgebildet wird als üblich. Die Dopplerechokardiographie deckt eine Trikuspidalinsuffizienz auf, die entsprechend in Schweregrad I-III quantifiziert werden kann. Anhand des systolischen Flußsignals an

Tabelle 32.**4** EKG-Zeichen bei Cor pulmonale

Rechtstyp

P-pulmonale

S_1-Q_{III}-Typ

Tiefe S-Zacken in V_5 und V_6

Hohe R-Amplituden V_{1-2}

qR in V_1, V_{r3} – V_{r6}

der Trikuspidalklappe kann der systolische Druckgradient und der systolische Pulmonalar-teriendruck abgeschätzt werden. Im subkosta-len Vierkammerblick wird die V. cava inferior dargestellt und ihr atmungsabhängiges Verhal-ten beurteilt. Mit einer Spezifität von 100% ist eine diastolische Funktionsstörung des rechten Ventrikels in einem Stadium erkennbar, in dem noch keine klinischen Stauungszeichen vorlie-gen. Begleitanomalien und eine gleichzeitige Linksherzerkrankung können am besten echo-kardiographisch erkannt werden.

Die **Rechtsherzkatheteruntersuchung** ermög-licht die sichere Erkennung einer pulmonalen Hypertonie in Ruhe oder bei Belastung (manife-ste oder latente pulmonale Hypertonie).

Symptomatik und Belastbarkeit

Chronische **bronchopulmonale Erkrankun-gen** führen zu einer präkapillären pulmonalen Hypertonie. Die körperliche Leistung ist in der Regel bereits durch die Grundkrankheit in Ruhe und/oder bei Belastung eingeschränkt. Lungen-funktionsprüfung und die Blutgasanalyse erlau-ben eine Beurteilung der entsprechenden Aus-fallserscheinungen und Leistungsminderung. Es besteht ein Zusammenhang zwischen der rechtskardialen Druckbelastung einerseits und den Blutgaswerten (Tab. 32.**2**) sowie dp/dmax andererseits (Tab. 32.**3**). Ab dem UKG-Stadium III fällt der Sauerstoffpartialdruck soweit ab, daß eine Sauerstoff-Langzeittherapie erwogen wer-den muß. Während dp/dmax bis zum UKG-Sta-dium II noch normal oder erhöht ist, folgt dieser Parameter der ansteigenden Nachlast ab dem UKG-Stadium III nicht mehr, so daß, in funktio-neller Hinsicht, von einer Kontraktilitätsinsuffi-zienz ausgegangen werden muß.

Myokardialer Funktionszustand

Eine chronische, manifeste pulmonale Hyperto-nie bedeutet eine Druckbelastung für den rech-ten Ventrikel. Entwicklung und Ausmaß der Hy-pertrophie (konzentrisch, exzentrisch) hängt im wesentlichen von der Höhe und Dauer der pul-monalen Drucksteigerung ab. Allerdings kann der Funktionszustand des rechten Herzens aus diesen beiden Parametern allein nicht abgelei-tet werden. Hinzu kommt, daß nicht genau vor-hersehbar ist, wann das kompensierte Stadium der konzentrischen Hypertrophie in das dekom-pensierte Stadium der exzentrischen Hypertro-phie übergeht. Ebensowenig lassen sich Episo-den rechtskardialer Stauung durch Compliance-störungen voraussagen. Nach eigenen Erfahrun-gen wird eine chronische pulmonale Hyper-tonie mit Pulmonalarterien-Mittelwerten bis 25 mm Hg ohne morphologische Rückwirkun-gen auf den rechten Ventrikel toleriert (Mach-raoui 1993). Somit sind leichte Formen der pul-monalen Hypertonie **ohne** Entwicklung eines Cor pulmonale denkbar. Andererseits werden immer wieder Fälle von Cor pulmonale festge-stellt, ohne daß eine manifeste pulmonale Hy-pertonie nachgewiesen wird. In solchen Fällen liegt entweder eine pulmonale Belastungshy-pertonie vor oder eine intermittierende pulmo-nale Hypertonie, z. B. während nächtlicher Hyp-oxiephasen bei einem Schlafapnoesyndrom.

Die Leistungseinschränkung eines Arbeitneh-mers wird bei der **primären pulmonalen Hyp-ertonie** ausschließlich vom Funktionszustand des rechten Ventrikels bestimmt.

Im **hämodynamischen Stadium 1** steigt der rechtsventrikuläre Füllungsdruck unter Bela-stung an. Eine höhergradige Leistungsminde-rung besteht nicht, da das Herzminutenvolu-men adäquat gesteigert werden kann. Die Be-lastbarkeit von Arbeitnehmern ist bis zu mittel-gradigen körperlichen Belastungen nicht einge-schränkt.

Im **hämodynamischen Stadium 2** (relative Herzinsuffizienz, Gefügedilatation, exzentri-sche Hypertrophie mit bei Alltagsbelastungen noch normalem Anstieg des Herzminutenvolu-mens) sind wegen der ungünstigen Prognose nur noch leichte körperliche Belastungen eines Arbeitnehmers tolerabel.

Das **hämodynamische Stadium 3** bei einem Cor pulmonale ist durch exzentrische Hypertrophie und mangelhaften Anstieg des Herzminutenvolumens gekennzeichnet, so daß auch leichte körperliche berufliche Belastung wegen der erheblichen Leistungseinschränkung und der ungünstigen Prognose nicht mehr möglich sind.

Im **hämodynamischen Stadium 4** (Ruheherzinsuffizienz) ist berufliche Belastung jeglicher Art unmöglich geworden.

Im Gegensatz zur primären pulmonalen Hypertonie kommt dem Funktionszustand des rechten Herzens beim pulmonalen Hochdruck als Folge einer chronischen Lungenerkrankung eine wesentlich geringere Bedeutung für die subjektive Symptomatik eines Arbeitnehmers zu. Diese wird in erster Linie durch die Erkrankung der Lunge bestimmt.

Prognose

Die Prognose der pulmonalen Hypertonie wird von der Grundkrankheit und vom resultierenden Cor pulmonale bestimmt. Bei der chronisch obstruktiven Atemwegserkrankung ist die Entwicklung einer pulmonalen Hypertonie mit einer schlechten Prognose assoziiert. Die 4-Jahres-Überlebensrate beträgt weniger als 50%. Der Pumonalarteriendruck steigt um 0,4 – 1 mm Hg/Jahr an. In den echokardiographischen Stadien III und IV beträgt die 2-Jahres-Überlebensrate nach eigenen Daten 37% (Abb. 32.**3** und 32.**4**). Die Überlebenszeit liegt im Durchschnitt bei nur 14,8 Monaten (Machraoui et al. 1990). Unter den nichtinvasiven Parametern sind für die Prognose bei Cor pulmonale nach eigenen Untersuchungen der Sauerstoffpartialdruck und die echokardiographischen Meßdaten am aussagekräftigsten (Machraoui et al. 1990).

Patienten mit primärer pulmonaler Hypertonie haben eine ungünstige Prognose, wobei statistisch jenen Patienten mit offenem Foramen ovale eine etwas längere und jenen mit bereits erhöhten rechtsatrialen Drücken eine kürzere Überlebenszeit zuzuschreiben ist.

Der therapeutische Ansatz beim Cor pulmonale ist die frühzeitige Behandlung der Grundkrankheit und die Senkung des Pulmonalarteriendrucks und -widerstandes. Bei der vasokonstriktorisch bedingten Hypoxie führt die Sauer-

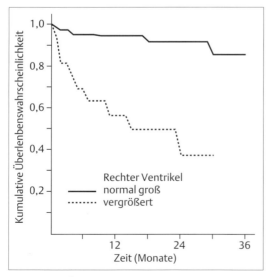

Abb. 32.**3** Überlebenswahrscheinlichkeit bei Cor pulmonale je nach UKG-Stadium

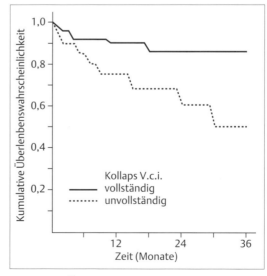

Abb. 32.**4** Überlebenswahrscheinlichkeit in Abhängigkeit vom respiratorischen Verhalten der V. cava inferior

stofflangzeit-Therapie zu einer Verbesserung der Prognose. Die Wirksamkeit von Vasodilatanzien ist inkonstant und individuell unterschiedlich und sollte vor einer Langzeitanwendung immer hämodynamisch oder dopplerechokardiographisch ausgetestet werden. Prostazyklin wurde bei der schweren pulmonalen Hypertonie mit Erfolg eingesetzt. Limitierend ist jedoch die Notwendigkeit der Dauerapplikation. In Aerosol-Applikationsform konnte das Analogon Prostazyklin wirksam eingesetzt werden (Olschewski et al. 1996). Der Stellenwert des Stickstoffoxids in der Behandlung der schwergradigen pulmonalen Hypertonie als Bridging zur Lungentransplantation ist noch unklar.

Bemessung von MdE und GdB

Für die Bemessung der MdE sind UKG-Stadium (Tab. 32.**5**), die Höhe des Pulmonalarteriendrucks und der rechtsventrikuläre Funktionszustand maßgebend. Modulierend für die Gesamtbeurteilung wirken sich Rhythmusstörungen, die Höhe des Sauerstoffpartialdrucks und die Lungenfunktion aus. Objektive invasive Daten stehen nicht immer zur Verfügung. Hier sind die dopplerechokardiographische Abschätzung des rechtsventrikulären Druckes und die Spiroergometrie zur indirekten Bestimmung des Herzminutenvolumens hilfreich.

Gutachterliche Beurteilung

Unfallversicherung

In der Unfallversicherung muß das Cor pulmonale parenchymale als Folgeschaden anerkannt werden, wenn die bronchopulmonale Grundkrankheit als Berufskrankheit anerkannt ist. Dies ist der Fall bei der Anthrakosilikose, Silikotuberkulose oder bei berufsbedingter chronischer Lungenfibrose. Das Fortschreiten eines Cor pulmonale muß dann als Verschlimmerung der Berufskrankheit anerkannt werden. Als problematisch kann sich die Zusammenhangsfrage erweisen, wenn bei einer fraglichen oder geringgradigen Typ-A-Silikose ein Cor pulmonale diagnostiziert wird und die Lungenfunktions-

Tabelle 32.**5**   MdE und GdB bei Cor pulmonale – nach UKG-Stadien

UKG-Stadium	MdE, GdB (%)
I	0 – 20
II	20 – 40
III	50 – 70
IV	80 – 100

prüfung eine obstruktive Atemwegserkrankung ergibt, der jedoch eine andere Ursache zugrundeliegen kann.

Ein chronisches Cor pulmonale vasculare ist als Folgeschaden dann anzuerkennen, wenn es sich als Folge von gesicherten Lungenembolien nach einer unfallbedingten, tiefen Beinvenenthrombose entwickelt hat.

Rentenversicherung

Im kompensierten Stadium des **Cor pulmonale parenchymale** wird die klinische Symptomatik und Belastbarkeit in erster Linie von der bronchopulmonalen Grundkrankheit bestimmt. In den Funktionsstadien 3 und 4 besteht für alle körperlich arbeitenden Berufe Erwerbsunfähigkeit (Machraoui und Barmeyer 1996). Die MdE nach dem Funktionsstadium gibt Tab. 32.**6** wieder.

Muß auf die Rechtsherzkatheteruntersuchung verzichtet werden, liefert die Echokardiographie wertvolle Informationen zur Beurteilung der Berufs- und Erwerbsfähigkeit. Die Einschränkung der Leistungsfähigkeit durch die bronchopulmonale Grunderkrankung muß jedoch quantitativ von der Einschränkung der Leistungsfähigkeit, die durch das Cor pulmonale bedingt ist, gesondert berücksichtigt werden.

Unter Heranziehung der **Echokardiographie** besteht im UKG-Stadium I keine zusätzliche, über die durch die bronchopulmonale Erkrankung hinausgehende Einschränkung der Berufs- und Erwerbsfähigkeit. Im UKG-Stadium II besteht Berufsfähigkeit nur noch für Berufe mit leichter körperlicher Belastung. Herzrhythmusstörungen können die Berufsfähigkeit zusätzlich einschränken, so z. B. für Tätigkeiten auf Gerüsten oder Führen von öffentlichen Kraftfahr-

Tabelle 32.**6**   MdE und GdB bei Cor pulmonale – nach hämodynamischen Stadien

Funktionsstadium	MdE, GdB (%)
1	10 – 20
2	30 – 50
3	50 – 80
4	100

zeugen. Im UKG-Stadium III ohne Episoden rechtskardialer Stauung besteht Berufsfähigkeit nur noch für Tätigkeiten ohne körperliche Belastung. Im UKG-Stadium III mit Episoden von rechtskardialer Stauung sowie im Stadium IV mit oder ohne klinische Manifestation wird Erwerbsunfähigkeit festgestellt (Tab. 32.**5**).

Entschädigungsrecht

Für das Entschädigungsrecht gelten die in Tab. 32.**5** und 32.**6** angegebenen Bemessungszahlen.

Schwerbehindertengesetz

Die Festlegung des GdB erfolgt nach Tab. 32.**5** und 32.**6**.

▨ Literatur

1. Daum S: Pulmonale Hypertonie. Intern. Welt 10, 277,1983.
2. Euler von O.S., G. Liljestrand: Observation on the pulmonary arterial blood pressure in the cat. Acta Physiol. Scand. 12, 301,1946.
3. Kenetra D., D. Susic, A. Cvetkowic A., G. Djordjevic: Effects of SQ 14,225, an orally active inhibition of angiotensin converting enzyme, on hypoxic pulmonary hypertension and right ventricular hypertrophy in rats. Basic Res. Cardiol. 76, 344,1981.
4. Machraoui A., J. Barmeyer: Chronisches Cor pulmonale. In: E. Fritze, B. May (Hrsg.). Die ärztliche Begutachtung, 1996, S. 453.
5. Machraoui, A., Barmeyer, J., Ulmer, W. T.: Prognose bei Cor pulmonale: Aussagekraft der zweidimensionalen Echokardiographie. Pneumologie 44, 955,1990.
6. Machraoui, A., Dryander, S. v., Hinrichsen, M., Jäger, D., Lemke, B., Barmeyer, J.: Two-dimensional echocardiographic assessment of right cardiac pressure overload in patients with obstructive airway disease. Respiration 60, 651 993.
7. Mc Gregor M., A. Sniderman: On pulmonary vascular resistance: the need for more precise definition. Am. J. Cardiol. 55, 217,1985.
8. Niarchos A.P., E.-J. Roberts, J.H. Laragh: Effects of the converting enzyme inhibitor (SQ 20881) on the pulmonary circulation in man. Am. J. Med. 67, 785,1979.
9. Nolte D.: Asthma. Das Krankheitsbild, der Patient, die Therapie. 2. Auflage. Urban & Schwarzenberg, München 1984.
10. Reindell H., E. Doll: Die Röntgendiagnostik des Cor pulmonale. Verh. Dtsch. Ges. Inn.. Med. 72, 529,1966.
11. Ryan J.W., U.S. Ryan: Pharmakodynamik von Angiotensinen, Kininen und Adenin-Nukleotiden sowie Prostaglandinen in der Lungenstrombahn. Atemw.-Lungenkrkh. 8, 20,1982.
12. Zakheim R.M., L. Mattioli, A. Molteni, K.B. Mullis, J. Bartleys: Prevention of pulmonary vascular changes of chronic alveolar hypoxia by inhibition of angiotensin I converting enzyme in the rat. Lab. invest. 33, 57,1975.

Erregungsbildungs-, Erregungsleitungsstörungen

33. Primäre Herzrhythmusstörungen

Bernd Lemke

Bradykarde Herzrhythmusstörungen

Sinusknotenerkrankung

Allgemeines

Unter der Sinusknotenerkrankung werden verschiedene Funktionsstörungen der Erregungsbildung und -leitung zusammengefaßt, die häufig in Kombination mit atrialen Tachyarrhythmien auftreten (Ferrer et al. 1968, Rubinstein et al. 1972, Alpert et al. 1983). Neben intrinsischen Funktionsstörungen, die den Sinusknoten selbst betreffen, müssen extrinsische Einflüsse überwiegend des autonomen Nervensystems berücksichtigt werden (Jordan et al. 1978).

Die normale elektrische Aktivität des Herzens hat ihren Ursprung in spontan depolarisierenden Zellen des Sinusknotens (Schrittmacherzellen). Sympathikus und Parasympathikus modulieren diese Spontandepolarisation und haben so direkten Einfluß auf die Herzfrequenz. Hauptursache der Sinusknotenerkrankung ist eine interstitielle Fibrose, die zur Schädigung und Abnahme der Schrittmacherzellen führt (Becker 1978). Koronare und entzündliche Herzerkrankungen sowie Druck- und Volumenbelastung der Vorhöfe können diesen Prozeß begünstigen. Ein eindeutiger Zusammenhang zwischen kardialer Grunderkrankung und Sinusknotenfunktionsstörung besteht allerdings nicht. Durch herzchirurgische Eingriffe, insbesondere bei der Kor-

rektur kongenitaler Vitien (z.B. Verschluß eines Vorhofseptumdefektes), kann es zur direkten Schädigung des Sinusknotens kommen.

Eine Reihe kardialer Medikamente (Digitalis, Betablocker, sympatholytische Antihypertensiva, Kalziumantagonisten, Antiarrhythmika) können zu einer extrinsisch vermittelten Sinusknotenfunktionsstörung führen. Im Rahmen neurokardiogener Synkopen kann die Funktionsstörung durch erhöhten Vagotonus oder ausgeprägte vagotone Gegenregulation bedingt sein.

Die Inzidenz der Sinusknotenerkrankung in der über 50jährigen Bevölkerung wird mit 0,17% angegeben (Kulbertus et al. 1973). Untersuchungen nach verschiedenen Altersgruppen fanden sowohl eine bimodale Verteilung mit einem Häufigkeitsgipfel im 2. und 7. Lebensjahrzehnt (Rubinstein et al. 1972) als auch eine unimodale Verteilung mit strenger Altersabhängigkeit (Rokseth et al. 1985). Die bimodale Häufigkeit läßt eine Dominanz der extrinsischen Sinusknotenerkrankung in jungen Jahren vermuten. Nach den Angaben des Schrittmacherzentralregisters liegt die jährliche Implantationsrate für die Sinusknotenerkrankung (einschließlich Bradykardie-Tachykardie-Syndrom) bei 170 Eingriffen pro 1 Million Einwohnern (Irnich et al. 1997).

Einteilung

Sinusbradykardie

Bei der Sinusbradykardie ist die Generatorfunktion der Schrittmacherzellen gestört. Die normale Sinusknotenfrequenz weist aber eine große individuelle Schwankungsbreite auf. In Ruhe liegt die Frequenz zwischen 50 und 60/min., aber auch Bradykardien von 35 bis 40/min. sind bei Herzgesunden als noch normal anzusehen (Brodsky et al. 1977; Tresch et al. 1986). Bei Jugendlichen und bei ausdauertrainierten Personen können ohne Symptome Bradykardien von < 30/min. auftreten. Bei älteren Patienten (um die 70 Jahre) gelten Frequenzen unter 40/min. als pathologisch. Sie bedürfen aber nur dann einer Therapie, wenn bradykardiebezogene Symptome bestehen (Dreifus et al. 1991; Lemke et al. 1996).

SA-Block

Beim SA-Block kommt es zu einer periodischen Austrittsverzögerung und -blockierung der Sinusknotenimpulse an das angrenzende Myokard. Höhergradige SA-Blockierungen sind meist Ausdruck einer schweren Sinusknotenerkrankung, die in der Regel auch mit Symptomen einhergeht (Benditt et al. 1990).

Sinusknotenstillstand

Sinusknotenstillstand bedeutet eine Verzögerung der Spontandepolarisation, ohne daß ein untergeordneter Ersatzrhythmus einspringt. Nächtliche Pausen über 2 Sekunden sind in allen Altersgruppen ein seltener Befund, treten aber bei Athleten in bis zu 37 % der Fälle auf. Sie sind ohne prognostische Relevanz. Bei Pausen über 3 Sekunden muß gezielt nach bradykardiebezogenen Symptomen gefahndet werden. Asymptomatische Patienten bedürfen dennoch keiner Therapie (Hilgard et al. 1985; Mazur et al. 1983). Periodisches Auftreten lang anhaltender Pausen von 5 bis 10 Sekunden bei jungen Patienten spricht eher für einen gesteigerten Vagotonus als für eine intrinsische Sinusknotenerkrankung (Treese et al. 1990). Die Therapie richtet sich nach der Symptomatik.

Bradykardie-Tachykardie-Syndrom

Die Kombination von Bradykardien und Tachykardien, meist in Form von paroxysmalem Vorhofflimmern, ist ein häufiger Befund bei der Sinusknotenerkrankung (Kaplan et al. 1973). Symptome können zu Beginn der Tachykardie auftreten oder bei ihrer Terminierung, wenn eine gestörte Sinusknotenfunktion zu verlängerten präautomatischen Pausen führt. Auch das chronische Vorhofflimmern mit bradykarder

Überleitung kann Ausdruck einer Sinusknotenerkrankung sein, die erst nach elektrischer Kardioversion sichtbar wird (Lown 1967).

Frequenzregulationsstörung

Die Sinusknotenerkrankung ist häufig verbunden mit einem unzureichenden Frequenzanstieg unter Belastung (Holden et al. 1978). Eine Behandlung im Rahmen der Schrittmachertherapie durch frequenzvariable Stimulation ist nur indiziert bei symptomatischen Patienten mit eingeschränkter Leistungsfähigkeit und einem Frequenzanstieg von unter 100 bis 110/min.

▨ Diagnostik

Die Diagnose der Sinusknotenerkrankung erfolgt während symptomatischer Perioden anhand von **EKG-Aufzeichnungen**. Zur Dokumentation von Bradykardien und Pausen kommt der **Langzeit-EKG-Registrierung** eine entscheidende Bedeutung zu. Die Überprüfung eines ausreichenden Frequenzanstiegs unter Belastung erfolgt mittels **Ergometrie**. Eine invasive **elektrophysiologische Untersuchung** ist bei symptomatischen Patienten mit dokumentierten Bradykardien nicht erforderlich. Bei unklaren Synkopen kann sie helfen, die Diagnose zu sichern.

▨ Symptomatik und Belastbarkeit

Die klinische Symptomatik beim Sinusknotensyndrom ist vielfältig. Bei höhergradigen SA-Blockierungen oder Sinuspausen kommt es infolge akuter zerebraler Minderperfusion zur Synkope, Präsynkope oder akuten Schwindelattacke. Die typische Synkope tritt unerwartet auf, führt zu einem vollständigen Bewußtseinsverlust und ist meist nur von kurzer Dauer. Da sie mit einem Tonusverlust der Muskulatur verbunden ist, kommt es häufig zum Sturz und zu Verletzungen. Anhaltende Bradykardien können bei eingeschränkter linksventrikulärer Funktion zur Herzinsuffizienz führen. Eine ausgeprägte Frequenzregulationsstörung ist meist mit einer reduzierten Belastbarkeit verbunden. So ist die Sauerstoffaufnahme und Leistung bei Patienten mit einem Frequenzanstieg unter 100/min. um 20 % vermindert (Lemke 1997). Patienten mit Bradykardie-Tachykardie-Syndrom klagen häufig über Palpitationen und thorakale Symptome. Bradykardien können aber auch zu uncharakteristischen Beschwerden wie Verwirrtheitszuständen, Konzentrationsschwäche und Tagesmüdigkeit führen. Vor Annahme einer bradykardiebezogenen Symptomatik sind differentialdiagnostisch andere kardiale und nichtkardiale Ursachen, insbesondere tachykarde Rhythmusstörungen, neurologische Erkrankungen und schlafbezogene Atmungsstörungen (Schlafapnoesyndrom) auszuschließen.

Prognose

Die Sinusknotenerkrankung weist im Vergleich zur Normalbevölkerung eine normale Überlebensprognose auf (Show et al. 1980; Rasmussen 1981; Sasaki et al. 1988). Arrhythmiebedingte Todesfälle treten sehr selten auf, häufiger sind thromboembolische Komplikationen (Fairfax et al. 1976). Bei Patienten mit intermittierendem Vorhofflimmern ist deshalb die Indikation zur Antikoagulation zu überprüfen. Bedingt durch das Zusammenwirken von Sinusknoten und autonomem Nervensystem können vorübergehende paroxymale Störungen der Sinusknotenfunktion auftreten. Bei der Erstmanifestation von Symptomen muß deshalb eine hohe Rate an Spontanremissionen berücksichtigt werden. Eine abwartende Haltung ist auch bei fraglichem Zusammenhang zwischen Beschwerden und spezifischer Arrhythmie gerechtfertigt. Ein unzureichender Frequenzanstieg unter Belastung ist nicht mit einer Sinusknotenerkrankung gleichzusetzen. Er wird bei ausdauertrainierten älteren Normalpersonen beobachtet und hat bei fehlender Symptomatik keinen Krankheitswert. Eine Frequenzregulationsstörung kann aber auch im Rahmen einer ischämischen Herzerkrankung oder einer Herzinsuffizienz auftreten. Die Prognose ist dann durch die zugrundeliegende Herzerkrankung bestimmt. Die Behandlung mit einem Ventrikelschrittmacher (VVI) kann die günstige Prognose der Sinusknotenerkrankung verschlechtern. Auch können die Symptome fortbestehen bzw. unter der Ventrikelstimulation neu auftreten. Die Therapie mit einem vorhofbeteiligten Herzschrittmacher (AAI, DDD) führt dagegen meist zur völligen Beschwerdefreiheit des Patienten.

Gefährdungen

Gefährdungen gehen von paroxymalen Pausen aus, die zu Synkopen führen können. Ausgeprägte Bradykardien in Ruhe können mit Konzentrationsschwäche und Tagesmüdigkeit einhergehen. Eine bradykardiebedingte Herzinsuffizienz tritt in der Regel nur dann auf, wenn eine myokardiale Vorschädigung besteht.

Bemessung von MdE und GdB

Bei asymptomatischen Patienten stellt die Diagnose einer Sinusknotenerkrankung keine Einschränkung der MdE und des GdB dar. Bei symptomatischen Patienten ohne Synkope ist die MdE, abhängig von der Beschwerdehäufigkeit, niedrig anzusetzen (0–20%). Bei ausgeprägter Frequenzregulationsstörung, die die Belastbarkeit auf 50–75 Watt begrenzt, kann eine höhere MdE (20–40%) bestehen. Bei rezidivierenden Synkopen beträgt die MdE 30–50%. Für Berufe, die mit spezifischen Gefährdungen verbunden sind, besteht Berufsunfähigkeit (Tab. 4.1, Kapitel 4, Abschnitt „Berufsgruppen und Arbeitsbelastung"). Bei intermittierendem Vorhofflattern/Vorhofflimmern mit der Indikation zur chronischen Antikoagulation müssen zusätzliche Einschränkungen, die sich aus einer gesteigerten Blutungsneigung ergeben, berücksichtigt werden (MdE, GdB + 10%). Durch die Implantation eines Schrittmachers reduziert sich in der Regel die MdE. Ausnahmen können sich bei Schrittmacherkomplikationen und nach Implantation von Ventrikelschrittmachern (VVI) ergeben. Die genaue MdE und den GdB gibt Tab. 33.1 wieder.

Tabelle 33.1 MdE und GdB bei Sinusknotenerkrankung

Symptomatik (Schwindel, Synkopen, Palpitationen)	MdE/GdB* (%)
keine	–
gering, keine Synkopen	0–20
häufiger, keine Synkopen	20–40
rezidivierende Synkopen	30–50

* Chronische Antikoagulation (z. B. Bradykardie-Tachykardie-Syndrom) erhöht die MdE und den GdB um 10%.

Gutachterliche Beurteilung

Unfallversicherung

Führen Schwindel oder Synkopen als gesicherte Folge einer Sinusknotenerkrankung zu einem Arbeitsunfall, fallen die Schädigungsfolgen in den Versorgungsrahmen der Unfallversicherung. Allerdings muß gutachterlich der „wesentlich mitwirkende" Zusammenhang zwischen der den Unfall auslösenden Bewußtseinsstörung und der Sinusknotenerkrankung durch harte Indizien wahrscheinlich gemacht werden. Ist der Nachweis einer derartigen Kausalbeziehung nicht möglich, läge eine „rechtlich unwesentliche Gelegenheitsursache" vor, die eine Versorgung durch die Unfallversicherung ausschlösse.

Rentenversicherung

Bei symptomatischen Patienten mit Synkopen und Präsynkopen gilt für die rentenversicherungsrechtliche Begutachtung, daß berufsspezifische Gefährdungen bei Arbeiten an gefährlichen Plätzen (Absturzgefahr, offenes Feuer, Starkstrom, schnell laufende Maschinen), bei der Personenbeförderung (Pilot, Busfahrer) und in Sicherheitsbereichen (Stellwerk, Flugsicherung, Polizei, Feuerwehr) besonders berücksichtigt werden müssen. Für Patienten mit rezidivierenden Synkopen besteht hier völlige Berufsunfähigkeit, für die anderen Patienten eine Berufseinschränkung. Bei Schrittmacherträgern können Einschränkungen bestehen, die sich auf die Störmöglichkeiten des Schrittmachers durch elektromagnetische Felder beziehen und auf das Vermeiden einer übermäßigen mechanischen Beanspruchung des Implantationsgebietes. Die MdE richtet sich nach Tab. 33.**1**.

Entschädigungsrecht

Der mögliche Zusammenhang zwischen einer nach dem Entschädigungsrecht anzuerkennenden Myokarditis und einer Sinusknotenerkrankung ist unzweifelhaft. Eine ursächliche Beziehung darf jedoch nur bei einer sehr engen zeitlichen Verbindung angenommen werden. Die MdE richtet sich nach Tab. 33.**1**.

Schwerbehindertengesetz

Die Bemessung des GdB erfolgt nach Tab. 33.**1**.

AV-Überleitungsstörung

Allgemeines

Die atrioventrikulären Leitungsstörungen werden in angeborene und erworbene Formen unterschieden. Beim angeborenen AV-Block III. Grades fehlt die Verbindung zwischen AV-Knoten und His‹schem Bündel. Der AV-Block kann assoziiert mit kongenitalen Herzfehlern auftreten. Über familiäre Häufungen von angeborenen AV-Blockierungen wurde berichtet.

Die Ursachen der erworbenen AV-Blockierungen sind vielfältig. Penetrierende oder stumpfe Thoraxverletzungen, herzchirurgische Eingriffe, entzündliche Herzerkrankungen oder akute Myokardinfarkte können nur zur vorübergehenden oder permanenten AV-Blockierung führen. In der Mehrzahl beruhen die erworbenen AV-Leitungsstörungen auf chronisch-degenerativen Veränderungen im AV-Knoten und im Reizleitungssystem. Sie sind meist mit einer kardialen Erkrankung assoziiert: arterielle Hypertonie, koronare Herzerkrankung, Kardiomyopathie, kalzifizierende Aortenstenose (Knieriem et al. 1983). Bei einem Teil der Patienten (40–60%) kann die atrioventrikuläre Überleitungsstörung auf keine bekannte Grunderkrankung zurückgeführt werden (Davies et al. 1967). Die Degeneration und Fibrose kann bei diesen idiopathischen Überleitungsstörungen über mittlere und distale Strukturen des Reizleitungssystems langsam bis zum totalen AV-Block fortschreiten (Lenègre‹sche Erkrankung; Rosenbaum 1972) oder vom Anulus fibrosus aus auf den AV-Knoten und das proximale Reizleitungssystem übergreifen (Lev‹sche Erkrankung; Lev 1978). Neben den morphologischen Erkrankungen des Reizleitungssystems lassen sich intermittierende AV-Blockierungen als Folge eines erhöhten Vagotonus und einer abnorm gesteigerten Reflexbereitschaft abgrenzen.

Einteilung

Die atrioventrikulären Leitungsstörungen werden nach dem Schweregrad der Blockierung eingeteilt (WHO/ISC Task Force 1978; Zipes et al. 1995). Beim AV-Block I. Grades handelt es sich um eine reine Überleitungsverzögerung, der in der Regel keine pathologische Bedeutung zukommt. Der AV-Block II. Grades wird in einen Mobitz Typ I (Wenckebach) mit progressiver Verlängerung der PR-Intervalle bis zur Blockierung und einen Mobitz Typ II mit einzelnen nicht übergeleiteten P-Wellen und konstanten PR-Intervallen unterschieden. Davon abgegrenzt werden die 2:1 und höhergradigen AV-Blockierungen. Beim AV-Block III. Grades (totaler AV-Block) besteht eine komplette Unterbrechung der atrioventrikulären Überleitung mit vollständiger Vorhof-Kammer-Dissoziation und einem ventrikulären Ersatzrhythmus. Die Blockierung kann im AV-Knoten (intranodal), im His'schen Bündel (intrahisär) oder in den Faszikeln (infrahisär) lokalisiert sein.

Diagnostik

Die Diagnose permanenter AV-Blockierungen erfolgt anhand von **EKG-Aufzeichnungen**. Bei intermittierenden Überleitungsstörungen ist die Ableitung von **Langzeit-EKG's** erforderlich. Die Höhe der AV-Blockierung und damit eine Abschätzung der Prognose gelingt in den meisten Fällen durch eine Analyse des Oberflächen-EKG's. Beim AV-Block II. Grades Typ I (Wenckebach) ist der QRS-Komplex in der Regel schmal und die Blockierung meist im AV-Knoten lokalisiert. Im Gegensatz dazu weist der AV-Block II. Grades Typ II überwiegend einen verbreiterten QRS-Komplex auf und ist intra- oder infrahisär gelegen (Zipes et al. 1988). Bei 2:1 und höhergradigen Blockierungen geben das **Belastungs-EKG**, der **Atropin- und Isoprenalin-Test** wichtige Hinweise auf die Höhe der Blockierung (Wellens et al. 1992). Ist die Störung intranodal gelegen, nimmt die Überleitung mit erhöhtem Sympathikotonus zu, während sie bei intra- und infrahisären Blockierungen abnimmt. Umgekehrt verhält sich die AV-Überleitung unter Karotisdruckversuch. Beim totalen AV-Block ist die Höhe der Blockierung anhand der QRS-Breite

und der Frequenz des Ersatzrhythmusses abschätzbar. Nur in Ausnahmefällen ist zur genauen Bestimmung der AV-Überleitungsstörung eine invasive Untersuchung erforderlich.

Symptomatik und Belastbarkeit

Intermittierende AV-Blockierungen können durch akute zerebrale Minderperfusion Synkopen, Präsynkopen oder akute Schwindelattacken auslösen. Bei höhergradigen oder totalen AV-Blockierungen treten die typischen Adams-Stokes'schen Anfälle mit Bewußtseinsverlust dann auf, wenn der Blockierungsgrad plötzlich zunimmt oder es zu paroxysmalen Unterbrechungen des Ersatzrhythmus kommt.

Chronische AV-Blockierungen können völlig beschwerdefrei toleriert werden. Dies ist insbesondere beim angeborenen und beim idiopathischen AV-Block III. Grades der Fall, wenn eine ungestörte linksventrikuläre Funktion besteht, ein ausreichend schneller Ersatzrhythmus mit schmalen Kammerkomplexen vorliegt (um 60/min.) und die Frequenz unter Belastung weiter gesteigert werden kann. Bei intranodalen Störungen mit 2:1- und höhergradigen Blockierungen nimmt die Überleitungsfrequenz unter Belastung meist zu und die Patienten können asymptomatisch sein. Auf der anderen Seite können totale AV-Blockierungen mit breiten QRS-Komplexen und langsamem Ersatzrhythmus (um 30/min.) zu ausgeprägten Symptomen der Herzinsuffizienz führen (NYHA III-IV). In der Regel ist der Patient mit höhergradigem oder totalem AV-Block symptomatisch. Seine Belastbarkeit ist max. auf ca. 50 Watt beschränkt.

Anhaltende Bradykardien können in Ruhe und unter Belastung vermehrt ventrikuläre Ektopien hervorrufen. Sie können zu einer QT-Zeit-Verlängerung führen und Torsade de Pointes-Tachykardien auslösen. Die Patienten klagen über Palpitationen, Schwindel und Synkopen.

Prognose

Bei Patienten mit totalem AV-Block und Adam-Stokes'schen Anfällen ist die Mortalität hoch (Friedberg et al. 1964; Edkap et al. 1976). Durch eine Schrittmacherbehandlung wird die Überlebensprognose deutlich verbessert (Lagergren et al. 1966). Sie bleibt aber in Abhängigkeit von der kardialen Grunderkrankung gegenüber der Normalbevölkerung weiter eingeschränkt (Seipel et al. 1977; Alt et al. 1983). Unabhängig vom Blockierungsort und der weiteren Prognose ist bei allen symptomatischen Patienten mit AV-Überleitungsstörung die Indikation zur Schrittmachertherapie gegeben.

Bei asymptomatischen Patienten mit angeborenem AV-Block III. Grades wird die Prognose unterschiedlich eingeschätzt. Zuverlässige Kriterien zur Risikoabschätzung fehlen (Odemuyiwa et al. 1992). In Studien fand sich bei assoziiertem Herzfehler, mittleren Frequenzen unter 50/min., fehlendem oder geringem Frequenzanstieg unter Belastung, nächtlichen Asystolien, einem Ersatzrhythmus mit breiten Kammerkomplexen, gehäuften ventrikulären Ektopien, verlängertem QT-Intervall, Kardiomegalie, eingeschränkter linksventrikulärer Funktion sowie vergrößerten Vorhöfen ein ungünstiger prognostischer Verlauf (Synkopen, plötzlicher Herztod, Herzinsuffizienz). Deshalb sollte bei Vorliegen eines dieser Befunde eine Schrittmacherimplantation erfolgen. In einer prospektiven Studie (Michaelson et al. 1995) war darüber hinaus das Risiko von Adams-Stokes'schen Anfällen und plötzlichem Herztod in jedem Alter und unabhängig von prognostischen Befunden erhöht, so daß für alle Patienten mit angeborenem AV Block III. Grades eine prophylaktische Schrittmacherimplantation empfohlen wurde. Bei abwartender Haltung sind jährliche Nachuntersuchungen der Patienten durchzuführen.

Auch bei den asymptomatischen Patienten mit erworbenem AV-Block ist die prognostische Einschätzung nicht einheitlich. Als ungünstig werden breite QRS-Komplexe, langsamer Ersatzrhythmus (unter 40/min.), spontane Asystolien (über 3 sek.) sowie gehäufte ventrikuläre Ektopien eingeschätzt. Auch bei Vorliegen einer neuromuskulären Erkrankung wird die prophylaktische Schrittmacherimplantation empfohlen (Lemke et al. 1996). Umstritten ist die prognostische Indikation bei Patienten mit asymptomatischem AV-Block und schmalen Kammerkomplexen. Die amerikanischen und deutschen Empfehlungen sind hier zurückhaltend und abwartend. Auch bei einzelnen Überleitungsblockierungen, insbesondere wenn sie nachts auftreten und durch einen erhöhten Vagotonus bedingt sind, ist die Prognose als gut einzuschätzen. In der Regel besteht keine Schrittmacherindikation.

▪ Gefährdungen

Gefährdungen gehen von den paroxysmalen Asystolien aus, die bei intermittierendem AV-Block oder während chronischer AV-Blockierungen durch Ausfall des Ersatzrhythmus zu Adams-Stokes‹schen Anfällen führen können. Ausgeprägte Bradykardien sind gelegentlich Auslöser von ventrikulären Tachykardien, die wiederum Synkopen verursachen können. Ruheherzinsuffizienz, aber auch Konzentrationsschwäche und Tagesmüdigkeit können mit einem kritisch erniedrigten Herzzeitvolumen zusammenhängen.

▪ Bemessung von MdE und GdB

Bei asymptomatischen Arbeitnehmern mit angeborenem AV-Block III oder erworbenem AV-Block (I und II Typ Wenckebach) besteht in der Regel keine Einschränkung von MdE und GdB. Schwieriger zu klassifizieren ist der asymptomatische höhergradige erworbene AV-Block. Bei symptomatischen Patienten ohne Synkope ist die MdE in Abhängigkeit von der Beschwerdesymptomatik anzusetzen. Bei ausgeprägter Bradykardie (30 – 40/min.) und einer Frequenzregulationsstörung, die die Belastbarkeit auf 50 – 75 Watt begrenzt, besteht für Arbeitnehmer eine mäßige Einschränkung der Erwerbsfähigkeit.

Rezidivierende Synkopen bewirken Berufsunfähigkeit, falls die Störung nicht durch Schrittmachertherapie beseitigt wird.

Durch die Implantation eines Schrittmachers reduziert sich somit in der Regel die MdE. Bei beschwerdefreien Patienten besteht keine Einschränkung der MdE mehr. Ausnahmen können sich bei Schrittmacherkomplikationen und nach Implantation von Ventrikelschrittmachern (VVI) ergeben. Die genauere Festlegung von MdE und GdB erfolgt nach Tab. 33.**2**.

Tabelle 33.**2** MdE und GdB bei AV-Überleitungsstörung

Symptomatik (Schwindel, Synkopen)	AV-Block	MdE/GdB* (%)
keine	angeboren, I, II Typ Wenckebach	–
keine	II, III	0–30
gering, selten	II, III	30–50
häufiger, keine Synkopen	II, III	50–70
rez. Synkopen	II, III	100

* Chronische Antikoagulation erhöht die MdE und den GdB um 10 %.

■ Gutachterliche Beurteilung

Unfallversicherung

AV-Überleitungsblockierungen können nach penetrierenden oder stumpfen Thoraxverletzungen auftreten und sind dann als Unfallfolge anzuerkennen. Die in Kapitel 33, Abschnitt „Bemessung von MdE und GdB" (S. 208) zu den Symptomen Schwindel und Synkopen dargestellten Festlegungen, die mit hoher Wahrscheinlichkeit einen Unfall ausgelöst haben, gelten in gleicher Weise auch für höhergradige AV-Blockierungen.

Rentenversicherung

Bei asymptomatischen Patienten mit AV-Überleitungsstörungen, die nicht mit einem Schrittmacher versorgt wurden, gilt für die Begutachtung in der Rentenversicherung, daß berufsspezifische Gefährdungen bei Arbeiten an gefährlichen Plätzen (Absturzgefahr, offenes Feuer, Starkstrom, schnell laufende Maschinen), bei der Personenbeförderung (Pilot, Busfahrer) und in Sicherheitsbereichen (Stellwerk, Flugsicherung, Polizei, Feuerwehr) besonders berücksichtigt werden müssen. Eine Einschränkung gilt auch für schwere körperliche Belastungen, da die maximale Leistungsreserve bei diesen Patienten reduziert sein kann. Bei Schrittmacherträgern können Einschränkungen bestehen, die sich auf die Störmöglichkeiten des Schrittma-

chers durch elektromagnetische Felder beziehen und auf das Vermeiden einer übermäßigen mechanischen Beanspruchung des Implantationsgebietes. Die Bemessung der MdE richtet sich nach Tab. 33.**2**.

Entschädigungsrecht

Läßt sich zwischen einer nach Entschädigungsrecht entschädigungspflichtigen Myokarditis und einem höhergradigen AV-Block eine ursächliche Verbindung wahrscheinlich machen, fallen die Folgen der AV-Überleitungsstörung in den Versicherungsrahmen des Entschädigungsrechts. Die MdE richtet sich nach Tab. 33.**2**.

Schwerbehindertengesetz

Die Bemessung des GdB erfolgt nach Tab. 33.**2**.

Tachykarde Herzrhythmusstörungen

Tachykarde Rhythmusstörungen entstehen nicht nur im Rahmen schwerer Herzerkrankungen. Sie treten auch bei „herzgesunden" Patienten auf. Immer liegt ihnen ein pathomorphologisches Substrat zugrunde. Dieses kann, wie bei ventrikulären Tachykardien nach Myokardinfarkt, als direkte Krankheitsfolge entstehen. Es kann aber auch auf angeborenen oder erworbenen modifizierten muskulären Strukturen im Herzen oder auf veränderten elektrischen Eigenschaften der Herzmuskelzelle (Membran) selbst beruhen. Tachykarde Rhythmusstörungen, die in der Folge von Herzerkrankungen auftreten, sind in den entsprechenden Kapiteln abgehandelt. Im Folgenden werden die tachykarden Rhythmusstörungen dargestellt, die unabhängig von einer manifesten Herzerkrankung auftreten können.

Als supraventrikuläre Tachykardien werden Vorhoftachykardien, Vorhofflattern und Vorhofflimmern sowie die AV-Knoten-Tachykardien bezeichnet. Alle diese Rhythmusstörungen haben ihren Ursprung auf Vorhofebene, die Herzkammern sind an der Entstehung und Aufrechterhaltung der Tachykardie nicht beteiligt. Davon unterschieden werden die atrioventrikulären Tachykardien, die bei akzessorischer Verbindung zwischen Vorhof und Kammer auftreten. Hier sind die Herzkammern wichtiger Bestandteil der Kreiserregung. Die ventrikulären Tachykardien lassen sich auf spezifische Ursprungsorte im rechten oder linken Ventrikel zurückführen oder sind durch veränderte elektrophysiologische Eigenschaften der Myokardzellen bedingt.

Das Herzrasen kann anfallsartig (paroxysmal) oder mit langsam zunehmender Frequenz (nicht paroxysmal) auftreten. Es kann in kurzen Salven in Erscheinung treten, für Stunden anhalten oder in seltenen Fällen auch unaufhörlich bestehen. Die Frequenz kann inkonstant, regelmäßig oder absolut arrhythmisch sein.

Supraventrikuläre Tachykardien

Allgemeines

Supraventrikuläre Tachykardien werden in der Regel als harmlos bezeichnet, da plötzliche Herztodesfälle bei diesen Tachykardieformen nur schwer vorstellbar sind. Sie haben aber einen erheblichen Einfluß auf das Wohlbefinden und die Leistungsfähigkeit eines Arbeitnehmers. Sie stellen eine häufige Ursache für Arztbesuche, Krankenhausaufenthalte und Arbeitsunfähigkeit dar. Darüber hinaus können paroxysmale Formen durch plötzliche Synkopen den Patienten akut gefährden und anhaltende Formen sind in der Lage, die Herzfunktion schwer zu beeinträchtigen (tachykardieinduzierte Kardiomyopathie). Andere Formen wie das Vorhofflimmern können schwerwiegende Komplikationen hervorrufen (Thrombembolien, Schlaganfall).

Einteilung

Die supraventrikulären Tachykardien werden nach ihrem Ursprungsort, ihrem Entstehungs-

mechanismus, ihrer Frequenz und ihrer Stimulierbarkeit eingeteilt in (Klein et al. 1987):

Vorhoftachykardien

Vorhoftachykardien treten bei Herzgesunden, bei Myokarderkrankungen, nach Herzoperationen, bei chronischen Lungenerkrankungen, bei Alkoholkonsum und bei metabolischen Entgleisungen auf. Den Vorhoftachykardien bei Herzgesunden liegt meist eine gesteigerte Automatie von Myokardzellen zugrunde. Das Herzrasen tritt häufig in kurzen, repetitiven Salven in Erscheinung. Anhaltende Reentry-Tachykardien entstehen überwiegend auf dem Boden organischer Herzerkrankungen. Die Frequenz liegt zwischen 100 und 240/min., die QRS-Komplexe sind in der Regel schmal mit vorangehender ektoper P-Welle. Unaufhörliche Formen kommen meist bei Kindern nach operierten angeborenen Herzfehlern vor. Eine Sonderform stellt die Vorhoftachykardie mit AV-Blockierung dar, die bei Digitalisintoxikation beobachtet wird.

Vorhofflattern

Paroxysmales Vorhofflattern mit spontaner Terminierung kann bei Herzgesunden auftreten. Permanente Formen finden sich häufig bei Erkrankungen, die mit einer Druckbelastung der Vorhöfe einhergehen (Mitralstenose, arterieller Hypertonus, Herzinsuffizienz, chronische Lungenerkrankungen). Die Frequenz beim Vorhofflattern liegt in der Regel zwischen 240 und 350/min. und geht mit einer 2 : 1 bis 4 : 1 oder unregelmäßigen Überleitung einher. Phasen der 1 : 1-Überleitung werden schlecht toleriert und können zu akuter Linksherzinsuffizienz und zu Synkopen führen. Beim Vorhofflattern können unterschiedliche Formen unterschieden werden (Cosio et al. 1996). Dem **gewöhnlichen Typ (Typ 1)** liegt eine Kreiserregung im rechten Vorhof zugrunde, die den Isthmus zwischen V. cava inferior und Trikuspidalklappenring einschließt. Der Reentrykreis verläuft gewöhnlich entgegen dem Uhrzeigersinn. Die Flatterwellen in den EKG-Ableitungen II, III, aVF sind dann negativ und zeigen eine Sägezahnform ohne isoelektrische Linie. Der Reentrykreis kann allerdings auch im Uhrzeigersinn durchschritten werden, mit positiven Flatterwellen in den Extremitätenableitungen. Charakteristisch für diese Form des Vorhofflatterns ist seine Überstimulierbarkeit durch temporäre Vorhofstimulation, mit der es gelingt, über 90% der Fälle zu terminieren. Abzugrenzen vom gewöhnlichen Typ ist das **ungewöhnliche Vorhofflattern (Typ 2)** mit positiven F-Wellen in den inferioren EKG-Ableitungen, isoelektrischer Strecke zwischen den F-Wellen und höheren Frequenzen. Der linke Vorhof ist z.T. in den Reentrykreis einbezogen. Diese Tachykardien sind durch Überstimulation nicht zu terminieren (Waldo et al. 1996).

Vorhofflimmern

Mit einer Prävalenz von ca. 0,4% in der Gesamtbevölkerung unter 70 Jahren und mit 2–4% bei den über 70jährigen ist das Vorhofflimmern die häufigste Rhythmusstörung. Sie tritt begleitend bei vielen Herzerkrankungen auf und kann bei Patienten mit Herzinsuffizienz 40% erreichen (Alpert et al. 1988). Die Prävalenz von idiopathischem Vorhofflimmern bei Herzgesunden liegt bei etwa 1%(Brand et al. 1988, Carius et al. 1991). Elektrophysiologisch handelt es sich auch beim Vorhofflimmern um kreisende Erregungen im Vorhofmyokard. Es kann paroxysmal auftreten und spontan zum Sinusrhythmus konvertieren oder als chronisches Vorhofflimmern persistieren. Alkoholgenuß (Koskinen et al. 1994), endokrinologische Erkrankungen **(Hyperthyreose!)** und metabolische Entgleisungen können Vorhofflimmern auslösen. Paroxysmales Vorhofflimmern kann sowohl in Ruhephasen wie auch unter starker körperlicher oder psychischer Belastung auftreten. Dies hat zur Unterscheidung in eine vagale und eine sympathikotone Form des Vorhofflimmerns geführt (Coumel 1994). Im EKG sind reguläre Vorhofaktionen nicht mehr erkennbar, die Vorhoffrequenz beträgt 350–600/min. Die übergeleitete Kammerfrequenz ist absolut arrhythmisch und häufig tachykard (120–200/min., in einzelnen Fällen auch darüber).

AV-Knoten-Tachykardie

Die AV-Knoten-Tachykardie ist die häufigste, anfallsweise auftretende Arrhythmieform bei herzgesunden Patienten. Die Symptomatik tritt meist im jugendlichen oder mittleren Lebensalter auf, Frauen sind häufiger betroffen als Männer. Bei den AV-Knoten-Tachykardien handelt es sich um Kreiserregungen, die den AV-Knoten

und die angrenzende Übergangszone durchlaufen. Die Herzkammern sind kein Bestandteil des Reentry-Kreises. Voraussetzung für das Auftreten von Tachykardien ist eine funktionelle Längsdissoziation der AV-Leitung in eine schnelle und eine langsam leitende Bahn mit unterschiedlichen Refraktärzeiten. Die Tachykardie kommt durch Extrasystolen in Gang, die eine Bahn refraktär antreffen, über die andere Bahn aber noch verzögert fortgeleitet werden können. Die Frequenz der paroxysmalen Tachykardien liegt zwischen 160 und 240/min. und dauert Minuten bis Stunden an. Die QRS-Komplexe sind in der Regel schmal und die P-Wellen häufig im terminalen QRS-Komplex zu erkennen.

■ Diagnostik

Die Diagnostik der supraventrikulären Tachykardien erfolgt anhand des **Oberflächen- und des Langzeit-EKGs.** Dabei kommt der Morphologie der P-Welle und ihrem Verhältnis zum QRS-Komplex eine besondere Bedeutung zu. Eine kurzzeitige Blockierung des AV-Knotens durch Valsalva-Manöver, Karotisdruck oder die Injektion von Adenosin führt zur Unterbrechung der AV-Knoten-Tachykardie, während die anderen supraventrikulären Tachykardieformen unbeeinflußt weiterlaufen.

Rhythmusstörungen bei gesteigerter Automatie lassen sich häufig in Langzeit-EKG-Aufzeichnungen nachweisen. Auch der Nachweis von paroxysmalem Vorhofflimmern gelingt meist durch die mehrfache Aufzeichnung von Langzeit-EKGs. Damit werden auch Hinweise auf den Auslösemechanismus gegeben (Auftreten nach Extrasystolen, bradykarden oder tachykarden Phasen). Bei paroxysmalen AV-Knoten-Tachykardien ist dagegen das Langzeit-EKG oft unauffällig. Die Patienten sind angehalten, bei den meist längeren Tachykardiephasen einen Arzt oder das Krankenhaus aufzusuchen, um ein EKG ableiten zu lassen. Die Auslösbarkeit belastungsinduzierbarer Rhythmusstörungen ist durch eine **Ergometerbelastung** zu überprüfen.

Zum Ausschluß einer organischen Herzerkrankung ist eine echokardiographische Untersuchung durchzuführen. An Laborparametern sind der K-Spiegel, die Schilddrüsenwerte und Digitalisspiegel bei entsprechender Medikation zu überprüfen.

Eine **elektrophysiologische Untersuchung** wird heute in der Regel im Rahmen der Katheterablation durchgeführt. Zum Nachweis einer bisher nicht dokumentierten Tachykardie sollte sie eingesetzt werden, wenn anamnestisch Hinweise auf eine paroxysmale Tachykardie bestehen. In der Synkopenabklärung bei herzgesunden Patienten ist der positive prädiktive Wert der invasiven Untersuchung gering (Aktar et al. 1983; Morady et al. 1983).

Symptomatik und Belastbarkeit

Patienten mit paroxysmalen Tachykardien weisen eine mehr oder weniger ausgeprägte Symptomatik auf. Das plötzliche Einsetzen einer Tachykardie geht in den meisten Fällen mit vegetativen Symptomen (Kaltschweißigkeit, Angstgefühl), Schwindel, Dyspnoe und einer Präkollaps-Symptomatik einher. Auch thorakale Beschwerden (Engegefühl, Angina pectoris) können auftreten. Häufig wird bei AV-Knoten-Tachykardien über ein unangenehmes Klopfen im Halsbereich geklagt, das durch Pfropfungswellen bei simultaner Erregung der Vorhöfe und Kammern hervorgerufen wird. Eine unzureichende Vasokonstriktion während der Tachykardie kann zu Synkopen führen (Leitch et al. 1992). Nach Beendigung des Herzrasens tritt bei einigen Patienten eine Polyurie auf. In aller Regel ist eine starke psychische Verunsicherung und eine ausgeprägte Konzentrationsstörung mit dem Tachykardieanfall verbunden. Die notwendige Arbeitsunterbrechung kann deutlich über die Tachykardiedauer hinausreichen. Patienten mit gesteigerter Automatie als Ursache ihrer Tachykardien können sich durch die ständig wiederkehrenden Rhythmusstörungen stark beeinträchtigt fühlen. Patienten mit permanenten Tachykardien nehmen z.T. ihre Rhythmusstörung gar nicht mehr wahr. Dafür können Symptome der reduzierten körperlichen Belastbarkeit und der Herzinsuffizienz ganz im Vordergrund stehen (Lemery et al. 1987; Heinz et al. 1992).

Prognose

Vorhoftachykardien sind häufig resistent gegenüber einer medikamentösen Behandlung. Digitalis, Betablocker und Kalziumantagonisten können zwar die Kammerfrequenz reduzieren, beenden aber nicht die Tachykardie. Antiarrhythmika der Klasse IA, IC und III können bei Reentrytachykardien erfolgreich sein. Ihr Einsatz ist aber durch die möglichen Nebenwirkungen begrenzt. Die Katheterablation ektoper Vorhoftachykardien ist in 60–90% der Fälle erfolgreich (Walsh et al. 1992). Bei hochsymptomatischen Patienten, die nicht kausal behandelbar sind, kann eine AV-Knoten-Ablation mit anschließender Schrittmacherimplantation indiziert sein.

Vorhofflattern kann transient, paroxysmal oder chronisch auftreten. Die Akuttherapie beim gewöhnlichen Typ besteht in einer Überstimulation, die übrigen Formen werden am sichersten elektrisch kardiovertiert. Zur Prophylaxe werden Antiarrhythmika, insbesondere der Klasse III, eingesetzt. Das Vorhofflattern vom gewöhnlichen Typ kann mit hoher Erfolgsrate (>90%) durch Katheterablation behandelt werden. Die Rezidivquote liegt relativ hoch (10–30%), und im weiteren Verlauf können Vorhofflimmern oder Flattern vom ungewöhnlichen Typ auftreten (ca. 20–30%). Bei therapieresistenten Fällen kann durch Digitalis, Betablocker oder Kalziumantagonisten die Kammerfrequenz reduziert werden oder eine AV-Knoten-Ablation mit Schrittmacherimplantation erfolgen. Bei chronischen, therapieresistenten Fällen und vergrößerten Vorhöfen besteht ein erhöhtes Thromboembolierisiko, weshalb eine Antikoagulation durchgeführt werden sollte.

Die Anfallshäufigkeit beim paroxysmalen Vorhofflimmern wird durch Antiarrhythmikagabe reduziert (Klasse IA, IC und III). Das chronische Vorhofflimmern wird am sichersten durch elektrische Kardioversion in Sinusrhythmus überführt. Zur Prophylaxe werden Antiarrhythmika eingesetzt. Therapieresistente Fälle werden mit AV-überleitungsverzögernden Medikamenten behandelt. Anhaltend hohe Überleitungsfrequenzen können zur tachykardieinduzierten Kardiomyopathie führen. Bei hochsymptomatischen Patienten mit paroxysmalem oder chronischem Vorhofflimmern kann eine AV-Knoten-Ablation und Schrittmacherimplantation erfolgen. Patienten mit struktureller Herzerkrankung und Patienten über 60 Jahre haben unter Vorhofflimmern ein erhöhtes Risiko, thrombembolische Komplikationen zu entwickeln. Bei ihnen sollte eine Antikoagulation durchgeführt werden.

Patienten mit paroxysmalen AV-Knoten-Tachykardien weisen eine hohe Rezidivrate auf. Akut kann durch Valsalva-Manöver, Adenosin oder Verapamil die Tachykardie terminiert werden. Die chronische Einnahme von AV-überleitungs-verzögernden Substanzen und Antiarrhythmika bietet keinen sicheren Schutz vor Tachykardie-rezidiven. Sie wird von den meist jungen Patienten auch nicht toleriert. Die medikamentöse Behandlung beschränkt sich daher in der Regel auf die akute Unterbrechung des Anfalls. Die Katheterablation der langsamen AV-Leitungsbahn (Jackman et al. 1992) ist ein kurativer Eingriff mit einer hohen Erfolgsrate ($>95\%$) und einer niedrigen Rezidivrate ($<5\%$). Die Gefahr einer totalen AV-Blockierung ist gering ($<3\%$). Patienten mit rezidivierenden Tachykardien sollten deshalb einer Ablation zugeführt werden.

▪ Gefährdungen

Patienten mit paroxysmalen Tachykardien sind gefährdet, Synkopen oder Präsynkopen zu erleiden. Eine medikamentöse Therapie bietet keinen sicheren Schutz vor Tachykardierezidiven. Die Überleitungsfrequenz auf die Kammern kann aber durch Medikamente meistens deutlich reduziert und die Symptomatik damit abgeschwächt werden.

Patienten mit chronischem Vorhofflimmern und struktureller Herzerkrankung sind in erhöhtem Maße gefährdet, thrombembolische Komplikationen zu entwickeln. Das Risiko nimmt auch bei Herzgesunden mit dem Alter zu. Patienten mit chronischem Vorhofflattern scheinen bei vorhandener Herzerkrankung ebenfalls gefährdet. Durch Antikoagulation kann die Komplikationsrate bei diesen Patienten signifikant gesenkt werden.

▪ Bemessung von MdE und GdB

Bei symptomatischen Patienten mit gelegentlichen supraventrikulären Tachykardien ohne Synkopen ist die MdE, abhängig von der Tachykardiehäufigkeit und -dauer sowie dem Leidensdruck, unterschiedlich niedrig anzusetzen ($0-40\%$). Dies gilt sowohl für die paroxysmalen wie auch für die chronischen Formen (Vorhofflimmern, Vorhofflattern) bei entsprechender Frequenzregulation durch Medikamente. Antikoagulation erhöht die MdE und den GdB um 10%.

Bei rezidivierenden Synkopen erhöhen sich MdE und GdB. Für bestimmte Berufe, die mit spezifischen Gefährdungen verbunden sind, besteht Berufsunfähigkeit (Tab. 4.1, Kapitel 4, Abschnitt „Berufsgruppen und Arbeitsbelastung"). Die genaue Bemessung von MdE und GdB richtet sich nach Tab. 33.**3**.

Die Implantation eines Schrittmachers nach AV-Knoten-Ablation erhöht nicht die MdE und den GdB (Kapitel 34).

Nach Katheterablation tritt bei der AV-Knoten-tachykardie in der Regel eine vollständige Heilung ein. Vorhofflattern vom gewöhnlichen Typ kann ebenfalls mit einer hohen akuten Erfolgsrate durch Katheterablation behandelt werden. Im weiteren Verlauf können aber Rezidive, Vorhofflimmern oder -flattern vom ungewöhnlichen Typ auftreten. Bei Vorhoftachykardien und Vorhofflattern vom ungewöhnlichen Typ sind

Tabelle 33.**3** MdE und GdB bei supraventrikulären Tachykardien

Symptomatik (Schwindel, Synkopen, Palpitationen)	hämodynamische Beeinträchtigung	MdE/ GdB* (%)
keine	–	0
gering (kurz, selten), **keine** Synkopen	–	10–20
stärker (länger, häufiger), **keine** Synkopen	–	20–30
	+	30–40
rez. Synkopen	+	40–50

* Chronische Antikoagulation erhöht die MdE und den GdB um 10%.

die Ergebnisse der Katheterablation nicht sehr günstig. Ablation von Vorhofflimmern befindet sich noch im Experimentalstadium. Eine abschließende Begutachtung des Erfolges sollte frühestens 3 – 6 Monate nach Katheterablation durchgeführt werden.

Gutachterliche Beurteilung

Unfallversicherung

Supraventrikuläre Tachykardien können in der Regel nicht als Unfallfolge anerkannt werden, ausgenommen bei schweren myokardialen Schädigungen infolge eines Thoraxtraumas. Führen Schwindel, Synkopen oder hämodynamische Beeinträchtigung jedoch gesichert zur Auslösung eines Arbeitsunfalles, fallen die Schädigungsfolgen in den Versorgungsrahmen der Unfallversicherung (Kapitel 33, Abschnitt „Gutachterliche Beurteilung", S. 208). Die MdE richtet sich nach Tab. 33.**3**.

Rentenversicherung

Bei symptomatischen Patienten mit supraventrikulären Tachykardien gilt für die rentenversicherungsrechtliche Begutachtung, daß berufsspezifische Gefährdungen bei Arbeiten an gefährlichen Plätzen (Absturzgefahr, offenes Feuer, Starkstrom, schnell laufende Maschinen), bei der Personenbeförderung (Pilot, Busfahrer) und in Sicherheitsbereichen (Stellwerk, Flugsicherung, Polizei, Feuerwehr) besonders berücksichtigt werden müssen. Für Patienten mit Synkopen besteht völlige Berufsunfähigkeit, für die anderen Patienten eine Berufseinschränkung. Darüber hinaus gilt für die Tachykardien, die durch Belastung auslösbar sind, eine Einschränkung für schwere körperliche Arbeit. Unabhängig von der Höhe der MdE kann deshalb bei folgenden Berufen Berufsunfähigkeit bestehen: Schmied, Dachdecker, Maurer, Zimmerer, Maler, Schlosser, Starkstromelektriker, Schweißer, Sägewerker, Berufskraftfahrer, Rangierarbeiter, Lokomotivführer, Kranführer, Straßenbahner, Flugbegleiter, Pilot und ähnliche. Da es sich meist um jüngere Arbeitnehmer handelt, ist bei berufsspezifischen Gefährdungen die Einleitung von Umschulungsmaßnahmen erforder-

lich. Die Bemessung der MdE erfolgt nach Tab. 33.**3**.

Entschädigungsrecht

Der Zusammenhang zwischen einer nach dem Entschädigungsrecht anzuerkennenden Myokarditis und neu aufgetretenen supraventrikulären Tachykardie ist nur dann wahrscheinlich und damit anzuerkennen, wenn

➤ eine enge zeitliche Verbindung zwischen beiden Ereignissen besteht und
➤ bleibende strukturelle myokardiale Veränderungen nachweisbar sind.

Die Bemessung der MdE richtet sich nach Tab. 33.**3**.

Schwerbehindertengesetz

Die Bemessung des GdB erfolgt nach Tab. 33.**3**.

Atrioventrikuläre Tachykardien

Allgemeines

Atrioventrikuläre Tachykardien entstehen bei myokardialen Kurzschlußverbindungen zwischen Vorhof und Kammer. Diese akzessorischen Leitungsbahnen umgehen den leitungsverzögernden Weg über den AV-Knoten und führen zu einer vorzeitigen Erregung von Myokardanteilen (Präexzitation). Die Tachykardien, die aus diesen Interaktionen entstehen, können in ihrem Erscheinungsbild sehr unterschiedlich sein. Je nachdem, ob die akzessorische Leitungsbahn antegrad oder retrograd durchschritten wird, ob sie Teil des atrioventrikulären Reentrykreises ist oder nur als Leitungsweg bei einer Vorhoftachykardie benutzt wird und ob ein zusätzlicher Schenkelblock vorliegt oder nicht, wird die Tachykardie regelmäßig oder unregelmäßig sein und schmale oder verbreiterte QRS-Komplexe aufweisen.

Bei der häufigsten Form der Präexzitation, dem **Wolff-Parkinson-White-Syndrom**   (WPW;

Wolf et al. 1930), besteht eine muskuläre Brücke zwischen Vorhof und Kammer (Kent-Bündel). Bei der atriofaszikulären Verbindung (Mahaim-Faser) entsteht elektrophysiologisch eine Dopplung des AV-Knotens und des rechten Faszikels. Die Patienten werden meist auffällig durch ihre Tachykardieanfälle. Bei asymptomatischen Patienten mit antegrad leitendem Kent-Bündel ist die Diagnose anhand des Oberflächen-EKGs möglich.

Innerhalb der gesunden Bevölkerung wird ein Präexzitationsbild im EKG in einer Häufigkeit von 0,1 – 0,3 % gefunden (Chung et al. 1965). Untersuchungen beim Flugpersonal (22.500 Personen) ergaben eine Rate von 0,25 %, mit einer Prävalenz dokumentierter Tachykardien von 1,8 % (Zipes 1988). Eine klinische Symptomatik mit Tachykardien tritt innerhalb von 10 Jahren bei ca. 30 % der Fälle auf (Munger et al. 1993). Nur dann sollte man vom WPW-Syndrom sprechen. Die Häufigkeit paroxysmaler Tachykardien nimmt mit dem Alter zu. Die akzessorische Bahn ist am häufigsten linkslateral und posteroseptal lokalisiert. Zwei Drittel der Patienten sind männlich. Über 90 % der Patienten mit WPW-Syndrom haben einen unauffälligen Herzbefund. Kombinationen mit erworbenen oder kongenitalen Herzfehlern kommen vor, insbesondere mit dem Mitralklappenprolaps und der Epstein-Anomalie.

▉ Einteilung

Die Tachykardien bei akzessorischer Leitungsbahn werden entsprechend ihrer Kreiserregung eingeteilt in:

Orthodrome atrioventrikuläre Tachykardie

Bei dieser häufigsten Form wird die akzessorische Bahn retrograd durchlaufen. Die Vorhöfe werden rückwertig aktiviert und die Erregung der Kammern erfolgt antegrad über den AV-Knoten. Dadurch sind die Kammerkomplexe, soweit keine Schenkelblockierung besteht, während der Tachykardie schmal, und zwischen den QRS-Komplexen sind P-Wellen erkennbar. Leitet das Kent-Bündel nur retrograd (verborgenes WPW), ist das EKG auch während Sinusrhythmus unauffällig. Bei antegrad leitendem

Kent-Bündel wird unter Sinusrhythmus die Präexzitation sichtbar. Die Tachykardie kommt zustande, wenn eine Vorhofextrasystole auf eine refraktäre akzessorische Bahn trifft, der Impuls aber über den AV-Knoten verzögert auf die Kammern übergeleitet werden kann. Der Reentrykreis ist geschlossen, wenn die Kammererregung retrograd über die akzessorische Leitungsbahn zum Vorhof fortgeleitet wird (Durrer et al. 1967). Die Tachykardien treten paroxysmal auf, mit Frequenzen meist zwischen 160 – 240/min., und dauern Minuten bis Stunden an. Eine Sonderform mit langsam leitender retrograder Bahn zeichnet sich dadurch aus, daß sie unaufhörlich bestehen (permanente junktionale Reentrytachykardie) und zur Herzinsuffizienz führen kann.

Antidrome atrioventrikuläre Tachykardie

Viel seltener tritt die umgekehrte Form der Kreiserregung auf, bei der die akzessorische Leitungsbahn antegrad durchschritten wird und die rückwertige Erregung der Vorhöfe über den AV-Knoten erfolgt. Der QRS-Komplex weist hier während der Tachykardie eine maximale Präexzitation auf. Bei atriofaszikulären Mahaim-Fasern wird die akzessorische Bahn immer in antegrader Richtung erregt, so daß die Tachykardie einen linksschenkelblockartig deformierten Kammerkomplex aufweist.

Akzessorische Leitungsbahn bei Vorhof- und AV-Knoten-Tachykardien

Bei anderen Tachykardieformen (AV-Knoten-Tachykardie, Vorhoftachykardie, Vorhofflattern und Vorhofflimmern) ist die akzessorische Leitungsbahn nicht notwendiger Bestandteil des Erregungskreises. Gefährlich ist das Auftreten von Vorhofflimmern, wenn es über eine akzessorische Leitungsbahn mit kurzer antegrader Refraktärzeit auf die Kammern übergeleitet wird und so Kammerflimmern auslösen kann.

▉ Diagnostik

Die Diagnose des WPW-Syndroms erfolgt anhand des **Oberflächen-EKGs**. Bei offener antegrader Leitungsbahn ist eine typische Delta-Welle mit kurzem PQ-Intervall (< 120 ms) nachzuweisen. Durch Analyse der Polarität der delta-Welle (-/+) und des R/S-Verhältnisses in V_1/V_2 kann die Lage der akzessorischen Leitungsbahn bestimmt werden. Beim verborgenen WPW weist die Polarität der P-Welle während der Tachykardie auf die Leitungsbahn hin.

Aus prognostischen Gründen ist eine Abschätzung der antegraden Leitungskapazität der akzessorischen Bahn wünschenswert. Eine intermittierende Präexzitation, ein Verschwinden der Präexzitation unter Belastung oder ein Block der akzessorischen Leitungsbahn nach Ajmalin-Injektion weisen auf eine lange antegrade Refraktärzeit hin. Bei diesen Patienten besteht nur ein geringes Risiko, unter Vorhofflimmern hohe Tachykardiefrequenzen zu entwickeln (Wellens et al. 1980; Sharma et al. 1987).

Eine **elektrophysiologische Untersuchung** wird heute in der Regel nur noch im Rahmen der Katheterablation durchgeführt. Zum Nachweis einer antegraden oder retrograden Präexzitation ist sie nur in seltenen Fällen erforderlich. Bei Hinweisen auf eine kurze antegrade Refraktärzeit wird sie zur genauen Bestimmung und Prognoseabschätzung empfohlen.

◼ Symptomatik und Belastbarkeit

Paroxysmale Tachykardien treten häufig bereits im Kindes- oder Jugendalter auf. Mit zunehmendem Alter nimmt oft auch die Symptomatik zu. Das plötzliche Auftreten der Tachykardien geht häufig mit vegetativen Symptomen, Schwindel und Dyspnoe einher. Typisch sind auch thorakale brennende Schmerzen, die sich während der Tachykardie einstellen. Zusammen mit den EKG-Veränderungen können sie zu Fehldiagnosen einer Präinfarkt-Angina oder eines akuten Myokardinfarktes führen. Kürzere Phasen werden als Palpitationen empfunden. Bei retrograder Vorhoferregung wird häufiger ein unangenehmes Klopfen im Halsbereich bemerkt. Bei längerem Herzrasen ist die Leistungsfähigkeit meist deutlich eingeschränkt. Die Symptomatik kann bei auftretendem Vorhofflimmern deutlich zunehmen. Synkopen ereignen sich relativ häufig bei Patienten mit rezidivierenden Tachykardien. Die Inzidenz wird mit 19–36% angegeben (Jec et al. 1984; Auricchio et al. 1991). Ein Zusammenhang zwischen

elektrophysiologischen Parametern (antegrade Refraktärzeit, Tachykardiefrequenz) und dem Auftreten von Synkopen ließ sich nicht herstellen, so daß extrakardiale Faktoren für die Bewußtseinsverluste mitverantwortlich sein dürften. Da die meisten Patienten einen gesunden Herzmuskel haben, tritt eine akute Lungenstauung trotz hoher Tachykardiefrequenzen meist nicht auf. Die Ausnahme bilden Patienten mit einer unaufhörlich bestehenden Tachykardie (permanente junktionale Reentrytachykardie). Bei Frequenzen, die 160/min. meist nicht überschreiten, wird die Tachykardie von den Patienten oft gar nicht mehr wahrgenommen. Dafür kann eine ausgeprägte tachykardieinduzierte Kardiomyopathie bestehen, die die Symptome der Herzinsuffizienz ganz in den Vordergrund rückt.

◼ Prognose

Kammerflimmern stellt bei Patienten mit WPW-Syndrom eine seltene, aber tödliche Komplikation dar. Die Rate an plötzlichen Herztodesfällen liegt nach den Studien zwischen 0–0,6% pro Jahr (Munger et al. 1993; Jardini et al. 1994). Bei asymptomatischen Patienten stellt eine kurze antegrade Refraktärzeit (< 270 ms) einen Risikofaktor dar (Wellens et al. 1974). Dennoch konnte gezeigt werden, daß asymptomatische Patienten auch bei kurzer antegrader Leitungszeit eine gute Prognose aufweisen (Sharma et al. 1987). Auf der anderen Seite kann der plötzliche Herztod die Erstmanifestation des WPW-Syndroms sein (Timmermanns et al. 1995). Deshalb hat sich angesichts der niedrigen Komplikationsrate und der hohen Erfolgsrate der Katheterablation die Empfehlung zum Vorgehen bei asymptomatischen Patienten gewandelt. Sollten Hinweise auf eine kurze antegrade Refraktärzeit bestehen, wird eine elektrophysiologische Abklärung und Katheterablation empfohlen (Wellens et al. 1997).

Die atrioventrikulären Tachykardien beim WPW-Syndrom neigen zu häufigen Rezidiven. 33% der symptomatischen Patienten hatten ihren ersten Anfall vor dem 21. Lebensjahr erlitten. Patienten mit rezidivierenden atrioventrikulären Tachykardien entwickeln bis zu 30%

Vorhofflimmern, das nach erfolgreicher Katheterablation nicht wieder auftritt (Haissaguerre et al. 1992). Durch die schnellere Überleitungsfrequenz und die Unregelmäßigkeit der Tachykardie bei Vorhofflimmern nimmt die Symptomatik meist deutlich zu. Eine Rezidivprophylaxe kann mit Antiarrhythmika der Klasse IA, IC und III versucht werden, bietet aber keinen sicheren Schutz und ist auf Dauer bei den meist jungen Patienten mit einer Vielzahl von Nebenwirkungen belastet. Die Katheterablation (Jackman et al. 1991) der akzessorischen Leitungsbahn ist ein kurativer Eingriff mit einer hohen Erfolgsrate ($>95\%$) und einer niedrigen Rezidivquote ($<1\%$). Die Mehrzahl der Patienten ist danach ohne Einschränkungen als herzgesund und damit beruflich normal belastbar zu betrachten.

Gefährdungen

Patienten mit rezidivierenden Tachykardien sind gefährdet, Synkopen oder Präsynkopen zu erleiden. Eine medikamentöse Therapie bietet keinen sicheren Schutz vor Tachykardierezidiven. Bei der unaufhörlichen Form der Reentrytachykardie besteht die Gefahr der Herzinsuffizienz und der dauerhaften myokardialen Schädigung. Die erhöhte Inzidenz von Vorhofflimmern kann zu vermehrten thrombembolischen Ereignissen und zum plötzlichen Herztod führen. Da Vorhofflimmern vermehrt nach starken körperlichen Belastungen auftritt, sind diese zu meiden.

Bemessung von MdE und GdB

Bei asymptomatischen Arbeitnehmern mit einem Präexzitationsbild im EKG besteht keine Einschränkung der MdE und des GdB. Bei symptomatischen Arbeitnehmern mit verborgener (unauffälliges Ruhe-EKG) und typischer (Delta-Welle) Präexzitation ohne Synkopen ist die MdE abhängig von der Tachykardiehäufigkeit niedrig anzusetzen. Bei rezidivierenden Synkopen (verborgenes und typisches WPW-Syndrom) liegt die MdE höher. Für bestimmte Berufe, verbunden mit starker körperlicher Belastung und Gefährdung, besteht Berufsunfähigkeit (Tab. 6.**1**, Kapitel 4, Abschnitt „Berufsgruppen und Arbeitsbelastung"). Für Arbeitnehmer mit Präexzitation, kurzer antegrader Refraktärzeit (<270 ms) und intermittierendem Vorhofflimmern muß die MdE und der GdB auch ohne bisherige Synkopen wegen der ungünstigeren Prognose ebenfalls höher angesetzt werden. Zusätzlich gilt für alle Patienten mit Präexzitation, daß schwere körperliche Belastungen gemieden werden sollten. Dies gilt insbesondere für Patienten mit kurzer antegrader Refraktärzeit und intermittierendem Vorhofflimmern. Die genaue Bemessung der MdE und des GdB gibt Tab. 33.**4** wieder.

Nach Katheterablation tritt in der Regel eine vollständige Heilung ein. Die abschließende Begutachtung kann nach 3–6 Monaten durchgeführt werden.

Tabelle 33.**4**   MdE und GdB bei atrioventrikulären Tachykardien

Präexzitationstyp	Tachykardien	Synkopen	MdE/GdB* (%)
typisches und verborgenes WPW-Syndrom	–	–	0
	+	–	10–30
	+	+	30–50
WPW-Syndrom (kurze antegrade Refraktärzeit, intermittierendes Vorhofflimmern)	+	–	20–40
	+	+	60–100

* Chronische Antikoagulation erhöht die MdE und den GdB um 10%.

▨ Gutachterliche Beurteilung

Unfallversicherung

Akzessorische Leitungsbahnen sind mit größter Wahrscheinlichkeit angeboren, so daß Beurteilungen im Rahmen der Unfallversicherung entfallen. Lösen jedoch Schwindelattacken oder Synkopen infolge Tachykardien gesichert einen Arbeitsunfall aus, fallen die Schädigungsfolgen in den Versorgungsauftrag der Unfallversicherung (Kapitel 33, Abschnitt „Gutachterliche Beurteilung", S. 208). Die MdE bemißt sich nach Tab. 33.**4**.

Rentenversicherung

Asymptomatischen Arbeitnehmern (wie Piloten, Berufssportlern u. a.) mit einer ventrikulären Präexzitation im EKG wurde in der Vergangenheit eine prophylaktische Katheterablation aus beruflichen Gründen empfohlen. Auch die Übernahme in ein Beamtenverhältnis konnte bei sicherheitsrelevanten Berufen und einer Präexzitation im EKG verwehrt werden. Die Federal Aviation Administration (FAA) in den USA hat Richtlinien zur Beurteilung von Rhythmus- und anderen potentiellen Störungen erlassen (Epstein et al. 1996), nach denen eine ventrikuläre Präexzitation nur dann einen Hinderungsgrund zur Berufsausübung darstellt, wenn in der Vergangenheit Tachykardien aufgetreten sind oder wenn eine strukturelle Herzerkrankung besteht. Die Standards der Europäischen Joint Aviation Authorities (JAA) sind vergleichbar und verlangen, daß sich Patienten mit einem WPW-Bild im EKG einer medizinischen Untersuchung unterziehen müssen. Unter dem Gesichtspunkt der Risikoabschätzung (Kapitel 35, Abschnitt „Erteilung und Gültigkeit von Fahrerlaubnissen") kann die Empfehlung zur prophylaktischen Katheterablation aus beruflichen Gründen nicht gegeben werden. Unabhängig davon besteht die Empfehlung zur prophylaktischen Ablation aus medizinischer Indikation, wenn bei geringem Risiko des Eingriffs das individuelle Risiko eines plötzlichen Herztodes nicht vertretbar erscheint.

Bei symptomatischen Patienten mit akzessorischer Leitungsbahn gilt für die rentenversicherungsrechtliche Begutachtung, daß berufsspezifische Gefährdungen bei Arbeiten an gefährlichen Plätzen (Absturzgefahr, offenes Feuer, Starkstrom, schnell laufende Maschinen), bei der Personenbeförderung (Pilot, Busfahrer) und in Sicherheitsbereichen (Stellwerk, Flugsicherung, Polizei, Feuerwehr) besonders berücksichtigt werden müssen. Darüber hinaus gilt schwere körperliche Belastung als Auslösemechanismus von Vorhofflimmern und muß bei Patienten mit ventrikulärer Präexzitation vermieden werden. Unabhängig von der Höhe der MdE liegt deshalb bei folgenden Berufen eine Berufseinschränkung oder Berufsunfähigkeit vor: Schmied, Dachdecker, Maurer, Zimmerer, Maler, Schlosser, Starkstromelektriker, Schweißer, Sägewerker, Berufskraftfahrer, Rangierarbeiter, Lokomotivführer, Kranführer, Straßenbahner, Flugbegleiter und Pilot. Da es sich meist um junge Patienten handelt, ist bei berufsspezifischen Gefährdungen die Einleitung von Umschulungsmaßnahmen erforderlich. Die Festlegung der MdE erfolgt nach Tab. 33.**4**.

Entschädigungsrecht

Akzessorische Leitungsbahnen sind angeboren und fallen somit nicht in den Rahmen des Entschädigungsrechtes.

Schwerbehindertengesetz

Die Bemessung des GdB erfolgt nach Tab. 33.**4**.

▎ Idiopathische ventrikuläre Tachykardien

▨ Allgemeines

Ventrikuläre Tachykardien, die unabhängig von myokardialen Erkrankungen auftreten, können subjektiv sehr belastend sein. Plötzliche Herztodesfälle treten bei diesen Patienten dagegen selten auf (Buxton et al. 1983). Auch wenn von einzelnen Autoren angenommen wird, daß die Tachykardien auf der Grundlage minimaler anatomischer Läsionen entstehen (Deal et al. 1986), wie z.B einer umschriebenen rechtsventrikulären Dysplasie, einer myokarditischen Narbe oder einer Sarkoidose, so zeigen diese Patienten charakteristischerweise einen unauffälligen klinischen und funktionellen Herzbefund. Vergleicht man die ventrikulären Tachykardien von Patienten mit und ohne strukturelle Herzerkrankung, so ergeben sich Unterschiede. Ein Bereich der langsamen Erregungsausbreitung läßt sich bei fehlender myokardialer Erkrankung häufig nicht nachweisen. Außerdem ist die ventrikuläre Tachykardie durch programmierte Ventrikelstimulation vielfach nicht auslösbar. Dafür spricht sie häufig auf Medikamente an, die bei morphologischer Erkrankung unwirksam sind (Betablocker, Verapamil, Adenosin). Dies legt die Vermutung nahe, daß die Mechanismen der Tachykardien sich von einer üblicherweise organisch bedingten Kreiserregung um ein pathomorphologisches Substrat unterscheiden.

▨ Einteilung

Die idiopathischen ventrikulären Tachykardien lassen sich nach ihrem Ursprungsort, ihrem Ansprechen auf Pharmaka und ihrem Auslösemechanismus differenzieren. Eine häufige Form hat ihren **Ursprungsort im linken Ventrikel** und weist im EKG eine RSB-Morphologie, meist kombiniert mit einem überdrehten Linkstyp auf (Ohl et al. 1988). Der QRS-Komplex ist relativ schmal ($< 0,16$ s). Die Tachykardie kann häufig mit schneller atrialer oder ventrikulärer Stimulation ohne Abgabe von Extrastimuli induziert werden. Selten wird diese Form der Tachykardie durch körperliche Belastung ausgelöst. Elektrophysiologisch lassen sich im linken Ventrikel im inferioren Bereich des Septums Depolarisationen des His-Purkinje-Systems nachweisen, die als früheste Aktivierung der Tachykardie vorausgehen. Diese Tachykardieform reagiert sehr empfindlich auf die Gabe von Verapamil (Belhanen et al. 1984). Als Mechanismus wird sowohl eine getriggerte Aktivität des Purkinje-Systems diskutiert, als auch ein lokalisierter Reentrykreis im His-Purkinje-System. Betablocker verlangsamen die Tachykardiefrequenz, führen aber meist nicht zu einer Unterbrechung. Auch Klasse IA- und IC-Antiarrhythmika sind mit mäßigem Erfolg eingesetzt worden. Der Fokus ist einer Katheterablation zugänglich (Klein et al.

1992), weshalb bei Therapieversagern, Rezidiven oder bei lang anhaltenden Tachykardien mit erheblichen Symptomen (Synkope) eine nichtmedikamentöse Therapie gewählt werden sollte.

Eine weitere häufige Form der idiopathischen ventrikulären Tachykardie hat ihren **Ursprungsort im rechtsventrikulären Ausflußtrakt** und weist im EKG eine LSB-Morphologie mit Steiltyp auf (Buxton et al. 1983). Die meisten Patienten haben in der Vorgeschichte nichtanhaltende Salven, die im Verlauf an Länge zunehmen und schließlich nur noch von kurzen Phasen von Sinusrhythmus unterbrochen werden (repetitive monomorphe ventrikuläre Tachykardie). Treten multiple Tachykardiemorphologien auf, besteht der Verdacht einer rechtsventrikulären Dysplasie als Ursache. Die Tachykardie kann häufig durch Überschreiten einer kritischen Frequenzgrenze ausgelöst werden, so bei körperlicher Belastung, durch Isoprenalingabe und durch schnelle Ventrikelstimulation. Die programmierte Stimulation mit vorzeitigen Impulsen ist dagegen meist erfolglos. Diese Tachykardieform spricht häufig auf Betablocker und Sotalol an. Als Ursache wird deshalb eine gesteigerte Automatie vermutet. Da Verapamil in der Lage ist, das Auftreten von Tachykardien zu unterdrücken und eine Terminierung der Tachykardie mit Adenosin beobachtet wurde, wird als Mechanismus ebenfalls eine getriggerte Aktivität diskutiert. Der Fokus kann durch eine Katheterablation ausgeschaltet werden und ist die Therapie der Wahl bei Therapieversagern und Rezidiven.

▨ Diagnostik

Zur primären Lokalisationsdiagnostik wird das **12-Kanal-Oberflächen-EKG** herangezogen. Zum Ausschluß einer myokardialen Erkrankung sind eine **echokardiographische Untersuchung** und eine **Koronarangiographie** durchzuführen. Bei Tachykardien aus dem rechten Ventrikel (LSB-Morphologie) ist zur Abgrenzung einer rechtsventrikulären Dysplasie eine **Dextrokardiographie** erforderlich (weitere Untersuchungen im Kapitel 27, Abschnitt „Diagnostik"). Das **Belastungs-EKG** gehört bei den belastungsinduzierbaren Formen zum wichtigen Untersuchungsmittel und wird auch zur Therapiekontrolle eingesetzt. Das gleiche gilt für die Aufzeichnung von **Langzeit-EKGs**, insbesondere bei den repetitiven Formen ventrikulärer Tachykardien. Um Ursprungsort und Auslösemechanismen genau zu bestimmen, müssen die Patienten elektrophysiologisch untersucht werden.

Symptomatik und Belastbarkeit

Patienten mit idiopathischen ventrikulären Tachykardien sind in der Regel symptomatisch. In einer Untersuchung (Buxton et al. 1983) waren nur 27% der Patienten asymptomatisch, 40% klagten über Palpitationen, 43% über Schwindel und 23% über Synkopen. Da die Tachykardiefrequenzen nicht selten über 200/min. liegen, treten insbesondere bei den paroxysmalen Formen Synkopen und Präsynkopen auf. Viele junge Patienten werden erstmalig nach sportlichen Anstrengungen auffällig. Häufige repetitive Tachykardien können ein Gefühl von ständigen Palpitationen hervorrufen. Sie können aber auch dazu führen, daß die Rhythmusstörungen vom Patienten nicht mehr bewußt wahrgenommen werden. Im Verlauf kann sich eine tachykardiebedingte Kardiomyopathie entwickeln und eine Belastungs- und Ruhedyspnoe auftreten. Obwohl die myokardiale Funktion in der Regel nicht gestört ist, entwickeln die Patienten eine eingeschränkte Belastbarkeit. Diese entsteht aus einer allgemeinen Schonhaltung oder aus der unmittelbaren Erfahrung, daß die Tachykardien belastungsabhängig auslösbar sind. Alle Formen paroxysmaler oder repetitiver Tachykardien gehen mit einer starken psychischen Verunsicherung einher, insbesondere wenn die medikamentöse Therapie als unzuverlässig erfahren wird.

Prognose

Die Prognose der Patienten mit idiopathischer ventrikulärer Tachykardie wird als gut beschrieben und unterscheidet sich deutlich von den Patienten mit ventrikulären Tachykardien bei myokardialer Erkrankung. Dennoch wurde über einzelne Fälle von plötzlichem Herztod berichtet (Miles et al. 1997). Patienten mit salvenartigen, repetitiven Tachykardien lassen sich häufig medikamentös einstellen (Verapamil, Betablocker). Patienten mit paroxysmalen anhaltenden Tachykardien sollten, bei medikamentösem Therapieversagen, einer Katheterablation unterzogen werden. Bei Erfolglosigkeit ist die Implantation eines Kardioverter-Defibrillator-Systems zu erwägen. Eine medikamentöse Therapie wird zusätzlich zur Suppression der Tachykardien erforderlich sein. Bei Patienten, die reanimiert wurden, sollte wegen der zweifelhaften Prognose zusätzlich zur Katheterablation ein Defibrillator-System implantiert werden.

Gefährdungen

Da die paroxysmalen Formen unvorhergesehen auftreten, bleiben Arbeitnehmer auch unter medikamentöser Therapie und Absicherung durch ein Defibrillator-System gefährdet, plötzliche Synkopen oder Präsynkopen zu erleiden. Da die Tachykardien z.T. durch Katecholamine und körperliche Belastung getriggert werden, sind Situationen mit extremer psychischer Beanspruchung und mittelschwere bis schwere körperliche Belastungen zu meiden. Nach Katheterablation kann in der Regel von einer Heilung ausgegangen werden. Allerdings sind die mitgeteilten Rezidivquoten höher als bei angeborenen akzessorischen Leitungsbahnen, weshalb eine Beobachtungszeit von mindestens einem halben Jahr eingehalten werden sollte. Daher sind nach diesem Zeitraum Nachbegutachtungen erforderlich.

Bemessung von MdE und GdB

Bei Arbeitnehmern, die unter medikamentöser Therapie noch Rhythmusstörungen in Form gehäufter ventrikulärer Extrasystolen ($> 30/h$), Couplets oder Triplets aufweisen und die über eine entsprechende Symptomatik klagen (Palpitationen, psychische Verunsicherung), ist die MdE niedrig anzusetzen. Bei repetitiven, nichtanhaltenden ventrikulären Tachykardien (Dauer 10–30 sek.) erhöht sich entsprechend der Symptomatik die MdE. Für bestimmte Berufe,

Tabelle 33.5 MdE und GdB bei idiopathischen Tachykardien

Ventr. Tachykardie	Symptome		MdE/GdB
	Schwindel, Palpitation	Synkopen	(%)
ventr. ES (> 30/h) Triplets	–	–	0
	+	–	10 – 20
ventr. Tachykardie (< 30 Sek.)	–	–	20 – 30
	+	–	20 – 50
	+	+	60 – 100
ventr. Trachykardie (> 30 Sek.)	–	–	20 – 50
	+	–	50 – 70
		+	80 – 100

verbunden mit körperlicher Belastung und Gefährdung, besteht Berufsunfähigkeit. Bei rezidivierenden, anhaltenden ventrikulären Tachykardien (Dauer > 30 sek.) ist in Abhängigkeit von der Dauer, Häufigkeit und Begleitsymptomatik (Synkope) die berufliche Beeinträchtigung erheblich. Für bestimmte Berufe, verbunden mit körperlicher Belastung und Gefährdung, besteht Berufsunfähigkeit. Die Festlegung der MdE und des GdB erfolgt nach Tab. 33.5.

Zusätzlich gilt für alle Patienten mit idiopathischen ventrikulären Tachykardien, daß schwere körperliche Belastungen gemieden werden sollten. Die Implantation eines Kardioverter-Defibrillator-Systems erhöht für sich nicht die MdE. Nach Katheter-Ablation kann eine vollständige Heilung eintreten. Die abschließende Begutachtung sollte aber nicht vor Ablauf eines Jahres durchgeführt werden.

▉ Gutachterliche Beurteilung

Unfallversicherung

Da es sich bei den idiopathischen ventrikulären Tachykardien um angeborene Erkrankungen, bzw. Erkrankungen ohne gesicherten Entstehungsmechanismus handelt, entfallen die Beurteilungen im Rahmen der Unfallversicherung. Wird jedoch ein Arbeitsunfall durch Symptome verursacht, die auf eine idiopathische ventrikuläre Tachykardie zurückzuführen sind, fallen die Folgen wiederum in den Versorgungsrahmen der Unfallversicherung.

Rentenversicherung

Von besonderer Bedeutung bei der rentenversicherungsrechtlichen Begutachtung von Patienten mit idiopathischen ventrikulären Tachykardien sind berufsspezifische Gefährdungen bei Arbeiten an gefährlichen Plätzen (Absturzgefahr, offenes Feuer, Starkstrom, schnell laufende Maschinen), bei der Personenbeförderung (Pilot, Busfahrer) und in Sicherheitsbereichen (Stellwerk, Flugsicherung). Darüber hinaus gilt schwere körperliche Belastung als Auslösemechanismus und muß somit vermieden werden. Unabhängig von der Höhe der MdE liegt deshalb bei folgenden Berufen Berufsunfähigkeit vor: Schmied, Dachdecker, Maurer, Zimmerer, Maler, Schlosser, Starkstromelektriker, Schweißer, Sägewerker, Berufskraftfahrer, Rangierarbeiter, Lokomotivführer, Kranführer, Straßenbahner, Flugbegleiter, Pilot u. a. Da es sich meist um junge Patienten handelt, ist bei berufsspezifischen Gefährdungen die Einleitung von Umschulungsmaßnahmen erforderlich.

Entschädigungsrecht

Für die idiopathischen ventrikulären Tachykardien entfällt nach dem Entschädigungsrecht die Entschädigungspflicht.

Schwerbehindertengesetz

Die Festlegung des GdB erfolgt nach Tab. 33.**5**.

Long-QT-Syndrom und Torsade de Pointes-Tachykardien

Allgemeines

Das idiopathische Long-QT-Syndrom (LQTS) ist eine angeborene ventrikuläre Repolarisationsstörung. Patienten aus Familien, in denen einzelne Mitglieder in frühen Jahren einen plötzlichen Herztod erlitten, sind selbst stark gefährdet. Die Patienten werden meist auffällig durch Palpitationen oder Synkopen, die häufig in Streßsituationen oder bei starker körperlicher Belastung auftreten (Schwartz et al. 1995). Im Oberflächen-EKG fällt eine verlängerte, frequenzabhängige QT-Zeit (QT_c) auf. Neben den kongenitalen Formen gibt es erworbene Repolarisationsstörungen, die mit einer QT-Zeit-Verlängerung einhergehen.

Als charakteristisch für das QT-Syndrom können Torsade de Pointes-Tachykardien angesehen werden. Bei dieser Form der nichtanhaltenden ventrikulären Tachykardie mit Frequenzen von 200–250/min. unduliert die Amplitude des QRS-Komplexes um die isoelektrische Linie. Die Tachykardien treten häufig in Clustern auf und werden abrupt unterbrochen von normalem Sinusrhythmus. Die nichtanhaltenden Tachykardien können in Kammerflimmern übergehen. Frühe Nachdepolarisationen werden für das Auftreten von Torsade de Pointes-Tachykardien verantwortlich gemacht.

Einteilung

Die häufigste Form des kongenitalen LQTS ist das Romano-Ward-Syndrom, das autosomal-dominant vererbt wird mit einer geschätzten Inzidenz von 1 : 10.000 – 15.000. Seltener ist das Jervell-Lange-Nielsen-Syndrom, das autosomal-rezessiv vererbt wird und mit einer angeborenen Innenohrschwerhörigkeit einhergeht. Sporadische Formen mit normalem Hörvermögen kommen in ca. 20% der Fälle vor.

Die erworbene Form des QT-Syndroms tritt bei Einnahme repolarisationszeitverlängernder Medikamente auf, insbesondere bei Antiarrhythmika der Klasse IA, IC und III nach Vaughan/Williams, unter trizyklischen Antidepressiva, bei Hypokaliämie und Hypomagnesiämie, bei ausgeprägter Bradykardie, Mitralklappenprolaps-Syndrom und im Rahmen von Ischämien.

Die Auslösemechanismen der Tachykardien sind beim idiopathischen LQTS adrenerg vermittelt. Typische Trigger sind emotionale Erregung, starke körperliche Belastung und das Erwecken aus dem Schlaf (Moss et al. 1991). Beim erworbenen QT-Syndrom treten die Tachykardien meist während Bradykardien und Pausen auf, verbunden mit Extrasystolen, die zu Lang-Kurz-Intervallen führen (Kay et al. 1983). Die Torsade de Pointes-Tachykardien beim idiopathischen LQTS werden mit Betablocker, linksseitiger chirurgischer Sympathektomie, Vorhofstimulation und implantierbarem Defibrillator behandelt. Beim erworbenen QT-Syndrom sind die auslösenden Ursachen zu vermeiden oder zu behandeln.

Diagnostik

Die Verlängerung der QT-Zeit ist aus dem **Oberflächen-EKG** abzulesen und wird üblicherweise frequenzkorrigiert angegeben: $QT_c = QT/\sqrt{RR}$. Bei Männern gelten Werte $> 0,45$ und bei Frauen $> 0,46$ als verlängert (Moss et al. 1992; Moss 1993). Eine elektrophysiologische Untersuchung mit programmierter Ventrikelstimulation ist beim idiopathischen LQTS nicht sinnvoll. **Adrenerge Provokationsmanöver** sind geeignet, die Diagnose zu bestätigen: Belastungs-EKG, Isoproterenol-Infusion, Kaltwasser-Test, Geräuschexposition.

Symptomatik und Belastbarkeit

Die Symptome beginnen meist im zwanzigsten Lebensjahr mit Palpitationen und Synkopen,

Reanimation und plötzlichem Herztod. Typischerweise treten die Episoden plötzlich auf und neigen dazu, sich in Clustern zu wiederholen. Dies im Zusammenhang mit hypoxisch bedingten Krampfanfällen kann zur Fehldiagnose eines Anfallsleidens führen. Zwischen den Tachykardieanfällen kann für Monate oder Jahre Beschwerdefreiheit herrschen. Rezidivierende Anfälle gehen mit einer starken psychischen Verunsicherung einher. Auch die körperliche Belastbarkeit ist dann meist deutlich eingeschränkt.

Prognose

Die Mortalität unbehandelter, symptomatischer Patienten ist hoch. In einer retrospektiven Analyse erreichte sie 73% (Schwarz et al. 1975). In prospektiven Untersuchungen lag bei behandelten Patienten die Rate niedriger (0,9% pro Jahr) mit einer jährlichen Inzidenz an Synkopen von 5% (Moss et al. 1991).

Gefährdungen

Die durch Streßsituationen, Umgebungsfaktoren (Lärm, Kälte) und starke körperliche Belastungen auslösbaren Synkopen bergen die Gefahr von Verletzungen. Eine vollständige Rezidivfreiheit kann durch medikamentöse Maßnahmen (Betablocker-Therapie), Stimulationsverfahren (Vorhofschrittmacher) oder chirurgische Eingriffe (linksseitige Sympathektomie) nicht erreicht werden. Der implantierbare Defibrillator kann zwar plötzliche Herztodesfälle vermeiden, nicht aber das Auftreten und frühe Wiederauftreten von Torsade de Pointes Tachykardien mit Synkopen.

Bemessung von MdE und GdB

Bei Patienten mit idiopathischem LQTS, die unter Therapie weiterhin kurze polymorphe ventrikuläre Tachykardien aufweisen, besteht eine MdE von 20–40%. Für bestimmte Berufe, verbunden mit körperlicher Belastung, starken Umwelteinflüssen (Lärm, Kälte), erhöhter psychischer Anspannung und Gefährdung, besteht

Berufsunfähigkeit. Bei rezidivierenden Torsade de Pointes Tachykardien besteht eine MdE > 50%. Für bestimmte Berufe, verbunden mit körperlicher Belastung, starken Umwelteinflüssen (Lärm, Kälte), erhöhter psychischer Anspannung und Gefährdung, besteht Berufsunfähigkeit. Rezidivierende Synkopen führen in der Regel für alle Berufsgruppen zur Berufsunfähigkeit.

Gutachterliche Beurteilung

Unfallversicherung

Da es sich bei dem idiopathischen LQTS um eine angeborene Erkrankung handelt, entfallen die Beurteilungen im Rahmen der Unfallversicherung. Bezüglich eines eventuell durch Symptome des LQTS ausgelösten Arbeitsunfalls gelten die in den vorherigen Kapiteln dargelegten Bewertungskriterien.

Rentenversicherung

Für die rentenversicherungsrechtliche Begutachtung von Patienten mit idiopathischem LQTS sind berufsspezifische Gefahren (Absturzgefahr, offenes Feuer, Starkstrom, schnell laufende Maschinen), sowie Gefährdungen bei der Personenbeförderung (Pilot, Busfahrer) und in Sicherheitsbereichen (Stellwerk, Flugsicherung) zu berücksichtigen. Darüber hinaus zählen körperliche Belastung, Umwelteinflüsse (Lärm, Kälte) und psychische Anspannung zu den Auslösemechanismen, die vermieden werden müssen. Unabhängig von der Höhe der MdE liegt deshalb bei folgenden Berufen Berufsunfähigkeit vor: Schmied, Dachdecker, Maurer, Zimmerer, Maler, Schlosser, Starkstromelektriker, Schweißer, Sägewerker, Berufskraftfahrer, Rangierarbeiter, Lokomotivführer, Kranführer, Straßenbahner, Flugbegleiter und Pilot. Da es sich meist um junge Patienten handelt, ist bei berufsspezifischen Gefährdungen die Einleitung von Umschulungsmaßnahmen erforderlich. Zur Bemessung der MdE siehe oben.

Entschädigungsrecht

Für das angeborene LQT-Syndrom entfällt nach dem Entschädigungsrecht die Entschädigungspflicht.

Schwerbehindertengesetz

Zur Festlegung des GdB siehe oben.

▣ Erteilung und Gültigkeit von Fahrerlaubnissen bei Herzrhythmusstörungen

Die „Zweite EU-Führerscheinrichtlinie" beschreibt „Mindestanforderungen hinsichtlich der körperlichen und geistigen Tauglichkeit für das Führen eines Kraftfahrzeuges", die europaweit verbindlich sind (Schriftreihe des Bundesministeriums für Verkehr, Heft 73, 1996). Bei der Beurteilung von Herzkrankheiten und Rhythmusstörungen geht die Richtlinie von folgender Einschätzung aus:

„Krankheiten, die bei Fahrzeugführern oder Bewerbern um die Erteilung oder die Erneuerung einer Fahrerlaubnis ein plötzliches Versagen des Herz- und Gefäßsystems verursachen und so zu einer plötzlichen Störung der Gehirnfunktionen führen können, sind eine Gefahr für die Sicherheit im Straßenverkehr."

Gruppe 1:

4.1 „Bewerbern mit ernsten Herzrhythmusstörungen darf eine Fahrerlaubnis weder erteilt noch erneuert werden."

Gruppe 2:

4.5 „Die zuständige ärztliche Stelle muß die ärztlichen Risiken und Gefahren besonders berücksichtigen, die mit dem Führen von Fahrzeugen dieser Gruppe verbunden sind."

Der Gruppe 1 werden die deutschen Fahrerlaubnisklassen 1 (Krafträder), 3 (Kfz bis 7,5 t), 4 (Kleinkrafträder) und 5 (Zug- und Arbeitsmaschinen) zugeordnet, der Gruppe 2 die Klasse 2 (Kfz über 7,5 t) und die Fahrzeuge zur Personenbeförderung.

Der Gemeinsame Beirat für Verkehrsmedizin hat in den „Begutachtungs-Leitlinien" im Kapitel „4. A. Herzrhythmusstörungen" **folgende Leitsätze** formuliert:

„Wenn ein Fahrerlaubniserwerber oder -inhaber unter Herzrhythmusstörungen leidet, die anfallsweise zu wiederholter Unterbrechung der Blutversorgung des Gehirns führen und damit zur Ursache von Bewußtlosigkeit werden können, so ist er nicht in der Lage, den gestellten Anforderungen zum Führen von Kraftfahrzeugen beider Gruppen gerecht zu werden. Grundlage der Beurteilung sollte in jedem Fall eine eingehende internistisch-kardiologische Untersuchung einschließlich 24-Stunden-Langzeit-EKG sein.

Nach erfolgreicher Behandlung der Rhythmusstörungen entweder durch Arzneimittel oder durch Anwendung eines sog. Herzschrittmachers kann angenommen werden, daß der Betroffene bedingt wieder in der Lage ist, Kraftfahrzeuge der Gruppe 1 zu führen, wenn die Herzfunktion über 3 Monate normalisiert blieb und die durch die Unterbrechung der Blutversorgung des Gehirns entstandenen Symptome nicht wieder aufgetreten sind. ...

Bei komplexen ventrikulären Herzrhythmusstörungen, nach Auftreten von Synkopen oder bei Zustand nach Reanimation ist für mindestens 6 Monate anzunehmen, daß der Betroffene den Anforderungen beim Führen eines Kraftfahrzeuges nicht gewachsen ist. Danach ist regelmäßige Kontrolle der Effektivität einer Behandlung von Rhythmusstörungen mit Durchführung eines 24-Stunden-Langzeit-EKGs und eventuell zusätzlicher Spezialuntersuchungen erforderlich.

Die Voraussetzungen zur Bewältigung der Anforderungen zum Führen eines Kraftfahrzeuges der Gruppe 2 sind in der Regel nicht gegeben."

Als ernste Rhythmusstörungen werden genannt: Überleitungsstörungen zweiten und höheren Grades mit Asystolien und Adams-Stokes-Syndrom, anfallsweises Vorhofflattern, weniger permanente Vorhofflimmern, ventrikuläre Extrasystolie mit Salven bei kardialem Grundleiden, paroxysmale Tachykardien, z.B. bei Präexzitations-Syndrom und Karotissinus-Syndrom.

Die Erlaubnis zum Führen eines Kraftfahrzeuges hat unter Berücksichtigung der konkreten Gefährdung des Patienten zu erfolgen. Dabei ist, in ähnlicher Weise wie bei den Defibrillatorpatienten, die 1%-Regel anzuwenden (Kapitel 35, Abschnitt „Erteilung und Gültigkeit von Fahrerlaubnissen nach Kardioverter/Defibrillator-Implantation"). Dies bedeutet, daß das jährliche Risiko, eine Synkope zu erleiden, rund 20% betragen muß, bevor ein Fahrverbot für Privat-PKW ausgesprochen werden kann. Für die oben angegebenen Rhythmusstörungen heißt das, daß nur bei symptomatischen Patienten über eine Einschränkung der Fahrerlaubnis für Privat-PKW nachgedacht werden muß. Selbst für die prognostisch ungünstigste Rhythmusstörung, die nicht anhaltenden ventrikulären Tachykardien (Salven) bei kardialem Grundleiden, kann die Beschränkung nicht über die von Defibrillatorpatienten hinausgehen (Klasse I, keine Einschränkungen). Bei symptomatischen Patienten hat eine Einschränkung entsprechend der Synkopenhäufigkeit zu erfolgen.

Der Ausschluß zur Führung eines Kraftfahrzeuges in der Gruppe 2 (Berufskraftfahrer) für alle oben genannten Rhythmusstörungen erscheint sehr weitgehend. Hier darf nach der 1%-Regel das Risiko einer Synkope nicht über 1% pro Jahr liegen. Das Risiko ist bei der Mehrzahl asymptomatischer Patienten weitaus geringer einzuschätzen. Bei nichtanhaltenden ventrikulären Tachykardien müssen Häufigkeit und Dauer, sowie die kardiale Grunderkrankung mitberücksichtigt werden. Gehäufte repetitive Tachykardien oder eine Auswurffraktion von unter 40% führen zu einem Versagen der Fahrerlaubnis. Dagegen kann durch die adäquate Behandlung der Tachykardie, nachgewiesen im 24-Stunden-Langzeit-EKG, die Fahrerlaubnis wiedererteilt werden. Bei supraventrikulären Tachykardien und bei atrioventrikulären Tachykardien ist die Entscheidung zur Erteilung einer Fahrerlaubnis von der Tachykardiehäufigkeit und von dem Umstand abhängig, ob bisher Synkopen aufgetreten sind. Bei den neurokardialen Synkopen (Karotissinus-Syndrom, vasovagales Syndrom) besteht bei einmaligem Ereignis eine hohe Spontanremission (ca. 50%). Bei rezidivierenden Synkopen ist dagegen von einer Wiederholungsgefahr, die über 1% liegt, auszugehen.

▓ Literatur

1. Akthar, M., M. Shenasa, S. Denker, C.J. Gilbert, N. Rizwi Role of cardiac electrophysiologic studies in patients with unexplained recurrent syncope. PACE 6 : 192, 1983.
2. Allessie, M.A., P.L. Rensma, J. Brugada, J.L.R.M. Smeets, O. Penn, C.J.H.J. Kirchhof In: Zipes DP, Jalife J (eds.) Cardiac Electrophysiology. Saunders, Philadelphia, S. 548, 1990.
3. Alpert, M.A., G.C. Flaker: Arrhythmias associated with sinus node dysfunction. JAMA 250 : 2160, 1983.
4. Alpert, J.S., P. Petersen, J. Godtfredsen: Atrial fibrillation: natural history, complications and management. Ann. Rev. Med. 39, 41, 1988.
5. Alt, E., E. Dechand, A. Wirtzfeld, K. Ulm: Überlebenszeit und Verlauf nach Schrittmacherimplantation. Dtsch. Med. Wschr. 108, 331, 1983.
6. Auricchio, A., H. Klein, H.J. Trappe et al. Lack of prognostic value of syncope in patients with Wolff-Parkinson-White-Syndrome. J. Am. Coll. Cardiol. 17, 152, 1991.
7. Becker, A.E.: General comments. In: Bonke, F. (ed). The Sinus Node. Structure, Function, and Clinical Relevance. The Hague, Martinus Nijhoff, S. 212, 1978.
8. Belhassen, B., I. Shapira, A. Pelleg, I. Copperman, N. Kauli, S. Laniado: Idiopathic recurrent sustained ventricular tachycardia responsive to verapamil: An ECG-electrophysiologic entity. Am. Heart J. 108, 1034, 1984.
9. Benditt, D.G., S. Milstein, M. Goldstein, W. Reyes, C.C. Gornick: Sinus Node Dysfunction: Pathophysiology, Clinical Features, Evaluation, and Treatment. In: Zipes DP, Jalife J (eds.) Cardiac Electrophysiology. Saunders, Philadelphia, S. 708, 1990.
10. Brand, F.N., R.D. Abbott, W.B. Kannel, P.A. Wolf: Characteristics and prognosis of lone atrial fibrillation: 30-years follow-up in the Framingham study. JAMA 254,3449, 1985.
11. Brodsky, M., D. Wu, P. Denes, C. Kanakis, K.M. Rosen: Arrhythmias documented by 24 hour continuous electrocardiographic monitoring in 50 male medical students without apparent heart disease. Am. J. Cardiol. 39, 390, 1977.
12. Buxton, A.E., H.L. Waxman, F.E. Marchlinski et al.: Right ventricular tachycardia: clinical and electrophysiologic characteristics. Circulation 68, 917, 1983.
13. Cairns, J.A., S.J. Connolly: Nonrheumatic atrial fibrillation. Risk of stroke and role of antithrombotic therapy. Circulation 84, 469, 1991.
14. Chung, K.Y., T.J. Walsh, E. Massie: Wolff-Parkinson-White syndrome. Am. Heart J. 69, 1, 1965.

15. Cosio, F.G., F. Arribas, M. López-Gil, H.D. González: Radiofrequency ablation of atrial flutter. J. Cardiovasc. Electrophysiol. 7, 60, 1996.

16. Coumel, P.: Autonomic arrhythmogenic factors in paroxysmal atrial fibrillation. In: Olsson SB, Allessie MA, Campbell RWF (eds). Atrial fibrillation: mechanisms and therapeutic strategies. Futura Publishing, Armonk, NY, S. 171, 1994.

17. Davis, M.J., D. Redwood, A. Harris: Heart block and coronary artery disease. Brit. Med. J. 3, 342, 1967

18. Deal, B.J., S.M. Miller, D. Scagliotti, D. Prechel, J.L. Gallastegui, R.J. Hariman: Ventricular tachycardia in a young population without overt heart disease. Circulation 73, 1111, 1986.

19. Dreifus, L.S., C. Fish, J.C. Griffin, P.C. Gillette, J.W. Mason, V. Parsonnet: Guidelines for implantation of cardiac pacemakers and antiarrhythmia devices. A report of the American College of Cardiology / American Heart Association Task Force on Assessment of Diagnostic and Therapeutic Cardiovascular Procedures (Committee on Pacemaker Implantation). Circulation 84, 455, 1991.

20. Durrer, D., L. Schoo, R.M. Schuilenburg, H.J.J. Wellens: The role of premature beats in the initiation and termination of supraventricular tachycardia in the Wolff-Parkinson-White syndrome. Circulation 36, 434, 1967.

21. Edhag, O., A. Swahn: Prognosis of patients with complete heart block or arrhythmic syncope who were not treated with artificial pacemakers: A long-term follow-up study of 101 patients. Acta Med. Scand. 200, 457, 1976.

22. Epstein, A.E., W.M. Miles, D.G. Benditt et al.: Personal and public safety issues related to arrhythmias that may affect consciousness – implications for regulation and physician recommendations – a medical/scientific statement from the American Heart Association and the North American Society of Pacing and Electrophysiology. Circulation 94, 1147, 1996.

23. Fairfax, A.J., C.D. Lambert, A. Leatham: Systemic embolism in chronic sinoatrial disorders. N. Engl. J. Med. 295, 190, 1976.

24. Ferrer, M.I.: Sick sinus syndrome in atrial disease. JAMA 206, 645, 1968.

25. Friedberg, C.K., E. Donoso, W.B. Stein: Nonsurgical acquired heart block. Ann. N. Y. Acad. Sci. 111, 833, 1964.

26. Gillette, P., D. Wampler, A. Garson et al.: Treatment of atrial automatic tachycardia by ablation procedures. J. Am. Coll. Cardiol. 6, 405, 1985.

27. Haissaguerre, M., B. Fischer, T. Labbe et al.: Frequency of recurrent atrial fibrillation after catheter ablation of overt accessory pathways. Am. J. Cardiol. 69, 493, 1992.

28. Heinz, G., P. Siostrzonek, G. Kreiner, H. Gossinger: Improvement in left ventricular systolic function after successful radio-freqency His bundle ablation for drug refractory, chronic atrial fibrillation and recurrent arial flutter. Am. J. Cardiol. 69, 489, 1992.

29. Hilgard, J., M.D. Ezri, P. Denes: Significance of ventricular pauses of three seconds or more detected on twenty-four hour Holter recordings. Am. J. Cardiol. 55, 1005, 1985.

30. Holden, W, J.H. McAnulty, S.H. Rahimtoola: Characterisation of heart rate response to exercise in the sick sinus syndrome. Brit. Heart J. 40, 923, 1978.

31. Irnich, W., L. Batz: Jahresbericht 1996 des Deutschen Zentralregisters Herzschrittmacher. Herzschrittmacher 17 (Suppl 12/97), III-X, 1997.

32. Jackman, W.M., K.J. Beckman, J.H. McClelland, X. Wang, K.J. Friday, C.A. Roman, K.P. Moulton, N. Twidale, H.A. Hazlitt, M.I. Prior, J. Oren, E.D. Overholt, R. Lazzara: Treatment of supraventricular tachycardia due to atrioventricular nodal reentry by radiofrequency ablation of slow-pathway conduction. N. Engl. J. Med. 327, 313, 1992.

33. Jackman, W.M., X. Wang, K.J. Friday: Catheter ablation of accessory atrioventricular pathways (Wolff-Parkinson-White syndrome) by radiofrequency current. N. Engl. J. Med. 324, 1605, 1991.

34. Jordan, J.L., I. Yamaguchi, W.J. Mandel: Studies on the mechanism of sinus node dysfunction in the sick sinus syndrome. Circulation 57, 217, 1978.

35. Kaplan, B.M., R. Langendorf, M. Lev, A. Pick: Tachycardia-bradycardia syndrome (so-called „sick sinus syndrome"). Am. J. Cardiol. 31, 497, 1973.

36. Kay, G.N., V.J. Plumb, J.G. Arciniegas et al.: Torsade de pointes: The long-short initiating sequence and other clinical features. Observations in 32 patients. J. Am. Coll. Cardiol. 2, 806, 1983.

37. Klein, G., A. Sharma, R. Yee, G.M. Guiraudon: Classification of supraventricular tachycardias. Am. J. Cardiol. 60, 27 D, 1987

38. Klein, L.S., H.A.T. Shih, K. Hackett, D.P. Zipes, W.M. Miles: Radiofrequency catheter ablation of ventricular tachycardia in patients without structural heart disease. Circulation 85, 1666, 1992.

39. Knieriem, H.J., D. Mecking: Anatomie und pathologische Anatomie des spezifischen Reizbildungs- und Erregungsleitungssystems sowie des kontraktilen Myokards. In: Lüderitz, B., Handbuch der Inneren Medizin. Herzrhythmusstörungen. Springer, Berlin, S. 1, 1983.

40. Kopecky, S.L., B.J. Gersh, M.D. McGoon et al.: The natural history of lone atrial fibrillation: a population-based study over three decades. N. Engl. J. Med. 317, 669, 1987.

41. Koskinen, P, M. Kupari: The role of alcohol in atrial fibrillation. In: Olsson SB, Allessie MA, Campbell RWF (eds) Atrial fibrillation: mechanisms and therapeutic strategies. Futura Publishing, Armonk, NY, S. 225, 1994.

42. Kulbertus, H.E., H. de Leval-Rutten, J.C. Demoulin: Sino-atrial disease: A report on 13 cases. J. Electrocardiol. 6, 303, 1973.

43. Lagergren, H, L. Johannsson, H. Schüller, J. Kugelberg, G. Bojs, K. Alestig, E. Linder, H.G. Borst, A. Schaudig, O. Giebel, H. Harms, G. Rodewald, K.D. Scheppokat: 305 cases of permanent intravenous pacemaker treatment for Adam-Stokes syndrom. Surgery 59, 494, 1966.

44. Leitch, J.W., G.J. Klein, R. Yee et al.: Syncope associated with supraventricular tachycardia: an expression of tachycardia rate or vasomotor response? Circulation 85, 1064, 1992.

45. Lemery, R, P. Brugada, E. Cheriex, H.J.J. Wellens: Reversibility of tachycardia-induced left ventricular dysfunction after closed-chest catheter ablation of the atrioventricular junction for intractable atrial fibrillation. Am. J. Cardiol. 60, 1406, 1987.

46. Lemke, B.: Einfluß von Vorhofsynchronisation und Frequenzsteigerung auf die kardiopulmonale Leistungsfähigkeit und neurohumorale Reaktion. Stellenwert der frequenzvariablen Stimulation. Steinkopff, Darmstadt, 1997.

47. Lemke, B., W. Fischer, H.K. Schulten: Richtlinien zur Herzschrittmachertherapie. Indikationen, Systemwahl, Nachsorge. „Kommission für Klinische Kardiologie" der Deutschen Gesellschaft für Kardiologie – Herz- und Kreislaufforschung, Arbeitsgruppen „Herzschrittmacher" und „Arrhythmie". Z. Kardiol. 85, 611, 1996.

48. Lev, M.: Anatomic basis for atrioventricular block. Am. J. Med. 37, 742, 1964.

49. Lown, B.: Electrical reversion of cardiac arrhythmias. Brit. Heart J. 29, 469, 1967.

50. Mazuz, M., H.S. Friedman: Significance of prolonged electrocardiographic pauses in sinoatrial disease: sick sinus syndrome. Am. J. Cardiol. 52, 485, 1983.

51. Michaëlsson, M., A. Jonzon, T. Riesenfeld: Isolated congenital complete atrioventricular block in adult life. A prospective study. Circulation 92, 442, 1995.

52. Miles, W.M., L.S. Klein: Radiofrequency ablation of idiopathic ventricular tachycardia and bundle branch reentrant tachycardia. In: Singer I (ed) Interventional Electrophysiology. Williams and Wilkins, Baltimore, S. 383, 1997.

53. Moe, G.K., J.A. Abildskov: Atrial fibrillation as a self-sustained arrhythmia independent of focal discharge. Am. Heart J. 58, 59, 1959.

54. Moe, G.K., J.B. Preston, H. Burlington: Physiologic evidence for dual AV transmission system. Circ. Res. 4, 357, 1956.

55. Morady, F, E. Shen, A. Schwartz, D. Hess, A. Bhandari, R.J. Sung: Long term follow-up of patients with recurrent unexplained syncope evaluated by electrophysiologic testing. J. Am. Coll. Cardiol. 2, 1053, 1983.

56. Moss, J., J. Robinson: Identification of high-risk population: clinical features of the idiopathic long QT syndrome. Circulation 85, 140, 1992.

57. Moss, A.J.: Measurement of the QT interval and the risk associated with QTc interval prolongation: A review. Am. J. Cardiol. 72, 233, 1993.

58. Moss, A.J., P.J. Schwartz, R.S. Crampton, D. Tzivoni, E.H. Locati, J. MacCluer, W. Hall, L. Weitkamp, G.M. Vincent, A. Garson Jr., J.L. Robinson, J. Benhorin, S. Choi: The long QT syndrome: perspective longitudinal study of 328 families. Circulation 84, 1136, 1991.

59. Munger, T.M., D.L. Packer, S.C. Hammill et al.: A population study of the natural history of Wolff-Parkinson-White syndrome in Olmsted Country, Minnesota, 1953 – 1989. Circulation 87, 866, 1993.

60. Odemuyiwa, O, J. Camm: Prophylactic pacing for prevention of sudden death in congenital complete heart block? PACE 15, 1526, 1992.

61. Ohe, T, K. Shimomura, N. Aihara et al.: Idiopathic sustained left ventricular tachycardia: clinical and electrophysiologic characteristics. Circulation 77, 560, 1988.

62. Rasmussen, K.: Chronic sinus nodedisease: Natural course and indications for pacing. Eur. Heart J. 2, 455, 1981.

63. Rokseth. R, L. Hatle: Prospective tudy on the occurence and management of chronic sinoatrial disease, with followup study. Am. Heart J. 109, 513, 1985.

64. Rosen, K.M., A. Mehta, R.A. Miller: Demonstration of dual atrioventricular nodal pathways in man. Am. J. Cardiol. 33, 291, 1974.

65. Rosenbaum, M.B.: Intraventricular trifascicular block. Heart Lung 1, 216, 1972.

66. Rubenstein, J.J., C.L. Schulman, P.M. Yurchak, R.W. DeSanctis: Clinical spectrum of the sick sinus syndrome. Circulation 46, 5, 1972.

67. Sasaki, Y., M. Shimotori, K. Akahane, H. Yonekura, K. Hirano, R. Endoh, S.Koike, S. Kawa, S. Furuta, T. Homma: Long-term follow-up of patients with sick sinus syndrome: a comparison of clinical aspects among unpaced, ventricular inhibited paced, and physiologically paced groups. PACE 11, 1575, 1988.

68. Schwartz, P.J., E.H. Locati, C. Napolitano, S.G. Priori: The long QT syndrome. In: Zipes DP, Jalife J (eds) Cardiac Electrophysiology. From cel to bedside. Saunders, Philadelphia, S. 788, 1995.

69. Schwartz, P.J., M. Periti, A. Malliani: The long QT syndrome. Am. Heart J. 89, 378, 1975.

70. Seipel, L., G. Pietrek, R. Körfer, F. Loogen: Prognose nach Schrittmacherimplantation. Internist 18, 21, 1977.

71. Sharma, A.D., R. Yee, G. Guiraudon et al.: Sensitivity and specificity of invasive an no-invasive testing for risk of sudden death in Wolff-Parkinson-White syndrome. J. Am. Coll. Cardiol. 10, 373, 1987.

72. Shaw, D.B., R.R. Holman, J.I. Gowers: Survival in sinoatrial disorder (sick sinus syndrome). Brit. Med. J. 280, 139, 1980.

73. Talan, D.A., R.A. Bauernfeind, W.W. Ashley et al.: Twenty-four hour continuous ECG recordings in long-distance runners. Chest 82, 19, 1982.

74. Timmermans, C., J.L.R.M. Smeets, L.M. Rodriguez et al.: Aborted sudden death in the Wolff-Parkinson-White syndrome. Am. J. Cardiol. 76, 492, 1995.

75. Treese, N., T. Pop: Syndrom des kranken Sinusknotens. In: Griebenow R, Gülker H (Hrsg) Autonomes Nervensystem und Herzrhythmusstörungen. Thieme, Stuttgart, S 97, 1990.

76. Tresch, D.D., L.F. Jerome: Unexplained sinus bradycardia: clinical significance and long-term prognosis in apparently healthy persons older than 40 years. Am. J. Cardiol. 58, 1009, 1986.

77. Viitasalo, M.T., R. Kala, A. Eisalo: Ambulatory electrocardiographic recording in endurance athletes. Brit. Heart J. 47, 213, 1982.

78. Waldo, A.L., P. Touboul (eds): Atrial flutter. Advances in mechanisms and management. Futura Publishing, Armonk, NewYork, 1996.

79. Walsh, E.P., J. P. Saul, E. Hulse, L.A. Rhodes, A.J. Hordof, J.E. Mayer, J.E. Lock: Transcatheter ablation of ectopic atrial tachycardia in young patients using radiofrequency energy. Circulation 86, 1138, 1992.

80. Wellens, H.J.J., M.B. Conover: The ECG in emergency decision making. Saunders, Philadelphia, 1992.

81. Wellens, H.J.J., F.W. Bär, A.P. Gorgels, E.J. Vanagt: Use of ajmaline in identifying patients with the Wolff-Parkinson-White syndrome and a short refractory period of their accessory pathway. Am. J. Cardiol. 45, 130, 1980.

82. Wellens, H.J.J., D. Durrer: Wolff-Parkinson-White syndrome and atrial fibrillation. Relation between refractory period of the accessory pathway and ventricular rate during atrial fibrillation. Am. J. Cardiol. 34, 777, 1974.

83. Wellens, H.J.J., L.M. Rodriguez, C. Timmermans, J.L.R.M. Smeets: The asymptomatic patient with the Wolff-Parkinson-White electrocardiogram. PACE 20, 2082, 1997.

84. WHO/ISC Task Force: Definition of terms related to cardiac rhythm. Am. Heart J. 95, 796, 1978.

85. Wolff, L, J. Parkinson, P.D: White: Bundle branch block with short P-R interval in healthy young people prone to paroxysmal tachycardia. Am. Heart J. 5, 685, 1930.

86. Wu, D., P. Dens, . Ama-Y-eon et al.: Clinical, electrocardiographic and electrophysiologic observations in patients with paroxysmal supraventricular tachycardia. Am. J. Cardiol. 41, 1045, 1978.

87. Yee, R., G.J. Klein: Syncope in the Wolff-Parkinson-White syndrome: incidence and electrophysiologic correlates. PACE 7, 381, 1984.

88. Zardini, M., R. Yee, R.K. Thakur, G.J. Klein: Risk of sudden death in the Wolff-Parkinson-White syndrome: current perspectives. PACE 17, 966, 1994.

89. Zipes, DP, J.P. DiMarco, P.C. Gillette, W.M. Jackman, R.J. Myerburg, S.H. Rahimtoola: Guidelines for clinical intracardiac electrophysiological and catheter ablation procedures. A report of the American College of Cardiology/American Heart Association Task Force on practice guidelines (committee on clinical intracardiac electrophysiologic and catheter ablation procedures), developed in collaboration with the North American Society of Pacing and Electrophysiology. J. Am. Coll. Cardiol. 26, 555, 1995.

90. Zipes, D.P.: Specific arrhythmias: Diagnosis and treatment. In: Braunwald E, Heart Disease. Saunders, Philadelphia; 1988.

34. Zustand nach Schrittmacherimplantation

Bernd Lemke

Allgemeines

Die Schrittmachertherapie stellt eine der effektivsten Behandlungsformen der Kardiologie dar. Bei vielen bradykarden Rhythmusstörungen kann eine völlige Beschwerdefreiheit der Patienten erreicht werden. Bradykarde Rhythmusstörungen können als eigenständige Erkrankung bei sonst herzgesunden Patienten bestehen. Sie können aber auch begleitend bei allen myokardialen Erkrankungen auftreten. Die Prognose der Patienten ist in erster Linie durch die kardiale Grunderkrankung bestimmt. Darüber hinaus kann die Art der Schrittmacherstimulation die Gesamtprognose mit beeinflussen.

Die Schrittmacherimplantation erfolgt in der Regel bei symptomatischen Patienten. Prognostische Indikationen sind eng umgrenzt und beschränken sich auf bestimmte Formen der AV-Überleitungsstörung. Die klinische Symptomatik umfaßt akute Beschwerden zerebraler Minderperfusion (Synkope und Präsynkope, akute Schwindelattacken), chronische Symptome reduzierter kardialer Förderleistung (Herzinsuffizienz, reduzierte Belastbarkeit) und uncharakteristische Beschwerden (Verwirrtheitszustände, Konzentrationsschwäche, Tagesmüdigkeit). Differentialdiagnostisch sind andere kardiale und nichtkardiale Ursachen, insbesondere tachykarde Rhythmusstörungen, neurologische Erkrankungen und schlafbezogene Atmungsstörungen (Schlafapnoesyndrom) auszuschließen (Lemke et al. 1996).

Die Schrittmachertherapie kann mit Vorhof- (AAI), Ventrikel- (VVI) oder Zwei-Kammer-Schrittmachern (DDD) durchgeführt werden. Die Buchstaben charakterisieren die Schrittmachermodi, wobei der erste den Ort der Stimu-lation bezeichnet (A = Atrium, V = Ventrikel, D = Doppelt), der zweite den Ort der Wahrnehmung und der dritte die Betriebsart wiedergibt (I = Inhibiert, T = Getriggert, D = Doppelt, inhibiert und getriggert). Ein vierter Buchstabe bezeichnet die sensorgestützte frequenzvariable Stimulation (R = Rate Modulation).

Hämodynamik bei verschiedenen Schrittmachertypen

Die hämodynamischen Auswirkungen der Schrittmachertherapie sind je nach Stimulationsart und kardialer Grunderkrankung unterschiedlich (Lemke et al 1997).

Patienten mit totalem AV-Block können bei einem festfrequenten VVI-Schrittmacher ihre Herzfrequenz nicht erhöhen. Das Herzzeitvolumen kann ausschließlich über eine Vergrößerung des Schlagvolumens gesteigert werden. Bereits bei einer Belastung von 50 Watt zeigen stark erhöhte Vorhofdrücke und vermehrte arterio-venöse Sauerstoffdifferenz an, daß die Grenze der Kompensationsmöglichkeiten erreicht ist (Eimer et al. 1974). Eine frequenzvariable Ventrikelstimulation (VVIR) stellt zwar die Frequenzanpassung wieder her, nicht aber die AV-Synchronisation. Der Anteil der Vorhofkontraktion an der Ventrikelfüllung geht unter der VVIR-Stimulation verloren (Ausubel et al. 1985). Dadurch erhöht sich im submaximalen Belastungsbereich das Herzzeitvolumen im Vergleich zur VVI-Stimulation kaum, und die Füllungsdrücke steigen durch die asynchrone Vorhof-Kammer-Erregung deutlich an.

Nur durch die Wiederherstellung von Vorhofsynchronisation und Frequenzregulation mit einem Zweikammerschrittmacher (DDD) lassen sich die hämodynamischen Werte unter Schrittmachertherapie weitgehend normalisieren (Lau et al. 1990). Im Vergleich zur VVI-und VVIR-Stimulation gehen die Füllungsdrücke in Ruhe zurück und bleiben, bei guter linksventrikulärer Funktion, unter Belastung niedrig. Das Herzzeitvolumen unter Belastung kann gegenüber der VVI/VVIR-Stimulation um 15–40% gesteigert werden.

Bei **Patienten mit Sinusknotenerkrankung** führt eine Ventrikelstimulation (VVI und VVIR) zur Verschlechterung der hämodynamischen Verhältnisse (Wirtzfeld et al. 1979; Witte et al. 1979). Das Herzzeitvolumen nimmt trotz höherer Stimulationsfrequenzen ab und die Vorhofdrücke steigen stark an. Dafür verantwortlich ist neben dem Wegfall der aktiven Vorhoffüllung vor allem die retrograde Erregung der Vorhöfe unter Ventrikelstimulation. Diese kontrahieren sich gegen die geschlossenen AV-Klappen. Dabei treten z. T. hohe Pfropfungswellen auf, und es kommt zu einer Strömungsumkehr in den herznahen Venen.

Eine Verbesserung der Ruhehämodynamik durch Anheben der Herzfrequenz konnte nur für die Vorhof- und Zweikammerstimulation (AAI, DDD) nachgewiesen werden. Auch unter Belastung trat nur bei vorhofbeteiligter frequenzvariabler Stimulation (AAIR, DDDR) ein therapeutischer Nutzen auf.

Bei **Patienten mit Bradyarrhythmie bei Vorhofflimmern**, die eine ausgeprägte Frequenzregulationsstörung aufweisen, führt die frequenzvariable Kammerstimulation (VVIR) zu einer Zunahme des Herzzeitvolumens.

Die hämodynamischen Auswirkungen der verschiedenen Stimulationsarten sind verbunden mit einer Aktivierung neurohumoraler Parameter. Die VVI/VVIR-Stimulation führte im Vergleich zur AAI/DDD-Stimulation bei der Sinusknotenerkrankung und beim AV-Block zu chronisch erhöhten Katecholaminspiegeln und zu einer Verdoppelung der Serumspiegel des atrialen natriuretischen Peptids (ANP). Mit der Katecholaminerhöhung ist ein Anstieg des myokardialen Sauerstoffverbrauchs verbunden. ANP bewirkt eine Zunahme der Diurese und Natriurese, läßt das HZV weiter absinken und erhöht die Bereitschaft zu Vorhofflimmern.

■ Symptomatik und Belastbarkeit

Symptomatik und Belastbarkeit nach Schrittmacherimplantation hängen stark von der behandelten Rhythmusstörung, der Stimulationsart und der kardialen Grunderkrankung ab. Bei paroxysmalen Pausen können alle Stimulationsarten zu einer Beschwerdefreiheit führen. Bei dauerhaften Bradykardien führt die VVI-Stimulation im Vergleich zur DDD-Stimulation sowohl bei Patienten mit AV-Blockierungen wie auch bei Patienten mit Sinusknotenerkrankung häufiger zu Beschwerden. So hatten in einer randomisierten Untersuchung 37% der Patienten unter VVI-Stimulation schwere, 28% moderate und 18% milde Symptome. Nur 17% der Patienten empfanden zwischen VVI- und DDD-Stimulation keinen Unterschied (Heldmann et al. 1990). Die retrograde Vorhoferregung mit ausgeprägtem HZV-Abfall kann insbesondere bei der Sinusknotenerkrankung und bei intermittierenden AV-Blockierungen zu schwerwiegenden Symptomen bis hin zu Synkopen führen („Schrittmacher-Syndrom"; Ausubel et al. 1985). Unter physiologischer Stimulation (AAI, DDD) treten Synkopen oder Präsynkopen nur noch selten auf.

Problematischer ist die Behandlung beim Karotissinus-Syndrom. Auch hier führt eine Zweikammerstimulation häufiger zur Abnahme von Symptomen. Die Rezidivrate synkopaler Ereignisse ist aber größer als bei der Sinusknotenerkrankung und bei AV-Blockierungen (Morley et al. 1982).

Die VVI-Stimulation (Lemke 1996) limitiert die Belastbarkeit von Patienten mit totalem AV-Block auf ein Niveau, das klinisch dem NYHA-Stadium III entspricht. Durch eine vorhofsynchrone Stimulation kann im Vergleich zur VVI-Stimulation die Leistungsfähigkeit im Mittel um 25% (14–52%) gesteigert werden. Sie ist dann im wesentlichen von der kardialen Grunderkrankung und vom Trainingszustand abhängig. Die durch den AV-Block hervorgerufenen Einschränkungen können durch die Zweikammerstimulation weitgehend kompensiert werden. Bei der Sinusknotenerkrankung mit schwerer Frequenzregulationsstörung kann durch eine vorhofbeteiligte Stimulation (AAIR, DDDR) eine Verbesserung der Leistungsfähigkeit um 20–

50% erreicht werden. Auch bei Patienten mit Vorhofflimmern und Frequenzregulationsstörung stellt sich unter frequenzvariabler Stimulation (VVIR) eine verbesserte Belastbarkeit ein.

Prognose

Die **Überlebensprognose von Patienten mit totalem AV-Block** und Adams-Stokes'schen Anfällen konnte durch die Ventrikelstimulation verbessert werden, blieb aber gegenüber der Normalbevölkerung eingeschränkt (Seipel et al. 1977; Alt et al. 1983). Die Schwere der Herzerkrankung erwies sich dabei als unabhängiger prädiktiver Faktor. In einer eigenen retrospektiven Untersuchung betrug die Überlebensrate von Patienten mit AV-Block III. Grades und myokardialer Erkrankung 5 Jahre nach Implantation eines DDD-Schrittmachers nur noch 44% und war damit im Vergleich zur Normalbevölkerung signifikant schlechter. Patienten ohne kardiale Grunderkrankung und Patienten mit AV-Block II. Grades wiesen dagegen mit 77% und 79% nach 5 Jahren eine normale Überlebensrate auf (Dickmanns 1994). In zwei retrospektiven Studien (Alpert et al. 1986; Linde-Edelstam et al. 1992) war darüber hinaus die Zweikammer-Stimulation bei Patienten mit Herzinsuffizienz im Vergleich zur Ventrikelstimulation mit einer verbesserten Überlebensprognose assoziiert. Eine bessere Überlebensprognose fand sich auch in der Analyse von 36.312 Patienten des Medicare-Systems (Alter ≥ 65 Jahre; Lamas et al. 1995).

Die **Prognose bei Patienten mit Sinusknotenerkrankung** wird durch das Auftreten von Vorhofflimmern und Thromboembolien entscheidend beeinflußt. Retrospektive Vergleichsstudien bei insgesamt 1.990 Patienten ergaben eine erhöhte Inzidenz von Vorhofflimmern unter VVI-Stimulation (20–40% nach 3–5 Jahren im Vergleich zu $\leq 7\%$ unter AAI/DDD-Stimulation; Hesselson et al. 1992; Rosenqvist et al. 1988; Santini et al. 1990; Sutton et al. 1986). Die Häufigkeit stieg bei Patienten mit bekanntem intermittierenden Vorhofflimmern auf über 60% unter VVI-Stimulation an, während unter AAI/DDD-Stimulation die Inzidenz auf unter 10% begrenzt blieb. In einer prospektiv randomisierten

Studie (225 Patienten) trat nach 5 Jahren (Nielsen et al. 1997) intermittierendes Vorhofflimmern in der VVI-Gruppe in 35% und in der AAI-Gruppe in 24% der Fälle auf. Chronisches Vorhofflimmern entwickelte sich unter Ventrikelstimulation in 22% und unter Vorhofstimulation in 9%. Die Embolierate war in den retrospektiven Analysen unter VVI-Stimulation (10–13%) 5fach höher als unter AAI/DDD-Stimulation (2%). In der prospektiv-randomisierten Studie (Anderson et al. 1994) konnte eine 3fach höhere Thromboembolierate in der VVI-Gruppe im Vergleich zur AAI-Gruppe nachgewiesen werden. Die Randomisierung in der VVI-Gruppe war die einzige Variable, die signifikant mit einem erhöhten Thromboembolierisiko einherging

Eine gute Überlebensprognose von Patienten mit Sinusknotenerkrankung ist in der Literatur vielfach belegt. In einer prospektiven Studie (Shaw et al. 1980; 381 Patienten, 1968–76, mittlere follow-up-Zeit 5 Jahre) war sie vergleichbar mit der Normalbevölkerung. Im ersten halben Jahr nach Schrittmacherimplantation (wahrscheinlich überwiegend VVI) nahm die Überlebensrate gegenüber den nicht mit einem Schrittmacher versorgten Patienten um 10% ab, der Unterschied erreichte aber noch kein Signifikanzniveau.

In einer retrospektiven Therapievergleichsstudie (Rosenqvist et al. 1988; 168 Patienten, 1979–83, mittlere follow-up-Zeit 4 Jahre) konnte die Auswirkung der Stimulationsart auf die Prognose der Patienten mit Sinusknotenerkrankung gezeigt werden. In der VVI-Gruppe starben 23% gegenüber 8% in der AAI-Gruppe (p = 0,048). In der prospektiv-randomisierten Studie (Nielsen et al. 1997) war der Mortalitätsunterschied zwischen AAI- und VVI-Stimulation nach 5 Jahren ebenfalls signifikant (36% vs. 50%).

Patienten mit Bradyarrhythmie bei Vorhofflimmern stellen ein sehr heterogenes Krankengut dar. Dem Krankheitsbild liegt oft eine schwere Myokardschädigung zugrunde. Auch nach Schrittmacherimplantation bleibt die Überlebensprognose, in Abhängigkeit von der Grunderkrankung, deutlich eingeschränkt. Im eigenen Patientenkollektiv (Gomell 1994) war die 5- und 10-Jahres-Überlebensrate bei Patienten mit Mitralvitium oder dilatativer Kardiomyopathie im Vergleich zur Normalbevölkerung deutlich reduziert (70 vs. 92% und 65 vs. 83%). Dagegen unterschieden sich die Patienten mit Vorhofflimmern und koronarer Herzerkrankung, Hypertonus oder fehlender Herzerkrankung nach Schrittmacherimplantation nicht von der Normalbevölkerung. Vorhofflimmern kann daher auch Ausdruck eines Sinusknotensyndroms sein, das erst nach Kardioversion diagnostizierbar wird und muß nicht grundsätzlich mit einer schlechten Prognose verbunden sein.

▉ Gefährdungen

Eine Gefährdung des Patienten kann immer dann auftreten, wenn das Schrittmachersystem (Generator + Elektrode) gestört wird oder ausfällt. Die meisten Patienten sind allerdings nicht völlig schrittmacherabhängig. Sie benötigen ihren Schrittmacher nur zeitweise oder besitzen einen ausreichend schnellen Ersatzrhythmus. Die potentielle letale Gefährdung durch Störbeeinflussung oder Geräteausfall ist daher als extrem gering einzuschätzen. Wahrscheinlicher ist, daß durch eine unterdrückte Stimulation Synkopen oder Präsynkopen wieder auftreten.

Die Gefahr eines technischen Defektes ist äußerst gering. Bezogen auf die Anzahl der lebenden Schrittmacherpatienten beträgt die Fehlerquote $1,1 \times 10^{-3}$, d.h. ein Patient von 876 muß sich wegen eines technischen Defekts einer Operation unterziehen (Irnich et al. 1997). Den Schwachpunkt des Schrittmachersystems stellen nach wie vor die Elektroden dar. Spätdislokationen und Exitblockierungen treten jedoch selten auf. Die mechanische Beanspruchung ist für die Elektroden am größten. Dabei können Isolationsdefekte und Sondenbrüche auftreten.

Der Hauptgrund für eine Fehlfunktion des Schrittmachersystems liegt allerdings nicht im mechanischen Versagen, sondern in einer Inhibition des Systems durch intrinsische und extrinsische Störeinflüsse. Klinisch steht die Beeinflussung des Schrittmachersystems durch Muskelpotentiale im Vordergrund, geringer ist der Einfluß durch elektromagnetische Felder. Die Störbeeinflussung ist bei unipolaren Systemen, mit ihrer langen Antennenstrecke zwischen Elektrodenspitze und Schrittmachergehäuse, deutlich höher als bei bipolaren Systemen mit ihrem engen Polabstand auf der Elektrode. Die Beeinflußbarkeit kann durch die Programmierung der Empfindlichkeit verändert werden. In der Regel gelingt es auch bei unipolaren Systemen, eine Einstellung zu finden, bei der die ventrikuläre Wahrnehmung sicher möglich ist und eine Inhibierung nicht mehr auftritt.

▉ Bemessung von MdE und GdB

Nach Schrittmacherimplantation hat sich die Bemessung der MdE und GdB im wesentlichen nach der kardialen Grunderkrankung und den daraus resultierenden Einschränkungen zu richten.

Der Schrittmacher stellt für sich keinen Grund einer eingeschränkten MdE oder GdB dar. Bei beschwerdefreien Patienten besteht deshalb nach Schrittmacherimplantation keine Einschränkung der MdE.

Bei schrittmacherbezogenen Symptomen muß die Einschränkung der MdE nach der tatsächlichen Behinderung eingeschätzt werden.

Bei Schmerzen im Bereich der Schrittmachertasche (z.B. nach Revisionseingriffen) und bei geringen Symptomen (z.B. Empfinden der Stimulation) ist die MdE in der Regel niedrig anzusetzen (0–20%).

Bei eingeschränkter Leistungsfähigkeit (50 Watt) infolge unzureichender Schrittmacherversorgung (z.B. VVI-Schrittmacher bei totalem AV-Block) beträgt die MdE 20–40%.

Bei rezidivierenden Synkopen und Präsynkopen (z.B. beim Schrittmacher-Syndrom unter asynchroner Ventrikelstimulation oder bei Inhibition des Schrittmachers durch Muskelpotentiale, wenn die Probleme durch Umprogrammierung nicht zu beseitigen sind) beträgt die MdE 20–40%. Für bestimmte Berufe, die mit spezifischen Gefährdungen verbunden sind, besteht Berufsunfähigkeit.

Bei Vorhofflattern/Vorhofflimmern mit der Indikation zur chronischen Antikoagulation, müssen zusätzliche Einschränkungen, die sich aus einer gesteigerten Blutneigung ergeben, berücksichtigt werden (MdE + 10%).

▪ Gutachterliche Beurteilung

Unfallversicherung

Nach penetrierenden oder stumpfen Thoraxverletzungen können AV-Überleitungsblockierungen auftreten. Die Rhythmusstörung und die Schrittmacherimplantation sind dann als Unfallfolge anzuerkennen.

Rentenversicherung

Nach Schrittmacherimplantation besteht in der Regel eine Einschränkung für schwere körperliche Belastungen. Eine mechanische Irritation des Implantationsgebietes (z. B. durch Tragen schwerer Lasten auf der Schulter) muß ebenso vermieden werden wie die zu starke muskuläre Anspannung auf der Implantationsseite (z. B. durch Heben schwerer Gegenstände). Bei unipolaren Systemen kann sich durch Muskelpotentialinhibierung des Schrittmachers schon eine Beschränkung für mittelschwere Belastungen ergeben.

Darüberhinaus muß der Einflußbereich von elektromagnetischen Feldern gemieden werden. Dies betrifft Arbeiten am Elektrostahlofen, mit Handbohrmaschinen und Elektroschweißgeräten, in der Nähe von Gleichstrommotoren und Hochspannungseinrichtungen. Eventuell sind Arbeitsplatzuntersuchungen mit Bestimmung der Stärke des Magnetfeldes und mit dem Patienten zur direkten Überprüfung der Beeinflußbarkeit des Schrittmachers erforderlich.

Bei asymptomatischen Patienten gilt nach erfolgreicher Behandlung mit einem Herzschrittmacher für die rentenversicherungsrechtliche Begutachtung, daß berufsspezifische Gefährdungen bei Arbeiten an gefährlichen Plätzen (Absturzgefahr, offenes Feuer, Starkstrom, schnell laufende Maschinen), bei der Personenbeförderung (Pilot, Busfahrer) und in sicherheitsrelevanten Bereichen (Stellwerk, Flugsicherung, Polizei, Feuerwehr) besonders berücksichtigt werden müssen.

Eine generelle Berufsunfähigkeit für diese Bereiche ist nicht zu vertreten. Die technische Zuverlässigkeit der Schrittmachersysteme ist heute so groß, daß bei adäquater Auswahl des Schrittmachermodus, bei sachgerechter Programmierung und bei Beachtung elektromagnetischer Störmöglichkeiten keine über das normale Maß hinausgehende Gefährdung besteht. Die Einsatzfähigkeit in den oben genannten Bereichen ist nach Einzelfallbeurteilung zu erteilen. Dabei sind die konkrete Verantwortung, die exakte Gefährdung und die myokardiale Grunderkrankung zu berücksichtigen.

Entschädigungsrecht

Bei einer, durch eine entschädigungspflichtige Myokarditis erworbenen, bradykarden Rhythmusstörung, die eine Schrittmacherimplantation erforderlich macht, besteht Entschädigungspflicht nach dem Entschädigungsrecht.

Schwerbehindertengesetz

Der GdB richtet sich nach dem entsprechenden Myokardschaden (siehe dazu die jeweiligen Kapitel).

▪ Erteilung und Gültigkeit von Fahrerlaubnissen nach Schrittmacherimplantation

Die EU-Führerscheinrichtlinie (Schriftenreihe des Bundesministeriums für Verkehr, Heft 73, 1996) geht bei der Beurteilung von Patienten mit Herzschrittmachern von folgender Einschätzung aus:

Gruppe 1:

4.2 Bewerbern oder Fahrzeugführern mit Herzschrittmacher darf eine Fahrerlaubnis nur vorbehaltlich des Gutachtens einer zuständigen ärztlichen Stelle und einer regelmäßigen Kontrolle erteilt oder erneuert werden.

Gruppe 2:

4.5 „Die zuständige ärztliche Stelle muß die ärztlichen Risiken und Gefahren besonders berücksichtigen, die mit dem Führen von Fahrzeugen dieser Gruppe verbunden sind."

Der Gruppe 1 werden die deutschen Fahrerlaubnisklassen 1 (Krafträder), 3 (Kfz bis 7,5 t), 4 (Kleinkrafträder) und 5 (Zug- und Arbeitsmaschinen) zugeordnet, der Gruppe 2 die Klasse 2

(Kfz über 7,5 t) und die Fahrzeuge zur Personenbeförderung.

Der Gemeinsame Beirat für Verkehrsmedizin
geht davon aus, daß nach erfolgreicher Behandlung mit einem Herzschrittmacher, „der Betroffene bedingt wieder in der Lage ist, Kraftfahrzeuge der Gruppe 1 zu führen, wenn die Herzfunktion über 3 Monate normalisiert blieb und
die durch die Unterbrechung der Blutversorgung des Gehirns entstandenen Symptome
nicht wieder aufgetreten sind. ... Die Voraussetzungen zur Bewältigung der Anforderungen
zum Führen eines Kraftfahrzeuges der Gruppe 2
sind in der Regel nicht gegeben.“

Der Ausschluß zur Führung eines Kraftfahrzeuges der Gruppe 2 (Berufskraftfahrer) für alle
Schrittmacherträger erscheint sehr weitgehend.
Er steht auch im Widerspruch zu Ausführungen
in der Begründung:

„Die Störanfälligkeit der Geräte ist zwar auch
heute noch nicht völlig beseitigt, doch ist die
Technik in den letzten Jahren stark verbessert
worden, und das Risiko eines technischen Ver-
sagens ist bei weitem nicht so groß wie das Risiko bei einer Herzerkrankung mit gefährlichen
Rhythmusstörungen.“

Wendet man für die Schrittmacherpatienten die
1 %-Regel an (siehe Kapitel 35, Abschnitt „Erteilung und Gültigkeit von Fahrerlaubnissen nach
Kardioverter/Defibrillator-Implantation“),   so
liegt das Risiko, nach Schrittmacherimplantation erneut eine Synkope zu erleiden, für die
meisten Patienten weit unter 1 %. Die Europäischen Joint Aviation Authorities (JAA) sehen
deshalb in der Implantation eines Schrittmachers keinen hinreichenden Grund, die Erlaubnis als Berufspilot zu widerrufen. Auch bei der
Erteilung und Gültigkeit der Fahrerlaubnis zum
Führen eines Kraftfahrzeuges der Gruppe 2 muß
u.E. von der konkreten Gefährdung des Patienten ausgegangen werden. Wurde der Schrittmacher wegen rezidivierender Synkopen oder anderer Symptome implantiert? Liegt eine Schritt-
macherabhängigkeit vor oder nicht? Läßt sich
die Schrittmacherfunktion durch Muskelpotentiale oder äußere Faktoren beeinflussen? Trat
nach der Implantation erneut eine Synkope auf?
Liegt eine kardiale Begleiterkrankung vor? All
diese Fragen sind zu berücksichtigen, bevor bei

einem   asymptomatischen   Patienten   nach
Schrittmacherimplantation darüber entschie-
den werden kann, ob seine Fahrerlaubnis als Berufskraftfahrer erhalten bleibt oder nicht.

Die Fahrerlaubnis kann im übrigen nur erteilt
und erneuert werden, wenn der Patient sich einer regelmäßigen ärztlichen Kontrolle unter-
zieht. Diese ist nach den EG-Richtlinien für alle
Kraftfahrzeuge über 3,5 t vorgeschrieben. Nach
deutschem Recht war dies bisher nur für Busfahrer vorgesehen. Dem schrittmacherkontrol-
lierenden Arzt kommt damit eine besondere
Verantwortung zu. Stellt er bei seiner Kontrolle
fest, daß die Voraussetzungen zum Führen eines
Kraftfahrzeuges nicht mehr gegeben sind, hat er
den Patienten darüber aufzuklären und sich
dies, aus forensischen Gründen, schriftlich bestätigen zu lassen.

▪ Literatur

1. Alpert, M.A., C.C.Curtis, J.F. SanFelippo, G.C. Flaker,
   J.T. Walls, V. Mukerji, D. Villarreal, S.K. Katti, N.P.
   Madigan, R.B. Krol: Comparative survival after permanent ventricular dual chamber pacing for patients with chronic high degree atrioventricular
   block with and without preexistent heart failure. J.
   Am. Coll. Cardiol. 7, 925, 1986.
2. Alt, E, E. Dechand, A. Wirtzfeld, K. Ulm: Überlebenszeit und Verlauf nach Schrittmacherimplantation. Dtsch. Med. Wschr. 108, 331, 1983.
3. Andersen, H.R., L. Thuesen, J.P. Bagger, T. Vesterlund, P.E.B. Thomsen: Prospective randomised trial
   of atrial versus ventricular pacing in sick-sinus
   syndrome. Lancet 344, 1523, 1994.
4. Ausubel, K., S. Furman: The pacemaker syndrome.
   Ann. Intern. Med. 103, 420, 1985.
5. Ausubel, K, R.M. Steingart, M. Shimshi, P. Klemen-
   towicz, S. Furman: Maintenance of exercise stroke
   volume during ventricular versus atrial synchronous pacing: role of contractility. Circulation 5,
   1037, 1985.
6. Dickmans, C.J.: Prognose und Komplikationen
   nach Implantation von Zweikammerschrittma-
   chern. Inaugural-Dissertation, Ruhr-Universität
   Bochum, 1994.
7. Eimer,H.H., J. Witte: Zur Leistungsbreite bei Patienten mit festfrequentem Herzschrittmacher unter Berücksichtigung von Hämodynamik, arteriovenöser Sauerstoffdifferenz und Lungenfunktion.
   Z. Kardiol. 63,1099, 1994.

8. Gomell, T.: Ätiologische Faktoren und Prognose der Bradyarrhythmie bei Vorhofflimmern nach Schrittmacherimplantation. Inaugural-Dissertation, Ruhr-Universität Bochum, 1994.

9. Heldman, D., D. Mulvihill, H. Nguyen et al.: True incidence of pacemaker syndrome. PACE 13, 1742, 1990.

10. Hesselson, A.B., V. Parsonnet, A.D. Bernstein, G.J. Bonavita: Deleterious effects of long-term single-chamber ventricular pacing in patients with sick sinus syndrome: the hidden benefits of dual-chamber pacing. J. Am. Coll. Cardiol. 19, 1065, 1992.

11. Irnich, W, L. Batz: Jahresbericht 1996 des Deutschen Zentralregisters Herzschrittmacher. Herzschrittmacher 17, Suppl. 12/97, III-X, 1997.

12. Lamas, G.A., C.L. Pashos, S.-OLT. Normand, B. McNeil: Permanent pacemaker selection and subsequent survival in elderly Medicare pacemaker recipients. Circulation 91, 1063, 1995.

13. Lau, C.P., C.K. Wong, W.H. Leung, W.X. Liu: Superior cardiac hemodynamics of atrioventricular synchrony over rate responsive pacing at submaximal exercise: observations in activity sensing DDDR pacemakers. PACE 13, 1832, 1990.

14. Lemke, B, W. Fischer, H.K. Schulten: Richtlinien zur Herzschrittmachertherapie. Indikationen, Systemwahl, Nachsorge. „Kommission für Klinische Kardiologie" der Deutschen Gesellschaft für Kardiologie – Herz- und Kreislaufforschung, Arbeitsgruppen „Herzschrittmacher" und „Arrhythmie". Z. Kardiol. 85, 611, 1996.

15. Lemke, B.: Die VVI-Stimulation ist heute überholt. Herzschr. Elektrophys. 7 (Suppl 1) 61, 1996.

16. Lemke, B.: Einfluß von Vorhofsynchronisation und Frequenzsteigerung auf die kardiopulmonale Leistungsfähigkeit und neurohumorale Reaktion. Stellenwert der frequenzvariablen Stimulation. Steinkopff Darmstadt, 1997.

17. Linde-Edelstam, C., B. Gullberg, R. Norlander, S.K. Pehrsson, M. Rosenqvist, L. Ryden: Longevity in patients with high degree atrioventricular block paced in the atrial synchronous or the fixed rate ventricular inhibited mode. PACE 15, 304, 1992.

18. Morley, C.A., E.J. Perrins, P. Grant, S.L. Chan, D.J. McBrien, R. Sutton: Carotid sinus syncope treated by pacing. Brit. Heart J. 47, 411, 1982.

19. Nielsen, J.C., A.K. Pedersen, P.T. Mortensen, L. Thuesen, T. Vesterlund, P.E. Bloch-Thomsen, H.R. Andersen: Atrial versus ventricular pacing in patients with sick sinus syndrome. Long-term follow-up in a prospective, randomized trial of 225 consecutive patients. Europ. Heart J. 18, 482, 1997.

20. Rosenqvist, M., J. Brandt, H. Schüller: Long-term pacing in sinus node disease: effects of stimulation mode on cardiovascular morbidity and mortality. Am. Heart J. 116, 16, 1988.

21. Santini, M., G. Alexidou, G. Ansalone, G. Cacciatore, R. Cini, G. Turitto: Relation of prognosis in sick sinus syndrome to age, conduction defects and modes of permanent cardiac pacing. Am. J. Cardiol. 65, 729, 1990.

22. Schriftenreihe des Bundesministeriums für Verkehr: Krankheit und Kraftverkehr. Begutachtungs-Leitlinien des Gemeinsamen Beirats für Verkehrsmedizin. Heft 73, 1996.

23. Seipel, L., G. Pietrek, R. Körfer, F. Loogen: Prognose nach Schrittmacherimplantation. Internist 18, 21, 1977.

24. Shaw, D.B., R.R. Holman, J.I. Gowers: Survival in sinoatrial disorder (sick sinus syndrome). Br. Med. J. 280, 139, 1980.

25. Sutton, R, R.A. Kenny: The natural history of sick sinus syndrome. PACE 9, 1110, 1986.

26. Wirtzfeld, A., F.C. Himmler, H.W. Präuer, G. Klein: Atrial and ventricular pacing in patients with the sick sinus syndrome. In: Meere CM (ed) Cardiac pacing. Proceedings of the VIth World Symposium on Cardiac Pacing, Montreal 1979, Chap. 15–5, 1979.

27. Witte, J., L. Dressler, G. Schröder: 10 years of experience with permanent atrial electrodes. In: Meere CM (ed) Cardiac pacing. Proceedings of the VIth World Symposium on Cardiac Pacing, Montreal 1979, Chap. 16–1, 1979.

35. Zustand nach Kardioverter/Defibrillator-Implantation

Bernd Lemke

Allgemeines

Der plötzliche Herztod ist nach wie vor eine der größten medizinischen Herausforderungen. Jährlich versterben ca. 80.000 bis 100.000 Menschen plötzlich und unerwartet, die Mehrheit davon an ventrikulären Tachyarrhythmien. Die Überlebensrate nach Reanimation ist auch heute nur gering und liegt bei den effizientesten Notarztsystemen nicht über 43% (Horowitz 1992; Thompson et al. 1973). Nur ein Teil dieser Patienten verläßt ohne dauerhafte Schäden das Krankenhaus mit einem Rezidivrisiko im ersten Jahr nach überlebtem Ereignis von bis zu 30% (Cobb et al. 1975; Myerburg et al. 1984). Die Implantation von Kardioverter/Defibrillatoren (ICD) hat sich zur erfolgreichsten Behandlungsform von Kammerflimmern und schnellen Kammertachykardien entwickelt. Auch wenn der ICD das Auftreten von lebensbedrohlichen Tachykardien nicht verhindert, so führt die sofortige Erkennung und Terminierung dazu, daß der plötzliche Herztod bei Hochrisikopatienten auf 1% pro Jahr gesenkt wird (Winkle et al. 1989; Myerburg et al. 1992). Die rein medikamentöse Therapie hat bei diesen lebensbedrohlichen Rhythmusstörungen keine Prognoseverbesserung erbracht. In zwei prospektiv randomisierten Studien konnte erstmals auch eine Verbesserung der Gesamtüberlebensrate unter ICD-Therapie gegenüber der Antiarrhythmikabehandlung nachgewiesen werden (Zipes 1997; Moss et al. 1997).

Kammerflimmern und ventrikulären Tachykardien liegt am häufigsten eine koronare Herzerkrankung zugrunde. Die Rhythmusstörungen entstehen außerhalb von akut-ischämischen Ereignissen auf der Grundlage von Infarktnarben, die durch Extrasystolen, Ischämien und das autonome Nervensystem getriggert werden. Als zweithäufigste Ursache läßt sich eine dilatative Kardiomyopathie nachweisen. Aber auch bei hypertropher Kardiomyopathie und bei sekundärer Myokardschädigung infolge arterieller Hypertonie oder Klappenfehler treten maligne Tachykardien auf. Eine Sonderform stellen Patienten mit QT-Syndrom, arrhythmogener rechtsventrikulärer Erkrankung, idiopathischer Kammertachykardie und idiopathischem Kammerflimmern dar. Diese Patienten haben in der Regel eine normale linksventrikuläre Funktion. Ihre Lebenserwartung ist ausschließlich von der erfolgreichen Behandlung der ventrikulären Arrhythmien abhängig.

Die Implantation eines Kardioverter/Defibrillator-Systems ist heute mit einer Schrittmacherimplantation vergleichbar. Durch die Entwicklung rein transvenöser Elektrodensysteme ist die früher notwendige Thorakotomie überflüssig geworden. Die perioperative Letalität wurde dadurch auf unter 1% gesenkt. Die Verkleinerung der Aggregate hat dazu geführt, daß sie nicht mehr abdominal, sondern subpectoral implantiert werden können. Zusätzlich zur Abgabe eines Kardioversions- und Defibrillationsschocks sind die Geräte in der Lage, eine schmerzlose antitachykarde Stimulation durchzuführen. Die jüngsten Geräte verfügen zusätzlich über eine Vorhofwahrnehmung und AV-sequentielle Stimulation. Damit ist eine physiologische Stimulation (DDD) und eine differenzierte Wahrnehmung von supraventrikulären und ventrikulären Tachykardien möglich geworden. Zum Monitoring von Tachykardieereignissen und zur Überprüfung einer adäquaten Therapieabgabe verfügen die Geräte über umfangreiche Speichermöglichkeiten.

Indikationen

Zu den Voraussetzungen einer Kardioverter/Defibrillator-Implantation gehören, daß Kammertachykardie oder Kammerflimmern außerhalb einer akuten Myokardischämie aufgetreten sind (> 48 Stunden nach einem Myokardinfarkt), nicht eine behebbare Ursache (z. B. Ischämie, Elektrolytstörung, Medikamente) haben, beim Patienten keine Indikation zu einem rhythmuschirurgischen Eingriff oder einer Katheterablation vorliegt, keine Herzinsuffizienz im Finalstadium (NYHA IV) besteht und keine prognoselimitierende Zweiterkrankung vorhanden ist (Dreifus et al. 1991; Andresen et al. 1994).

Eine klare Indikation zur Kardioverter/Defibrillator-Implantation besteht vor allem für Patienten, die einen Herz-Kreislaufstillstand bei Kammerflimmern überlebt haben, und für Patienten mit hämodynamisch nicht tolerierbaren ventrikulären Tachykardien. Nach den bestehenden Empfehlungen wird für beide Hochrisikogruppen gefordert, zunächst in einer elektrophysiologischen Untersuchung zu überprüfen, ob die Arrhythmie auslösbar und durch Antiarrhythmika supprimierbar ist. Erst bei therapierefraktären Patienten oder nach einem Rezidiv würde eine Defibrillator-Implantation erfolgen. Für Patienten, deren Tachykardie nicht induzierbar ist, besteht dagegen eine primäre Indikation, genauso wie für Patienten, deren kardiale Erkrankung (Kardiomyopathie, schwere Myokardschädigung, idiopathisches Kammerflimmern [Wever et al. 1993]) nicht geeignet ist, durch elektrophysiologische Untersuchungen oder Langzeit-EKGs den Effekt von antiarrhythmischen Maßnahmen abzuschätzen. Vielfach wird schon jetzt bei allen Patienten mit Kammerflimmern und Reanimation eine primäre Defibrillatorimplantation durchgeführt. Die Ergebnisse aktueller Studien legen auch für anhaltende ventrikuläre Tachykardien bei eingeschränkter linksventrikulärer Funktion (EF < 40%) die Primärindikation nahe (AVID-Studie 1997).

Eine relative Indikation zur Defibrillator-Implantation stellen hämodynamisch stabile ventrikuläre Tachykardien dar, sowie Patienten mit Synkopen, bei denen sich ventrikuläre Tachykardien auslösen lassen. Für asymptomatische Hochrisikopatienten nach Myokardinfarkt, mit eingeschränkter linksventrikulärer Funktion (EF < 35%), nichtanhaltenden ventrikulären Tachykardien und Auslösbarkeit während elektrophysiologischer Untersuchung, die bisher noch keine lebensbedrohliche Rhythmusstörung erlitten haben, muß nach den Ergebnissen der MADIT-Studie eine prophylaktische Indikation diskutiert werden. Bei allen Patienten mit relativer Indikation wird bisher noch die fehlende Supprimierbarkeit durch antiarrhythmische Medikation vorausgesetzt.

Keine Indikation zur Defibrillator-Implantation besteht bei Patienten mit einer unaufhörlichen (incessant) Form der ventrikulären Tachykardie, bei hämodynamisch gut tolerierter und medikamentös einstellbarer Tachykardie sowie bei beschleunigtem idioventrikulären Rhythmus.

Symptomatik und Belastbarkeit

Der implantierbare Kardioverter/Defibrillator verhindert zwar den plötzlichen Herztod, kann aber das Auftreten von hämodynamisch wirksamen ventrikulären Arrhythmien nicht beeinflussen. Deshalb treten nach Defibrillatorimplantation auch weiterhin Synkopen auf. Die erste Schockabgabe erfolgt bei ca. 50% der Patienten innerhalb von 1 – 3 Jahren nach Defibrillator-Implantation (Grimm et al. 1993; Curtis et al 1992). Bis zu 40% der Schockabgaben können inadäquat sein und werden bei supraventrikulären Tachykardien, insbesondere bei Vorhofflimmern mit schneller Überleitung abgegeben (Hook et al. 1993). Insgesamt tritt bei ca. 15% der Patienten, die eine Schockabgabe erfahren, eine Synkope auf (Kou et al. 1991). Dabei ist der Bewußtseinsverlust nicht vorhersehbar. Er kann auch bei Patienten mit zuvor stabilen ventrikulären Tachykardien eintreten. Bei Patienten mit schlechter Auswurffraktion scheint das Risiko einer Synkope erhöht zu sein.

Auch die antitachykarde Stimulation, die bei ventrikulären Tachykardien erfolgt, kann zu Symptomen führen. Die Patienten bemerken meist nur Palpitationen. Bei hohen Stimulationsfrequenzen kann aber auch eine erhebliche zerebrale Dysfunktion auftreten (Anderson et al. 1994). Die antitachykarde Stimulation ist in über 80% der Fälle erfolgreich. In den übrigen

Fällen wird bei Akzeleration bzw. Erfolglosigkeit ein Kardioversionsschock abgegeben.

Ca. 75 % der Schockabgaben werden somit vom Patienten mehr oder weniger bewußt wahrgenommen. Dieser Anteil könnte sich durch die modernen Defibrillatorsysteme mit kurzen Erkennungs- und Ladezeiten von unter 6 Sekunden noch weiter erhöhen. Damit verbunden ist eine psychologische Verunsicherung, da die Schockabgaben vom Patienten meist als unangenehm und erschreckend wahrgenommen werden. Zwar findet sich im weiteren Verlauf eine Abnahme des Angstzustandes. Bei Patienten unter 50 Jahren und bei Patienten mit mehr als 5 Schockereignissen nahm aber in einer Untersuchung (Jung 1995) die Angst vor Defibrillatorentladungen aber weiter zu.

Dennoch besteht eine hohe Akzeptanz des Therapieverfahrens. Fast alle Patienten würden auch anderen Kranken zu einer Defibrillatortherapie raten. Mehr als die Hälfte der Patienten nimmt eine aktive Lebensführung wieder auf. Enttäuschend ist das Ausmaß der Arbeitsunfähigkeit, das in einer Nachuntersuchung bei deutschen Patienten über 70 % betrug. In den USA nahmen dagegen über 60 % der Patienten nach Defibrillator-Implantation ihren alten Beruf wieder auf (Kalbfleisch et al. 1989). Dabei war der Wiedereintritt ins Berufsleben vor allem vom Ausbildungsstand der Patienten abhängig. Eine bessere Ausbildung führte zu einer signifikant häufigeren Wiedereingliederung.

Die Belastbarkeit der Patienten bleibt nach Defibrillator-Implantation entsprechend ihrer kardialen Grunderkrankung begrenzt. Bei einer mittleren Auswurffraktion von 40 % bedeutet dies eine Einschränkung auf mittlerer Belastungsstufe. Auf der anderen Seite ist die Mehrzahl der Patienten dem NYHA-Stadium II zuzurechnen, empfindet also subjektiv erst bei stärkeren Anstrengungen Luftnot. Ein geringer Teil der Patienten hat eine normale linksventrikuläre Funktion und wäre damit voll belastbar. Einschränkungen ergeben sich allerdings bei allen Patienten aus der Interaktion zwischen Eigenrhythmus und der programmierten Tachykardie-Erkennungsfrequenz. Außerdem sind Auslösemechanismen der Tachykardie durch körperliche Belastung zu berücksichtigen. All dies limitiert die Belastbarkeit der meisten Patienten auf eine mittlere Belastungsstufe (75 – 100 Watt). Der Frequenzanstieg bei der noch zulässigen Belastung sollte dabei deutlich (40 Schläge/min.) unter der Interventionsfrequenz des Defibrillatorsystems liegen.

Prognose

Patienten, die einen Herz-Kreislauf-Stillstand bei Kammerflimmern überlebt haben, und Patienten mit hämodynamisch nicht tolerablen ventrikulären Tachykardien sind in hohem Maße vom plötzlichen Herztod bedroht. Studien in den 70er Jahren fanden Rezidivquoten von über 20 % im ersten Jahr nach Reanimation (Cobb et al. 1975). Die Prognose hat sich im letzten Jahrzehnt verbessert. Dennoch ist die Rezidivrate nach überlebtem plötzlichen Herztod weiterhin sehr hoch.

In allen publizierten Studien liegt die plötzliche Herztodesrate nach ICD-Implantation unter 2 %. Die Düsseldorfer Universitätsklinik, die 1984 den ersten Defibrillator in Deutschland implantierte, berichtet über eine kumulative Rate von 2 – 4 % in einem Nachbeobachtungszeitraum von 10 – 12 Jahren (Vester et al. 1997). Mit keinem anderen Therapieverfahren läßt sich ein derartiger Erfolg erreichen.

Die Gesamtmortalität blieb dagegen in einigen Studien hoch, mit 7 % nach 1 Jahr und 24 % nach 5 Jahren (Winkle et al. 1989). Auch hier berichtet die Düsseldorfer Klinik über eine geringere Mortalität von 30 % nach 10 – 12 Jahren.

In der vorzeitig beendeten, prospektiv randomisierten Studie bei 1.016 symptomatischen Patienten (AVID = Antiarrhythmics Versus Implantable Defibrillators; Zipes et al. 1997) mit überlebtem Kammerflimmern, Kammertachykardien mit Synkope oder schwerwiegenden kardialen Symptomen und einer Auswurffraktion unter 40 % wurde die antiarrhythmische Therapie (überwiegend Amiodaron) mit einer ICD-Therapie verglichen. Durch die ICD-Therapie konnte die Gesamtmortalität nach einem Jahr um 39 %, nach zwei Jahren um 27 % und nach drei Jahren um 31 % gesenkt werden. Die kumulativen Überlebensraten nach 3 Jahren betrugen

75,4% in der ICD-Gruppe und 64,7% in der medikamentös behandelten Gruppe (< 0,02). Damit konnte erstmalig der Beweis erbracht werden, daß die ICD-Therapie bei symptomatischen Patienten mit Kammerflimmern oder Kammertachykardien im Vergleich zur Antiarrhythmikagabe die Überlebensrate deutlich erhöht.

In einer weiteren kürzlich abgeschlossenen Studie konnte eine Verbesserung der Überlebensrate unter ICD-Therapie bei 196 asymptomatischen Hochrisiko-Patienten nachgewiesen werden (MADIT = Multicenter Automatic Defibrillator Implantation Trial; Moss et al. 1997). Eingeschlossen wurden Patienten nach Myokardinfarkt, mit einer Auswurffraktion unter 35%, nicht anhaltenden ventrikulären Tachykardien (zwischen 3 und 30 konsekutiven Schlägen) und durch programmierte Ventrikelstimulation auslösbare anhaltende Tachykardien. Verglichen wurde eine konventionelle medikamentöse Behandlung (überwiegend Amiodaron) mit einer Defibrillatortherapie. Die Studie wurde bei einer verbesserten Überlebensrate um 54% unter ICD-Therapie vorzeitig beendet. Die kumulative Überlebensrate nach 3 Jahren betrug in der ICD-Gruppe 81% und in der medikamentös behandelten Gruppe 59%.

▪ Gefährdungen

Eine Gefährdung des Patienten kann bei Ausfall des Defibrillatorsystems auftreten. Die Gefahr eines unvorhergesehenen Geräteausfalls ist selten, vorzeitige Batterieerschöpfungen können in der Regel durch die engmaschigen Defibrillator-Kontrollen alle 3 bis 6 Monate erkannt werden. Die Schwachstellen des Systems sind z.Z. noch die Elektroden. Die epikardialen Flächenelektroden können sich auffalten und damit das elektrische Feld verkleinern. Das gleiche gilt für die subkutan plazierten Elektroden. Die endovenösen Defibrillations-Elektroden im rechten Ventrikel und in der Vena cava superior haben im Vergleich zu Schrittmacherelektroden eine höhere Dislokationsrate (Korte et al. 1995). Wahrnehmung und Defibrillation sind damit gestört. Ein weiteres Problem der Elektroden sind Brüche im Durchtrittsbereich zwischen erster Rippe und Schlüsselbein. Die hierdurch verursachten Fehlwahrnehmungen führen zu inadäquaten Schockabgaben.

Inadäquate Schockabgaben treten bei bis zu 40% der Patienten auf. Neben supraventrikulären Tachykardien sind vor allem Fehlerkennungen intrinsischer Signale (T-Wellen-Sensing) für diese unnötigen Schockabgaben verantwortlich. Zwar besteht ein gewisses Gefährdungsrisiko, im Regelfall kann aber ein überschwelliger Schockimpuls kein Kammerflimmern auslösen. Die inadäquaten Schockabgaben sind damit in erster Linie für den Patienten sehr unangenehm.

Da die Defibrillatorsysteme alle eine bipolare Wahrnehmung besitzen, ist die Möglichkeit der intrinsischen Störbeeinflussung durch Muskelpotentiale bzw. der extrinsischen Beeinflussung durch elektromagnetische Felder sehr gering. In einem Fall wurde über inadäquate Entladungen während der Benutzung eines Spielautomaten berichtet (Madrid et al 1996). In einer in-vitro-Studie ließ sich die ICD-Beeinflussung durch Mobiltelefone nachweisen (Bassen et al. 1995). Bei in-vivo-Untersuchungen war eine Beeinflussbarkeit nur in Einzelfällen möglich. Bei subpektoraler Implantation war eine Störbeeinflussung nicht nachzuweisen (Schibgilla et al. 1997).

Gefährdungen des Patienten treten deshalb in erster Linie durch die intrinsischen Herzrhythmusstörungen (Kammerflimmern und schnelle Kammertachykardien) auf, die zur sofortigen hämodynamischen Kompromittierung führen. Noch vor einer adäquaten Schockabgabe kann es zu einem Bewußtseinsverlust kommen (ca. 15% der Patienten). Durch den Einsatz von Antiarrhythmika soll die Häufigkeit der Arrhythmieereignisse reduziert und die Tachykardiefrequenz herabgesetzt werden.

▪ Bemessung von MdE und GdB

Der Defibrillator-Implantation liegt meist eine erhebliche myokardiale Schädigung zugrunde. Die Bemessung von MdE und GdB hat zunächst die kardiale Grunderkrankung und die daraus resultierenden Einschränkungen zu berücksichtigen.

Im Gegensatz zur Schrittmacherbehandlung bedeutet die Defibrillator-Implantation keine kausale Therapie der tachykarden Rhythmusstörungen. Diese können weiterhin auftreten und zu Symptomen führen. Die Dauer der Tachykardien kann allerdings deutlich verkürzt und der plötzliche Herztod verhindert werden.

Durch die Größe der Aggregate ist derzeit noch eine mäßige Behinderung der Beweglichkeit im Schulterbereich (subpektorale Implantation) bzw. beim Bücken (abdominale Implantation) zu berücksichtigen. Auch kommt eine leichte Druckschmerzhaftigkeit vor.

Bei beschwerdefreien Patienten ohne Schockabgabe und ohne therapiebedürftige Tachykardie im Verlauf des letzten Jahres beträgt die MdE 10–20%.

Bei gering symptomatischen Patienten mit ventrikulären Tachykardien im Verlauf des letzten Jahres, die durch Überstimulation gut zu terminieren waren, beträgt die MdE 20–40%. Bei symptomatischen Patienten mit Schockabgabe(n) im Verlauf des letzten Jahres, aber ohne Synkope, kann sich die MdE auf > 50% erhöhen. Für bestimmte Berufe, die mit spezifischen Gefährdungen verbunden sind, besteht Berufsunfähigkeit.

Bei symptomatischen Patienten mit Synkope(n) beträgt die MdE > 50%. Bei rezidivierenden Synkopen besteht in der Regel für alle Berufsgruppen Berufsunfähigkeit.

Nach Defibrillator-Implantation ist die noch zulässige Belastbarkeit der meisten Patienten auf eine mittlere Belastungsstufe limitiert (75–100 Watt). Die damit verbundene MdE ist mit 0–20% einzustufen.

Bei Vorhofflattern/Vorhofflimmern mit der Indikation zur chronischen Antikoagulation, müssen zusätzliche Einschränkungen, die sich aus einer gesteigerten Blutsneigung ergeben, berücksichtigt werden (MdE + 10%).

▨ Gutachterliche Beurteilung

Unfallversicherung

Über die Notwendigkeit einer Defibrillator-Implantation nach Arbeitsunfällen ist bisher nicht berichtet worden.

Rentenversicherung

In der Regel ist die Defibrillator-Implantation die Folge eines chronischen Krankheitsprozesses (koronare Herzerkrankung, Kardiomyopathie, sekundäre Herzmuskelschädigung) oder einer idopathischen rhythmogenen Erkrankung.

Nach Defibrillator-Implantation besteht in der Regel eine Einschränkung für körperliche Belastungen. Eine mechanische Irritation des Implantationsgebietes (z.B. durch Tragen von Lasten auf der Schulter) muß ebenso vermieden werden wie die zu starke muskuläre Anspannung auf der Implantationsseite (z.B. durch das Heben von Gegenständen). Das häufigere Bücken kann bei abdominal implantierten Systemen zu Beschwerden führen.

Darüberhinaus muß der Einflußbereich von starken elektromagnetischen Feldern gemieden werden. Dies betrifft Arbeiten am Elektrostahlofen, mit Handbohrmaschinen und Elektroschweißgeräten, in der Nähe von Gleichstrommotoren und Hochspannungseinrichtungen. Eventuell sind Arbeitsplatzuntersuchungen mit Bestimmung der Stärke des Magnetfeldes und mit dem Patienten zur direkten Überprüfung der Beeinflußbarkeit des Defibrillator-Systems erforderlich.

Für die rentenversicherungsrechtliche Begutachtung von Patienten mit implantiertem Defibrillator sind berufsspezifische Gefahren (Absturzgefahr, offenes Feuer, Starkstrom, schnell laufende Maschinen), sowie Gefährdungen bei der Personenbeförderung (Pilot, Busfahrer) und in Sicherheitsbereichen (Stellwerk, Flugsicherung, Polizei, Feuerwehr) besonders zu berücksichtigen. Unabhängig von der Höhe der MdE liegt deshalb bei folgenden Berufen Berufsunfähigkeit vor: Schmied, Dachdecker, Maurer, Zimmerer, Maler, Schlosser, Starkstromelektriker, Schweißer, Sägewerker, Berufskraftfahrer, Rangierarbeiter, Lokomotivführer, Kranführer, Straßenbahner, Flugbegleiter und Pilot. Wenn es sich um junge Patienten handelt, ist bei berufsspezifischen Gefährdungen die Einleitung von Umschulungsmaßnahmen erforderlich.

▪ Erteilung und Gültigkeit von Fahrerlaubnissen nach Kardioverter/Defibrillator-Implantation

Der Gemeinsame Beirat für Verkehrsmedizin geht davon aus, daß nach Implantation eines implantierbaren Kardioverters/Defibrillators „erst nach einer längeren Verlaufsbeobachtung (wenigstens 6 Monate), die von entsprechend ausgerüsteten Kardiologen durchgeführt wird, eine Beurteilung erfolgen (kann). Die regelmäßige ärztliche Überwachung des Zustandes in Abständen von längstens 6 Monaten in Form einer regelmäßigen Kontrolle muß nachgewiesen werden.

Bei komplexen ventrikulären Herzrhythmusstörungen, nach Auftreten von Synkopen oder bei Zustand nach Reanimation ist für mindestens 6 Monate anzunehmen, daß der Betroffene den Anforderungen beim Führen eines Kraftfahrzeuges nicht gewachsen ist. Danach ist regelmäßige Kontrolle der Effektivität einer Behandlung von Rhythmusstörungen mit Durchführung eines 24-Stunden-Langzeit-EKGs und eventuell zusätzlicher Spezialuntersuchungen erforderlich.

Die Voraussetzungen zur Bewältigung der Anforderungen zum Führen eines Kraftfahrzeuges der Gruppe 2 sind in der Regel nicht gegeben." (Schriftreihe des Bundesministeriums für Verkehr, Heft 73, 1996).

Unter die Gruppe 2 der EG-Richtlinie fallen die deutsche Fahrerlaubnisklasse 2 (Kfz über 7,5 t) und die Fahrzeuge zur Personenbeförderung.

Die Frage der Fahrerlaubnis von Patienten mit implantiertem Kardioverter/Defibrillator wurde von einer gemeinsamen Expertengruppe der Arbeitsgruppen „Herzschrittmacher" und „Arrhythmie" der Europäischen Gesellschaft für Kardiologie ausführlich bearbeitet (Jung et al. 1996). Ihren Empfehlungen legt die Studiengruppe die Risikokalkulation zugrunde, die von der Europäischen Joint Aviation Authorities (JAA) zur Abschätzung der Flugsicherheit beim fliegenden Personal entwickelt wurde (Joy 1992). Die Risikokalkulation geht davon aus, daß schwere Unfälle in nicht mehr als 1 % auf medizinischen Ursachen beruhen dürfen (Benett et al 1992). Für Piloten bedeutet dies, daß bei 2×10^6 unfallfreien Flugstunden sich maximal ein medizinisches Ereignis pro 10^8 Flugstunden ereignen darf. Überträgt man diese 1%-Regel auf den Kraftfahrverkehr (Consensus Conference Can. Card. Soc. 1995) und berücksichtigt dabei die individuelle Fahrleistung, das Risiko des Fahrzeuges (PKW oder LKW), das Risiko des plötzlichen Herztodes oder der Synkope und das wahrscheinliche Risiko, daß ein solches Ereignis auch zum Unfall mit Fremdbeteiligung führt (Christian 1988), so kommt man zu dem Ergebnis, daß für einen Privat-PKW-Fahrer ein jährliches Risiko von 22 %, eine Synkope oder einen plötzlichen Herztod zu erleiden, mit einem 1 %igen Risiko verbunden ist, einen schweren Unfall mit Fremdbeteiligung zu verursachen. Da das jährliche Risiko, einen plötzlichen Herztod zu erleiden, bei den Defibrillatorpatienten unter 1–2 % liegt und die höchste Synkopenrate im ersten Jahr nach Defibrillator-Implantation für alle Patienten unter 10 % beträgt, kann ein allgemeines Fahrverbot für Defibrillatorträger nicht ausgesprochen werden. Das kalkulierte Risiko, daß ein Defibrillatorträger mit seinem PKW einen Unfall mit Fremdverletzung oder Tod verursacht, liegt bei 1 zu 45.000 Unfällen. Für Berufskraftfahrer dürfte das noch akzeptable Risiko, einen plötzlichen Herztod oder eine Synkope zu erleiden, nicht über 1 % liegen. Da dies für Defibrillatorträger nicht zu erwarten ist, kann eine Fahrerlaubnis für Berufskraftfahrer nach Defibrillator-Implantation nicht erteilt werden.

Die Empfehlungen der europäischen Expertengruppe unterteilen die Fahrerlaubnis in Class I (keine Einschränkungen), Class II (Einschränkungen für einen definierten Zeitraum) und Class III (totales Fahrverbot).

Class I (keine Einschränkungen)

Patienten mit prophylaktischer ICD-Implantation (z. B. Familienanamnese gehäufter plötzlicher Herztodesfälle, Patienten mit nichtanhaltenden ventrikulären Tachykardien und eingeschränkter linksventrikulärer Funktion). Asymptomatische Patienten können ohne zeitliche Beschränkung nach ICD-Implantation wieder einen Privatwagen fahren. Es besteht aber keine

Fahrerlaubnis als Berufskraftfahrer. Nach adäquater Schockabgabe besteht in der Regel Fahrverbot für 6 Monate.

Class II (Einschränkungen für einen definierten Zeitraum)

Für symptomatische Patienten besteht ein generelles Fahrverbot für 6 Monate nach Defibrillator-Implantation. Bei fehlender Therapieabgabe in den ersten 6 Monaten sind die Patienten wenig gefährdet (Class IIA) und dürfen wieder einen Privatwagen fahren. Bei einer Therapieabgabe wird unabhängig von der Symptomatik (Präsynkope oder Synkope) gefordert, weitere 6 Monate mit der Entscheidung über die Fahrerlaubnis zu warten (Class IIB). Dies erlaubt eine Beurteilung der Häufigkeit und Symptomatik auftretender Tachykardien. Treten erneut therapiebedürftige Tachykardien auf, die zu keiner Beeinträchtigung der Bewußtseinslage führen, ist der Patient nach Ablauf der 6 Monate bedingt fahrtauglich. Führen die Tachykardien zur Einschränkung der Bewußtseinslage, besteht Fahrverbot. Die Restriktion kann auch anhand klinischer Parameter ausgesprochen werden. Ein Patient im NYHA-Stadium III, mit einer Auswurffraktion unter 40%, einer schnellen ventrikulären Tachykardie über 180/min. und mehr als 3 Episoden pro Monat sollte angewiesen werden, nicht mehr Auto zu fahren. In Einzelfällen kann bei Patienten, die nie bewußtlos waren, der Beobachtungszeitraum auch kürzer gewählt werden.

Class III (totales Fahrverbot)

Für alle Berufskraftfahrer mit implantiertem Defibrillator gilt unabhängig von der Indikation ein Fahrverbot. Für Hochrisikopatienten mit häufigen Defibrillatorentladungen bei hämodynamisch instabilen Tachykardien gilt totales Fahrverbot.

Dem Arzt kommt damit eine besondere Verantwortung bei der Defibrillatorkontrolle zu. Stellt er fest, daß die Voraussetzungen zur Führung eines Kraftfahrzeuges nicht gegeben sind, hat er den Patienten darüber aufzuklären. Versäumt der Arzt, seiner aktiven Belehrungspflicht nachzukommen, begeht er eine Pflichtverletzung. Er setzt sich dem Risiko einer Haftung gegenüber dem Patienten und gegenüber Dritten aus. Um dem Haftungsrisiko zu entgehen, sollte der Arzt den Patienten über das kalkulierte Risiko und seine Konsequenzen (Fahrverbot, zeitliche Begrenzung etc.) aufklären und sich dies schriftlich bestätigen lassen.

▨ Literatur

1. Anderson, M.H., A.J. Camm: Legal and ethical aspects of driving and working in patients with an implantable cardioverter defibrillator. Am. Heart J. 1185, 1994.
2. Andresen, D., M. Block, M. Borggrefe, J. Brachmann, L. Goedel-Meinen, B.D.Gonska, S. Hohnloser, K.H. Kuck, K.P. Kunze, J. Rappe, N. Treese, H.J. Volkmann: Empfehlungen zur Implantation von Defibrillatoren. „Kommission für Klinische Kardiologie" der Deutschen Gesellschaft für Kardiologie – Herz- und Kreislaufforschung, Arbeitsgruppe „Interventionelle Elektrophysiologie". Z. Kardiol. 83, 242, 1994.
3. Bassen, H., J.H. Moore, P.S. Ruggera: Cellular phone interference testing of implantable cardiac defibrillators, in-vitro. Circulation 92, I-738, 1995.
4. Bennett, G.: Medical-cause accidents in commercial aviation. Eur. Heart J. 13 (Suppl H), 13, 1992.
5. Christian; M.S.: Incidence and implications of natural deaths of road users. Br. Med. J. 297,1021, 1988.
6. Cobb L.A., R.S. Baum, H. Alvarez, A. Schaffer: Resuscitation from out-of-hospital ventricular fibrillation: 4 years follow-up. Circulation 51, III-223, 1975.
7. Consensus Conference, Canadian Cardiovascular Society.: Assessment of the cardiac patient for fitness to drive. Can. J. Cardiol. 8, 406, 1995.
8. Curtis, J.J., J.T. Wall, T.M. Boley et al.: Time to first pulse after automatic implantable cardioverter-defibrillator implantation. Ann. Thorac. Surg. 53, 984, 1992.
9. Di Carlo L.A., S.A. Winston, S. Honoway, P. Reed: Driving restrictions advised by midwestern cardiologists implanting cardioverter defibrillators: present practices, criteria utilized, and compatibility with existing state laws. PACE 15,1131, 1992.
10. Dreifus, L.S., C. Fisch, J.C. Griffin, P.C. Gillette, J.W. Mason, V. Parsonnet: Guidelines for implantation of cardiac pacemakers and antiarrhythmia devices. A report of the American College of Cardiology/American Heart Association Task Force on Assessment of Diagnostic and Therapeutic Cardiovascular Procedures (Committee on Pacemaker Implantation). Circulation 84, 455, 1991.

11. Finch, N.J., R.B. Leman, J.M. Kratz, P.C. Gillette: Driving safety among patients with automatic implantable cardioverter-defibrillators. JAMA 270, 1587, 1993.

12. Grimm, W., B.T. Flores, F.E. Marchlinski: Shock occurrence and survival in 241 patients with implantable cardioverter-defibrillator therapy. Circulation 87, 1880, 1993.

13. Halinen, M.O., A. Jaussi: Fatal road accidents caused by sudden death of the driver in Finland and Vaud, Switzerland. Eur. Heart J. 15, 888, 1994.

14. Hook, B.G., D.J. Callans, R.B. Leinman, B.T. Flores, F.E. Marchlinski: Implantable cardioverter defibrillator therapy in the absence of significant symptoms: Rhythm diagnosis and management aided by stored electrogram analysis. Circulation 87, 1897,1993.

15. Horowitz, L.N.: The automatic implantable cardioverter defibrillator: review of clinical results, 1980–1990. PACE 15, 604, 1992.

16. Jung, W.: Der implantierbare Cardioverter-Defibrollator. Elektrotherapie bei malignen Herzrhythmusstörungen. Steinkopff Verlag, Darmstadt, S. 87, 1995.

17. Jung, W., M. Anderson, A.J. Camm, L. Jordaens, M.C. Petch, M. Rosenqvist, M. Santini, B. Lüderitz on behalf of the Study Group on „ICD and Driving" of the Working Groups on Cardiac Pacing and Arrhythmias of the European Society of Cardiology. Eur. Heart J. 18, 1210.

18. Joy, M.: Cardiological aspects of aviation safety – The new European perspective. Eur. Heart J. 13 (Suppl H), 21, 1992.

19. Kalbfleisch, K.R., M.H. Lehman, R.T. Steinman, K. Jackson, K. Axtell, C.D. Schuger, P.J. Tschou: Reemployment following implantation of the automatic cardioverter defibrillator. Am. J. Cardiol. 64, 199, 1989.

20. Korte, T., W. Jung, S. Spehl, C. Wolpert, R. Moosdorft, M. Manz, B. Lüderitz: Incidence of ICD lead related complications during long-term follow-up: Comparison of epicardial and endocardial electrode systems. PACE 18, 2053, 1995

21. Kou, W.H., H. Calkins, R.R. Lewis et al.: Incidence of loss of consciousness during automatic implantable cardioverter-defibrillator shocks. Ann. Intern. Med. 115, 942, 1991.

22. Madrid, A.H., C. Moro, J. Martin: Interferences of the implantable defibrillators caused by slot machines. PACE 19, 675, 1996.

23. Moss, A.J. et al. for the Muulticenter Automatic Defibrillator Implantation Trial Investigators: Improved survival with an implanted defibrillator in patients with coronary disease at high risk for ventricular arrhythmia. N. Engl. J. Med. 335 : 1933, 1997.

24. Myerburg, R.J., K.M. Kessler, D. Estes et al.: Long term survival after prehospital cardiac arrest: analysis of outcome during an 8 year study. Circulation 70, 538, 1984.

25. Myerburg, R.J., A. Castellanos: Evolution, evaluation and efficacy of the implantable cardioverter defibrillator technology. Circulation 86, 691, 1992

26. Schibgilla, V., S. Kuly, B. Diem, S. Mang, G. Janßen, K. Bachmann: Beeinflussen D-Netz Mobiltelefone pektoral implantierte Defibrillatoren? Herzschr. Elektrophys. 8, 124, 1997.

27. Schriftenreihe des Bundesministeriums für Verkehr: Krankheit und Kraftverkehr. Begutachtungs-Leitlinien des Gemeinsamen Beirats für Verkehrsmedizin. Heft 73, 1996.

28. Strickberg, S.A., C.O. Cantillon, P.L. Friedman: When should patients with lethal ventricular arrhythmia resume driving? Ann. Intern. Med. 115, 560, 1991.

29. Thompson, R.G., A.P. Hallstrom, L.A. Cobb: Bystander initiated cardiopulmonary resuscitation in the management of ventricular fibrillation. Ann. Intern. Med. 90, 737,1979.

30. Vester, E.G., B.E. Strauer: Was ist gesichert in der Therapie tachykarder Herzrhythmusstörungen. Internist 38, 1204, 1997.

31. Wever, E.F.D., R.N.W. Hauer, A. Oomen, R,H.J. Peters, P.F.A. Bakker, Robles de Medina: Unfavorable outcome in patients with primary electrical disease who survived an episode of ventricular fibrillation. Circulation 88, 1021, 1993.

32. Winkle, R.A., R.H. Mead, M.A. Ruder, V.A. Gaudiani, N.A. Smith, W.S. Buch, P. Schmidt, T. Shipman: Long-term outcome with the automatic implantable cardioverter-defibrillator. J. Am. Coll. Cardiol. 13 : 1353, 1989.

33. Zipes, D.P. (chairman): The Antiarrhythmics versus Implantable Defibrillators (AVID) Investigators. A comparison of antiarrhythmic-drug therapy with implantable defibrillators in patients resuscitated from near-fatal ventricular arrhythmias. N. Engl. J. Med. 337, 1576; 1997.

Traumatische Herzschädigung

36. Zustand nach stumpfem Herztrauma

Thomas Lawo

Allgemeines

Das stumpfe Thoraxtrauma ist ein Krankheitsbild von zunehmender Bedeutung. Selten tritt ein Herztrauma isoliert auf, meistens findet sich eine kardiale Beteiligung im Rahmen eines Polytraumas. Bei der Behandlung eines polytraumatisierten Patienten mit stabiler Kreislaufsituation steht die chirurgische Therapie im Vordergrund. Eine geringfügige kardiale Mitbeteiligung kann deshalb durchaus übersehen werden. Erst wenn hämodynamische oder rhythmologische Komplikationen auftreten, wird eine kardiale Beteiligung offensichtlich. Grundsätzlich sollte deshalb frühzeitig bei jedem Patienten mit Verdacht auf ein stumpfes Herztrauma eine kardiologische Basisdiagnostik (klinische Untersuchung, EKG, UKG, herzspezifische Enzyme, Röntgenthorax) durchgeführt werden. Insbesondere für gutachterliche Fragestellungen ist eine sorgfältige Dokumentation von Befunden wichtig. So ist z. B. bei hämodynamischen Komplikationen in der Akutsituation eine transösophageale echokardiographische Untersuchung (TEE) von großem diagnostischen Wert (Beispiel 1).

Beispiel 1

Nach einem Sturz aus 11 m Höhe in suizidaler Absicht wird ein 45jähriger Patient intubiert in der Notfallaufnahme eingeliefert. Bei schlechter Oxygenierung und hypovolämischem Schock wird ein TEE durchgeführt. Es findet sich eine Aortenruptur mit Blutung in das Mediastinum. Der Patient verstirbt eine Stunde nach Einlieferung. Die Obduktion bestätigt den Befund. ■

Aber auch bei einem geringfügigen Thoraxtrauma sollte nach einer kardialen Beteiligung gesucht werden (Beispiel 2).

Beispiel 2

Ein 29jähriger Patient stürzt während eines Fußballspieles auf die Brust. Wegen retrosternaler Schmerzen muß er das Spiel abbrechen und stellt sich in einem Krankenhaus vor. Der knöcherne Thorax ist radiologisch unauffällig. Aufgrund seiner anhaltenden Beschwerden wird der Patient stationär überwacht. Die Routineblutentnahme am Folgetag zeigt einen CK-Anstieg auf über 2000 U/l mit anteiliger CK-MB. Im EKG besteht das Bild eines Vorderwandinfarktes. Die Koronarangiographie zeigt eine Dissektion des Ramus interventricularis anterior. ■

Im Rahmen von Arbeits-, Verkehrs- und Sportunfällen werden stumpfe Herztraumata am häufigsten beschrieben. Die Inzidenz einer kardialen Beteiligung bei einem Thoraxtrauma wird mit 12–40% angegeben (Rosenkranz 1977, Fabian 1988).

Die Traumamechanismen sind durchaus unterschiedlich. Folgende Traumamechanismen sind möglich:

➤ unidirektionale Krafteinwirkung (Sturz, Stoß, Aufprall, Schlag)
➤ bidirektionale Krafteinwirkung (Thoraxkompression)
➤ indirekte Krafteinwirkung (Abdomenkompression)
➤ Akzelerations- und Dezelerationskräfte

Tab. 36.**1**

Verletzungsart	Schäden	Verletzungsfolgen akut	chronisch
Perikard-verletzungen	intramurale Schäden	unklar	Perikardzyste(?)
	Ruptur	Hämöperikard Tamponade	Pericarditis constrictiva
	Perikarditis	Tamponade Sepsis	Pericarditis constrictiva
Myokard-verletzungen	Commotio cordis	reversible Rhythmus-störungen	keine
	Contusio cordis	Rhythmusstörungen akute Herzinsuffizienz	dilatative Kardiomyopathie chronische Herzinsuffizienz Rhythmusstörungen
Koronar-verletzungen	Einriß	Herzinfarkt	chronische Herzinsuffizienz
	Thrombose av-Fistel	Rhythmusstörungen akute Herzinsuffizienz	Rhythmusstörungen
Klappen-verletzungen	Ruptur	Klappeninsuffizienz	chronische Herzinsuffizienz
	Chordaeabriß Papillarmuskelabriß	akute Herzinsuffizienz	

Von der Schwere des Unfalls (Traumascore) lassen sich keine Rückschlüsse auf die Schwere der kardialen Beteiligung ziehen. Ein blandes Thoraxtrauma kann zu erheblichen Komplikationen führen, wogegen ein polytraumatisierter Patient einen unauffälligen kardialen Befund bietet. Zudem besteht keine Beziehung zwischen Trauma und Form der kardialen Schädigung. In der Literatur finden sich zahlreiche Publikationen mit Einzelfallbeschreibungen, in denen viele Formen der kardialen Schädigung beschrieben werden (Tab. 36.**1**).

Die Definition für die **Commotio/Contusio cordis** ist uneinheitlich. Bei der **Commotio cordis** besteht eine leichtgradige Schädigung (geringer CK-Anstieg) mit passageren Veränderungen (Herzrhythmusstörungen, Kammerendteilveränderungen) ohne Kontraktilitätsstörungen oder Zeichen der Herzinsuffizienz. Bei einer **Contusio cordis** liegen strukturelle Veränderungen vor, die durch empfindliche Untersuchungsmethoden aufgedeckt werden können. Als Spätschäden finden sich alle Formen eines myokardialen Restschadens von leichtgradigen Wandbewegungsstörungen bis möglicherweise hin zum Bild einer dilatativen Kardiomyopathie.

▓ Diagnostik

Die Diagnose einer kardialen Beteiligung wird häufig schon klinisch gestellt. Die anderen Untersuchungsverfahren gibt Tab. 36.**2** wieder.

▓ Symptomatik und Belastbarkeit

Klinisch kann die gesamte Symptomatik kardialer Erkrankungen auftreten. Typische Angina pectoris kann auf eine Ischämie hinweisen, während Luftnot als Ausdruck einer myokardialen Schädigung, von Klappenfehlern, Shunts und eines Perikardergußes anzusehen ist. Thorakale Schmerzen können auf eine Perikarditis hinweisen.

Die subjektive körperliche Belastbarkeit eines Arbeitnehmers wird entsprechend der NYHA-Klassifikation vorgenommen. Objektiv sollte die

Tabelle 36.2 Akute Basisdiagnostik bei potentiellem Herztrauma (innerhalb von 24 Std.)

klinische Unter-suchung	Tachykardie
	Herzrhythmusstörungen
	Herzgeräusche
	Einflußstauung
EKG	Innen- oder Außenschicht-schaden
	Nekrosezeichen
	Herzrhythmusstörungen
UKG (auch trans-ösophageal)	Kontraktilität
	Klappenfunktion
	Perikarderguß
	Shunt
Röntgenthorax	Herzgröße, Herzform
Labor (CK, CK-MB)	Myokardschaden
evtl. Koronarangio-graphie	Dissektion, Verschluß

Leistungsfähigkeit während einer Begutachtung bei Zustand nach Herztrauma mit Restschaden spiroergometrisch oder hämodynamisch (Einschwemmkatheter) durchgeführt werden.

Myokardialer Funktionszustand

Der myokardiale Funktionszustand ist gutachterlich erst in dem Stadium nach Herztrauma von Bedeutung. Er dient der noch detaillierteren Festlegung des Ausmaßes des Restschadens. Die Quantifizierung richtet sich nach den Richtlinien dilativer Kardiomyopathien (Kapitel 22, Abschnitt „Myokardialer Funktionszustand").

Prognose

Untersuchungen über die Langzeitprognose an Patienten mit einem stumpfen Thoraxtrauma und Restschaden liegen nicht vor.

Bemessung von MdE und GdB

Die Begutachtung eines Patienten mit Zustand nach stumpfem Herztrauma kann sich als sehr schwierig erweisen. Das Hauptproblem liegt im Kausalitätsbeweis zwischen Trauma und Herzerkrankung (Beispiel 3).

Beispiel 3

Ein 37jähriger Maler stürzt aus 7 Meter Höhe von einem Gerüst. Vor dem Unfall war er sportlich sehr gut belastbar. 3 Monate nach dem Trauma besteht ein klinisches Stadium NYHA III. Die weiterführende Diagnostik zeigt einen diffus hypokinetischen linken Ventrikel mit einem diastolischen Durchmesser von 70 mm bei unauffälligen Koronararterien. Das EKG weist einen Linksschenkelblock auf. Vorbefunde und Untersuchungen im Rahmen der Akutphase liegen nicht vor. ■

Es bleibt unklar, ob die Schädigung des linken Ventrikels nicht schon vorher bestanden hat, möglicherweise sogar über eine Rhythmusstörung den Unfall ausgelöst hat. Durch die enge zeitliche Beziehung könnte jedoch durchaus ein Zusammenhang zwischen dem Trauma und dem späteren Bild einer dilatativen Kardiomyopathie bestehen.

Unfallversicherung

Nach einem Arbeits- oder Wegeunfall können infolge eines stumpfen Thoraxtraumas reversible oder irreversible Schäden an allen Strukturen des Herzens auftreten (Perikard, Myokard, Koronararterien, Klappen). Tab. 36.1 gibt einen Überblick über die verschiedenen akuten und chronischen Verletzungsfolgen. Die Minderung der Erwerbsfähigkeit eines Arbeitnehmers ist dann ein Dauerzustand, wenn die berufliche Beeinträchtigung mindestens 26 Wochen angedauert hat. Als Bezugsgröße zur Berechnung der MdE dient die individuelle Erwerbsfähigkeit auf dem allgemeinen Arbeitsmarkt zum Zeitpunkt des Unfalls (Fritze und Mehrhoff 1996). Für die Zeit der stationären Behandlung nach einem Arbeits- oder Wegeunfall ist stets eine MdE von 100% anzunehmen. Die aufgrund der festgestellten MdE ermittelte Rente wird als vorläufige Rente zunächst für drei Jahre gewährt. Danach ist nach erneuter Begutachtung bei weiterbestehender Schädigung die endgültige Rente festzulegen.

Perikard: Die MdE eines Restschadens infolge unfallbedingter Perikarditis constrictiva wird nach Tab. 28.**2** (Kapitel 28, Abschnitt „Bemessung von MdE und GdB") festgelegt.

Myokard: Infolge einer Contusio cordis kann ein regionaler, wahrscheinlich auch diffuser, chronischer Myokardschaden zurückbleiben, der von einem Zustand nach Herzinfarkt oder einer dilatativen Kardiomyopathie (Beispiel 3) in seinen hämodynamischen Auswirkungen nicht mehr unterschieden werden kann. Die Festlegung der MdE erfolgt für den regionalen Schaden nach Tab. 10.**1** bis 10.**4** (Kapitel 10, Abschnitt „Gutachterliche Beurteilung"), für den diffusen Myokardschaden nach Tab. 22.**1** (Kapitel 22, Abschnitt „Gutachterliche Beurteilung").

Koronararterien: Traumatische Dissektionen, AV-Fisteln und akute Thrombosen können zur Koronarinsuffizienz, Herzinfarkt und chronischer Linksinsuffizienz führen. Die MdE richtet sich somit nach den Tabellen der entsprechenden Kapitel 8, Abschnitt „Bemessung von MdE und GdB", bis 10, Abschnitt „Gutachterliche Beurteilung".

Klappenverletzungen: Traumatische Klappenverletzungen führen ausschließlich zu Klappeninsuffizienzen. Die Festlegung der MdE des kardialen Restschadens von Klappendefekten des linken Herzens beruht auf den in Kapitel 13 (Aorteninsuffizienz) und Kapitel 15 (Mitralinsuffizienz) dargelegten Richtlinien. Traumatische Trikuspidal- und Pulmonalklappeninsuffizienzen sind nach der Literatur derartige Raritäten, daß sie in der Begutachtungsmedizin keine Rolle spielen.

Entzündliche Klappenveränderungen mit ihren Folgen

Siehe hierzu Kapitel 30 (Endokarditis).

Rentenversicherung

Traumatische Schäden des Herzens fallen nicht in den Versicherungsrahmen der Rentenversicherung.

Entschädigungsrecht

Ist eine Traumatisierung des Herzens im kausalen Zusammenhang mit einer Schädigung entstanden, „für die die staatliche Gemeinschaft in Abgeltung eines besonderen Opfers aufkommt" (Fritze 1996), so ist das Soziale Entschädigungsrecht zuständig. Der GdB richtet sich nach den in diesem Kapitel genannten Tabellen.

Schwerbehindertengesetz

Traumatische Herzschäden fallen nicht in den Versorgungsrahmen des Schwerbehindertengesetztes.

▨ Literatur

1. Fabian, T.C., Mangiante E.C., Patterson C.R., Payne L.W., Isaacson M.L.: Myocardial contusion in blunt chest trauma: Clinical characteristics, means of diagnosis, and implications for patient management. J. of Trauma 28,50, 1988.
2. Finn, W.F., Byrum J.E.: Fatal traumatic tricuspid regurgitation. Ann. Emerg. Med. 17, 59, 1988.
3. Markewitz, A., Klinner W.: Vorhofseptumruptur nach stumper Thoraxverletzung im Rahmen eines Polytraumas. Chirurg. 60, 694, 1989.
4. McIlduff, J.B., Foster E.D.: Disruption of a normal aortic valve as a result of blunt chest trauma. J. of Trauma 18, 373, 1978.
5. Naja, I., Pomar J.L., Barriuso C., Mestres C., Mulet J.: Traumatic tricuspid regurgitation. J. Cardiovasc. Surg. Torino 33, 256, 1992.
6. Rosenkranz, K.A.: Die traumatische Herzschädigung. Perimed-Verlag 1972.
7. Weinel, R., Rinne K., Pfeiffer C., Brückner R.: Der traumatische Myokardinfarkt. Chirurg. 61, 672, 1990.

37. Penetrierendes Herztrauma

Thomas Lawo

Allgemeines

Das penetrierende Herztrauma stellt in der Bundesrepublik eine Rarität dar. Die Beschreibungen dieses Krankheitsbildes in der Literatur beruhen auf Einzelfällen. In der amerikanischen Literatur finden sich Veröffentlichungen aus Krankenhäusern, die in sozialen Brennpunkten liegen und deshalb über größere Fallzahlen verfügen (Mattox 1995).

Traumamechanismus

Die häufigste Unfallursache liegt in einer Stich- oder Schußverletzung (auch durch Handwerksgeräte, z.B. Bolzenschußgeräte); selten kommen Pfählungsverletzungen vor. Vereinzelt wurden Herzverletzungen durch Rippen- oder Sternumfrakturen mit Myokardperforation beschrieben. Gleichermaßen können einem penetrierenden kardialen Schaden iatrogene Mechanismen zugrunde liegen, wie die Perforation der Herzwand bei diagnostischen und therapeutischen Eingriffen (Katheteruntersuchungen, Schrittmacherelektrodenanlage, Biopsieentnahmen sowie Fehlpunktionen des Perikardraumes). Die Häufigkeit von Perforationen bei permanenter Schrittmacherelektrodenimplantation wird im **Zentralregister für Herzschrittmacher** (Irnich und Batz 1995) für das Jahr 1994 mit 1% bei 37.000 Neuimplantationen angegeben.

Durch seine ventrale Lage im Thorax ist der rechte Ventrikel bei penetrierenden Verletzungen besonders gefährdet. Zusätzlich sind Verletzungen der Koronararterien und der Arteria pulmonalis häufiger möglich.

Symptomatik und Belastbarkeit

Der Zustand nach penetrierendem Herztrauma entspricht meist einer plötzlich extremen Notfallsituation mit dramatischen Folgen, die sofortiges Handeln erfordern. Folgende Pathomechanismen können eintreten:

➤ hypovolämischer Schock bei arterieller Blutung
➤ Hämatoperikard mit Perikardtamponade
➤ Ischämie bei Verletzung der Koronararterien
➤ komplexe Herzrhythmusstörungen

Bei milderen Formen einer penetrierenden Herzverletzung (z.B. bei Perforation einer Schrittmachersonde), verschlechtert sich der klinische Zustand unter zunehmender Luftnot, Blutdruckabfall mit Tachykardie und Thoraxschmerz allmählich.

Prognose

Das schwere penetrierende Herztrauma ist durch eine hohe Mortalität belastet. Die Prognose hängt von der schnellen notärztlichen Intervention und anschließender Versorgung durch ein thoraxchirurgisches Zentrum ab. Wird die Akutsituation überlebt, wird der weitere Verlauf von der Schwere des Restschadens bestimmt.

Der subakute Verlauf kann durch ein Dressler-Syndrom und/oder komplexe Herzrhythmusstörungen erschwert werden.

Eine Pericarditis constrictiva (Goldstein et al. 1969) oder eine myokardiale Schädigung, eventuell mit Ausbildung eines Aneurysmas, können die körperliche Belastbarkeit im chronischen

Stadium durch Luftnot limitieren. Schwierig abzuschätzen ist die Einschränkung der Prognose durch Herzrhythmusstörungen.

Detaillierte Informationen über Langzeitprognose nach penetrierendem Herztrauma liegen bisher nicht vor (Beispiel).

Beispiel

Ein 45jähriger Mann wird bei einem Ehestreit durch einen Scherenstich verletzt. Die akute reanimationspflichtige Situation kann durch Volumengabe beherrscht werden, eine sofortige Notoperation wird komplikationslos überstanden. Intraoperativ fand sich eine Perforation des rechten Ventrikels. Postoperativ besteht über Jahre ein unauffälliger Verlauf mit guter Belastbarkeit. Nach sieben Jahren erfolgt aufgrund einer Belastungsdyspnoe mit unspezifischem Thoraxschmerz eine ausführliche Untersuchung. Es fand sich ein hämodynamisches Stadium I bei linksventrikulärer Hypertrophie. Die restlichen Untersuchungen einschließlich der Koronarangiographie ergaben Normalbefunde. ∎

Bemessung von MdE und GdB

Die Bemessung von MdE und GdB richtet sich nach dem jeweiligen Restschaden. Penetrierende Herzverletzungen fallen in den Versorgungsrahmen der Unfallversicherung (Arbeitsunfall, Wegeunfall), des sozialen Entschädigungsrechtes (Kriegsschäden, Verbrechensschaden, Militärdienstschaden, Zivildienstschaden) oder unterliegen bei iatrogener Ursache der betrieblichen oder ärztlichen Haftpflichtversicherung.

Literatur

1. Goldstein, S., Yu P.N.: Constrictive pericarditis after blunt chest trauma. Am. Heart Journal, 544, 1969.
2. Irnich W., L. Batz: Zentralregister für Herzschrittmacher 1995.
3. Mattox, K.L., Limacher M.C., Feliciano D.V., Colosimo, L., O‹Meare M.E., Beall A.C., DeBakey M.E.: Cardiac evaluation following heart injury. J. of Trauma, 25, 758,1985.

38. Elektrischer Strom und Blitzschlag

Thomas Lawo

Allgemeines

Das Risiko, einen Stromunfall zu erleben, ist bei der Verbreitung elektrisch betriebener Technologie erhöht. Ob durch einen elektrischen Unfall ein bleibender Schaden entsteht, hängt von einer Reihe von Faktoren ab. Grundsätzlich sind niederenergetische von hochenergetischen Stromunfällen zu trennen. Bei niedriger Stromstärke steht die Induktion von Herzrhythmusstörungen im Vordergrund; hohe Energiemengen verursachen eher strukturelle Schäden durch Wärme und Elektrolyse.

Eigene elektrophysiologische Untersuchungen konnten zeigen, daß durch eine intrakardiale Schockabgabe (20 Volt/1 A) zu einem bestimmten Zeitpunkt im Herzzyklus (lower limit of vulnerability) Kammerflimmern induziert werden kann (Thomas Lawo). Bei Stromeinwirkung von außen muß die Energiemenge zur Induktion von Rhythmusstörungen entsprechend dem Ohmschen Gesetz höher liegen. In Abhängigkeit vom Stromweg durch den Körper werden verschiedene Gewebe durchlaufen, die unterschiedliche Widerstände verursachen.

Folgende Faktoren beeinflußen das Ausmaß der Schädigung:

➤ elektrische Parameter: Stromstärke (I), Spannung (U), Widerstand (R)
➤ Stromart: Gleichstrom, Wechselstrom, Drehstrom
➤ Dauer der Stromeinwirkung
➤ Strompfad
➤ Übergangswiderstand

Niederenergetische Stromunfälle (110–380 V/ 25 mA-3 A) können folgenlos ablaufen. Denkbar ist jedoch die Induktion passagerer Rhythmus-störungen (Asystolien, Extrasystolen, bis zur Auslösung von Kammerflimmern).

Hochenergetische Stromeinwirkung (> 380 V/> 3 A) kann durch Elektrolyse oder durch die freiwerdende Joulsche Wärme eine direkte Zellschädigung auslösen. Die Myokardschädigung wird in der Akutsituation laborchemisch (CK, CK-MB) und elektrokardiographisch offensichtlich. Eine irreversible, hämodynamisch wirksame myokardiale Schädigung läßt sich durch nichtinvasive und invasive Verfahren nachweisen. In Ausnahmefällen sind myokardszintigraphische oder bioptische Verfahren zum Nachweis von Zellschäden erforderlich. Aus gutachterlicher Sicht sollte in der Akutphase bei einem elektrischen Arbeitsunfall ein kardialer Basisstatus (EKG, UKG, Röntgenthorax mit Herzvolumen) erhoben werden.

Eine seltene Form des elektrischen Unfalls stellt der Blitzschlag dar; es existieren jedoch in der Begutachtungsmedizin kaum Angaben über derartige Ereignisse. Einen Blitzschlag überleben etwa 60% der Betroffenen (Wichmann 1996).

Prognose

Die Prognose bei niederenergetischen Stomunfällen ohne myokardiale Schädigung ist günstig. Sollten jedoch komplexe Rhythmusstörungen mit einem Herzkreislaufstillstand auftreten, ist die Prognose eingeschränkt. Eine myokardiale Schädigung kann die körperliche Belastbarkeit einschränken; unklar bleibt die prognostische Einschränkung durch Rhythmusstörungen.

▪ Bemessung von MdE und GdB

Unfallversicherung

Treten bleibende Schäden in kausalem Zusammenhang mit einem elektrischen Arbeits- oder Wegeunfall auf, sind die Folgeschäden im Rahmen der Unfallversicherung entschädigungspflichtig. Die MdE richtet sich nach dem Ausmaß des bleibenden Schadens wie Herzrhythmusstörungen, Myokardschaden (Kapitel 10, 22, 33).

Rentenversicherung

Dauerschäden durch Stromunfall fallen in der Regel nicht in den Versicherungsrahmen der Rentenversicherung.

Entschädigungsrecht

Fällt ein Dauerschaden durch Stromunfall in den Versorgungsrahmen des sozialen Entschädigungsrechtes, richtet sich der GdB nach den in den Kapiteln 10, 22 und 33 dargelegten Bemessungsgrundlagen.

Schwerbehindertengesetz

Der GdB richtet sich nach den Tabellen der Kapitel 10, 22 und 33.

▪ Literatur

1. Wichmann H. E., R. Rosenlehner, B. Steinhilber-Schwab, H. J.Goetze: Schäden durch elektrische Energie. Aus: Gross, Schölmerich, Gerok: Die Innere Medizin. Schattauer-Verlag 1996, S. 1240.

Zustand nach Organtransplantation

39. Orthotope Herztransplantation

Detlev Jäger

▤ Allgemeines

Die therapierefraktäre Herzinsuffizienz stellt die Indikation zur orthotopen Herztransplantation dar. Durchgeführt werden kann eine Herztransplantation allerdings nur bei einem geringen Teil herzinsuffizienter Patienten, da Kontraindikationen berücksichtigt werden müssen und außerdem die Zahl der Spenderherzen limitiert ist. Pro Jahr werden zur Zeit in Deutschland ca. 500 Herztransplantationen durchgeführt. Diese Patienten gilt es nachzuversorgen und bedarfsweise gutachterlich zu beurteilen.

▤ Symptomatik und Belastbarkeit

Befindlichkeit und Leistungsfähigkeit werden im Verlauf der ersten postoperativen Monate durch kardiale (Qualität des Spenderorgans, Funktionsbeeinträchtigung durch Transplantatabstoßung, Rhythmusstörungen) und/oder extrakardiale Probleme (pulmonale und sonstige Begleiterkrankungen, Skelettmuskelatrophie infolge längerer erkrankungsbedingter Immobilität, Infektionen, psychische Imbalance) beeinflußt, die sich als unterschiedlich reversibel erweisen. Bestehen keine irreversiblen extrakardialen Erkrankungen, kann mit Ablauf von einigen Wochen bis Monaten mit Erreichen einer subnormalen (ca. 70% des Solls), aber doch recht guten Belastbarkeit gerechnet werden, wenn das Transplantat diese erste postoperative Phase schädigungsfrei erlebt hat.

▤ Prognose

Die 1-Jahres-Überlebensrate Herztransplantierter wird in der Literatur mit ca. 75% angegeben. Bei einer etwa gleichbleibenden Mortalitätsrate von ca. 4% pro Jahr wird eine 5-Jahres-Überlebensrate von 60–70 und eine 10-Jahres-Überlebensrate von 40–60% beobachtet (Hosenpud 1995). Während im Verlauf des ersten Jahres Probleme der akuten oder subakuten Abstoßungsreaktion, der Optimierung der immunsuppressiven Therapie und der Infektvermeidung für Patient und Betreuer im Vordergrund stehen, erfordern in den folgenden Jahren Transplantatgefäßerkrankungen (Hosenpud 1992; Rickenbacker 1995), arterielle Hypertonie und Hypertoniefolgen (Dart 1992; Luke 1991), Niereninsuffizienz (Lewis 1991), Diabetes mellitus (Roth 1989) und Malignome (Penn 1993) besondere Aufmerksamkeit.

▤ Myokardialer Funktionszustand

Der myokardiale Funktionszustand wird durch akute, subakute oder chronische Abstoßung partiell reversibel und durch morphologische Veränderungen (Fibrose, dissemenierte Narben) irreversibel beeinträchtigt.

Als „golden standard" der Diagnostik der Transplantatabstoßung gilt bisher noch die Endomyokardbiopsie (EMB), jedoch bemühen sich alle mit der Nachsorge nach Herztransplantation beschäftigten Zentren, die invasive Methode der EMB, die nur punktuell Auskunft über die Morphologie des Transplantats gibt, durch nichtinvasive Verfahren zu ersetzen: Cytoimmunologisches Monitoring (CIM; Hammer 1984; Klanke 1989), Fourier-Analyse des Oberflächen-EKG (Haberl 1987), intrakardiales EKG-Monitoring mittels Herzschrittmacher (Warnecke 1986; Rosenbloom 1989), Echokardiographie (Park 1992; Warnecke 1992), Radionuklid-ventrikulographie (Kemkes 1987), [111]Indium-Antimyosin-Szintigraphie (De Nardo 1989; Ballester 1990; Hesse 1995). Keine dieser Methoden hat jedoch zumindest im Verlauf des ersten Jahres post transplantationem die Endomyokardbiopsie endgültig ersetzt. Möglicherweise

Tabelle 39.**1** Hämodynamik und Katecholaminspiegel nach orthotoper Herztransplantation in Ruhe und bei 50 Watt (nach Jäger 1997)

PCWP (mmHg)	< 6	6 – 10	11 – 15	16 – 20	21 – 25	26 – 30	> 30
RAP (Ruhe) (mmHg)	2,3 (± 0,7)	4,2 (± 1,5)	7,6 (± 1,9)	10,0 (± 2,2)			
RAP (Belastung)			7,5 (± 1,1)	11,6 (± 2,4)	11,0 (± 1,7)	14,8 (± 6,0)	19,7 (± 4,8)
CI (Ruhe) ($l/min/m^2$)	2,83 (± 0,34)	2,80 (± 0,49)	2,89 (± 0,52)	3,01 (± 0,41)			
CI (Belastung)			4,62 (± 0,34)	4,71 (± 0,82)	4,52 (± 0,73)	4,02 (± 0,54)	4,31 (± 0,80)
SVI (Ruhe) (ml/m^2)	30,3 (± 4,0)	32,9 (± 7,5)	33,2 (± 9,3)	34,6 (± 7,3)			
SVI (Belastung)			44,5 (± 4,7)	53,8 (± 17,6)	50,2 (± 12,9)	42,1 (± 8,4)	32,0 (± 4,9)
SVR (Ruhe) ($dyn \times s \times cm^{-5}$)	1540 (± 631)	1630 (± 305)	1556 (± 412)	1525 (± 252)			
SVR (Belastung)			998 (± 137)	1048 (± 138)	1113 (± 235)	1086 (± 213)	1166 (± 58)
PVR (Ruhe) ($dyn \times s \times cm^{-5}$)	124 (± 22)	103 (± 27)	115 (± 40)	131 (± 32)			
PVR (Belastung)			94 (± 12)	93 (± 14)	99 (± 33)	113 (± 25)	129 (± 43)
MAP (Ruhe) (mmHg)	114 (± 11)	105 (± 16)	113 (± 11)	116 (± 17)			
MAP (Belastung)			118 (± 10)	119 (± 11)	126 (± 8)	117 (± 12)	133 (± 14)
A (Ruhe) (pg/ml)	131 (± 110)	61 (± 31)	64 (± 40)	60 (± 29)			
A (Belastung)			267 (± 357)	127 (± 55)	136 (± 65)	176 (± 103)	157 (± 54)
NA (Ruhe) (pg/ml)	326 (± 57)	338 (± 161)	384 (± 148)	331 (± 124)			
NA (Belastung)			1132 (± 437)	934 (± 234)	1011 (± 357)	1588 (± 1098)	27111 (± 502)

102 Messungen in Ruhe, 42 Messungen bei 50 Watt.
PCWP: pulmonalkapillarer Verschlußdruck, RAP: rechtsatrialer Mitteldruck, CI: Cardiac Index, SVI: Schlagvolumenindex, SVR: systemischer Gefäßwiderstand, PVR: pulmonaler Gefäßwiderstand, MAP: mittlerer arterieller Blutdruck, A: Adrenalin, NA: Noradrenalin.

läßt in absehbarer Zeit die nichtinvasive Methode der Echokardiographie jedoch sowohl eine morphologische (Lieback 1991) wie auch hämodynamische Beurteilung der Ventrikel zu (Schnaak 1995).

Bei der Beurteilung hämodynamischer Größen und Parameter der sympathoadrenergen Aktivierung orthotop herztransplantierter Patienten dürfen nicht die gleichen Kriterien angewandt werden, die üblicherweise für die Beurteilung der Hämodynamik und Graduierung der Funktionseinschränkung gelten (vergleiche Kapitel 5). Da die Herzleistung angesichts fehlender autonomer Innervation nur über die Vorlaständerung (Frank-Starling-Mechanismus) und die systemisch bereitgestellten Katecholamine als humorales Steuerungsprinzip reguliert wird, müssen höhere Füllungsdrücke (Hosenpud 1989, Permanetter 1989; Dammenhayn 1991) und höhere Katecholaminspiegel (Levine 1986; Pope 1980; Schüler 1987) als bei Herzgesunden als „normal" akzeptiert werden (Tab. 39.**1**).

Je nach Volumenstatus werden unter Ruhebedingungen pulmonalkapilläre Verschlußdrücke bis 20 mm Hg, unter der Bedingung dynamischer Belastung bis 30 mm Hg als Normalwerte gemessen. Die im Rahmen der Spiroergometrie gemessene Sauerstoffaufnahme wird auch bei klinisch unauffälligen Transplantierten im abstoßungsfreien Intervall deutlich unterhalb des Normbereichs liegen, ohne daß dies monokausal erklärt werden könnte (Sigmund 1994).

■ Gefährdungen

Gefährdung durch Infektionserreger stehen im Alltag des immunsupprimierten Patienten im Vordergrund. Vermieden werden sollten Aufenthalte unter vielen Menschen auf engem Raum, (Dienst-)Reiseziele müssen bezüglich einer erhöhten Infektionsgefahr (Endemiegebiete im weitesten Sinne) geprüft werden. Kontakt mit Tieren und Pflanzen(erde) sollte minimiert werden, berufliche Exposition mit Tieren oder Pflanzen ist nicht akzeptabel.

Abweichungen von der beruflichen Normalschicht sollten vermieden werden, da in der chronischen Phase nach Herztransplantation der Optimierung der Blutzuckerregulation und der optimalen tagesrhythmischen Einstellung des Blutdrucks große Bedeutung zukommt.

■ Bemessung von MdE und GdB

Grundlagen

Zur subjektiven Beurteilung der Leistungsfähigkeit werden **anamnestische** und **klinische** Daten herangezogen.

Das **Ruhe-EKG** dokumentiert Rhythmus und Herzfrequenz; allein oder erweitert zum **Langzeit-EKG** vermag es hämodynamisch bedeutsame bradykarde oder tachykarde Rhythmusstörungen zu entdecken. Im Vergleich zu Vorbefunden lassen QRS-Veränderungen Rückschlüsse auf die Qualität des Myokards zu. Bei Schrittmacherträgern sollte die Untersuchung mit der **Schrittmacherfunktionsprüfung** einhergehen; Aggregate mit Holterfunktion lassen eine weitergehende Arrhythmiediagnostik zu.

Das **Echokardiogramm** dient der Beschreibung der Morphologie kardialer und vaskulärer Strukturen und der Beurteilung der Ventrikel- und Klappenfunktion. Es kann aus bestimmten Befunden eine akute oder subakute Abstoßung erkannt werden. Die Bestimmung der Volumina und eine Graduierung der hämodynamischen Beeinträchtigung ist mittels Echokardiographie in einem gewissen Maße möglich.

Einfache Methoden der Funktionsprüfung stellen **Ergometerbelastung** oder **Spiroergometrie** dar, mittels derer sich der Leistungsstand objektivieren läßt und Kreislauffehlregulationen (z. B. des Blutdrucks) feststellen lassen. Ist eine dynamische Funktionsprüfung nicht realisierbar, kann die Durchführung der pharmakologischen **Streß-Echokardiographie** möglicherweise ischämisch bedingte Kontraktilitätsstörungen enttarnen.

Bewiesen wird die Transplantatvaskulopathie letztlich durch die **Koronarangiographie**. Hinweise auf eine ischämisch bedingte (regionale) Funktionsstörung des linken Ventrikels können

Tabelle 39.**2**　MdE und GdB in der chronischen Phase nach Herztransplantation und bei (sub)akuter Abstoßung

Einschränkung	Untersuchungsmethode (Befunde)	MdE/GdB (%)
nahezu keine; Ausdauertraining mühelos	**Klinik** ohne path. Befund; Ergometrie (100 – 150 Watt, keine Rhythmusstörungen, normale RR-Regulation); **Echokardiographie** (unauffällig)	20
mäßig, Dyspnoe bei mittelschwerer bis schwerer Belastung	**Ergometrie** (75 – 100 Watt; RR-Regulation nicht optimal); **Echokardiographie** (Herzhöhlen normal, diastolische Funktionsstörung);	30 – 40
mittelschwer; Dyspnoe bei leichter bis mittlerer Belastung	**Ergometrie** (50 – 75 Watt); **Echokardiographie** (Kontraktilität reduziert, diastolische Funktionsstörung)	40 – 60
schwer; Dyspnoe bei geringster Belastung	**Ergometrie** (nur 25 – 50 Watt möglich); **Echokardiographie** (Hypokinesie sämtlicher LV-Segmente, Schlagvolumen erniedrigt, rel. Mitral- und Trikuspidalklappeninsuffizienz); **Einschwemmkatheter** (ungenügender Anstieg des Schlagvolumens bei Belastung)	60 – 90
manifeste kardiopulmonale Insuffizienz	Dynamische Belastung ist nicht mehr möglich; **Echokardiographie** (beide Ventrikel sind dilatiert, Schlagvolumen und Ejektionsfraktion sind reduziert, Füllungsdrücke evtl. sehr hoch); **Einschwemmkatheter** ($CI < 2,3$ l/min/m²)	100
(sub)akute Abstoßung	**EMB** (Abstoßungsreaktion); **Echokardiographie** (Ventrikelfunktion reduziert, Wandstruktur der Ventrikel verändert, Hämodynamik eingeschränkt)	100
Myopathie	Versuch einer dynamischen Belastungsprüfung (Einschränkung der Belastbarkeit)	10 – 100

Klinik (Leistungsknick, Belastungsdyspnoe), Streß-Echokardiographie, Radionuklidventrikulographie unter Belastungsbedingungen oder ^{201}TL-Belastungsszintigraphie geben.

Ergeben sich Hinweise auf eine Transplantatabstoßung und klären nichtinvasiv erhobene Untersuchungsbefunde die Situation nicht eindeutig, sollte eine **Myokardbiopsie** vorgenommen werden, die immer noch den goldenen Standard in der Abstoßungsdiagnostik darstellt.

Beurteilungskriterien

Herztransplantierte sind arbeitsunfähig, bis die Mobilisations- und Rehabilitationsphase abgeschlossen ist und subjektive Befindlichkeit sowie objektivierbare Leistungsfähigkeit einen für den Patienten akzeptablen „Steady State" erreicht haben. In Abhängigkeit von der Dauer und Schwere der Erkrankung präoperativ und dem perioperativen Verlauf kann die Rehabilitationsphase viele Monate währen.

In der Phase der (sub)akuten Abstoßungsreaktion ist der Patient arbeitsunfähig, der Grad der Behinderung beträgt 100 v.H. bis die Abstoßungsreaktion vollkommen terminiert ist und sich der vorherbestehende Funktionszustand wieder eingestellt hat.

Abstoßungsreaktionen mit Myozytolysen und nachfolgender Fibrosierung, Hypertrophieentwicklung und regionale chronisch-ischämische Schädigung des Myokards können die Qualität und Funktion des Myokards individuell unterschiedlich schnell und intensiv beeinträchtigen. Mittels funktioneller Prüfungen erfolgt die Graduierung der Einschränkung (Tab. 39.**2**).

Zusätzlich müssen Beeinträchtigungen der Leistungsfähigkeit und Einschränkungen der Befindlichkeit berücksichtigt werden, die im Zusammenhang mit Herzrhythmusstörungen inkl. permanenter Elektrostimulation, der arteriellen Hypertonie(folgen) und der schmerzhaften Myopathie der Skelettmuskulatur auftreten.

▦ Gutachterliche Beurteilung

Unfallversicherung

Ein Zustand nach Herztransplantation fällt dann in den Versicherungsrahmen der Unfallversicherung, wenn die Herztransplantation die Folge eines irreversiblen Herzschadens war, der sich aufgrund eines Unfalls entwickelt hatte.

Rentenversicherung

Bei Begutachtungen zur Rentenversicherung gilt Tab. 39.**2**.

Entschädigungsrecht

Ein Zustand nach Herztransplantation fällt dann in den Versorgungsrahmen des Entschädigungsrechtes, wenn die verursachende intraktable Herzinsuffizienz auf dem Boden eines entschädigungspflichtigen Leidens entstanden ist. Die MdE richtet sich nach den Bemessungswerten in Tab. 39.**2**.

Schwerbehindertengesetz

Die Festlegung des GdB erfolgt nach Tab. 39.**2**.

▦ Literatur

1. Ballester, M., D. Obrador, I. Carrio, J.M. Auge, C. Moya, G. Pons-Llado, J.M. Carlos-Riera: Indium-111-monoclonal antimyosin antibody studies after the first year of heart transplantation. Identification of risk groups for developing rejection during longterm follow-up and clinical implications. Circulation 82, 210, 1990.
2. Dammenhayn, L., A. Haverich, R. Coppola, J. Albes, J. Cremer, H.-J. Schäfers, Th. Wahlers: Das Kreislaufverhalten herztransplantierter Patienten in der frühen postoperativen Phase. Z. Kardiol. 80, 681, 1991.
3. Dart, A.M., J.K. Yeoh, G.L. Jennings, J.D Cameron, D.S. Esmore: Circadian rhythms of heart rate and blood pressure after heart transplantation. J. Heart Lung Transplant. 11, 784, 1992.
4. De Nardo, D., G. Scibilia, A.G. Macchiarelli, A. Cassisi, E. Tonelli, U. Papalia, P. Gallo, M. Antolini, G. Petucco, A. Reale, V. Caputo, B. Mariono: The role of Indium-111 antimyosin (FAB) imaging as a noninvasive surveillance method of human heart transplant rejection. Heart Transplant 8, 407, 1989.
5. Haberl R., M. Weber, H. Reichenspurner, B.M. Kemkes, G. Osterholzer, M. Anthuber, G. Steinbeck: Frequency analysis of the surface electrocardiogram for recognition of acute rejection after orthotopic heart transplantation in man. Circulation 76, 102, 1987.
6. Hammer, C., H. Reichenspurner, W. Ertl, C. Lersch, M. Plahl, W. Brendl, B. Reichart, P. Überfuhr, A. Weiz, B.M. Kemkes, B. Reble, W. Funiccius, M. Goke: Cytological and immunological monitoring of cyclosporine treated human heart recipients. Heart Transplant. 3, 228, 1984.
7. Hesse, B., S.A. Mortensen, M. Folke, A.K. Styrup-Brodersen, J. Aldeshvile, G. Pettersson: Ability of antimyosin scintigraphy monitoring to exclude acute rejection during the first year after heart transplantation.J. Heart Lung Transplant. 14, 23, 1995.
8. Hosenpud, J.D., M.J. Morton, R.A. Wilson, G.A. Pantely, D.J. Norman, M.A. Cobanoglu, A. Starr: Abnormal exercise hemodynamics in cardiac allograft recipients one year after cardiac transplantation. Circulation 80, 525, 1989.
9. Hosenpud, J.D., G.D. Shipley, C.R. Wagner: Cardiac allograft vasculopathy: current concepts, recent developments, and future directions. J. Heart Lung Transplant. 11, 1992.
10. Hosenpud, J.D., R.J. Novick, T.J. Breen, B. Keck, P. Daily: The registry of the International Society for Heart and Lung Transplantation: Twelfth official report – 1995.J. Heart Lung Transplant 14, 805, 1995.
11. Jäger D. Unveröffentlichte Ergebnisse.
12. Kemkes, B.M., H. Reichenspurner, G. Osterholzer, M. Anthuber, N. Schad, A. Maccio, E. Erdmann, R. Rienmüller: First pass radionuclide scintigraphy for long-term follow up after and heart-lung transplantation. Transplant. Proc. 19, 2543, 1987.
13. Klanke, D., C. Hammer, C. Schubel, C. Caca, P. Dierschedl, M. Gokel, B.M. Kemkes: Reproducibility and reliability of cytoimmunological monitoring (CIM) of heart transplanted patients. Transplant. Proc. 21, 2512, 1989.
14. Levine, T.B., M.T. Olivari, J.N. Cohn: Effects of orthotopic heart transplantation on sympathetic control mechanisms in congestive heart failure. Am. J. Cardiol. 58, 1035, 1986.
15. Lewis, R.M., C.T. van Buren, B. Radovancevic, O.H. Frazier, R.P. Janney, P.L. Powers, D.L. Golden, J.G. Giannakis, M.P. Macris, R.H. Kerman: Impact of longterm cyclosporine immunosuppressive therapy on native kidney versus renal allografts: serial renal function in heart and kidney transplant recipients. J. Heart Lung Transplant. 10, 63, 1991.
16. Lieback, E., M. Nawrocki, R. Meyer, J. Vilsner, J. Bellach, R. Hetzer: Erkennung einer Abstoßungsreak-

tion nach Herztransplantation durch echokardio-graphische Gewebedifferenzierung. Z. Herz-, Thorax-, Gefäßchir. 5, 207, 1991.

17. Luke, R.G.: Mechanisms of cyclosporine-induced hyertension. Am. J. Hyperten. 4, 468, 1991.

18. Park, J.W., H. Warnecke, M. Deng, S. Schüler, K.W. Heinrich, R. Hetzer: Early diastolic left ventricular function as a marker of acute cardiac rejection: a prospective serial echocardiographic study. Int. J. Cardiol. 37, 351, 1992.

19. Penn, I.: Tumors after renal and cardiac transplantation. Hematol. Oncol. Clin. North. Am. 7, 431, 1993.

20. Permanetter, B., H. Sebening, S. Hagl, F. Hartmann, F. Sebening, H. Blömer: Bedeutung der Herzfrequenz für die Belastungshämodynamik nach Herztransplantation. Z. Kardiol. 78, 236, 1989.

21. Pope S.E., E.B. Stinson, G.Z. Daughters, J.S. Schroeder, N.B. Ingels, E. Aldermann: Exercise response on the denerved heart in long-term cardiac transplant recipients. Am. J. Cardiol., 213, 1980.

22. Rickenbacker, P.R., F.J. Pinto, A. Chenzbraun et al.: Incidence and severity of transplant artery disease early and up to 15 years after transplant as detected by intravascular ultrasound. J.Am.Coll. Cardiol. 25, 171, 1995.

23. Rosenbloom, M., J.C. Laschinger, J.E. Saffitz, J.L. Cox, R.M. Bolmann: Noninvasive detection of cardiac al-lograft rejection by analysis of the unipolar peak-to-peak amplitude of intramyocardial electrocardiograms. Ann. Thorc. Surg. 47, 407, 1989.

24. Roth, D., M. Milgrom, V. Esquenazi: Posttransplant hyperglycemia. Transplantation 47, 278, 1989.

25. Schnaak, S., C. Spes, H. Stempfle, K. Theisen, P. Überfuhr, C. Angermann: Belastungsreaktion des Pulmonalarteriendruckes in der frühen und chronischen Phase nach Herztransplantation: Vergleich mit gesunden Kontaktpersonen. Z. Kardiol. 84, 930, 1995.

26. Schüler, S., D. Thomas, M. Thebken, U. Frei, T. Wagner, H. Warnecke, R. Hetzer: Endocrine response to exercise in cardiac transplant recipients. Transpl. Proc. 19, 2506, 1987.

27. Sigmund, M., F.-J. Bexk, J. Silny, Ch. Reupke, U. Desch, P. Hanrath: Kardiopulmonale Belastbarkeit vor und nach Herztransplantation. Z. Kardiol. 83, Suppl. 3, S. 97, 1994.

28. Warnecke, H., J. Müller, T. Cohnert, M. Hummel, S. Spiegelsberger H. Siniawski, E. Lieback, R. Hetzer: Clinical heart transplantation without routine endomyocardial biopsy. J. Heart Lung Transplant. 11, 1093, 1992.

29. Warnecke H., S. Schüler, H.J. Goetze: Non-invasive monitoring of cardiac allograft rejection by intramyocardial electrogram recordings. Circulation 72, Suppl. III, S. 72, 1986.

Psychovegetativ bedingte Herz-Kreislauf-Störungen

Jürgen Barmeyer

■ Einteilung

Die psychosomatische Betrachtungsweise in der Medizin sieht den Menschen nicht als ein „geschlossenes" System von Regelkreisen verschiedener Organbereiche („biochemische Ma-

Tabelle 40.**1** Psychovegetativ bedingte Herz-Kreislauf-Störungen

I. **Dysdynamische Syndrome**
   1. Hyperdyname Regulationsstörungen
      – Hypertone Regulationsstörung (WHO-Stad. I) (Herzminutenvolumenhochdruck, Widerstandshochdruck)
      – Dynamisch labile Blutdruckregulation
      – Hyperkinetisches Herzsyndrom
   2. Hypodyname (hypotone) Regulationsstörungen
      – Hypotone Dauerzustände
      – Orthostatische hypotone Störung
      – Vasovagale Reaktion
   3. Normotone Regulationsstörungen
II. Dysrhythmische Syndrome*
III. Dysaesthetische Syndrome (Herzneurose)**

* Kapitel 33
** Kapitel 42

schine"), sondern als ein „offenes" System, das unter dem massiven Einfluß seiner Umwelt steht und über kognitive Verarbeitung äußerer Einwirkungen über eine emotionale, psychische Schiene individuell sehr unterschiedlich reagiert (von Uexkuell, 1990). Sind solche äußeren Einflüsse störend, länger anhaltend, können sie über diese Schiene subjektiv mehr oder weniger unangenehme Befindlichkeitsstörungen durch Fehlregulationen u.a. des Herz-Kreislaufsystems verursachen, die auch für den Bereich der Arbeit und damit gutachterlich bedeutsam sind.

Gemeinhin werden unter dem Dachbegriff „psychovegetative Herz-Kreislauf-Störungen" nach Delius (1972) **dysdynamische**, **dysrhythmische** und **dysaesthetische Syndrome** verstanden, deren gemeinsames pathophysiologisches Grundprinzip auf peripheren oder zentralen Steuerungsanomalien des Herz-Kreislauf-Systems beruht. Dabei können solche peripheren oder zentralen Funktionsstörungen isoliert oder in Kombination auftreten. Tab. 40.**1** gibt die Einteilung der verschiedenen Syndrome wieder. Die dysrhythmischen Syndrome werden in Kapitel 33 (primäre Herzrhythmusstörungen), die dysaesthetischen Syndrome (Herzneurose) im Kapitel 42 abgehandelt.

40. Dysdynamische Syndrome

Jürgen Barmeyer

▓ Allgemeines

Im Zentrum der Steuerungsanomalien von dysdynamischen Syndromen stehen die **periphere Kreislaufregulation** und die **kardiale Dynamik**. Beide können entweder isoliert (hypertone Regulationsstörung, hypotone Zustände) oder in Kombination (hyperkinetisches Herzsyndrom) gestört sein. Somit sind die Fehlregulation von Blutdruck, Herzzeitvolumen und/oder Herzfrequenz die Leitsymptome der verschiedenen funktionellen Syndrome und damit in der Regel ursächlich für die dabei auftretenden Befindlichkeitsstörungen. Allerdings gilt letzteres nicht absolut, da z.B. die Normalisierung einer hypertonen Regulationsstörung nicht immer mit einem vollständigen Rückgang der Beschwerden verbunden ist. Zusätzlich besteht bei allen dysdynamischen Syndromen eine abnorme psychische Gestimmtheit (Reindell et al. 1967).

▓ Hypertone Regulationsstörung

Hypertone Regulationsstörungen entsprechen labilen Hochdruckformen, bei denen der Blutdruck starken spontanen Schwankungen unterworfen ist. Ursächlich entstehen sie entweder durch phasenhafte Steigerungen des peripheren Strömungswiderstandes oder durch Erhöhung des Herzminutenvolumens (Schlagvolumenhochdruck). Dabei treten Blutdrucksteigerungen gelegentlich spontan schon in Ruhe, häufig jedoch erst unter Belastung auf. Typisch für diese Form eines dysdynamischen Syndroms ist die starke Abhängigkeit des Blutdrucks von der psychischen Streßsituation (situativer Hochdruck).

Die **Diagnose** dieser Hochdruckformen ist wegen der großen Spontanschwankungen des Blutdrucks durchaus nicht immer leicht. Häufige, spontane Messungen, 24-Stunden-Blutdruck-Monitoring und Ergometrie sind ebenso hilfreich wie der echokardiographische Nachweis einer geringen Hypertrophie des linken

Tabelle 40.**2**   Normverhalten des systolischen und diastolischen Blutdrucks in Ruhe und bei Belastung in Abhängigkeit vom Alter (nach Reindell et al. 1967) (x = Mittelwert; s = Standardabweichung)

Blutdruck	Altersgruppen	Ruhe		50 Watt		100 Watt	
(mmHg)	(Jahre)	x	2s	x	2s	x	2s
systolisch	20 – 39	126	22	144	24	167	30
	40 – 59	132	26	152	32	171	34
	60 – 70	141	38	163	46	188	52
diastolisch	20 – 39	78	12	82	14	83	18
	40 – 59	85	12	92	14	95	18
	60 – 75	88	12	95	14	100	26

Ventrikels. Höhergradige linksventrikuläre Hypertrophien sprechen eher für eine manifeste Hypertonie (Kapitel 31).

Von einer hypertonen Regulationsstörung sollte nur dann gesprochen werden, wenn der Blutdruck in Ruhe und/oder unter Belastung wiederholt oberhalb des 2-s-Bereichs der in Tab. 40.**2** dargestellten Blutdruckwerte gemessen wird.

Im **EKG** finden sich häufig uncharakteristische Kammerendteilveränderungen, die bemerkenswerterweise überhäufig einhergehen mit einer allgemein verminderten körperlichen Leistungsfähigkeit, so daß spiroergometrisch maximaler Sauerstoffpuls und Herzleistungsquotient $\dfrac{HV}{O_2 - \text{Puls max}}$ bei vielen Patienten im pathologischen Bereich liegen (Reindell et al. 1967).

Beispiel

Die 47jährige Lehrerin klagt über Luftnot, allgemeine Leistungsschwäche, leichte Ermüdbarkeit, Kopfschmerzen und Schwindel. Bei der klinischen Untersuchung fällt ein Blutdruck von 190/110 mm Hg auf, der sich vor der folgenden Spiroergometrie normalisiert hat. Im EKG bestehen leichte aszendierende ST-Senkungen. Echokardiographisch ist der linke Ventrikel verkleinert, hyperkontraktil, nicht hypertrophiert. Spiroergometrisch leistet die Patientin 75 Watt mit einer Pulsfrequenz von 158/min. und bricht wegen Luftnot ab. Die max. O_2-Aufnahme (VO_2 max) beträgt 1.150 ml/min. Der max. O_2-Puls ist mit 7,3 ml/HF/min. als Ausdruck der körperlichen Leistungsschwäche somit hochgradig vermindert (Normwerte Tab. 40.**4**).
Diagnose: Hypertone Regulationsstörung (hyperdynamisches Syndrom)   ∎

Dynamisch labile Blutdruckregulation

Ob es berechtigt ist, neben der hypertonen Regulationsstörung ein Syndrom der dynamisch labilen Blutdruckregulation abzugrenzen, muß als umstritten gelten. Typisch scheint nach Christian et al. (1965) eine Hyperreagibilität in Kombination mit übersteigertem Angstverhalten auf dem Boden eines erhöhten Tonus des sympathischen Nervensystems zu sein. Symptomatik und Diagnostik entsprechen der hypertonen Regulationsstörung.

Hyperkinetisches Herzsyndrom

Das hyperkinetische Herzsyndrom ist charakterisiert durch ein erhöhtes Herzminutenvolumen in Kombination mit einer Ruhetachykardie mit oder ohne erhöhten Blutdruckwerten. Typisch ist weiterhin ein verminderter peripherer Strömungswiderstand, so daß differentialdiagnostisch eine Hyperthyreose ausgeschlossen werden muß.

Die **Diagnose** ergibt sich aus der Kombination von erhöhter Herzfrequenz, im Einschwemmkatheter erhöhtem Herzminutenvolumen (normales Schlagvolumen) bei in Ruhe und unter Belastung erniedrigter arteriovenöser O_2-Differenz. Die Symptomatik entspricht der anderer dysdynamischer Syndrome. Auch beim hyperkinetischen Herzsyndrom ist die körperliche Leistungsbreite in der Regel eingeschränkt.

Symptomatik und Belastbarkeit

Im Vordergrund der Symptomatik hyperdynamer Regulationsstörungen stehen häufig Palpitationen, Herzklopfen, Luftnot, Kopfdruck bis hin zu Kopfschmerzen, innere Unruhe, Mißempfindungen im Thorax, Neigung zu Zittern und Schwindel. Auffällig ist die Diskrepanz zwischen dem erheblichen Leidensdruck und dem Fehlen von pathologischen Organbefunden. Die allgemeine körperliche Leistungsfähigkeit ist meist unter die von untrainierten Personen eingeschränkt. Schon geringe Belastungen führen zu einem erheblichen Anstieg der Herzfrequenz. Häufig begrenzt das Gefühl von Luftnot die körperliche Leistung.

Hypotone Regulationsstörungen

Bei den verschiedenen Formen der hypotonen Regulationsstörungen (hypotone Dauerzustände, orthostatische hypotone Regulationsstörungen, vasovagale Reaktion) ist der Blutdruck phasenweise oder permanent in Ruhe und/oder bei Belastung erniedrigt. Ob solchen Zuständen von Hypotonie überhaupt eine krankmachende Bedeutung zukommt, hängt ausschließlich von der Symptomatik ab. Viele Menschen mit niedrigen Blutdruckwerten haben keinerlei Beschwerden und sind in ihrer körperlichen Leistungsfähigkeit nicht eingeschränkt.

Gelegentlich läßt sich die labile Kreislaufsituation mit Hilfe des **Schellong-Testes** und der **Kipptischuntersuchung** objektivieren. Unter Streßbelastung und Lagewechsel kommt es zu einem typischen Abfall des Blutdrucks bei parallelem Frequenzanstieg.

Das klinische Bild ist wechselhaft: Schwindel bis hin zu Ohnmachten und Synkopen von mehr oder weniger langer Dauer, Flimmern vor den Augen und Kopfdruck sind die am häufigsten geschilderten Symptome.

Bei den **hyptotonen Dauerzuständen** ist in der Regel die körperliche Leistungsbreite mehr oder weniger eingeschränkt. Die Ursache für eine solche unökonomische Kreislaufreaktion liegt in einer ungenügenden Schlagvolumenregulation, bei der die Herzminutenvolumensteigerung unter körperlicher Belastung ausschließlich auf einer Erhöhung der Herzfrequenz beruht.

Unter **orthostatisch hypotonen Regulationsstörungen** werden paroxysmale hypotone Zustände verstanden, die bei Lagewechsel oder auch spontan, bisweilen verstärkt durch emotionale Faktoren auftreten können. Die Ursache solcher Zustände von Schwindel bis hin zu Synkopen ist stets in einem orthostatischen Versakken von Blut in der Peripherie zu sehen. Gerade bei diesen Formen hat der Schellongtest und die Kipptischuntersuchung besondere diagnostische Aussagekraft.

Bei den **vasovagalen Reaktionen (vasovagale Synkope)**, einer besonderen Form phasenhaft auftretender Hypotonien kommt es zu plötzlichen Blutdruckabstürzen, häufig begleitet von Bradykardien. Anfällig sind meist Menschen mit vagotoner vegetativer Ausgangslage, wobei bestimmte Schreck- oder Angstsituationen (Blutentnahmen) auslösend sein können.

Normotone Regulationsstörungen

Normotone Regulationsstörungen sind durch eine normale Blutdruckregulation charakterisiert. Ganz im Vordergrund stehen die unterschiedlichsten subjektiven Beschwerden, die den Übergang bilden zu den dysaesthetischen Syndromen, jedoch noch nicht als „Herzneurose" klassifiziert werden können. Häufig finden sich uncharakteristische Kammerendteilveränderungen als Ausdruck einer besonderen vegetativen Gestimmtheit. Auffallend sind bei solchen Menschen die geringe Herzgröße („Schreibtischherz") sowie die oft unterdurchschnittliche körperliche Leistungsfähigkeit.

Prognose

Die Prognose der dysdynamischen Syndrome quoad vitam ist nicht eingeschränkt, da sie nicht zu einer irreversiblen Schädigung organischer Strukturen führen.

Bemessung von MdE und GdB

Die objektive Beurteilung der Beeinträchtigung eines Arbeitnehmers mit dysdynamischem Syndrom gehört mit zu den schwierigen Aufgaben gutachterlicher Tätigkeit schlechthin. Maß und Zahl spielen bei psychovegetativen Funktionsstörungen keine Rolle. Quantifizierung der meist im Vordergrund stehenden, die berufliche Tätigkeit behindernden Befindlichkeitsstörungen sind kaum möglich, da sie in erster Linie subjektiv wirken. Von den kardialen Faktoren (Tab. 6.1) kommt bei dysdynamischen Syndromen daher nur der Symptomatik (Leidensdruck) sowie der körperlichen Belastbarkeit (Ergometrie, Spiroergometrie) besondere Bedeutung zu. Andere kardiale Faktoren wie Prognose, Pathomorphologie, Hämodynamik und Rhythmussituation sind nicht pathologisch verändert und damit gutachterlich ohne Belang.

Von besonderem Gewicht sind dagegen für den kardiologischen Gutachter **arbeitsspezifische Faktoren** wie Schwere und Art der beruflichen körperlichen Belastung (z. B. mehr isometrisch bei hypertoner Regulationsstörung), Rhythmik (Schichtarbeit), vegetative Belastung (Zeitdruck, Lärm, Hitze u. a.) und Gefährdungen.

Hyperdyname Regulationsstörungen

Da eine eindeutige nosologische Trennung von hypertoner Regulationsstörung und dynamisch labiler Blutdruckregulation nicht möglich ist, erscheint auch eine gutachterliche unterschiedliche Bewertung nicht gerechtfertigt. Medikamentöse Therapie kann die Kreislaufregulation normalisieren. Demzufolge muß der Einfluß der Behandlung in die Begutachtung mit eingehen.

Für die Beurteilung der körperlichen Belastbarkeit eines Arbeitnehmers mit hyperdynamer Regulationsstörung eignet sich die Spiroergometrie in Kombination mit der Herzvolumenbestimmung in besonderer Weise, da bei dem pathomorphologisch nicht veränderten Herzen jede Störung der normalerweise engen Beziehung zwischen Herzgröße und Leistung (O_2-Aufnahme) auf einer funktionellen Kreislaufdysregulation beruht. Der maximale O_2-Puls gilt dabei als zuverlässiges Maß der Leistungsfähigkeit, vor allem, wenn er in Beziehung zur Herzgröße gesehen wird (Normwerte für Herzvolumenleistungsquotient und O_2-Puls max. in Tab. 40.**3** und Tab. 40.**4**).

Die Bemessung der MdE und des GdB ist in Tab. 40.**5** wiedergegeben.

Berufs- und Erwerbsfähigkeit besteht für keinen Berufstyp.

Da die Symptomatik des **hyperkinetischen Herzsyndroms** der anderer dysdynamischer Syndrome entspricht und die körperliche Leistungsfähigkeit in leichter Weise beeinträchtigt sein kann, sind MdE und GdB ohne Therapie nur mit 10 v. H. zu bemessen. Unter Therapie mit Betablockern wird die Steuerungsanomalie beseitigt, so daß die MdE und der GdB auf 0 v. H. absinken.

Hypodyname (hypotone) Regulationsstörungen

Bei den hypodynamen Regulationsstörungen sind wiederum arbeitsspezifische Faktoren – und hier in erster Linie Gefährdungen wie Schwindel und Synkopen – von besonderer Bedeutung bei der kardialen Begutachtung von Arbeitnehmern. Hypotone Zustände ohne Sym-

Tabelle 40.**3** Quotient Herzvolumen/O_2-Puls max. (Herzvolumenleistungsquotient) (nach Reindell et al. 1967)

Alter in Jahren	Herzvolumenleistungsquotient (HLQ)
30 – 39	$57 < \pm > 8$
40 – 49	$58 < \pm > 6{,}5$
50 – 59	$60 < \pm > 7{,}9$
60 – 75	$68 < \pm > 11{,}6$

Tabelle 40.**4** O_2-Puls max. und Herzvolumen (nach Reindell et al. 1967)

Herzvolumen (ml)	O_2-Puls max (ml/HF/Min.)
500	$10 < \pm > 1{,}8$
600	$11 < \pm > 1{,}9$
700	$12{,}1 < \pm > 1{,}8$
800	$13{,}3 < \pm > 1{,}8$
900	$14{,}5 < \pm > 1{,}8$
1 000	$16{,}8 < \pm > 1{,}8$

Tabelle 40.**5** MdE und GdB bei hyperdynamen Regulationsstörungen (hypertone Regulationsstörung, dynamisch labile Blutdruckregulation)

Schweregrad der Beeinträchtigung (O_2-Puls max., HLQ)		MdE, GdB (%)
leicht	(O_2-Puls max. > 10 ml, HLQ bis 65)	0 – 10
stärker	(O_2-Puls max. < 10 ml, HLQ > 65)	10 – 20

Tabelle 40.**6** MdE und GdB bei hypodynamen Regulationsstörungen (hypotone Dauerzustände, orthostatische hypotone Störung)

Symptome (Schwindel, Synkopen)	MdE, GdB (%)
selten	0 – 10
häufig, ohne Synkopen	10 – 20
mit Synkopen	20 – 30

ptomatik führen nicht zu einer Minderung der Erwerbstätigkeit. Häufiger auftretender Schwindel bis hin zu Synkopen jedoch kann in bestimmten Berufen mit Absturzgefahr, an laufenden Maschinen, mit Güter- und Personentransport durchaus zu Berufsunfähigkeit führen. Die MdE und den GdB bei hypodynamen Regulationsstörungen gibt Tab. 40.**6** wieder. Eine unterschiedliche Beurteilung von hypotonen Dauerzuständen, orthostatisch hypotonen Störungen und vasovagaler Reaktion ist wegen der ähnlichen Symptomatik nicht gerechtfertigt.

Normotone Regulationsstörungen

Normotone Regulationsstörungen, bei denen subjektiv unangenehme Mißempfindungen ohne Kreislaufstörung die Symptomatik beherrschen, verursachen gutachterlich keine entscheidende Beeinträchtigung der Arbeitsfähigkeit.

Gutachterliche Beurteilung

Unfallversicherung

Dysdynamische Syndrome fallen dann in den Aufgabenbereich der gesetzlichen Unfallversicherung, wenn sie zur wesentlichen Mitursache eines Unfalles geworden sind. So können gesicherte Schwindelattacken oder Synkopen Arbeits- oder Wegeunfälle verursachen, deren Folgen dann die Unfallversicherung abzudecken hat.

Rentenversicherung

Für Begutachtungen in der Rentenversicherung gelten Tab. 40.**5** und Tab. 40.**6** (Kapitel 40, Abschnitt „Bemessung von MdE und GdB").

Schwerbehindertengesetz

Die Bemessung des GdB richtet sich nach den Tabellen 40.**5** und 40.**6** (Kapitel 40, Abschnitt „Bemessung von MdE und GdB").

Literatur

1. Christian, P., R. Kropf, H. Kurth: Eine Faktorenanalyse der subjektiven Symptomatik vegetativer Herz- und Kreislaufstörungen. Arch.Kreisl.Forschg. 45, 171, 1965.
2. Delius, L.: Funktionelle kardiovaskuläre Syndrome. Internist 13, 1, 1972.
3. Reindell, H., K. König, H.Roskamm: Funktionsdiagnostik des gesunden und kranken Herzens. Beziehung zwischen Herzgröße und Leistung. Georg Thieme Verlag, Stuttgart, 1967.
4. Uexhüll, TH. Von: Psychosomatische Medizin. Urban u. Schwarzenberg, München 1990.

41. Dysrhythmische Syndrome

Hierzu siehe den Teil Erregungsbildungs-, Erregungsleitungsstörungen (Kapitel 33).

42. Herzneurose

Paul L. Janssen und Katharina Martin

◼ Allgemeines

Die Diagnose „Herzneurose" ist synonym mit den Diagnosen „Herzphobie", „Herzangstneurose", „Herzhypochondrie" und „Herztod-Phobie".

In die Bezeichnung des Krankheitsbildes als Herzneurose geht ein, daß eine neurotische Genese dieser psychischen Störung angenommen wird. Neurosen sind „psychogene, überwiegend umweltbedingte Erkrankungen, die eine Störung im psychischen und/oder körperlichen und/oder charakterlichen Bereich bedingen" (Hoffmann 1986).

Die Konzeptualisierung des Neurosebegriffs ist nach wie vor umstritten. Dies hat dazu geführt, daß in den aktuellen Klassifikationssystemen der Begriff „Neurose" nur noch im Adjektiv „neurotisch" auftaucht. In der Internationalen Klassifikation der Erkrankungen (ICD-10) ist von „neurotischen, Belastungs- und somatoformen Störungen" (Dilling et al. 1991) die Rede. Dennoch werden die **psychogenen und funktionellen Störungen** weiterhin mit dem unscharfen Begriff der Neurose bezeichnet. Psychogen bedeutet, daß hier die lebensgeschichtlichen Ereignisse nachweislich im Vordergrund stehen. Nach ICD-10 wäre die Herzneurose unter die somatoformen autonomen Funktionsstörungen des kardiovaskulären Systems einzuordnen.

Es besteht symptomatisch wie psychodynamisch ein fließender Übergang zur Angstneurose (Mentzos 1984).

◼ Symptomatologie

Die Diagnose „Herzneurose" umfaßt multiple, auf das Herz bezogene Empfindungen, wie z. B. Schmerzen und Herzdruck, aber auch Dysregulation des Herzens in Form von Herzrasen, Herzstolpern und häufig Herzangstanfälle, verbunden mit panikartiger Angst, akuten Tachykardien, Blutdruckanstieg, Schweißausbrüchen, forcierter Atmung bis zu tetanischen Anfällen.

Am auffälligsten ist die starke Angst, an einem Herzinfarkt zu sterben. Es besteht eine intensive Angst bis hin zur Vernichtungs- und Todesangst, die phobische Verarbeitung drückt sich darin aus, die Herzfunktion ständig kontrollieren zu müssen.

Nach den Anfällen, die in unregelmäßigen Abständen auftreten können, kann eine Angst vor dem Herzangstanfall bestehen bleiben, eine Angst vor der Angst (Erwartungsangst, Phobophobie).

Richter und Beckmann (1969) nennen als unmittelbar krankheitsauslösende Momente:

➤ Konfrontation mit Krankheit oder Unglücksfällen in der Umgebung
➤ beunruhigende Beobachtungen am eigenen Körper
➤ induzierende ärztliche Diagnosen
➤ psychische Konflikte.

Die Nähe zur Angstneurose ist nicht nur symptomatisch, sondern auch **psychodynamisch** zu sehen. Im angstneurotischen Anfall tauchen intensive Todesängste auf, sogenannte „frei flottierende" Ängste (Freud). Freud hat das Krankheitsbild schon 1895 beschrieben: allgemeine Reizbarkeit, ängstliche Erwartung, frei flottierende Ängste, plötzlich durchbrechende Angstanfälle mit Funktionsstörungen der Atmung und des Herzens, Herzklopfen, Tachykardien, Schweißausbrüche, Schwindelphänomene, phobische Phänomene, Brechreiz und Übelkeit, Parästhesien.

Der Angstanfall wird von der starken Befürchtung, das Herz könne plötzlich stillstehen, begleitet. Es werden Situationen vermieden, in denen andere phobische Ängste (Agoraphobie, Klaustrophobie), die häufig mit einer Herzneurose einhergehen, ausgelöst werden. Charakteristisch ist ein Gefühl von absoluter Hilflosigkeit, Verlassenheit und Verzweiflung.

Es besteht ein ausgesprochen organisches Krankheitskonzept. Die Patienten neigen zu ständiger Selbstbeobachtung mit Pulskontrollen und Registrierung von belanglosen Herzsensationen. Häufig gehen sie von Arzt zu Arzt, um erneute technische Untersuchungen zu erreichen, ohne daß pathologische kardiologische Befunde erhoben werden können. Auch die Mitteilung, ihr Herz sei organisch gesund, beruhigt die Patienten nicht. Die Angst vor dem Herztod motiviert sie, sich immer wieder körperlich untersuchen zu lassen. Für die psychischen bzw. psychosozialen Anteile am Krankheitsgeschehen sind solche Patienten in der Regel wenig sensibilisiert. Daher ist auch die Behandlungsmotivation geringer, obwohl positive Ergebnisse in der Behandlung, z.B. auch in der Rehabilitation erzielt werden können (Sandweg et al. 1992, Zielke 1993).

Differentialdiagnostisch ist unter anderem vor allem ein Herzinfarkt, eine koronare Herzerkrankung, eine Herzrhythmusstörung und eine Stoffwechselerkrankung z.B. eine Hyperthyreose, auszuschließen.

Beispiel

Ein 36jähriger Patient erlitt vor einer erneuten stationären Aufnahme erstmals einen heftigen Angstanfall mit Todesangst. Er befürchtete, sein Herz könne stehenbleiben. Dabei hyperventilierte er bis zum Vollbild eines tetanischen Anfalls mit Pfötchenstellung. Die sofortige internistische Untersuchung ergab keinen pathologischen kardiologischen Befund. Der Patient war von der organischen Genese seiner Erkrankung überzeugt und drängte bei sich täglich wiederholenden Angstattacken auf erneute Untersuchungen. Es setzte eine phobische Entwicklung ein, die dazu führte, daß er über 10 Jahre seinen Wohnort nicht mehr verließ und letztlich nur noch zwischen seiner Arbeit und seinem Wohnort hin und her pendelte. Er war nicht in der Lage, öffentliche Verkehrsmittel zu benutzen und brauchte die Sicherheit, sein Auto in verfügbarer Nähe zu haben, um schnell zu einem Arzt fahren zu können. Während der Urlaube seiner langjährigen Partnerin steigerten sich die Herzangstattacken so sehr, daß er nachts im Auto vor Krankenhäusern übernachtete und auch seinen Arbeitsplatz nicht mehr aufsuchen konnte. Längere Hospitalisierungen in psychiatrischen Abteilungen und Tageskliniken und auch eine mehrjährige verhaltenstherapeutische Therapie führten zu keiner dauerhaften Stabilisierung, so daß der Patient nach einer längeren Phase der Arbeitsunfähigkeit erneut stationär aufgenommen werden mußte. Auslöser für die Zunahme der Beschwerden war eine Umstrukturierung am Arbeitsplatz, die dazu führte, daß er einen Vorgesetzten bekommen sollte. Der Vater des Patienten war ein sportlicher Mann, der früher boxte und mit seiner Männlichkeit prahlte. Der von ihm schwächlich erlebte Sohn erregte sein Interesse nicht. Die Mutter, die sich ein Mädchen gewünscht hatte, war überängstlich und behütend. Liebes und angepaßtes Verhalten wurde belohnt, ungezogenes Verhalten wurde mit Liebesentzug (mehrwöchiges Nicht-Beachten und Nicht-Sprechen) bestraft. ∎

■ Persönlichkeitsstruktur/Psychodynamik

Bei der Herzangstneurose gibt es verschiedene Theorien der Entstehung. Die eine bezieht sich auf die Auswirkungen von Verlust- und Trennungsängsten, die andere auf den Umgang mit Aggression, z.B. narzißtischer Wut und Verselbständigungsaggression. Freud selber hatte von der „gestauten" Erregung gesprochen, die über die Motorik nicht abgeführt werden kann und deswegen zur Angst führt. Diese Konzeption ist von anderen Autoren nicht aufgegriffen worden. Im wesentlichen gilt heute die Unterscheidung von Angststörungen, denen eine strukturelle Ich-Störung zugrunde liegt (Ermann 1987) von den Angststörungen mit zugrunde liegendem ödipalen Konflikt. Der größte Anteil der herzphobischen Patienten ist strukturell Ich-gestört. Sie zeigen besonders Störungen in den Objektbeziehungen. Angstpatienten neigen zu einem Mangel an Wahrnehmungsdifferenzierung zwischen innen und außen und zu symbiotischen Objektbeziehungen. Auf Bedürfnisspannungen reagieren sie mit Angst. Ihr Ich ist kaum in der Lage, Ängste zu ertragen. Sie haben einen Mangel an Erinnerungsspuren von guten, haltenden Introjekten, also eine basale Selbstunsicherheit, ein Mangel an Urvertrauen und Störungen in der Ich-Identität. Des weiteren sind sie narzißtisch gestört, sie sind abhängig von idealisierten Elternfiguren und idealisieren die Leistungsfähigkeit (vergl. Stuhr 1997).

Diese Konzeption ist schon von Richter und Beckmann (1969) erarbeitet worden und hat bis heute ihre Gültigkeit. Die Autoren haben die Ähnlichkeit mit neurotisch-depressiven Patienten herausgestellt und insbesondere auf die Selbstunsicherheit und die nicht hinreichende Verinnerlichung eines positiven mütterlichen Introjekts hingewiesen. Ihre Unterscheidung zwischen Typ A und Typ B mit Hilfe des psychologischen Fragebogens MMPI ist bis heute gültig. Typ A ist ein Patient, der eher die Abhängigkeitsposition hat und in Beziehungen Abhängigkeit sucht. Typ B ist eher ein Patient, der leistungsorientiert ist, der eine Pseudounabhängigkeit und kontraphobische Einstellungen zeigt. Er wehrt damit symbiotische Beziehungswünsche ab.

Die Persönlichkeit herzneurotischer Patienten ist daher ängstlich-anklammernd sowie offen abhängig oder betont unabhängig und selbstsicher, wobei die Abhängigkeitsproblematik verleugnet wird (kontraphobisches Muster).

In den interpersonellen Beziehungen werden Kompensationsmechanismen sichtbar. Über die Symptome sind die Bedürfnisse nach Versorgung und Verwöhnung im Sinne einer belastenden Dauerbeanspruchung für die Familie oder für Partnerbeziehungen zu kompensieren. Die Krankheit gibt ihm die Möglichkeit, seinen Bedürfnissen nachzugehen und Pflege zu erfahren.

Im Folgenden ein Beispiel für eine Situation, in der ein Angstanfall ausgelöst werden kann.

Beispiel

Eine 36jährige Patientin erlitt auf der Rückfahrt von einer Familienfeier im Auto einen ersten „Herzanfall", der mit heftigen Schmerzen in der Herzgegend einherging und mit der Angst verbunden war, an einer akuten Herzerkrankung zu sterben. Sie erlitt einen Schweißausbruch, das Herz raste und sie begann zu hyperventilieren. Sie schaffte es mit letzter Kraft, das Fahrzeug, in dem sich außer ihr noch ihre beiden kleinen Kinder befanden, nach Hause zu fahren. Anschließend begab sie sich sofort in die Notaufnahme eines Allgemeinkrankenhauses, wo sie ausführlich untersucht wurde, ohne daß ein pathologischer Befund erhoben werden konnte. Sie war mit ihren Kindern auf dem Geburtstag ihrer Mutter gewesen.

Die Patientin hatte folgende Vorgeschichte: Sie stammt aus einer kinderreichen Familie, in der sich die Mutter der Patientin durch die vielen Kinder überlastet fühlte, so daß es an Einzelförderung fehlte und die Patientin über Gefühle der Vernachlässigung und des Überflüssigseins in der Kindheit und Jugend klagte. Der Vater wurde von ihr im Gegensatz zu der ständig unzufriedenen und nörgelnden Mutter idealisiert. Seine aggressiven und übergriffigen Anteile wurden von ihr verleugnet, seine mütterlich versorgenden und fröhlichen Anteile herausgestellt.

Auf der Familienfeier, nach der der Anfall auftrat, hatte sie erstmals im Raum stehend gegen den Vater, der mit anderen Familienmitgliedern am Tisch saß, Stellung bezogen und seine fremdenfeindlichen Äußerungen abgelehnt. Bei der Verabschiedung nahm er sie in den Arm und flüsterte ihr ins Ohr, daß er genauso denke wie sie. Psychodynamisch gesehen waren in dieser Situation abgewehrte Gefühle der Bedrohung durch den Vater mobilisiert worden, in denen sie Angst hatte, vernichtet zu werden und gleichzeitig ohne eine ihr zugewandte Mutter zu sein. Dies löste den Angstanfall aus. ∎

Tabelle 42.**1**   Aspekte und Ordnungsgesichtspunkte der psychodynamischen Diagnose (Janssen 1994)

1. Symptomatik: Art, Dauer, Entwicklung
2. Triebentwicklungsniveau: Fixierung auf der oralen, analen, phallischen Stufe
3. Ich-Entwicklung:
   a) Ich-Stärke: Angst- und Frustrationstoleranz, Triebdurchbrüche
   b) Selbst-Objekt-Differenzierung: Identitätsdiffusion, Verschmelzungswünsche versus Selbst- und Objektkonstanz
   c) Ich-Funktionen: Denken, Sprache, Urteil, Realitätsprüfung, synthetische Leistungen
   d) Angstniveau: Angst aus Vernichtungsgefühl, Objektverlust, Liebesverlust, Bestrafung
   e) Abwehrniveau: z. B. Projektion, Spaltung, Wendung gegen die eigene Person, Isolierung, Verdrängung
4. Internalisierte Objektbeziehungsmuster: Erleben früher Objektbeziehungen, Elternbilder, reale Traumatisierungen, z. B. Heim
5. Über-Ich-Konstellation: z. B. Selbstbestrafung, Schuldgefühle, rigide Normen
6. Selbst-Bilder: reales Selbst, Ich-Ideal, grandioses Selbst
7. Aktuelle interpersonale Beziehungsmuster: Familie, Partnerschaft, Beruf
8. Übertragung – Gegenübertragung
9. Behandlungsmotivation: Einschätzung des Leidensdrucks und Konfliktbewußtseins

Bevor eine gutachterliche Stellungnahme und eine prognostische Einschätzung der herzneurotischen Patienten möglich ist, muß man

➤ eine psychodynamische Diagnose stellen (vergleiche Janssen 1994). Die zu beschreibenden Kriterien sind in Tab. 42.**1** zusammengefaßt.
➤ den Schweregrad der Störung nach Schepank (1995) einschätzen.
➤ nach Ausschluß somatischer Faktoren eine objektivierende Diagnostik, z. B. auch mit Hilfe von Testverfahren, durchführen und auch den Einfluß der sozialen Faktoren untersuchen.

Erst danach ist eine Beurteilung der Prognose der Rehabilitationsfähigkeit möglich.

Prognose

Bei der Herzneurose wird die entscheidende Frage sein, wie weit die festgestellte Erkrankung (s. o.) und die Einschränkungen, die darauf zurückzuführen sind, die berufliche Tätigkeit dauerhaft beeinträchtigen. Dies ist der Hauptgesichtspunkt bei der Herzneurose. Vorrangig ist zu klären, inwieweit eine Rehabilitation, z. B. eine psychosomatische Rehabilitation die Minderung der Erwerbsfähigkeit wirksam beheben kann. Die Frage, welche Entwicklung das herzneurotische Krankheitsbild nehmen wird und ob es eventuell zu einer Berentung führt, ist im Vergleich zu anderen Erkrankungen des kardialen Systems sehr schwierig zu beantworten. Anhaltspunkte für die Beurteilung der Prognose gibt Förster (1995) mit der Beantwortung folgender Fragen:

➤ Liegt ein mehrjähriger Verlauf vor?
➤ Handelt es sich um einen primär chronischen Verlauf oder sind zwischenzeitlich Remissionen zu beobachten?
➤ Wird regelmäßig eine ambulante Behandlung durchgeführt?
➤ Haben stationäre Behandlungsmaßnahmen, auch mit unterschiedlichen therapeutischen Ansätzen, einen Erfolg?
➤ Sind die bisherigen Rehabilitationsmaßnahmen gescheitert?

Diese Fragen können, falls sie positiv beantwortet werden, Hinweise für die Schwere der Störung und für die Einschränkung der Leistungsfähigkeit geben.

Bemessung von MdE und GdB

Unter der Voraussetzung der Diagnostik und der Behandelbarkeit wie auch der Motivation zur weiteren Behandlung können bei herzneurotischen Zustandsbildern ähnliche Regeln wie generell bei neurotischen Störungen für eine Bemessung der MdE aufgestellt werden (Tab. 42.**2**).

Tabelle 42.2 Neurosen, Persönlichkeitsstörungen, Folgen psychischer Traumen

	GdB/MdE* (%)
Leichtere psychovegetative oder psychische Störungen	0–20
Stärker behinderte Störungen	
– Erlebnis und Gestaltungsfähig-keit (z. B. ausgeprägtere, depressive, hypochondrische, asthenische oder phobische Störungen, Entwicklungen mit Krankheitswert, somatoforme Störungen	30–40
Schwere Störung	
– (z. B. schwere Zwangs-Krank-heit) mit mittelgradigen sozia-len Anpassungsschwierigkeiten	50–70
– mit schweren sozialen Anpas-sungsschwierigkeiten	80–100

* Anhaltspunkte für die ärztliche Gutachtertätigkeit im sozialen Entschädigungsrecht und nach dem Schwerbehin-dertengesetz 1996. Hrsg. vom Bundesminister für Arbeit und Sozialordnung.

Gutachterliche Beurteilung

Grundsätzlich ist bei der sozialmedizinischen Beurteilung der Neurosen davon auszugehen, daß die Berentung soweit als möglich vermie-den werden sollte (Janssen und Schneider 1995). Ängstlichkeit und Depressivität haben bei den herzneurotischen Patienten einen star-ken Einfluß auf den Therapieverlauf. Insbeson-dere der sekundäre Krankheitsgewinn, d. h. Ent-lastung von Aufgaben und Realitätsanforderung kann die Ängstlichkeit verstärken. Auch eine Be-rentung auf Zeit ist kaum zu empfehlen, da 95 % der Zeitrenten in Dauerrenten übergehen. In der Regel sollte jede Begutachtung darauf hinzielen, psychotherapeutisch-psychosomatische Reha-bilitationsmaßnahmen zu erreichen, damit die Gefahr einer Chronifizierung und Verschlechte-rung des Beschwerdebildes verringert wird. Die mögliche Wiedereingliederung in den Arbeits-prozeß könnte über die Rehabilitationsmaß-nahme eingeleitet werden.

Bei der Begutachtung wird der Gutachter häufig mit dem Problem konfrontiert, daß der zu Be-gutachtende zu psychotherapeutisch-psycho-somatischen Maßnahmen zu motivieren ist. Die Motivation dazu ist nicht leicht zu erreichen, da einerseits psychische und psychosomatische Störungen nach wie vor mit einem gewissen Stigma belegt sind, andererseits der Patient eher ein somatisches Krankheitskonzept hat (s. o.). Hinzu kommt die aktuelle Arbeitsplatzla-ge, die wenig Motivation zur Leistung mit sich bringt. Insbesondere bei Herzneurosen ist dies ein willkommener Anlaß, sich den Leistungsan-forderungen zu entziehen. Die Belastbarkeit des zu begutachtenden neurotischen Patienten ist außerordentlich schwierig. Das Ergebnis hängt vom Arbeitsplatz, von der persönlichen Situa-tion, von interpersonellen Konstellationen und von dem Ausmaß des sekundären Krankheits-gewinns ab.

Des weiteren ist zu beachten, daß eine Beren-tung Auswirkungen auf das Selbstkonzept des Patienten und seine psychosoziale Anpassungs-fähigkeit hat. Durch die Berentung wird der se-kundäre Krankheitsgewinn verstärkt. Die Be-rentung bedeutet daher eine Belastung und kann Grundlage für eine weitere Chronifizie-rung der Erkrankung sein.

Literatur

1. Dilling, H., W. Mombour, H.J. Schmidt: Internatio-nale Klassifikation psychischer Störungen. Kli-nisch-diagnostische Leitlinien. Hans Huber, Bern, 1991.
2. Ermann, M.: Die Persönlichkeit bei psychovegeta-tiven Störungen. Springer, Heidelberg, 1987.
3. Förster, K.: Neurosen und psychogene Erkrankun-gen. In: Sozialmedizinische Begutachtung. Hrsg. DVR, G. Fischer, Stuttgart, S. 509, 1995.
4. Freud, S. (1895): Über die Berechtigung von der Neurasthenie einen bestimmten Symptomkom-plex als „Angstneurose" abzutrennen: GW I, Fi-scher, Frankfurt, S. 313; 1968.
5. Hoffmann, S.O.: Psychoneurosen und Charakter-neurosen. In: Psychiatrie der Gegenwart, Band I, (Hrsg. Kisker et al.). Springer, Heidelberg„ S. 29, 1986.
6. Janssen, P.L.: Zur psychoanalytischen Diagnostik. In: Janssen, P.L., Schneider, W., (Hrsg.). Diagnostik in Psychotherapie und Psychosomatik. G. Fischer, Stuttgart, S. 77, 1994.

7. Janssen, P.L., W. Schneider: Diagnostik in der Psychotherapie und Psychosomatik. G. Fischer, Stuttgart, 1994.

8. Janssen, P.L., W. Schneider: Psychosomatische Krankheiten. In: Sozialmedizinische Begutachtung. G. Fischer, Stuttgart, S. 511, 1995.

9. Richter, H.E., D. Beckmann: Herzneurose. Thieme, Stuttgart, 1969.

10. Sandweg, R., C. Sänger-Alt, G. Rudolf.: Psychopathologischer Befund und Behandlungsergebnisse bei Rentenantragsteller. Nervenarzt 63, 539, 1992.

11. Schepank, H.: Der Beeinträchtigungsschwerescore (BSS). Ein Instrument zur Bestimmung der Schwere einer psychogenen Erkrankung. Beltz, Göttingen, 1995.

12. Stuhr, U.: Funktionelle kardiovaskuläre Syndrome. In: Lehrbuch der Psychotherapeutischen Medizin. (Hrsg. St. Ahrens), Schattauer Stuttgart, 1997.

13. Mentzos, St. (Hrsg.): Angst-Neurose. Fischer Frankfurt, 1984.

14. Zielke, M.: Wirksamkeit stationärer Verhaltenstherapie. Beltz, Psychologie Verlags Union, Weinheim, 1993.

Sachverzeichnis